U0289555

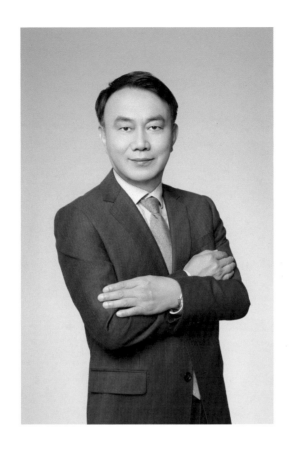

陈卫东

安徽中医药大学教授，主任药师，博士生导师，安徽省学术和技术带头人，安徽省第十三批"115"产业创新团队带头人。主要从事药物代谢动力学、药剂学、临床药学等方面研究。牵头成立安徽省药学会药物代谢专业委员会，牵头申请获批安徽中医药大学"药代动力学"硕士学位点。

兼任中国药理学会药物代谢专业委员会副主任委员、安徽省质谱学会副理事长、安徽省药学会常务理事等。

主持国家自然科学基金面上项目、"重大新药创制"国家科技重大专项、国家中药标准化项目、安徽省科技重大专项、安徽省中央引导地方科技发展专项等20余项。在 Hepatology、Acta Pharmaceutica Sinica B、Chemical Engineering Journal、Theranostics、Drug Metabolism and Disposition 等期刊发表 SCI 论文 80 余篇，发表中文核心期刊论文 100 余篇，主编、副主编教材和专著 8 部。获安徽省自然科学奖1 项，申请及授权专利 20 余项。

药物代谢与药物动力学系列学术专著

纳米药物代谢动力学

陈卫东　主编

科学出版社

北京

内 容 简 介

纳米药物代谢动力学是借助于动力学原理,研究纳米药物体内吸收、分布、代谢和排泄的动态变化规律及其体内时量-时效关系,并用数学模型加以定量描述的一门科学。本书从纳米药物理化性质、结构,纳米药物吸收、分布、代谢、清除和排泄等药物代谢的基本过程讨论其药代动力学。本书比较深入、全面、系统地研究和总结了纳米药物的生理药物动力学、纳米药物代谢动力学的不同分析方法、结合药物和游离药物药代动力学的研究方法、纳米药物结构与药代动力学,并简要介绍已上市纳米药物的临床药代动力学研究。本书就已有成果进行归纳、讨论,内容丰富,兼具新颖性,抛砖引玉,启发新研究和深入研究,以进一步加深对纳米药物结构与机体相互作用的探索。

本书适用于高校、科研院所和医疗机构等单位从事纳米医药相关领域的科技工作者、研究生、临床医生、药师及工业界技术人员和相关人员,也可供药物监管工作者参考。

图书在版编目(CIP)数据

纳米药物代谢动力学 / 陈卫东主编. -- 北京:科学出版社,2024.6
(药物代谢与药物动力学系列学术专著)
ISBN 978-7-03-078310-3

Ⅰ.①纳… Ⅱ.①陈… Ⅲ.①纳米技术-应用-药物代谢动力学-研究 Ⅳ.①R969.1

中国国家版本馆 CIP 数据核字(2024)第 064780 号

责任编辑:周 倩 李 清 / 责任校对:谭宏宇
责任印制:黄晓鸣 / 封面设计:殷 靓

科 学 出 版 社 出版
北京东黄城根北街 16 号
邮政编码:100717
http://www.sciencep.com

南京展望文化发展有限公司排版
苏州市越洋印刷有限公司印刷
科学出版社发行 各地新华书店经销

*

2024 年 6 月第 一 版 开本:B5(720×1000)
2024 年 6 月第一次印刷 印张:32 3/4 插页 1
字数:530 000
定价:180.00 元
(如有印装质量问题,我社负责调换)

药物代谢与药物动力学
系列学术专著

专家指导委员会

（按姓氏笔画排序）

马　国　复旦大学

王　琰　中国医学科学院药物研究所

刘中秋　广州中医药大学

刘晓东　中国药科大学

李雪宁　复旦大学附属中山医院

张　菁　复旦大学附属华山医院

陈卫东　安徽中医药大学

范国荣　上海交通大学附属第一人民医院

钟大放　中国科学院上海药物研究所

黄　民　中山大学

焦　正　上海交通大学附属胸科医院

丛书序

Foreword

　　药物代谢动力学是应用数学处理方法,定量描述药物及其他外源性物质在体内的动态变化规律,研究机体对药物吸收、分布、代谢和排泄等的处置及所产生的药理学和毒理学意义。药物代谢动力学基本理论和方法已深入新药发现(包括候选化合物药代特性快速评价、根据先导药物的药理等作用获得新的候选化合物、从药物代谢产物获得新药等)、药理学研究、制剂学研究、中药现代化研究、毒理学研究、临床用药等多领域,贯穿于药物发现与开发及药物上市的始终,是紧密连接各药物研究领域的桥梁。药物代谢动力学已经与药理学、毒理学并列成为早期新药研发评价三大核心内容,各国新药注册机构均颁布药物代谢动力学及其相关研究的指南,要求任何一个新药或新制剂在进行临床研究和上市前均需要进行药代动力学试验,以获得药代动力学资料和信息。

　　在广大科技工作者的努力下,我国药物代谢与药物动力学研究取得了快速发展,诸多成果已达到或接近国际先进水平。科学出版社组织国内药物代谢动力学研究领域的专家编著了"药物代谢与药物动力学系列学术专著",该丛书具有系统性、针对性、基础性、前瞻性、理论与实践相结合性等特点。系统地从药物代谢动力学的各研究方向和领域进行归纳、总结;针对每个研究方向分别成册,深度剖析;各分册既有基础理论的铺垫,也有对最新的理论、研究方法和技术、成果的展开,兼具基础性和前瞻性;理论与实践相结合,在基本理论的基础上,结合典型的实践案例进行剖析,便于读者理解。相信该丛书的出版能够促进我国药物代谢动力学的发展。

　　"药物代谢与药物动力学系列学术专著"是我国第一套系统性归纳、总结药物代谢动力学的丛书,而药物代谢动力学发展迅速,故在内容选择上还需要在实践中不断完善、更新和补充。希望广大药物代谢动力学等相关专业的工作者和研究者在阅读、参考该丛书时提出宝贵的意见,以使其不断地完善,为我国药物代谢动力学的发展做出贡献。

中国工程院院士

2020 年 9 月 4 日

前言

Preface

　　自 1995 年美国食品药品监督管理局批准第一例纳米药物——盐酸多柔比星脂质体 Doxil® 进入临床以来，近 30 年全球已批准上市纳米药物 100 多个，超过 2 000 个纳米药物正在进行临床研究。与传统药物相比，纳米药物递送系统显示出更多纳米药物代谢动力学和药效学优势，如改善溶解度、提高生物利用度、减轻不良反应、透过血脑屏障等。纳米药物能够提高难溶性药物的有效性、安全性和耐受性，在药物递送系统中发挥非常重要和独特的作用。由于纳米药物展现出许多新的药剂学、药物效应动力学、药代动力学等特征，为很多重大疾病的治疗提供了新机会，带来新的解决方案，对人类健康产生了重要影响，因此，将一些难溶性或细胞毒性较强的药物设计成可以工业化生产的纳米药物制剂具有重要的意义，纳米药物近年来发展非常迅猛。

　　药代动力学对于药物研发、药物的药效与毒性评价及临床用药方案设计（安全有效质量可控）均具有重要的指导意义。药物的药效和毒性主要取决于体内的药物浓度，而体内的药物浓度则主要取决于给药剂量和药物在体内的吸收、分布、代谢和排泄（ADME）过程，因此，药物的药效和毒性与其在体内的药代动力学行为是息息相关的。对于纳米药物而言，在血液或正常组织内释放的游离药物浓度与其不良反应呈正相关，而在目标组织等靶器官内释放的游离药物浓度则与其药效呈正相关，所以只有释放的游离药物才是评价纳米药物药效和毒性的关键。以抗肿瘤纳米药物来举例，目前的研究多数都是侧重于血浆内总药物浓度的"总表观暴露"与组织内总药物浓度的"总表观生物分布"，而忽略了抗肿瘤纳米药物在体内释放游离药物的动态过程。抗肿瘤纳米药物在循环系统、细胞外液和细胞内液中,都存在着游离药物的动态平衡释放过程;抗肿瘤纳米药物进入细胞后,存在着能否有效释放游离药物及释放的游离药物能否与靶点有效结合的问题。因此,仅仅证明纳米制剂能够提高肿瘤内的总药物浓度,并不能代表肿瘤内发挥药效的游离药物浓度得到提高,也不能代表肿瘤内与靶点结合的药物含量增高,更不能据此简单地判断其抗肿瘤效果得到提高。因此,纳米药物的药效和毒性与其在体内的纳米药物代谢动力学行为是密切相关的,对纳米药物开展药物代谢动力学研究显得尤为迫切和重要,国内外学者开展相关研究也越来越多。研究纳米药物代谢动力学,可以揭示纳米药物的原理与科学内涵,为优化纳米药物的临床给药方案提供理论基础,阐明纳米药物的体内代谢机制,揭示纳米药物量效关系、时效关系,提高纳米药物的安全性。基于此,在科学出版社和诸多编者大力帮助下,《纳米药物代谢动力学》一书应运而生。

纳米药物代谢动力学是借助于动力学原理,研究纳米药物体内吸收、分布、代谢和排泄的动态变化规律及其体内时量-时效关系,并用数学模型加以定量描述的一门科学。本书比较深入、全面、系统地研究和总结了近年来纳米药物代谢动力学的研究进展。全书共分十三章,基本思维是从化学药物的药物代谢动力学角度来搜集和筛选纳米药物代谢动力学知识,经过认真整理和系统加工编写而成。第一章绪论,简述纳米药物代谢动力学的研究现状、目的及意义。第二章纳米药物的类型,从有机、无机、仿生三个层面递送系统介绍纳米药物的类型。第三章至第六章,分别介绍了纳米药物的体内吸收、分布、代谢、排泄和清除。第七章纳米药物的理化性质对药代动力学的影响,分别介绍纳米药物的粒径、电位、外观形貌、包封率与载药量、表面功能化修饰、释放度、蛋白冠及纳米药物精准设计对体内药代动力学的影响。第八章纳米药物代谢动力学的不同分析方法,纳米药物代谢动力学分析方法的创建与发展水平直接标志着纳米药物代谢动力学的研究水平,本章重点介绍了常用于纳米药物代谢动力学研究的方法,如放射性同位素标记法、荧光标记法、核磁共振成像法、质谱分析法、计算机体层摄影术成像法、正电子发射断层成像法等。第九章结合药物和游离药物药代动力学的研究方法,介绍了结合药物和游离药物的药代动力学研究的目的、意义和研究方法,以及研究的困境。第十章纳米药物的生理药代动力学研究,介绍了纳米药物生理药代动力学模型的构建,生理药代动力学在纳米药物递送系统中的应用,纳米药物生理药代动力学的挑战。第十一章基于微粒结构的纳米药物代谢动力学,从药物代谢的基本过程角度讨论纳米药物结构对其药代动力学的影响,阐明纳米药物结构特征与纳米药物代谢动力学的一般趋势。第十二章纳米药物的结构,通过纳米载体的维度来划分纳米药物,不同维度的纳米载体分别适用于不同的药物结构及不同的给药释药方式。第十三章已上市纳米药物的临床药代动力学研究,重点介绍已上市纳米药物分类、研发进展、临床安全性评价及主要基于药代动力学性质的纳米药物在临床转化进程中面临着诸多挑战。

　　本书各章末均列出参考文献,书中引用图片均标明文献出处,一则尊重相关作者知识产权,二则便于读者对该领域的研究作延伸阅读;由于时间仓促,如有遗漏疏忽没有标注,敬请有关作者海涵与指正,便于再版修正。

　　鉴于学科发展迅速和编者水平限制,书中疏漏或不足之处恳请读者不吝赐教。

陈卫东

2023 年 10 月

目 录

Contents

绪　　论

　　纳米技术(nanotechnology)是 21 世纪战略技术的制高点,在药剂学领域,早在 20 世纪 70 年代研究者便已对脂质体、聚合物纳米囊和纳米粒(nanoparticle,NP)等多种纳米载体进行了研究,涉及的给药途径包括注射、口服和眼部给药等。在药物递送领域一般将纳米药物的粒径大小界定在 1~1 000 nm。就目前的研究而论,纳米药物递送系统(nano-drug delivery system, nano - DDS)主要用于促进药物溶解、改善吸收、提高靶向性从而提高药物的有效性和安全性等,近年来纳米药物代谢动力学(pharmacokinetics, PK)研究受到广泛关注。

　　纳米药物代谢动力学是借助于动力学原理,研究纳米药物体内吸收、分布、代谢和排泄(absorption, distribution, metabolism and excretion, ADME)的动态变化规律及其体内时量-时效关系,并用数学模型加以定量描述的一门学科。它是由药剂学、药理学、数学和化学动力学等多学科相互结合、相互渗透而形成的。

　　作为代谢动力学的分支学科之一,纳米代谢动力学主要研究纳米药物在体内的动态变化规律及其体内时量-时效关系。纳米药物与大粒径药物相比具有高生物利用度、高渗透性、稳定的代谢曲线和在生物系统中长时间持续作用的优点;同时有关纳米药物毒性的研究已有报道,故研究纳米药物代谢动力学,对了解纳米药物的药效、毒性阈值和确定其在人体内的安全性至关重要。

第一节　纳米药物代谢动力学的研究目的与意义

　　nano - DDS 可以有效地控制纳米药物的释放速率和组织分布,与游离药物相比,纳米药物能够产生显著的 PK 和药效动力学(pharmacodynamics, PD)变化。研究纳米药物代谢动力学,揭示其时量-时效关系,指导载体及制剂的优化,可为纳米药物的深入研究提供理论依据。

一、揭示纳米药物的原理与科学内涵

依据 PK 研究成果,结合现代科学理论阐述纳米药物的原理及作用机制,对揭示纳米药物的科学内涵具有重要意义。药物 PK 模型通常分为房室模型和非房室模型。房室模型是将身体抽象地分为几个部分,然后应用质量守恒定律,将药物在房室之间的转移形式化为常微分方程。非房室模型则是直接将药物浓度描述为时间的函数,而没有从所起作用的任何过程中得出方程。这两种方法都与以药物的 PK 特性和暴露作为基本参数(如清除率)的函数有关。例如,Wu 等[1]采用的总体方法来描述伊立替康聚乙二醇[poly(ethylene glycol), PEG]脂质体制剂的 PK,并考虑药物的包封、释放和代谢物的分布与代谢方式。为了确定第一阶段临床试验中的初始剂量,必须能够根据动物数据预测人类的 PK 分布,经典的 PK 种间外推方法主要包括异速测定法(体重或其他生理相关变量)。例如,为了测定几种 PEG 化脂质体和纳米药物抗癌剂的人体清除率,进行了异速测定法的适用性研究[2]。由于这些分子在体内清除过程的特殊性,研究者将可能与此过程相关的变量(如脾重量或单核细胞总数)纳入分析。然而,清除率的预测与 I 期临床试验的观察结果有很大的差异,这可能是由于肿瘤类型的影响。为了更详细地进行种间标度,最近已经开发出了纳米粒的生理药代动力学(physiologically based pharmacokinetics, PBPK)模型[3]。这些都是基于对血管系统和器官血管分布的更现实和更复杂的描述,而不是单纯的汇总。在 20 世纪 90 年代末,Tsuchihashi 等通过改进多柔比星脂质体,开发出混合模型混合标准的房室方法和更复杂的 PBPK 模型。这样的模型可以更好地描绘载体 PK、药物释放及最终在毛细血管、间质间隙和肿瘤细胞中药物浓度之间的持续相互作用[4,5]。基于所有物种的共同结构和物种对生理参数的特定适应,Lin 等首次使用了在小鼠中开发的金纳米粒的 PBPK 模型,并进一步将其扩展到包括人类在内的其他物种[6]。总体而言,数学模型为解释/分析不同尺度的实验数据提供了强大的综合框架,为纳米药物本身的优化设计(肿瘤模型)和改进的调度策略的确定(剂量和时间)提供了定量信息,为预测临床试验和个性化临床治疗方案奠定了基础。

二、为优化纳米药物的临床给药方案提供理论基础

临床最优给药方案的制订应根据药物的体内特性,并参照其 PK 特性。粒径小于 1 nm 的纳米药物已被用于药物传递系统和基因传递系统,以利于药物和基因在人体内发挥作用,纳米药物的大小和生物分子的大小相似,有望发挥更好的相互作用。但纳米药物的释放速率因组织而异,并受组织内巨噬细胞的影响。例如,纳米粒在细胞外液中的降解速度明显快于细胞内液,摄取纳米药物可抑制库普弗细胞和其他巨噬细胞的活动;巨噬细胞能形成药物储存库,逐渐释放游离药物,从而使药物扩散和抑制邻近的肿瘤细胞[7,8],在纳米制剂中成功地控制这些参数将避免纳米制剂对正常组织的毒性并提高其抗肿瘤效果,从而使治疗指数全面提高。许多纳米药物由于循环时间短、药物保留性差或药物释放不足而无法满足这些要求。

三、阐明纳米药物的体内代谢机制

药物的药理作用是通过它们与位于不同器官、组织或体液中的特定靶点(受体、通道、可溶性蛋白质、脂类等)的相互作用来实现的。有效和安全的药物治疗要求药物与位于预期作用部位的靶点能够有效地相互作用,而与其他靶点的相互作用有限。许多药物在给药后分布到身体的不同部位,并与预期靶点及其他靶点相互作用,导致预期药效的缺失与不良反应的产生。在这种情况下,靶向给药可以增强药物与靶点的相互作用,减少不良反应。这种靶向给药可以使用专门的 nano-DDS 来屏蔽药物的物理化学性质,并改变给药后其在体内的分布和消除途径。为此,药物可以被包载或化学修饰以产生不同类型的 nano-DDS,这些 nano-DDS 可根据其结构和组成分为纳米药物、脂质体、胶束、聚合物共轭物和其他剂型。根据 PK 描述的给药后体内不同部位药物浓度的时间过程,与经典药物(小分子药物化合物)相比,nano-DDS 具有本质上不同的 PK 特性,这也会影响其 PD。特别是,许多 nano-DDS 不能有效地通过生物屏障,这就需要进行肠外给药(通常通过静脉途径)。在血液中,经典药物的主要处置途径(如渗透到细胞外液和细胞内,肝和肾的清除)与 nano-DDS 不同,在全身给药和渗透到血液中后,nano-DDS 暴露于多种处置途径(表 1-1),其中只有一种途径介导其渗透到预期作用部位。具体而言,nano-DDS 可以在到达靶组织之前在系统循环中释放被包裹的药物(去胶

囊),聚集在血流中(随后沉积在毛细血管中或被血液中的吞噬细胞吸收),通过肝和肾的清除途径被消除,或者被血液中循环的细胞或血管内壁等的细胞内吞和代谢。如何制定统一的标准对纳米药物的体内过程进行评价是PK面临的新问题。

表1-1 系统给药后 nano - DDS 处置的主要途径

途 径
药物释放
与内源化合物的相互作用("冠"的形成)
血液聚集
全身循环退化
通过肝脏和/或肾脏排出
单核吞噬细胞系统(mononuclear phagocyte system,MPS)细胞摄取
内皮细胞的摄取
红细胞的吸收
对靶器官的渗透
对其他器官和组织的渗透

四、揭示纳米药物量-效关系、时-效关系

纳米药物的给药剂量不同、给药时间不同,机体反应程度也不一样。例如,对于微剂量给药[9],纳米药物临床开发中的一些关键问题是确定制剂在循环中的稳定性和药物的 PK,以及诱导药物生物分布的改变。可以通过敏感的生物分析和正电子发射计算机断层显像(positron emission tomography-computed tomography,PET - CT)对极低剂量或微剂量给药进行这些方面的研究。后者需要用 PET 放射发射器对纳米药物进行标记,但只能使用一小批经《药品生产质量管理规范》(good manufacturing practice,GMP)快速验证的新纳米药物在小样本患者中研究 PK 和组织分布。通过微剂量给药研究评估纳米药物,可以使患者接触新制剂的毒性风险最小。这种早期的临床反馈信息可用于纳米药物的调整和重新设计,以在癌症患者身上获得所需的体内特性,然后再踏上昂贵的临床开发之路。例如,70 kg 个体的 PEG 盐酸化多柔比星脂质体(PLD)(Doxil®)的平均治疗剂量包含约 546 μmol 磷脂,而使用长半衰期示踪剂(如 ^{89}Zr)进行 PET 成像的典型成像剂量为 75 MBq。根据 Sigola 的研究[10],这种剂量的 ^{89}Zr 放射性可加载到仅包含 0.034 μmol 磷脂的 PLD 中,相当于治疗剂

量的 0.6%,远低于微剂量的可接受最大值(即治疗剂量的 1%)。第 0 期的研究也可以作为第一阶段研究的序言,第 0 期/第 1 期联合研究可以作为一种有益的策略,将纳米药物安全地引入儿科人群,而在纳米药物的临床试验中,这一患者群体在很大程度上被忽视。在临床发展早期,微剂量给药还有助于补体激活现象[11]和加速血液清除现象[12]。确切地说,最后一点是纳米药物微剂量试验中的一个难点,脂质体通常具有剂量依赖性动力学,在低脂质剂量下清除速度更快。解决这个难点的一种方法是采用动物研究中通常使用的安慰剂纳米粒给药。显然,这种方法可能面临一个主要的监管障碍,因为只有当纳米载体的毒性微不足道时,这种方法才是可行的。

五、提高纳米药物的安全性

纳米医学在疾病治疗和诊断中越来越重要。各种类型的纳米药物正在进行测试,并显示出令人鼓舞的结果。颗粒的大小起着重要作用,随着粒径的减小,其对疾病的治疗效果增强。纳米药物的药代动力学、生物利用度、半衰期、代谢、生物分布和渗透性均优于微型药物。纳米药物也被认为是优秀的药物载体,可用于病变部位成像及感染部位定位,从而有助于医生为特定患者制订最合适的治疗方案。因此,纳米医学对个性化医学的发展具有推动作用。纳米药物的分布、代谢、清除和渗透性研究是确定其在人体内安全使用的必要条件。药物必须进行体外和体内 ADME 研究,同样,纳米材料也应进行体外和体内的 ADME 研究。与小分子和大分子药物相比,纳米药物表现出更高的生物利用度,更强的渗透性及代谢稳定性,更好的分布和消除。因此,与小分子和大分子药物相比,纳米药物的处方将有更多的应用,故其安全性和有效性研究变得越来越重要。为了安全的生物医学应用,必须通过必要的体外和体内研究筛选新开发的纳米药物,研究纳米药物的吸收、分布、代谢和排泄途径是解决纳米药物的安全问题,确认纳米药物在人类中安全使用的必要环节。

第二节　纳米药物代谢动力学的研究现状

一、研究特点及难点

近几十年来,纳米药物的制备、表征和工业化取得了显著进展,广泛应用于癌症治疗和诊断。美国食品药品监督管理局(food and drug administration, FDA)已经批准了几种纳米药物产品,主要是用于静脉注射的脂质体。纳米技术研究涉及不同类型的纳米材料[13],基于有机成分(脂质、聚合物、细胞衍生囊泡)、无机成分(金属、碳基、介孔二氧化硅)甚至充气囊泡(微泡),共同目标是改善药物输送和癌症治疗[14]。这些纳米药物的成功主要源于纳米药物所释放的一些抗癌药物的致命毒性的降低。然而,迄今,纳米药物的临床应用对患者的总体生存率的改善有限[15]。在癌症药物开发领域,纳米药物尚未得到充分利用。nano-DDS 是一种很有应用前景的工具,可以改变药物的给药途径以便捷的方式输送不可溶解的分子。

纳米医学领域包括纳米药物和大分子的应用,这些纳米药物和大分子粒径大多在 10~200 nm,能够与生物环境进行独特而复杂的相互作用。在大多数情况下,纳米药物是由载体和相关药物组成的药物递送系统,但在某些情况下,纳米药物本身就是一种活性剂,如金纳米粒可以通过光热效应破坏肿瘤[16]。虽然 nano-DDS 是一种技术,但 nano-DDS 与生物环境能发生特殊和复杂的相互作用,从而产生独特的 PD 效应。

纳米药物可以通过调控负载药物的释放速率、改变药物的体内分布来改善化疗药物的输送,这将减少化疗药物对敏感组织的刺激,同时通过高渗透性和滞留(enhanced permeability and retention, EPR)效应的被动靶向特性增强药物在肿瘤中的沉积。大多数被批准用于临床治疗癌症的纳米药物是基于脂质体的,属于非靶向或被动靶向。主动靶向意味着靶向成分作为在癌细胞中表达的受体的特异配体,与相应的受体特异性结合。

EPR 效应是纳米药物从血流传输到肿瘤的关键[17,18],也是纳米药物治疗肿瘤的一大难点。与非恶性组织的正常血管相比,异常血管、大开窗、基膜不连续、微血管通透性高和淋巴引流不良是肿瘤相关新生血管形成的常见特征[19],这种癌症特征是 EPR 效应的病理生理基础。

虽然 EPR 效应在许多实验性肿瘤模型中一致被观察到,但正如 Man 等所回顾的,其在人类癌症中被观察到发生了巨大的变化。早在 2001 年,Harrington 等根据[111]In 标记的隐形(长循环)脂质体的闪烁扫描研究和肿瘤体积估计,观察到 2.7% 和 53.0% ID/kg 之间的患者间差异[20]。EPR 效应变异性的直接影响因素包括肿瘤类型、肿瘤大小和肿瘤部位(原发性与转移性肿瘤)。在机制上,EPR 效应变异的潜在因素与肿瘤血管的显微解剖、肿瘤相关巨噬细胞(tumor-associated macrophages，TAM)的存在和数量及肿瘤间质流体压力(tumor interstitial fluid pressure，TIFP)有关。

有一些肿瘤或转移瘤表现出弱或无效的 EPR 效应，如当肿瘤血供来源于一种称为血管共选择的过程时，这会导致血管的通透性和对抗血管生成治疗的反应性降低[21]。

二、研究方法

1. 血药浓度法

血药浓度法是 PK 研究的经典方法，该法常采用光谱法、色谱法和免疫法及其联用技术等现代仪器分析方法进行检测。其中，联用技术如色谱和质谱联用(GC - MS 和 LC - MS)、液相色谱和核磁共振谱联用(LC - NMR)、气相色谱傅里叶变换红外光谱法联用(GC - FTIR)、液相提取与液相分离联用技术(柱切换高效液相色谱)、免疫分析与色谱联用技术、毛细管电泳免疫分析等应用越来越多，具有快速、灵敏、专属、准确的特点。

本法又分为直接血药浓度法和效应成分血药浓度法。

直接血药浓度法与化学药物的 PK 研究方法完全相同，所获得的信息只能说明活性成分本身的 PK 特点，未必能反映含有这种成分的纳米药物代谢动力学特征。效应成分血药浓度法又称表征 PK，是用纳米药物的单体成分进行 PK 研究。它采取单体成分给药，但是测定的只是不同时间点血中有效成分的浓度，通过计算这些有效成分的 PK 参数，用以说明纳米药物吸收、分布、代谢和排泄的特点。

Nano - DDS 中有的成分含量低，其在血、尿和其他组织中的浓度更低，以致难以检测，为纳米药物代谢动力学的研究带来了困难。而且，由于纳米药物所含载体材料复杂，目前的研究多数只限于以一种成分的 PK 特征来代表 nano - DDS 的 PK 特征。而事实上，各种成分的 PK 特征是不同的，它们之间可能存在着相关性和差异性，某一成分的体内过程可能受其他成分吸收、分布、代谢、排泄的影响。加之多次采血既会对受试者造成损伤，又会因药物代谢产物等影响药物在体内的真实浓度。

2. 药理效应法

药理效应法是以药物的效应强度，包括量效关系、时效关系为基础的 PK 研究方法。近年来该法已越来越广泛地用于纳米制剂的研究。药理效应法又可以分为 Smolen 法、效量半衰期法、药效作用期法、效应半衰期法、效应效量综合法。

3. 毒理效应法

本法与药理效应法类似,但观测的指标为制剂的毒性作用。

(1) 药物累积法:又称急性累积死亡率法,将 PK 中血药浓度多点动态测定原理与用动物急性死亡率测定药物蓄积性的方法相结合,以估测 PK 参数。该法系用多组动物按不同时间间隔给药,求出不同时间的体存百分率,以时间对体存百分率的变化进行数据拟合计算 PK 参数。本法适用于成分已知的纳米制剂研究,特别适用于无法应用化学和药效指标的纳米材料,最适于毒性较大、药性剧烈的纳米制剂。

(2) 半数致死是(LD_{50})补量法:是对急性累计死亡率法的改进,优点是结果更精确、误差小、死亡指标在曲线中段,缺点是所需要的动物成倍增加,而且分组给药及时间把握更加复杂。

(3) 微生物法:微生物法可用于测定具有抗菌活性的纳米制剂,其原理主要是含有试验菌株的琼脂平板中抗菌药扩散产生的抑菌圈直径大小与抗菌药浓度的对数呈线性关系。选择适宜的敏感菌株测定体液中抗菌纳米药物的浓度,然后按照 PK 的特性确定房室模型,计算其 PK 参数。本法简单、操作容易、重复性好、灵敏度高、体液用量少,可进行分离提取,测定的指标明确,可直接反映药效。

三、纳米药物代谢动力学的发展

纳米药物是指含有活性成分或生物活性药物产品的药物递送系统,目前被用于治疗各种疾病,如癌症、动脉粥样硬化、帕金森病、阿尔茨海默病、关节炎和其他传染病。纳米材料和生物器件在分子纳米技术、生物机械等各个领域的医学应用将是未来几年研究的新热点。纳米材料与生物分子相连接以引入类似生物分子的功能,并用于生物学和医学的许多应用。纳米工程氧化铁纳米药物作为光热剂和磁性剂被用于治疗癌症等疾病。肿瘤中不同大小和浓度的纳米药物因具有磁性也被用作合适的成像剂。因此,外科医生可以依靠纳米药物帮助患者移除肿瘤。

纳米药物与大尺寸药物相比,具有高生物利用度、高渗透性、稳定的代谢曲线和在生物系统中长时间持续作用的优点。纳米药物分为两类:粒径减小的药物和包裹在脂质体、胶束、树枝状大分子和聚合物纳米粒中的药物。通过改变药物的大小来优化 PK 有助于获得所需的药物特性。纳米药物通过黏膜和上皮途径的吸收程度取决于其电荷、大小和疏水性。纳米药物在系统中的长时间循环可以通过最小化调理素对纳米药物的调理作用和在纳米药物表面涂覆表面活性剂来实现。以 PEG、泊洛沙姆和聚山梨酯 80（吐温 80）为原料制备纳米药物，改善了其亲水性，并增加了纳米药物的有效分布。

纳米技术使药物具有更高的药理学活性，可以有效提高药物的口服生物利用度。药物如西洛他唑、姜黄素、非诺贝特和尼群地平等作为纳米晶体的药物显示出了更高的生物利用度。高系统暴露、改善黏膜层的滞留和多种给药途径是纳米药物的特点，nano - DDS 也会降低药物毒性和使药物具有缓释效力。例如，包载齐多夫定的固体脂质纳米粒表现出更高的渗透性；氯氮平固体脂质纳米粒增强了全身暴露；苏打双氯芬酸固体脂质纳米粒表现出更好的经皮吸收效果；利多卡因固体脂质纳米粒表现出更长的作用时间，从而控制了皮肤的渗透性。凝集素修饰的固体脂质纳米粒中的胰岛素具有更高的口服生物利用度。药物如多柔比星和白藜芦醇与紫杉醇（paclitaxel，PTX）在脂质体中表现出高分布和持续的全身暴露。

二甲双胍是公认的治疗糖尿病的药物，其作用是抑制糖酵解和糖原合成，减少葡萄糖代谢产物的数量。二甲双胍作为一种线粒体复合物 I 抑制剂，通过糖原合成作用靶向缺氧区域，可降低乳酸、6 -磷酸葡萄糖、1 -磷酸葡萄糖和 UDP -葡萄糖的水平。双 - 2 -（5 -苯基乙酰氨基 -1，3，4 -噻二唑 -2 -基）乙基硫醚[bis - 2 -（5 - phenylacetamido - 1，3，4 - thiadiazol - 2 - yl）ethyl sulfide，BPTES]是一种选择性谷氨酰胺酶变构抑制剂，BPTES - NP 与二甲双胍联合作用靶向多种代谢途径，比单纯使用 BPTES 或二甲双胍对肿瘤疗效更高。因此，用致密的 PEG 表面涂层将 BPTES 封装在纳米药物中，为向胰腺肿瘤输送 BPTES 提供了一种合适的方法，同时也降低了毒性水平[22]。BPTES - NP 靶向循环细胞（肾亚型 GLS1），而非循环缺氧细胞（GLS2 在缺氧 PDAC 细胞中表达），但 BPTES - NP 无法直接针对 GLS2。因此，联合应用 BPTES - NP 和二甲双胍有利于胰腺癌的控制。纳米粒包裹的 BPTES 可增加 BPTES 的溶解度、肿瘤靶向性和在肿瘤部位的高暴露使其具有良好的 PK 特征。

纳米粒被设计用于治疗肿瘤。有 5 个主要因素决定了纳米药物向肿瘤的输送效率：① 在血液中的分布；② 在肿瘤部位的积聚；③ 对肿瘤细胞的通透性；④ 细胞内吞；⑤ 药物释放。

满足以上 5 个因素的纳米药物则具有较高的治疗指数。许多研究者致力于改变纳米药物的大小、表面活性和稳定性，以获得更高的治疗效果。因此，纳米药物的 PK 及其相关参数对提高药物半衰期和生物利用度具有重要意义。

第三节 纳米药物代谢动力学的展望

通过发展纳米粒来提高抗癌药物对肿瘤组织的特异性，并更好地控制药物的传递，是肿瘤学的一个新兴策略。越来越多的制剂类型（如共轭纳米药物、脂质体、免疫脂质体等）已经开始应用，许多其他纳米制剂（如树枝状大分子、纳米球、角鲨烯等）目前处于不同的发展阶段。然而，迄今，大多数纳米药物仍然是脂质载体。PK 变异性是脂质体纳米粒的一个主要问题，但在很大限度上被低估了。多种原因（如肿瘤类型和疾病分期、共病、患者免疫系统）可以解释这种变异性，也会对 PD 终点产生负面影响，如疗效差或严重毒性。本文总结了近年来在肿瘤学中使用的纳米粒，特别是脂质体引起的 PK 不稳定的主要原因。如果确定了这种变异性的主要原因，可以使用 PK 基本模型（即机械或半机械数学模型，如 PBPK 方法）在非临床或临床发展阶段进行具体研究，以更好地描述纳米药物代谢动力学并解释 PK/PD 关系。此外，确定可能影响纳米药物代谢动力学的相关生物标志物或参数将有助于修改其特性，以减少开发阶段预期变化的影响，或开发基于生物标志物的自适应剂量策略，以保持最佳疗效/毒性平衡。广泛地说，呼吁发展全面的分布研究和先进的建模工具，以更好地理解和预测纳米药物在肿瘤学中的 PK。

一、纳米药物代谢动力学的机遇与挑战

（一）纳米药物代谢动力学在免疫治疗中的机遇

癌症纳米医学和免疫治疗之间的相互作用已在多个临床前研究中得到证实[23]。为了系统地总结这种联合疗法，利用"癌症免疫周期"的概念[24]来展示提高免疫治疗效果的方法。

1. 纳米药物在癌症免疫周期中的整合

癌症免疫周期是描述抗癌免疫级联反应的模型,由 4 个顺序连接的步骤组成。从癌细胞释放抗原开始,抗原被抗原提呈细胞(antigen-presenting cell,APC)吸收和处理。之后,它们被提呈给原始的 T 细胞以产生细胞毒性 T 细胞。这些细胞毒性 T 细胞通过循环迁移,释放穿孔素、颗粒酶 B 等有毒分子,发现并杀死癌细胞,在癌细胞死亡过程中,释放出更多的癌抗原,引发新一轮的免疫级联反应。

癌症纳米药物已经被用来通过装载能够诱导免疫原性细胞死亡(immunogenic cell death, ICD)的载剂来启动癌细胞抗原的释放[25]。此类药物的实例包括经典的化疗药物(蒽环类药物、奥沙利铂和环磷酰胺)及用于光动力/光热疗法的分子[26]。许多研究已经表明,与游离药物相比,将此类药物装载到纳米载体中可诱导更有效的 ICD[27,28]。早期病例用奥沙利铂载聚乳酸-乙醇酸纳米粒证明在小鼠胰腺癌模型中,载药纳米粒诱导的细胞凋亡率高于游离药物,并且具有免疫激活作用,如增强肿瘤中的 T 细胞浸润、树突状细胞(dendritic cell, DC)成熟等,并观察到奥沙利铂纳米粒对小鼠干扰素-γ(IFN-γ)分泌的影响。奥沙利铂载药的治疗效果明显高于游离药物。

除了诱导 ICD,纳米药物还可用于增强抗原的摄取、处理和提呈。这 3 个过程的关键是向免疫细胞提呈抗原、辅助剂或佐剂,如 Toll 样受体(toll-like receptor, TLR)激动剂,这是免疫细胞中感知病原体/危险相关分子模式的靶向通路,从而导致 APC 的激活[29]。这类佐剂已显示出治疗效果,但不幸的是,它们往往伴随着严重的副作用[30]。因此,纳米药物已经在一些场合被用来将佐剂靶向淋巴结中的免疫细胞(主要是 APC),以避免副作用和提高疗效。例如,pH 敏感纳米凝胶被设计成化学偶联 TLR7/8 激动剂咪唑啉,这些纳米凝胶经皮下注射后可引流至小鼠淋巴结,在淋巴结中被 APC 吞噬并在细胞内降解,与咪唑啉共轭的自由聚合物链被释放,从而触发 TLR7/8 途径[31]。此外,结合佐剂和肿瘤抗原的纳米药物也被开发为癌症疫苗,以对过度表达的自身抗原或肿瘤体细胞突变产生的新抗原产生适应性免疫反应[32]。除了合成材料外,细胞衍生的纳米载体已显示出其在免疫治疗中提呈抗原的潜力。例如,基于肿瘤细胞膜与红细胞膜融合的纳米药物已经被设计出来,它可显示肿瘤抗原并在小鼠体内产生有效的抗原反应[33]。级联的最后一步是肿瘤部位的细胞毒性 T 细胞识别和杀伤癌细胞。这一过程可能受到多种现象的阻碍,包括 T 细胞抑制性细胞因子和检查点的表达。为了维持 T 细胞的增殖和功能，以马来酰亚胺为功能组，制备了 IL-15 和 IL-21 的脂质体。脂质体能够通过细胞上的巯基与 T 细胞表面结合，缓慢释放细胞因子以刺激 T 细胞[34]。研究表明，脂质体处理的 T 细胞在体内表现出更强的耐受性，从而提高了治疗效果。类似地，有人也开发出与 T 细胞 Thy1.1 受体结合的脂质体，这些脂质体也被重组 IL-2 功能化，重组 IL-2 可与活化 T 细胞上的 IL-2 受体结合。这些双功能脂质体能够增加体内 T 细胞的扩张，并增强 T 细胞的肿瘤根除率[35]。

2. 纳米免疫治疗中的靶向策略

根据纳米药物的靶向特性，可通过靶向并杀死癌细胞以诱导特定形式的免疫激活细胞死亡（即 ICD）促进癌症免疫治疗。如上所述，此类纳米药物通常包含诱导 ICD 的化疗药物，如多柔比星和奥沙利铂，在这方面，使用纳米药物的附加价值是它们能够更有效地将药物输送到肿瘤（与游离药物相比），同时减少在健康组织中的积聚和毒性。

肿瘤免疫微环境（tumor immune microenvironment，TIME）[36]在肿瘤的发展、转移和抗肿瘤免疫治疗中起着至关重要的作用。TIME 包含多种类型的抑制性免疫细胞，如肿瘤相关巨噬细胞（tumor-associated macrophage，TAM）、调节性 T 细胞和髓源性抑制细胞。此外，还有几种可溶性抑制剂，如吲哚胺 2,3-双加氧酶 1（indoleamine 2,3-dioxygenase1，IDO1）和 TGF-β，它们激活免疫抑制途径，从而抑制抗肿瘤免疫治疗。纳米药物被设计成靶向癌细胞和可调节释药的剂型。例如，纳米药物如氧化铁纳米药物和 $CaCO_3$ 纳米药物[37]已被重新用于调节 TAM 的表型，导致肿瘤组织中抗癌 M_1 类 TAM 的比例增加。这些 TAM 调节纳米免疫治疗方案提高了小鼠多种癌症模型中检查点抑制抗体的效力[38]。

除了靶向癌细胞和调节释药外，纳米药物还可以靶向外周免疫系统。这些方法主要针对次级淋巴器官中的 APC 及体内循环中的免疫细胞，包括 T 细胞。纳米药物可使抗原和（或）佐剂有效地传递到外周免疫器官和细胞，已被用于癌症疫苗接种。例如，以编码患者特异性抗原的 mRNA 为基础的治疗性纳米疫苗是用可电离脂质制造的，通过调节理化性质（大小、表面电荷和稳定性），纳米疫苗在脾中积聚并转染脾 APC，导致小鼠模型和患者的 T 细胞对癌症抗原产生反应[38]。为了靶向循环中的 T 细胞，携带白血病特异性194-1BBz 基因的纳米药物被用来改善外周 T 细胞表达嵌合抗原受体，作为嵌合抗原受体 T 细胞治疗(chimeric antigen receptor T cell therapy，CAR－T)替代方法的一部分,这有可能降低过继性 T 细胞治疗的高成本[39]。

(二) 纳米药物代谢动力学的挑战

1. 从携带药物中分离游离药物：一个持续的挑战

更好地理解脂质体纳米粒的 PK 是建立在精确量化血浆中药物浓度能力的基础上,无论是载药还是释药。与对标准药物的广泛研究相比,脂质体纳米药物的全面 PK 研究较少,部分原因是很难区分血流中携带的药物和游离药物。取决于纳米药物的稳定性及其 PK,部分有效载荷可以提前从载体中释放出来。因此,被包载药物和游离态药物通常在血浆中同时存在,但在进行标准 PK 研究时,大多数标准的生物分析技术都无法区分它们。固相微萃取可直接用于区分非蛋白质结合药物和与蛋白质结合药物,可用于具体测量脂质体内药物残留量[40]。例如,Hempel 等开发了一种基于固相微萃取的分析方法,然后用毛细管电泳和荧光检测来量化血浆中游离及被包载的柔红霉素的药物浓度[41]。此外,微透析探针也是极具潜力的有效分离技术。微透析技术依赖于对游离药物的被动吸收,如果分离出的纳米药物的直径比薄膜的直径要小,那么药物的跨膜直径就越小。平行的血液取样可实现对整个药物进行测量,从而能够区分游离药物和被包载药物。值得注意的是,只需要测量药物的游离部分,然后,通过了解药物的蛋白质结合率,最终可以计算出整个浓度。Zamboni 等利用微透析技术能够测量出使用脂质体药物的动物体内包裹和释放的铂与拓扑替康的百分比[42]。理论上,释放的药物显示出与普通无包封形式药物相同的 PK 参数。然而,由于其自身的释放速率与载体的 PK 密切相关,其 ADME 取决于载体在体内的上游行为,其吸收速率(K_a)可能会受到载体上游 PK 的影响。实际上,释放药物的 K_a 直接取决于纳米粒的消除常数(K_{el}),这本身与载体的稳定性有关。因此,游离药物的药物释放和 PK 可能因纳米药物组成、制备工艺和药物性质而异。Nounou 等比较了脂质体疏水性药物(即地布卡因)和亲水性更强的药物(即氟尿嘧啶)的体外释放率[43]。结果显示,这两种药物有很大的差异。地布卡因脂质体是稳定的,而氟尿嘧啶纳米粒表现出突释效应,即先快速和早期渗漏,随后恒定释放。

2. 肿瘤特性如何影响纳米药物代谢动力学

必须强调的是,在某些方面,如癌症类型、新血管的质量和密度及肿瘤微环境等,可以影响纳米药物的 PK。为了评估肿瘤本身对 EPR 效应的影响,Hirsjärvi 等研究了 50 nm 纳米载体在 4 种不同肿瘤(即胶质母细胞瘤、乳腺癌和两种肝癌模型)上的生物分布[44]。结果显示,在健康组织(即心、肺、脑、皮肤、肌肉、肾、膀胱、肠道、脾、胰腺、脂肪、胃、肝脏和淋巴结)的生物分布相似,但纳米载体在不同肿瘤上转移的异质性较为显著,尤其在胶质母细胞瘤和乳腺癌细胞上的聚集率更高。因此,肝癌模型被归类为“弱 EPR 效应”肿瘤,说明至少在肿瘤水平上肿瘤特征是预测纳米药物代谢动力学的新参数。Hirsjärvi 等发现了 EPR 的这种异质性。这可能与肿瘤生长的变异性有关。由于新生血管减少,肝癌模型的生长速度比胶质母细胞瘤和乳腺癌模型慢。Fanciullino 等在携带乳腺癌的小鼠中证实,血管密度是在不同癌症阶段测量的隐形脂质体氟尿嘧啶的肿瘤摄取程度的关键因素[45]。肿瘤大小、血管密度与脂质体的积聚有很高的相关性,提示在转移病灶的积聚较少。尽管这些数据只是实验性的,但这些数据为更好地理解抗血管生成药物与其他纳米药物结合时可能产生的负面影响提供了线索,如贝伐单抗和共轭纳米药物(nab 紫杉醇)的 II 期临床试验报告所述,只要观察到很小的抗血管生成作用,就能延长患者的生存期[46]。

除了新血管质量和密度外,肿瘤微环境包括所有非肿瘤细胞,如成纤维细胞、免疫细胞、干细胞和内皮细胞都可以调节 EPR 效应。Zamboni 等研究了聚乙二醇脂质体药物在肿瘤中积聚与荷黑素瘤和卵巢肿瘤异种移植小鼠中单核-巨噬细胞系统(mononuclear phagocyte system,MPS)之间的关系[47]。与荷黑素瘤模型相比,卵巢肿瘤模型细胞外瘤液中巨噬细胞和 DC 的增加与聚乙二醇脂质体的肿瘤传递有关。这些结果表明纳米药物的传递与 MPS 之间有着密切的关系。最近,通过分析同一组卵巢、乳腺和子宫内膜异种移植小鼠的 MPS,证实了肿瘤微环境异质性的重要性[48]。定量检测了肝、脾和肿瘤中的巨噬细胞,在这些肿瘤类型之间发现了显著的巨噬细胞丰度差异。与乳腺癌和卵巢癌相比,子宫内膜癌动物的肝和脾中巨噬细胞明显增多。同样,不同肿瘤浸润巨噬细胞的差异也被观察到,这取决于癌症的类型。与卵巢和子宫内膜肿瘤相比,在乳腺癌模型中发现了更多的巨噬细胞。有趣的是,在同一肿瘤类型的不同细胞系中,肝、脾和肿瘤中巨噬细胞的差异也被发现,因此,预测纳米药物与癌细胞之间的确切相互作用更加复杂。由于巨噬细胞在纳米药物的清除过程中起着重要的作用,这种变异性可以解释肿瘤类型为什么及如何影响纳米药物代谢动力学。最后,触发型药物递送系统是将药物从纳米载体释放到肿瘤微环境中的一种有前景的选择。它可以在不同热、超声波、光、酶或 pH 的条件下释药。例如,肿瘤微环境呈酸性,pH 触发的纳米药物(如脂质体和胶束)可以将其生物活性物质释放到肿瘤微环境中。

3. 药物与药物的相互作用

只有少数研究报道了药物与纳米药物的相互作用。由于肝摄取减少,而且纳米药物不是外排转运体的底物,因此它们不太可能受到抑制/诱导药物的影响。然而,多柔比星脂质体(Doxil®)与紫杉醇或多西紫杉醇合用时,其浓度-时间曲线下面积(area under the concentration-time curve,AUC)升高,清除率降低。相反,给予顺铂后,Doxil® 的清除率增加,然而其潜在机制尚不明确[49]。其他临床资料显示多柔比星脂质体与贝伐单抗之间可能存在相互作用。当作为治疗局部复发或转移性乳腺癌的联合用药时,会引发比预期更强的毒性,这表明药物过度暴露。此外,贝伐单抗和更广泛范围内的抗血管生长素(anti-angiogenics)也被怀疑通过减少 EPR 效应降低纳米药物的功效,但目前没有实验数据证明这一点[46]。

4. 免疫系统的影响

鉴于纳米药物的清除率部分由免疫系统控制,更具体地说是 MPS 控制,评估其活性和变化的可能原因至关重要。临床前研究显示肿瘤类型对 MPS 存在一定影响从而导致纳米药物清除率改变[50]。肿瘤微环境中免疫细胞群的改变已经被证实,并且可以影响 MPS 的全局活动,因此,纳米药物的清除率会受到影响。例如,与健康小鼠相比,在不同的异种移植肿瘤模型中,纳米药物的循环时间缩短。这种差异可以解释为 M_2 型巨噬细胞活性的增加,证明了肿瘤类型对 MPS 统活性变化的重要性。先前的治疗,特别是细胞毒性治疗,是解释多磺酸黏多糖活性变化的另一个主要因素。由于它们通常具有骨髓抑制作用,大多数细胞毒性确实会影响 MPS 和随后的纳米药物清除。例如,在喜树碱类似物脂质体的 I 期研究中,首次发现标准 CKD－602 在单核细胞和中性粒细胞中都出现了同等程度的下降[51]。与脂质体 S－CKD602 相反,单核细胞的减少比中性粒细胞的减少更严重。这种差异可以解释为脂质体很可能被单核细胞吞噬。Gusella 等还证明了先前治疗对 70 岁以上患者服用多柔比星聚乙二醇脂质体的主要影响[52]。他们发现,在整个循环过程中,纳米药物的清除率降低,与单核细胞计数有关,这表明治疗对单核吞噬细胞系统的影响将反过来改变脂质体的 PK。

5. 遗传多态性

影响 ADME 蛋白(肝酶、膜转运体)基因编码的生物多态性可能是抗癌药 PK 变异的主要原因。例如,在给结直肠癌患者服用伊立替康时,建议对 UGT1A1(UDP-葡萄糖醛酸基转移酶 1A1)等位基因变体(即 UGT1A1 * 28)进行基因分型[53]。UGT1A1 参与主动消除 SN-38,携带 UGT1A1 * 28 变体的低代谢(PM)患者可能会经历严重的血液学毒性。脂质体药物的肝清除率降低可能会降低肝的作用,因此在使用伊立替康或 SN-38 脂质体时,UGT1A1 基因分型的相关性也会降低。然而,在药物遗传学支持下,伊立替康脂质体在晚期实体瘤患者中的 PK 研究,评估了两个患者亚群:具有 UGT1A1 基因野生型(wt)等位基因的患者和携带 UGT1A1 * 28 纯合变体的患者。结果表明,只要剂量减少 50%,UGT1A1 * 28 纯合变体的患者可以安全地使用纳米药物[54]。因此,对于最近批准的伊立替康脂质体 MM-398(Onyvide®),建议携带 UGT1A1 * 28 基因的患者从第一个疗程的一半剂量开始,只有在第一次给药耐受性良好的情况下,才转为标准剂量。相反,对 SN-38 脂质体的 Ⅰ 期研究表明,无论患者的 UGT1A1 基因型如何,都具有良好的安全性。同样,对于受 DPYD 基因多态性影响的患者,建议减少氟尿嘧啶的剂量,这是一种导致肝脏部分或全部无法解毒氟尿嘧啶的综合征。在非临床环境中,已经证明隐形脂质体氟尿嘧啶在 PK 和毒性方面受到二氢嘧啶脱氢酶(dihydropyrimidine dehydrogenase,DPD)缺乏的中度影响,而 DPD 缺陷大鼠服用标准氟尿嘧啶会导致其在血浆急剧过度暴露,随后出现严重白细胞减少症[55],这说明了隐形纳米药物至少部分地绕过肝的摄取和代谢清除,有助于减少影响肝酶的遗传多态性的有害影响。最后,在小鼠体内研究了遗传因素对多柔比星聚乙二醇脂质体的作用。结果表明,纳米药物的清除率与一个编码 Gulp1 基因区的变异有关联,Gulp1 是吞噬细胞吞噬凋亡细胞所必需的蛋白质。这表明新的基因变异可能与观察到的纳米药物在患者间的变异有关[56]。

二、纳米药物代谢动力学的改进策略

(一)通过延长循环时间减少清除

传统脂质体在体内的清除,以及其他纳米药物在较低程度上的体内消除,在过去已被广泛研究和报道。简而言之,它依赖于上游与血浆中特定蛋白质的相互作用和 MPS 的活性。巨噬细胞确实起主要作用;80% ~ 90%的纳米药物会被肝或脾吞噬并降解。尽管这一过程发生得很快,但与游离药物相比,脂质体在体内的停留时间更长[57]。与标准药物相比,第一代脂质体的清除率有所降低,但为了限制器官摄取和免疫系统相关的清除率,人们进一步开发了不同的策略。最常见的策略是通过表面 PEG 化掩蔽纳米药物,从而产生隐形或第二代纳米药物[45]。第二代脂质体不太可能被 MPS 识别并在脾和肝中积累,使药物能够在血流中停留更长的时间。

(二)通过提高肿瘤细胞靶向性降低毒性

实体瘤表现为一种渗漏的血管系统,最初可满足肿瘤持续生长所需的营养供应,这种非具体组织被 Maeda 定义为能够产生 EPR 效应[58]。脂质体纳米粒可以通过血管间隙(即 200 nm)被动靶向肿瘤,并由于淋巴引流不足而滞留在肿瘤附近。在临床前研究中,放射治疗有时被用来通过耗尽周细胞来扩大这些间隙;进一步增强渗透性[59],从而使 nano - DDS 在肿瘤积聚。开发隐形剂(如 PEG,见上文)是提高 EPR 效应的另一种策略,因为纳米药物在血液中停留的时间越长,它们就越容易通过血管间隙到达肿瘤组织。这可以解释为什么一些脂质体纳米药物显示出清除率降低和分布容积(V_d)较高,而药物在健康组织中的积聚有限。

尽管对肿瘤的作用更为明确,单靠 EPR 效应通常能使纳米药物在肿瘤中的聚集增加不到 2 倍。因此,人们致力于开发第三代脂质体,以显示更积极的靶向性,主要是通过在脂质体表面嫁接一种能识别肿瘤细胞的试剂来实现的。近年来,发展了小分子配体、肽和单克隆抗体技术,包括靶向表皮生长因子受体(epidermal growth factor receptor, EGFR)[60]、叶酸和转铁蛋白受体、肿瘤抗原(和出现在辐照肿瘤细胞表面的新抗原)。

第三代脂质体还可以通过热、超声、光、酶或 pH 进行功能化,响应于触发系统而释药。其中,温敏脂质体利用温度或局部热疗,能够提高肿瘤靶向性和细胞毒性。

(三)改善纳米载体药代动力学的主要参数

1. 粒径

粒径大小是影响脂质体纳米药物行为的主要因素。纳米药物越小,它们就越不容易被 MPS 识别并从体内清除[61]。然而,已经证明粒径<8 nm 的纳米药物大多被肾脏清除,在血浆中失去稳定性。粒径太大(即>200 nm)也是一个主要的缺点,因为它阻碍了纳米粒从 EPR 效应中受益。几项临床前研究表明,肿瘤的大小可以影响纳米粒在肿瘤组织内的分布,并且确实对其在肿瘤内的积聚有影响。当在乳腺肿瘤耐药小鼠中对 3 种不同大小的氟尿嘧啶隐形脂质体(即粒径为 70~250 nm)进行测试时,数据显示脂质体越小,肿瘤摄取量越大。因此,用更小的脂质体治疗的动物获得了更好的疗效和更长的生存期,从而证明了脂质体大小可影响其在肿瘤组织中的分布和最终疗效。有研究证实了脂质体直径对其在荷乳腺癌小鼠肿瘤中分布的影响[62]:较大的脂质体的累积量较低,疗效较低,结果具有统计学意义。总体来说,这些实验结果证实了以前的研究报告,纳米药物的最佳粒径尺寸在 100~200 nm。

2. 结构修饰

隐形或靶向剂的使用大大改变了纳米药物的 PK,成分的选择至关重要,因为它将通过影响网状内皮系统(reticuloendothelial system, RES)识别和随后的药物释放来调节纳米粒在其系统循环中的稳定性。与稳定脂质体相比,不稳定脂质体的血浆清除率增加,循环时间缩短。Griese 等在 20 世纪 80 年代早期广泛研究了磷脂和胆固醇成分的主要作用[41];随后的研究进一步解决了脂质体和胆固醇比率的问题,以获得最稳定的脂质体和最佳的控制释放,尤其是胆固醇的关键作用。事实上,胆固醇包含在脂质体的脂质双层中可以稳定其结构,减少药物泄漏和调理风险,从而延长循环时间[63]。

3. Zeta 电位

脂质体纳米粒的 Zeta 电位是影响药物稳定性和 PK 的另一个主要因素。值得注意的是,这种潜力取决于用于合成脂质体的成分。两种胆固醇衍生物(即带正电的和中性的)在大鼠体内的 PK 研究表明,中性胆固醇脂质体比带正电的脂质体具有更高的稳定性[64]。同样,Levchenko 等评估了在小鼠体内表现出不同表面特性的脂质体的清除率[65],测试了带不同电荷的脂质,以及有没有表面 PEG。荷电脂质体具有较高的清除率,尤其是带负电的脂质体,在肝中占优势,添加 PEG750 有助于平衡带正电荷脂质体的高清除率,但对带负电的脂质体没有帮助。相反,PEG5000 部分降低了带负电脂质体的清除率,从而突出了电荷和 PEG 对纳米粒 PK 的联合影响具有复杂性。最近的研究证实了负电荷对脂质体清除率的有害影响,并表明 PEG 化可以帮助改善其 PK[66]。此外,其他研究集中在带正电的纳米药物对肿瘤吸收的影响。例如,Li 等利用 Zeta 电位可变的脂质体和 PEG – DSPE 的甲氧基类似物降低电荷,评估了胰腺癌细胞上这些参数之间的定量关系[67],数据显示,PEG 的每一摩尔百分比都可以通过 4 mV 的增加来补偿,这表明这两个参数之间存在平衡,以便在保证阳离子脂质体肿瘤内部化的同时最大限度地提高隐形性。这再一次凸显了纳米载体成分如何微调以最终优化其 PK 的复杂性,尤其是在肿瘤水平。

4. 通过蛋白冠改进

蛋白冠(protein corona)是指纳米材料进入生物环境之后,其表面吸附的一层由生物分子和蛋白质所组成的结构,其成分取决于纳米药物的表面性质、环境、暴露时间和肿瘤类型。蛋白冠可通过改变其表面性质(即电荷、大小)或阻碍靶向药物的作用来影响脂质体的特异性[68]。然而,冠状体中特殊蛋白的存在也可以提高肿瘤的吸收。Corbo 等证明载脂蛋白和免疫球蛋白的存在增加了乳腺癌细胞的脂质体摄取[69],然而,他们发现巨噬细胞的吸收也有类似的增加,从而改变了载体的药物释放速率。当被 MPS 吞噬后,被包裹的药物会迅速释放,不再具备载体的优点,如半衰期更长,对肿瘤组织的生物分布更为特异。

参考文献

[1] WU H, INFANTE J, KEEDY V, et al. Population pharmacokinetics of pegylated liposomal CPT－11 (IHL－305) in patients with advanced solid tumors [J]. European Journal of Clinical Pharmacology, 2013, 69(12): 2073－2081.

[2] CARON W P, CLEWELL H, DEDRICK R, et al. Allometric scaling of pegylated liposomal anticancer drugs [J]. Journal of Pharmacokinetics & Pharmacodynamics, 2011, 38(5): 653－669.

[3] YUAN D, HUE H, WU Y, et al. Physiologically-based pharmacokinetic modeling of nanoparticles [J]. Journal of Pharmaceutical Sciences, 2019, 108(1): 58－72.

[4] TSUCHIHASHI M, HARASHIMA H, KIWADA H. Development of a pharmacokinetic/ pharmacodynamic (PK/PD)-simulation system for doxorubicin in long circulating liposomes in mice using peritoneal P388 [J]. Journal of Controlled Release, 1999, 61(1－2): 9－19.

[5] HARASHIMA H, IIDA S, URAKAMI Y, et al. Optimization of antitumor effect of liposomally encapsulated doxorubicin based on simulations by pharmacokinetic/ pharmacodynamic modeling [J]. Journal of Controlled Release Official Journal of the Controlled Release Society, 1999, 61(1－2): 93.

[6] LIN Z, MONTEIRO-RIVIERE N A, RIVIERE J E. A physiologically based

pharmacokinetic model for polyethylene glycol-coated gold nanoparticles of different sizes in adult mice [J]. Nanotoxicology, 2016, 10(2): 162-172.

[7] DAJON M, IRIBARREN K, PETITPREZ F, et al. Toll like receptor 7 expressed by malignant cells promotes tumor progression and metastasis through the recruitment of myeloid derived suppressor cells [J]. Oncoimmunology, 2019, 8(1): e1505174.

[8] HOSOYA T, SATO-KANEKO F, AHMADI A, et al. Induction of oligoclonal CD8 T cell responses against pulmonary metastatic cancer by a phospholipid-conjugated TLR7 agonist [J]. Proceedings of the National Academy of Sciences of the United States of America, 2018, 115(29): E6836-E6844.

[9] CHA B, JEONG J, KIM J. Extra-large pore mesoporous silica nanoparticles enabling co-delivery of high amounts of protein antigen and toll-like receptor 9 agonist for enhanced cancer vaccine efficacy [J]. ACS Central Science, 2018, 4(4): 484-492.

[10] SIGOLA L, FUENTES A, MILLIS L, et al. Effects of Toll-like receptor ligands on RAW 264.7 macrophage morphology and zymosan phagocytosis [J]. Tissue & Cell, 2016, 48 (4): 389-396.

[11] HAN Y, DING B, ZHAO Z, et al. Immune lipoprotein nanostructures inspired relay drug delivery for amplifying antitumor efficiency [J]. Biomaterials, 2018, 185: 205-218.

[12] ZHANG X Y, WU F B, MEN K, et al. Modified Fe_3O_4 magnetic nanoparticle delivery of CpG inhibits tumor growth and spontaneous pulmonary metastases to enhance immunotherapy [J]. Nanoscale Research Letters, 2018, 13(1): 240.

[13] MA P, MUMPER R J. Paclitaxel nano-delivery systems: a comprehensive review [J]. J Nanomed Nanotechnol, 2013, 4(2): 1000164.

[14] GRODZINSKI P, KIRCHER M, GOLDBERG M, et al. Integrating nanotechnology into cancer care [J]. ACS Nano, 2019, 13(7): 7370-7376.

[15] PETERSEN G H, ALZGHARI S K, CHEE W, et al. Meta-analysis of clinical and preclinical studies comparing the anticancer efficacy of liposomal versus conventional non-liposomal doxorubicin [J]. Journal of Controlled Release, 2016, 232: 255-264.

[16] LIU Y, CRAWFORD B M, VODINH T. Gold nanoparticles-mediated photothermal therapy and immunotherapy [J]. Immunotherapy, 2018, 13: 1175-1188.

[17] GOLOMBEK S K, JAN-NIKLAS M, BENJAMIN T, et al. Tumor targeting via EPR: strategies to enhance patient responses [J]. Advanced Drug Delivery Reviews, 2018, 130: 17-38.

[18] MAEDA H, NAKAMURA H, FANG J. The EPR effect for macromolecular drug delivery to solid tumors: improvement of tumor uptake, lowering of systemic toxicity, and distinct tumor imaging in vivo [J]. Advanced Drug Delivery Reviews, 2013, 65(1): 71-79.

[19] TRÉDAN O, GALMARINI C M, PATEL K, et al. Drug resistance and the solid tumor microenvironment [J]. J Natl Cancer Inst, 2007, 99(19): 1441-1454.

[20] HARRINGTON K, MOHAMMADTAGHI S, USTER P, et al. Effective targeting of solid

tumors in patients with locally advanced cancers by radiolabeled pegylated liposomes [J]. Clinical Cancer Research, 2001, 7(2): 243 – 254.

[21] DONNEM T, HU J, FERGUSON M, et al. Vessel co-option in primary human tumors and metastases: an obstacle to effective anti-angiogenic treatment? [J]. Cancer Medicine, 2013, 2(4): 427 – 436.

[22] AHMED A, OTHMAN I, ZAINI A, et al. Oral nano-insulin therapy: current progress on nanoparticle-based devices for intestinal epithelium-targeted insulin delivery [J]. Journal of Nanomedicine & Nanotechnology, 2012, 22(4): 277 – 280.

[23] SUN Q, BARZ M, GEEST B G D, et al. Nanomedicine and macroscale materials in immuno-oncology [J]. Chemical Society Reviews, 2019, 48(1): 351 – 381.

[24] CHEN D S, MELLMAN I. Oncology meets immunology: the cancer-immunity cycle [J]. Immunity, 2013, 39(1): 1 – 10.

[25] WERNITZNIG D, MEIER-MENCHES S, CSEH K, et al. Plecstatin-1 induces an immunogenic cell death signature in colorectal tumour spheroids [J]. Metallomics: integrated biometal science, 2020, 12(12): 2121 – 2133.

[26] RAY P, LATTIME E, REISS M, et al. Inhibition of growth and metastasis of mouse mammary carcinoma by selective inhibitor of transforming growth factor-beta type I receptor kinase *in vivo* [J]. Clinical Cancer Research, 2006, 12(1): 4315 – 4330.

[27] RIOS-DORIA J, DURHAM N, WETZEL L, et al. Doxil synergizes with cancer immunotherapies to enhance antitumor responses in syngeneic mouse models [J]. Neoplasia, 2015, 17(8): 661 – 670.

[28] ZHAO X, YANG K, ZHAO R, et al. Inducing enhanced immunogenic cell death with nanocarrier-based drug delivery systems for pancreatic cancer therapy [J]. Biomaterials, 2016, (102): 187 – 197.

[29] KESHAVARZ A, POURBAGHERI-SIGAROODI A, ZAFARI P, et al. Toll-like receptors (TLRs) in cancer: with an extensive focus on TLR agonists and antagonists [J]. IUBMB Life, 2020, 2021, 73(1): 10 – 25.

[30] WU T, SINGH M, MILLER A, et al. Rational design of small molecules as vaccine adjuvants [J]. Science Translational Medicine, 2014, 6(263): 263ra160.

[31] NUHN L, VANPARIJS N, DE BEUCKELAER A, et al. pH-degradable imidazoquinoline-ligated nanogels for lymph node-focused immune activation [J]. Proceedings of the National Academy of Sciences of the United States of America, 2016, 113(29): 8098 – 8103.

[32] LYNN G, SEDLIK C, BAHAROM F, et al. Peptide − TLR − 7/8a conjugate vaccines chemically programmed for nanoparticle self-assembly enhance CD8 T-cell immunity to tumor antigens [J]. Nature Biotechnology, 2020, 38(3): 320 – 332.

[33] HAN X, SHEN S, FAN Q, et al. Red blood cell-derived nanoerythrosome for antigen delivery with enhanced cancer immunotherapy [J]. Science Advances, 2019, 5(10): eaaw6870.

［34］STEPHAN M, MOON J, UM S, et al. Therapeutic cell engineering with surface-conjugated synthetic nanoparticles［J］. Nature Medicine, 2010, 16(9): 1035 – 1041.

［35］ZHENG Y, STEPHAN M T, GAI S A, et al. *In vivo* targeting of adoptively transferred T-cells with antibody- and cytokine-conjugated liposomes［J］. Journal of Controlled Release Official Journal of the Controlled Release Society, 2013, 172(2): 426 – 435.

［36］BINNEWIES M, ROBERTS E W, KERSTEN K, et al. Understanding the tumor immune microenvironment (TIME) for effective therapy［J］. Nature Medicine, 2018, 24(5): 541 – 550.

［37］ZANGANEH S, HUTTER G, SPITLER R, et al. Iron oxide nanoparticles inhibit tumour growth by inducing pro-inflammatory macrophage polarization in tumour tissues［J］. Nature Nanotechnology, 2016, 11(11): 986 – 994.

［38］QIAN C, CHAO W, XUDONG Z, et al. In situ sprayed bioresponsive immunotherapeutic gel for post-surgical cancer treatment［J］. Nature Nanotechnology, 2019, 14(1): 89 – 97.

［39］SMITH T T, STEPHAN S B, MOFFETT H F, et al. In situ programming of leukaemia-specific T cells using synthetic DNA nanocarriers［J］. Nature Nanotechnology, 2017, 12: 813 – 820.

［40］SULLIVAN J C, BUDGE S M, TIMMINS A. Rapid method for determination of residual tert-butanol in liposomes using solid-phase microextraction and gas chromatography［J］. Journal of Chromatographic Science, 2010, (4): 289 – 293.

［41］GRIESE N, BLASCHKE G, BOOS J, et al. Determination of free and liposome-associated daunorubicin and daunorubicinol in plasma by capillary electrophoresis［J］. Journal of Chromatography A, 2002, 979(1 – 2): 379 – 388.

［42］ZAMBONI W C. Liposomal, nanoparticle, and conjugated formulations of anticancer agents ［J］. Clinical Cancer Research An Official Journal of the American Association for Cancer Research, 2005, 11(23): 8230 – 8234.

［43］NOUNOU M M, EL-KHORDAGUI L K, KHALAFALLAH N A, et al. *In vitro* release of hydrophilic and hydrophobic drugs from liposomal dispersions and gels［J］. Acta Pharmaceutica, 2006, 56(3): 311 – 324.

［44］HIRSJÄRVIS, DUFORT S, GRAVIER J, et al. Influence of size, surface coating and fine chemical composition on the *in vitro* reactivity and *in vivo* biodistribution of lipid nanocapsules versus lipid nanoemulsions in cancer models［J］. Nanomedicine Nanotechnology Biology & Medicine, 2013, 9(3): 375 – 387.

［45］FANCIULLINO R, CICCOLINI J, MILANO G. Challenges, expectations and limits for nanoparticles-based therapeutics in cancer: A focus on nano-albumin-bound drugs［J］. Critical Reviews in Oncology/hematology, 2013, 88(3): 504 – 513.

［46］HEIST R, DUDA D, SAHANI D, et al. Improved tumor vascularization after anti-VEGF therapy with carboplatin and nab-paclitaxel associates with survival in lung cancer［J］. Proceedings of the National Academy of Sciences of the United States of America, 2015,

112(5): 1547 – 1552.

[47] ZAMBONI W, EISEMAN J, STRYCHOR S, et al. Tumor disposition of pegylated liposomal CKD – 602 and the reticuloendothelial system in preclinical tumor models [J]. Journal of Liposome Research, 2011, 21(1): 70 – 80.

[48] LUCAS A T, WHITE T F, DEAL A M, et al. Profiling the relationship between tumor-associated macrophages and pharmacokinetics of liposomal agents in preclinical murine models [J]. Nanomedicine Nanotechnology Biology & Medicine, 2017, 13(2): 471 – 482.

[49] PETSCHAUER J S, MADDEN A J, KIRSCHBROWN W P, et al. The effects of nanoparticle drug loading on the pharmacokinetics of anticancer agents [J]. Nanomedicine, 2015, 10(3): 447 – 463.

[50] KAI M, BRIGHTON H, FROMEN C, et al. Tumor presence induces global immune changes and enhances nanoparticle clearance [J]. ACS Nano, 2016, 10(1): 861 – 870.

[51] WU H, RAMANATHAN R, ZAMBONI B, et al. Mechanism-based model characterizing bidirectional interaction between PEGylated liposomal CKD – 602 (S – CKD602) and monocytes in cancer patients [J]. International Journal of Nanomedicine, 2012, 7: 5555 – 5564.

[52] GUSELLA M, BONONI A, MODENA Y, et al. Age affects pegylated liposomal doxorubicin elimination and tolerability in patients over 70years old [J]. Cancer Chemother Pharmacol, 2014, 73(3): 517 – 524.

[53] INNOCENTI F, SCHILSKY R, RAMÍREZ J, et al. Dose-finding and pharmacokinetic study to optimize the dosing of irinotecan according to the UGT1A1 genotype of patients with cancer [J]. Journal of Clinical Oncology: Official Journal of the American Society of Clinical Oncology, 2014, 32(22): 2328 – 2334.

[54] INFANTE J, KEEDY V, JONES S, et al. Phase I and pharmacokinetic study of IHL – 305 (PEGylated liposomal irinotecan) in patients with advanced solid tumors [J]. Cancer Chemotherapy and Pharmacology, 2012, 70(5): 699 – 705.

[55] FANCIULLINO R, MOLLARD S, GIACOMETTI S, et al. *In vitro* and *in vivo* evaluation of lipofufol, a new triple stealth liposomal formulation of modulated 5 – fu: impact on efficacy and toxicity [J]. Pharmaceutical Research, 2013, 30(5): 1281 – 1290.

[56] SONG G, OSCAR T S, SANTOS C M, et al. Gulp1 is associated with the pharmacokinetics of PEGylated liposomal doxorubicin (PLD) in inbred mouse strains [J]. Nanomedicine Nanotechnology Biology & Medicine, 2016, 12(7): 2007 – 2017.

[57] WORKING P K, NEWMAN M S, HUANG S K, et al. Pharmacokinetics, biodistribution and therapeutic efficacy of doxorubicin encapsulated in stealth liposomes (Doxil) [J]. Journal of Liposome Research, 1994, 4(1): 667 – 687.

[58] MAEDA H. The enhanced permeability and retention (EPR) effect in tumor vasculature: the key role of tumor-selective macromolecular drug targeting [J]. Advances in Enzyme Regulation, 2001, 41(1): 189 – 207.

［59］KOBAYASHI H, WATANABE R, CHOYKE P L. Improving conventional enhanced permeability and retention (EPR) effects; what is the appropriate target? ［ J ］. Theranostics, 2014, 4(1): 81 – 89.

［60］XU J, GATTACCECA F, AMIJI M. Biodistribution and pharmacokinetics of EGFR-targeted thiolated gelatin nanoparticles following systemic administration in pancreatic tumor-bearing mice ［ J ］. Molecular Pharmaceutics, 2013, 10(5): 2031 – 2044.

［61］LIU D, MORI A, HUANG L. Role of liposome size and RES blockade in controlling biodistribution and tumor uptake of GM1-containing liposomes ［ J ］. Biochim Biophys Acta, 1992, 1104(1): 95 – 101.

［62］CHARROIS G J R, ALLEN T M. Drug release rate influences the pharmacokinetics, biodistribution, therapeutic activity, and toxicity of pegylated liposomal doxorubicin formulations in murine breast cancer ［ J ］. BBA-Biomembranes, 2004, 1663(1 – 2): 167 – 177.

［63］Strathclycle Institute of Pharmacy and Biomedical Sciences (SIPBS), University of Strathclycle, Conway Institute of Biomolecular and Biomedical Research, University College Dulbin, et al. Influence of cholesterol on liposome stability and on *in vitro* drug release ［ J ］. Drug Delivery & Translational Research, 2015, 5(3): 231 – 242.

［64］GENG S, YANG B, WANG G, et al. Two cholesterol derivative-based PEGylated liposomes as drug delivery system, study on pharmacokinetics and drug delivery to retina ［ J ］. Nanotechnology, 2014, 25(27): 275103.

［65］LEVCHENKO T S, RAMMOHAN R, LUKYANOV A N, et al. Liposome clearance in mice: the effect of a separate and combined presence of surface charge and polymer coating ［ J ］. Int J Pharm, 2002, 240(1 – 2): 95 – 102.

［66］XIANG L, JING Z, YINGCHONG C, et al. The influence of different long-circulating materials on the pharmacokinetics of liposomal vincristine sulfate ［ J ］. International Journal of Nanomedicine, 2016, 11: 4187 – 4197.

［67］LI Y, WANG J, GAO Y, et al. Relationships between Liposome Properties, cell membrane binding, intracellular processing, and intracellular bioavailability ［ J ］. Aaps Journal, 2011, 13(4): 585.

［68］HERDA L M, POLO E, KELLY P M, et al. Designing the future of nanomedicine: current barriers to targeted brain therapeutics ［ J ］. European Journal of Nanomedicine, 2014, 6(3): 127 – 139.

［69］TASCIOTTI E, MOLINARO R, TARABALLI F, et al. Effects of the protein corona on liposome-liposome and liposome-cell interactions ［ J ］. International Journal of Nanomedicine, 2016, 11(default): 3049 – 3063.

纳米药物的类型

第一节　有机纳米药物递送系统

一、有机纳米药物递送系统产生的背景

在过去的几十年中,纳米技术的发展为很多重大疾病的治疗提供了新机会。与传统药物相比,nano‑DDS 显示出很多优势,如改善药物溶解度,提高药物生物利用度,减少药物不良反应,有助于药物透过血脑屏障(blood brain barrier, BBB)等[1]。纳米药物能够提高难溶性药物的有效性、安全性和耐受性,在药物递送系统中起着非常重要和独特的作用[2]。因此,将一些难溶性或细胞毒性药物设计成可以工业化生产的纳米制剂具有重要的意义。但是目前获批上市的纳米药物并不多,大部分正在进行临床研究。

从 PK/PD 的角度来看,纳米药物可分成两类:一类通过高强度机械力将活性药物成分本身粉碎至纳米级别,制备方法相对简单,药物负载量近 100%;另一类采用溶解、连接、缔合或包封递送活性成分的纳米载体[3],属于基质骨架型或囊泡型结构,制备过程复杂,药物负载量相对较低[4]。现对纳米药物的分类及其研发进展作一介绍。

一类是纳米晶体药物,纳米晶体通常是指具有亚微米或纳米级的结晶(包括无定型)特征的活性药物成分[5]。纳米晶体药物是在离子型或非离子型稳定剂和水等附加剂的存在下,用高强度机械力将药物本身粉碎至纳米级别,不需要载体材料[6]。通过将粒径减小到纳米级范围,纳米晶体药物表现出优异的性能属性,包括增强难溶性药物的溶解度,改善黏附性,提高细胞膜渗透性

和生物利用度。

从 1988 年纳米晶体药物诞生至今,美国 FDA、欧盟药品管理局(EMA)和制药与医疗器械局已经批准了许多基于纳米晶体技术的新药产品。然而,不难发现,大部分纳米晶体药物是口服剂型,且主要使用介质研磨法或高压均质技术制备(表 2-1)。

表 2-1 已上市及临床转化中的纳米晶体药物

商品名	活性成分	用 途	剂 型	制备技术	上市时间(年)/所处阶段
Verelan PM	维拉帕米	抗心律失常	胶囊	介质研磨	1998
Rapamune	西罗莫司	免疫抑制	片剂	介质研磨	2000
Focalin XR	盐酸右哌甲酯	治疗注意缺陷多动障碍	胶囊	介质研磨	2001
Avinza	硫酸吗啡碱	抗慢性疼痛	胶囊	介质研磨	2002
Ritalin LA	盐酸哌甲酯	治疗注意缺陷多动障碍	胶囊	介质研磨	2002
Znnaflex	盐酸替扎尼定	治疗肌肉松弛症	胶囊	介质研磨	2002
Emend®	阿瑞吡坦	止吐药	胶囊	介质研磨	2003
Tricor®	非诺贝特	治疗高胆固醇血症	片剂	介质研磨	2004
Megace® ES	甲地孕酮	抗厌食、恶质病	口服混悬液	介质研磨	2005
TriglideTM	非诺贝特	治疗高胆固醇血症	片剂	微射流	2005
Invega Sustenna®	帕潘立酮棕榈酯	抗抑郁药	肌内注射混悬剂	高压均质	2009
Invega Trinza	棕榈酸帕立哌酮	抗抑郁症	肌内注射混悬剂	高压均质	2015
Aristada	月桂酰阿立哌唑	治疗精神分裂症	肌内注射混悬剂	高压均质	2015
Panzem	甲氧基雌二醇	抗肿瘤	胶囊	介质研磨	临床Ⅱ期
Semapimod	丙咪腙	抗炎、治疗克罗恩病	静脉注射剂	介质研磨	临床Ⅱ期
Paxceed	紫杉醇	抗肿瘤	注射剂	高压均质	临床Ⅱ期

另一类为纳米载体药物。纳米载体药物借助于载体材料将药物吸附、结合、分散或包裹其中,能够运输小分子药物、大分子蛋白质、基因药物。纳米载体可通过保护药物免受降解而延长其半衰期,并提高难溶性药物的溶解度和递送效率,在药物递送系统中显示出巨大的应用潜力。纳米载体药物主要类型:纳米脂质体、聚合物纳米胶束、纳米粒、聚合物-药物偶联物等。

二、常见的几种有机纳米药物递送系统

(一)脂质体及其纳米粒药物递送系统

脂质体(liposomes)是由两亲性的磷脂组装成脂质双分子层结构的胶体囊泡,它不仅可包封多种亲水性药物和 siRNA 的内室,还可在其疏水性的壳层中负载疏水性药物,具有生物相容性好、不易引起抗原或毒性反应的优点。使用 PEG 等聚合物进行表面功能化,延长了药物的在体循环时间。

脂质体是抗肿瘤纳米药物的主要剂型之一,也是临床转化最成功的一类纳米药物。药物评价和研究中心通过对 2010~2015 年纳米药物申请的分析发现,向美国 FDA 申请的纳米药物中,脂质体占 70%,绝大多数(61%)脂质体包载的都是化疗药物。纳米递药系统能同时荷载多个药物,并可改变原有 PK 特征,确保所载的多个药物从给药开始到进入肿瘤细胞都能维持合适的比例,有利于药物间协同作用的发挥。

Vyxeos 是美国 FDA 于 2017 年批准的第一个含有阿糖胞苷和道诺霉素两种原料药的脂质体产品。在针对急性髓系白血病的Ⅲ期临床研究中,研究者比较了 Vyxeos 与标准阿糖胞苷-道诺霉素(5∶1)方案。与标准阿糖胞苷-道诺霉素(5∶1)相比,Vyxeos 提高了整体存活率,并表现出类似的安全性。表 2-2 列出了从 1995 年至今美国 FDA、EMA 批准上市的多种脂质体新药及其活性成分、用途和上市时间等。

表 2-2　批准上市的多种脂质体新药产品

商品名	活性成分	用途	上市时间(年)
Doxil®	盐酸多柔比星	治疗卵巢癌、艾滋病相关型卡波西肉瘤、多发性骨髓瘤	1995
Caelyx®	盐酸多柔比星	治疗卡波西肉瘤、多发性骨髓瘤	1996
DaunoXome	柠檬酸柔红霉素	治疗艾滋病相关型卡波西肉瘤	1996

续　表

商品名	活 性 成 分	用　　　途	上市时间(年)
AmBisome	两性霉素 B	治疗白血病	1997
DepoCyt	阿糖胞苷	抗真菌	1999
Visudyne	维替泊芬	治疗脑膜炎淋巴瘤	2000
Myocet	多柔比星	治疗年龄相关性黄褐斑变性	2000
Definity	全氟丙烷	治疗转移性乳腺癌	2001
DepoDur	硫酸吗啡	作为超声波造影剂	2004
Exparel	布比卡因	术后镇痛	2011
Marqibo	硫酸长春新碱	术后镇痛	2012
Onivyde	盐酸伊立替康	治疗急性淋巴细胞白血病	2015
Vyxeos	道诺霉素、阿糖胞苷	治疗成人急性髓系白血病或合并骨髓异常增生	2017
Arikayce Kit	硫酸阿米卡星	治疗禽分枝杆菌(MAC)肺病	2018

2015~2018 年,国内有 5 家药企的脂质体注射液成功上市,分别是南京绿叶制药有限公司的注射用紫杉醇脂质体,上海上药新亚药业有限公司的注射用两性霉素 B 脂质体,石药集团欧意药业有限公司、常州金远药业制造有限公司和上海复旦张江生物医药股份有限公司的盐酸多柔比星脂质体注射液。虽然目前的脂质体产品设计、工艺可能还需要进一步改进,但磷脂质量差、封装效率低、制造工艺复杂、稳定性差等问题已被成功解决。此外,药用辅料级别的磷脂已经实现了规模化生产。对于治疗用脂质体的生物相容性、生物降解性和毒性安全性的认识也促进了未来脂质体产品的开发。

脂质体按结构类型可分为单层脂质体、多层脂质体和多囊脂质体;按结构性能又可分为普通脂质体和特殊性能脂质体,后者包括空间稳定脂质体(又称长循环脂质体)、糖基修饰脂质体、热敏脂质体、pH 敏感脂质体、免疫脂质体、磁性脂质体等;按脂质体所带电荷可分为阳离子脂质体、阴离子脂质体和中性脂质体。由于脂质体具有易于在生物体内降解、无毒性和无免疫原性等特点,越来越受到人们的重视并得到广泛的应用。其中,具有里程碑意义的为 10 年前由美国 FDA 批准的长循环盐酸多柔比星脂质体(Doxil®、Caelyx®、都可喜)。

（二）白蛋白纳米粒药物递送系统

因具有无毒、靶向性、可生物降解等特点,白蛋白纳米粒在新型给药载体方面具有良好应用前景。

白蛋白纳米粒是以白蛋白作为给药载体材料,结合或包埋药物而形成的一种固态胶体药物释放体系。白蛋白纳米粒具有颗粒小、比表面积大、表面反应活性高、活性中心多、吸附能力强等优点,可以提高药物的生物利用度;同时具有缓释性和靶向性,能减少药物的用量、减轻药物的不良反应。制备白蛋白纳米粒最常用到的白蛋白为人血清白蛋白(HSA)和牛血清白蛋白(BSA)。以下是白蛋白纳米粒的制备方法。

白蛋白纳米粒的制备方法有去溶剂化法、超声法、高压均质法、新型白蛋白纳米制备技术(Nab™)、自组装和吸附法等。去溶剂化法发展得较为成熟,现已大量应用于白蛋白纳米粒的制备,但是在制备过程中需要以戊二醛等醛类化合物为交联剂。相对于传统的去溶剂化法,新兴的超声法和高压均质法在制备过程中无须加入化学交联剂,避免了使用交联剂可能造成的醛类物质残留,又最大限度地保留了白蛋白的全部生物学特性,制备工艺简化,包封率和载药量都有所提高。

去溶剂化法分为两步,即去溶剂化过程和交联化过程。先通过脱水剂的去溶剂化作用除去白蛋白的水化膜,使白蛋白变性析出,调节其溶液的 pH,然后选用合适的交联剂交联固化而形成纳米粒。

超声法是将含有白蛋白的水相与含有药物的油相混合,通过搅拌、超声的方式进行乳化,旋转蒸除有机溶剂后得到白蛋白纳米粒溶液。然后加入冻干保护剂,预冻后再冷冻干燥,得到该药物的白蛋白纳米粒冻干粉。

高压均质法将含有白蛋白的水相和含有药物的有机物相混合,搅拌使其乳化。再将其置于高压均质机中,在适当压力下均质,最后减压蒸除溶剂,冻干得到白蛋白纳米粒。

新型白蛋白纳米制备技术基于白蛋白本身具有的巯基或二硫键,在高剪切力的气穴空化作用下,生成聚合物交联的超氧化离子,氧化白蛋白内巯基残基或使二硫键断裂,使其形成新的二硫键,从而在难溶性药物周围形成一个交联的聚合物壳体。

1. 白蛋白纳米粒的应用进展

(1)白蛋白纳米粒的体外释药及 PK 研究:主要通过数学模型来定量描述药物及其他外源性物质在体内的动态过程,也为避免药物不良反应和新药研究提供依据。

体外释药特性：通过对白蛋白纳米粒体外释药试验的研究，发现白蛋白纳米粒多具有缓释特性，可以延长药物的半衰期，有利于治疗慢性疾病。PK特性：通过对白蛋白纳米粒 PK 的研究，发现利用白蛋白纳米粒载药可以改变药物在体内的 PK 行为，在一定程度上可以增加药物的利用率，减少药物的损失。

（2）白蛋白纳米粒的靶向性：由于体液白蛋白是肿瘤生长的主要能量和营养源，所以白蛋白纳米粒可聚集在肿瘤组织中而表现出靶向性。

有学者利用白蛋白纳米粒表面含有的活性氨基对其进行结构修饰，获得靶向性更佳的纳米药物载体。例如，通过激光共聚焦显微镜观察多西他赛 BSA 纳米粒（DANP）和 PEG 化多西他赛白蛋白纳米粒（PEG-DANP）的入胞情况，发现 PEG-DANP 比 DANP 能更好地进入人非小细胞肺癌 A549 细胞的细胞膜和细胞核内，并能抑制细胞的增殖及诱导细胞凋亡，显示出更强的靶向性。

（3）白蛋白纳米粒增强抗癌活性：由于快速增殖的癌细胞会利用白蛋白作为主要能量及新生蛋白质合成的氮源，因此利用白蛋白纳米粒包载药物，有利于发挥药效，从而增强药物的抗癌活性。例如，采用 BSA 纳米粒包封 As_2O_3，通过肿瘤细胞摄取载药纳米粒来增强 As_2O_3 对 K562 细胞的增殖抑制作用。

（4）白蛋白纳米粒可以降低药物毒性：利用白蛋白纳米粒负载药物，到达病变位点后再使活性药物在目标组织和细胞中释放，可降低药物不良反应，并增加疗效。

白蛋白纳米粒药物载体具有生物安全性、靶向性、缓释效果、增加药物活性、降低药物不良反应等优点，已成为近年来新型药物传递系统研究的热点。

纳米级药物载体正逐渐向多功能复合的方向发展。现在，制备出同时具备载药、主动靶向、增加体循环时间、无免疫原性、可实时监测给药等功能的纳米复合药物载体成为学者们研究的主流方向。相信随着相关研究的进一步深入，白蛋白纳米粒性能将进一步优化，具有复合药物载体特性的白蛋白纳米粒必将为人类疾病的预防、诊断、治疗等做出更大的贡献。

（三）聚乳酸-羟基乙酸共聚物纳米粒药物递送系统

化疗是临床治疗肿瘤的主要方式，但是传统的化疗药物在杀伤癌细胞的同时，也会对正常细胞构成伤害。因此，许多研究者将化疗药物制备成脂质体、微球和纳米粒，不但可以有效降低药物自身的毒性，而且可以延长药物在体内的作用时间，其中以纳米粒研究居多。

聚乳酸-羟基乙酸共聚物（polylactic-co-glycolic acid，PLGA）是一类可生物降解的高分子聚合物，具有良好的生物相容性，被广泛地应用于微球、微囊、纳米粒、微丸、埋植剂及膜剂等的制备。用 PLGA 包封的药物一般粒径都在纳米级，能够提高肿瘤部位的药物浓度，降低化疗药物的不良反应；同时，也可以延长化疗药物在体内的循环时间，改善药物的 PK 性质。

1. 特点

PLGA 是乳酸和羟基乙酸的聚合物。乳酸和羟基乙酸比例不同，可以得到不同型号的 PLGA，如 PLGA（75∶25）表示聚合物是由 75% 的乳酸和 25% 的羟基乙酸聚合而成。在体内，PLGA 的降解是通过酯键断裂生成相应的单体酸、乳酸和羟基乙酸，进而通过三羧酸循环从人体中消除。PLGA 水解的最终产物是水和二氧化碳，中间产物乳酸也是体内正常糖代谢产物，故该聚合物无刺激性、无毒，并具有良好的生物相容性。PLGA 在体内的降解速率与聚合物中乳酸和羟基乙酸的物质的量比、聚合物分子量、结晶度、玻璃化温度等相关。通过调节聚合物的分子量及乳酸和羟基乙酸的物质的量比，就可以改变 PLGA 的降解时间，从而达到延长药物释放时间的目的。

2. 聚乳酸-羟基乙酸共聚物纳米粒作为抗肿瘤药物载体应用

（1）基于被动靶向机制的 PLGA 纳米粒：被动靶向由纳米粒的大小和肿瘤血管特有的解剖及病理生理学特性产生。当肿瘤细胞增殖簇集到一定大小时，为满足其对养分日益增长的需求，肿瘤内部会产生新生血管。与正常组织的血管不同，肿瘤组织内的血管形态不规则、血管扩张、易渗漏或有缺损，内皮细胞因大缝隙的存在而变得排列不紧密、缺乏有序性。肿瘤组织的血管腔道变宽，淋巴发育不成熟。以上这些特征导致了血浆中大分子、纳米粒、脂质颗粒等的渗漏；这些物质返回血管的速度很慢，加上淋巴回流受阻，在肿瘤组织中产生聚集，即 EPR 效应。EPR 效应可使注射给药后 1~2 日内，药物在肿瘤组织的局部浓度比正常组织高出 10~50 倍。由 EPR 效应产生的被动靶向作用，可以通过将药物连接到大分子上或包载于纳米粒中实现。

（2）不同抗肿瘤药物 PLGA 纳米粒：多柔比星是最常用的抗肿瘤药物之一，但是其具有剂量依赖性的心脏毒性及骨髓抑制等不良反应限制了其应用。

许多研究者制备出包裹有多柔比星的 PLGA 纳米粒,并对纳米粒进行表征和体内外 PD 研究。结果发现,包裹多柔比星的 PLGA 纳米粒能够产生靶向和缓释作用,降低多柔比星的毒性,增加治疗效果。

紫杉醇对许多癌症均具有明显的疗效。紫杉醇可将癌细胞阻滞于细胞周期 G_2 期与 M 期,使癌细胞复制受阻而凋亡。但是紫杉醇在水中溶解性差,导致紫杉醇的治疗指数比较低。多位研究者发现,包裹紫杉醇的纳米粒可以延缓紫杉醇的释放,同时提高药物在细胞中的摄取,增加药物在细胞中的蓄积,提高紫杉醇的细胞毒性。

近年研究表明,姜黄素可影响肿瘤发生、发展的各个阶段,并可通过抑制血管生成达到抗肿瘤侵袭和转移的目的。美国国立癌症研究所已将其列为第三代肿瘤化学预防药。经过 PLGA 包裹,姜黄素在人宫颈癌细胞(HeLa 细胞)中的摄取增加,抑制肿瘤细胞增殖效率提高。

(3)基于主动靶向机制的 PLGA 纳米粒:许多肿瘤细胞表面一些配体或受体高表达,根据这些差异,对纳米粒载体材料或纳米粒表面进行适当修饰,可制成主动靶向纳米粒,直接靶向肿瘤组织,减小对正常组织的损伤。目前应用较多的有如下两类。

1)受体介导:受体介导的肿瘤靶向给药系统就是以肿瘤细胞表面特异性高表达的受体为靶点,以受体对应的配体或配体结合物为载体,利用受体和配体的特异性结合,将药物递送至受体表达阳性的肿瘤细胞的一种治疗系统。目前研究较多的受体主要有 EGFR、唾液酸糖蛋白受体、低密度脂蛋白受体、转铁蛋白受体(transfer-receptor, TFR)、叶酸受体(folate receptor, FR)等,有些受体已证实可作为特定肿瘤靶向的靶点,提高主动靶向效率。

EGFR 是具有酪氨酸激酶活性的多功能跨膜蛋白,广泛分布于哺乳动物的上皮细胞。EGFR 在所有鳞癌细胞上都有表达,在65%以上的大细胞癌和腺癌细胞上也有过度表达。它与新生血管形成、侵袭、转移及抗凋亡等有关。在多种恶性肿瘤如神经胶质细胞瘤、乳腺癌、肺癌、卵巢癌、头颈部鳞癌、宫颈癌、食管癌、前列腺癌、肝癌、结肠癌、胃癌中,EGFR 都呈现过度表达。

叶酸对细胞的分裂、增殖,以及某些生物大分子的合成、代谢有着重要的作用。肿瘤细胞不断增殖,需要大量叶酸,在肿瘤组织尤其是子宫、乳腺、脑、肺、肾的癌细胞中 FR 高表达,而在正常组织中低表达或不表达。将叶酸偶联到纳米粒中可产生主动靶向作用。叶酸无毒,分子量低,具有较低的免疫原性,价格低廉,所以叶酸是一种比较理想的配基。

转铁蛋白受体在分裂活跃的细胞上表达水平很高,如在肿瘤细胞上每个细胞能检测到 1 万~10 万个分子,而在非增殖细胞上很少表达,甚至检测不到。因此,转铁蛋白可以用来将药物靶向肿瘤细胞。

肿瘤增殖的同时,会生成大量新的血管,为其输送养料。整联蛋白 αvβ3 是细胞的一种黏附分子,在多种肿瘤细胞中高表达,对肿瘤新生血管与转移有着举足轻重的作用。整联蛋白 αvβ3 中有一个 RGD 肽(精氨酸-甘氨酸-天冬氨酸)结合域,可与 RGD 肽稳定结合,用 RGD 肽制备纳米粒,可靶向肿瘤血管内皮细胞。

2)表面修饰:细胞表面的膜多糖或糖蛋白在细胞相互识别中起重要作用。若用有机分子或多糖修饰载药微粒表面,可以明显增强对某些靶细胞的亲和力。

（四）聚合物胶束药物递送系统

1. 聚合物胶束与纳米粒

聚合物胶束是由两亲性嵌段共聚物形成的纳米尺寸的球状胶束,具有疏水性核心和亲水性外壳,疏水性核心可包封水溶性差的药物,亲水性外壳允许负载亲水性药物并使胶束维持稳定状态。聚合物纳米胶束常用于递送难溶性药物,提高药物溶解度和渗透性,延长药物的在体循环时间,可用于静脉给药。

聚合物胶束纳米药物极具发展和应用前景,然而聚合物胶束纳米药物稳定性差,这严重制约着其在肿瘤化疗中的应用。为改善聚合物胶束纳米药物的稳定性,采取的策略大致可归纳为如下三点。一是制备具有稳定交联结构的聚合物胶束;二是构建聚合物前药胶束输送系统;三是进行聚合物结构设计,制备具有低临界胶束浓度(CMC)的胶束或单分子胶束。

已获得临床批准的聚合物纳米胶束如 Genexol－PM 和 Paclical,活性成分均为紫杉醇,分别用于治疗转移性乳腺癌和卵巢癌。此外,多种纳米胶束正在进行临床试验,如已完成Ⅲ期临床试验的紫杉醇纳米胶束 NK105,正在进行临床Ⅲ期试验的顺铂纳米胶束 NC－6004,正在进行Ⅱ期临床试验的 NK012 和 NK911,以及已经完成Ⅰ期临床试验的 NC－4016。这些纳米胶束多由生物相容性良好的 PEG－聚氨基酸嵌段聚合物制备而成。

聚合物纳米粒是指纳米囊、纳米球或固体球形的聚合物颗粒,可以通过沉淀、乳化、凝聚等方法制备。常用的聚合物包括天然聚合物如白蛋白、葡聚糖、透明质酸盐和壳聚糖，以及合成聚合物如聚谷氨酸和聚乙醇酸、PEG、聚己内酯、聚乳酸、聚天冬氨酸等。聚合物纳米粒可以将药物包封或物理包埋于聚合物基质内，减少其与健康细胞的相互作用，从而降低药物的毒性。目前，已获批上市的产品有用于治疗胰腺癌、转移性乳腺癌的白蛋白-紫杉醇纳米粒Abraxane和用于治疗肝细胞性肝癌的多柔比星纳米粒Transdrug，还有多种纳米粒抗肿瘤药物正在临床试验过程中，包括处于Ⅱ期临床试验的米托蒽醌纳米粒DHAD－PBCA－NP、喜树碱纳米粒CRLX101、多烯紫杉醇纳米粒Docetaxel－PNP、BIND－014、ABI－008、西罗莫司（RAP）纳米粒ABI－009；处于Ⅰ期临床试验的ABI－010、ABI－011、CALAA－01及Nanoxel。国内由石药集团欧意药业有限公司和江苏恒瑞医药股份有限公司研发的注射用紫杉醇（白蛋白结合型）仿制药也分别于2018年2月和2018年8月获批上市。

2. 聚合物-药物偶联物

聚合物-药物偶联物（polymer-drug couples，PDC）是指活性药物分子与聚合物通过化学共价键偶联形成的纳米药物。聚合物材料要具有水溶性好、无毒和无免疫原性等特点，主要包括PEG、多糖类聚合物（如透明质酸、葡聚糖等）和聚谷氨酸等。

目前，仅有培门冬酶注射剂（Oncaspar）获得上市，多种PDC纳米抗肿瘤药物正处于临床试验中，如已完成前列腺癌Ⅲ期临床和乳腺癌Ⅱ期临床试验的聚谷氨酸与紫杉醇的偶联物Xyotax、已完成非小细胞肺癌Ⅲ期临床试验和黑色素瘤Ⅱ期临床试验的负载紫杉醇用于实体瘤治疗的Taxoprexin®、已完成Ⅰ期临床试验负载喜树碱用于非小细胞肺癌的XMT－1001、活性成分为多柔比星的葡聚糖-药物偶联物AD－70及正在进行Ⅰ期临床试验的Prothecan。

第二节　无机纳米药物递送系统

一、无机纳米药物递送系统产生的背景

近年来有关纳米药物载体研究引起了科学家们的极大兴趣[7]。常见的纳米药物载体主要包括无机纳米药物载体和有机高分子纳米药物载体。其中，

有机高分子纳米载体作为药物载体研究得比较早,目前已有少量基于有机高分子纳米载体的药物得到欧美一些国家药监部门批准用于临床治疗[8]。

与有机高分子纳米载体相比,无机纳米药物载体不仅尺寸、形貌可控性好,比表面积大,而且独特的光、电、磁性质赋予其具有潜在的成像显影、靶向输送和协同药物治疗等功能,使其更适于在细胞内进行药物输送[9]。靶向药物输送和药物可控释放是无机纳米药物载体研究的主要目标。近年来的相关研究进展显示,集成像、靶向给药和协同治疗功能于一身的多功能无机纳米药物载体在药物输送系统中具有巨大的应用前景[10]。以下介绍常见的几种无机纳米药物载体,如金纳米粒、二氧化硅纳米粒和超顺磁性纳米粒等。

二、常见的几种无机纳米药物载体

(一) 金纳米粒

随着纳米技术和医学的深度结合,许多纳米粒和纳米材料如金、银、铁、铜、钴、铂等,可以通过生物或物理化学的方法合成[11]。在各种有机和无机纳米粒中,金纳米粒具有独特的医学和表面等离子体共振(surface plasmon resonance,SPR)特性,因此它在生物和医药领域已成为研究人员的首选(图2-1)。

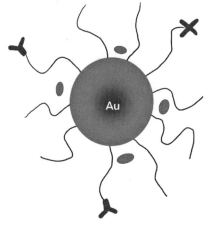

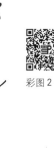

彩图2-1

图2-1　金纳米粒示意图

1. 合成与特性

我们可以通过各种方法合成大小和形状可控的金纳米粒,通常有物理方法、化学合成和生物合成等方式。物理方法主要包括微波和紫外线(UV)照射,激光烧蚀等。化学合成通常利用与环境有关的化学物质和溶剂,可能对人类的健康产生影响。而植物和微生物介导的生物纳米粒的合成是一个相对较新、生态友好且前景广阔的研究领域,具有很大的扩展潜力(图2-2)。

金纳米粒有如下特性。① 光学性质:金纳米粒的光学特性取决于SPR。原则上,SPR是一个过程,金电子响应入射辐射而产生共振,从而同时吸收和散射光。此外,某些形状特殊的金纳米粒也有助于光子捕获比光热染料大4~5

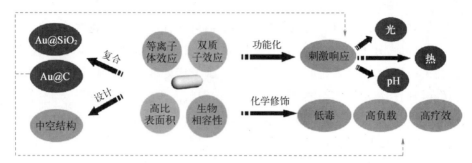

图 2-2　金纳米粒载体的一般合成工艺与特性

倍的横截面。这些特性被用于局部加热以破坏细胞或释放药物等治疗应用中。② 可调节的特性：SPR 可导致金纳米粒的粒径为 520~1 200 nm 不等，形状不同。800 nm 和 1 200 nm 的金纳米粒在治疗上具有很高价值。③ 高比表面积：众所周知，纳米粒的表面积与它们的大小成反比，具有较大的表面积体积比，可用于载药、缀合或结合所选的任何基因或生物学部分的区域，因此增加了药物的溶解度、稳定性和 PK 参数[12]。

2. 应用

（1）金纳米粒用作药物载体：化疗药物的传统药物递送方法（即口服或静脉内给药）会导致药物在整个身体中扩散，但却只有小部分药物到达肿瘤部位。因此可能会对其他健康组织和器官产生副作用，而有针对性的药物递送方法可以避免产生这种副作用。纳米粒的发展为药物输送的可能性开辟了巨大的空间。由于体积小，它们可以有效地穿过毛细血管到达目标细胞。化疗药物可以加载或附着在纳米粒上，并且可以被动或主动地靶向肿瘤部位。肿瘤组织通常有渗漏的脉管系统，这使纳米粒易于堆积，这也称为 EPR 效应。在主动靶向中，肿瘤特异性生物标志物，如单克隆抗体的配体，肽和核酸被缀合到纳米粒表面上。这些配体与它们在肿瘤细胞上的受体相互作用，从而使纳米粒被细胞内吞并随后释放毒性。因此，与被动靶向相比，主动靶向具有更高的被内吞水平和定位方法。

此外，由于具有 SPR、光学和可调特性，金纳米粒可以被制备成多种尺寸（1~150 nm），这使得控制其色散变得更加容易。负电荷的存在使金纳米粒的表面易于修饰，这意味着具有生物相容性和无毒性质的金纳米粒成为药物载体材料的极佳候选者。

（2）金纳米粒的联合抗癌作用：甲氨蝶呤（MTX）已被用于治疗癌症数十年，而它与金纳米粒结合后，与游离MTX相比，其对多种肿瘤细胞显示出更高的细胞毒性，在肿瘤细胞中蓄积速度更快，水平更高。另一种药物多柔比星（DOX）通过酸不稳定的连接子与金纳米粒结合后可增强对多重耐药的MCF－7/ADR乳腺癌细胞系的毒性。过去，PDC被研究用作抗肿瘤药物，但是，它们在血液、肝、肾中能否被成功用作抗癌分子还存在很大的挑战性，最近的研究结果表明，可以通过将这些PDC与金纳米粒结合来克服这一困难。除了合成药物，植物化学物质也已显示出可用作抗肿瘤药物的潜力，但与PDC相似，它们也存在某些问题，如特异性低、半衰期短、清除率高和低效率的细胞渗透，这些问题可以通过将植物化学物质与金纳米粒结合来解决。

（3）金纳米粒在光热疗法和光成像中的应用：光热疗法（PTT）被称为光子介导，它通过光诱导可产生刺激生理的高温局部治疗效应。该疗法使用金属（如金）纳米粒显示SPR并有效地将光转换为热量，发热程度与入射激发功率和纳米粒本身成正比。此外，PTT可以通过优化表面特性来调整等离子体吸收的波长、纳米粒的形状和大小。PTT中使用的纳米粒通常为棒状或壳状金纳米粒，将其引入生物环境时，像任何其他异物一样，细胞吸收也会受到限制。我们通常选择近红外（NIR）光进行PTT，因为PTT的吸收量极小，这些波长（650~900 nm）足以引起细胞毒性损伤。在PTT上还有其他研究，其中最大限度地使用了金纳米粒在795 nm处的吸收及在被纳米抗体官能化的支链金纳米粒上的吸收，它可以有效杀死癌细胞，而不会损害健康细胞。美国FDA批准的最成功的金纳米粒和正在进行的临床试验研究中的金纳米粒都是PEG化金纳米粒，在近红外区域的肿瘤部位显示出增强的积累和吸收[13]。

（二）二氧化硅纳米粒

在现有的纳米材料中，多孔二氧化硅纳米粒由于其可控制的粒径和良好的生物相容性而被大量研究。与其他多孔二氧化硅纳米载体相比，孔径为2~50 nm的介孔二氧化硅纳米粒（MSN）是药物传递和生物医学应用的理想载体[14]。自20世纪90年代初，有序介孔二氧化硅的M41S家族首次被报道以来，对介孔二氧化硅纳米粒的研究数量迅速增加。自2001年首次报

彩图 2-3

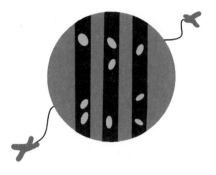

图 2-3 介孔二氧化硅纳米粒示意图

告介孔二氧化硅纳米粒可通过模板定向的方法合成后，其在生物医学领域的应用极具前景（图 2-3）。

1. 特点

介孔二氧化硅纳米粒具有以下特点。① 较大的表面积和孔容：这为药物在孔道内的吸附和加载提供了巨大的潜力。② 优良的介孔结构和可调的孔径大小：可以更好地控制载药和释药动力学。③ 易于修饰的表面用于控制和靶向给药：这大大提高了药物治疗效果和降低药物毒性。④ 低生理毒性，生物相容性好：体内排泄结果显示，介孔二氧化硅纳米粒主要从小鼠肾排泄，持续给药后，小鼠各主要器官无明显异常，故介孔二氧化硅纳米粒具有持续给药治疗的可行性。经过功能改进和修饰，其半衰期可调节以适用于不同药物的传递需要。⑤ 允许与磁性或发光化合物组合，可在给药的同时进行生物成像。

2. 应用

（1）介孔二氧化硅纳米粒载药系统用于肿瘤诊断：肿瘤诊断在肿瘤生长监测、肿瘤疗效评价中起着重要作用。装载检测试剂的介孔二氧化硅纳米粒载药系统成为具有高度敏感性的探针，有利于肿瘤早期诊断，有助于进行肿瘤分子水平的机制探索。通过介孔二氧化硅纳米粒探针可以检测肿瘤或肿瘤标志物，可以得到更直观的肿瘤成像，从而进行高特异性的肿瘤诊断。

（2）介孔二氧化硅纳米粒可用于传递肿瘤诊疗药物：在肿瘤的诊疗药物中，传统的化学合成类药物不良反应大、水溶性差；新兴的基因工程类药物稳定性差、半衰期短，它们的生物利用度都较低。应用稳定、高效的介孔二氧化硅纳米粒载药系统有助于解决这个问题。

介孔二氧化硅纳米粒的介孔孔径可调、有序、均一，同时具有高孔隙容积。首先，介孔的性质意味着介孔二氧化硅纳米粒可以在孔道里吸纳较多的药物分子，可以装载不同大小的药物分子；其次，药物封装于介孔孔道，可以减少其在体内输送过程中的损耗和过早释放，减轻对正常组织细胞的不良反应，同时孔道结构对药物起到的缓释作用可以提高药效的持久性；再者，介孔孔道可保护药物不被降解，通过调节介孔孔径尺寸可以阻碍生物酶的进入，避免药物受到生物酶降解,提高药物的稳定性。

介孔二氧化硅纳米粒传递抗肿瘤药物的设计方法多样,常交叉应用,最大限度地增加抗肿瘤疗效、减少药物不良反应,常见的有控制性释放、靶向性输送和逆转多药耐药(multidrug resistance,MDR)。

1)控制性释放:是指对各种外部刺激如 pH、光、热和酶促反应等产生智能性响应的介孔二氧化硅纳米粒控制释放系统,可以避免抗肿瘤药物的过早释放。pH 敏感的介孔二氧化硅纳米粒载药系统是最常见的一种控制性释放系统。由于实体瘤内部的低氧和低血流量的状态,肿瘤细胞无氧糖酵解产生的乳酸无法充分排出,导致肿瘤组织内 pH 降低,采用 pH 敏感的介孔二氧化硅纳米粒载药系统可以使药物在高酸性的肿瘤组织内释放。对介孔二氧化硅纳米粒表面修饰堵孔材料进行智能性响应的设计,使药物到达靶标前零释放,加强高效低毒的控释目的。

2)靶向性输送:能使药物选择性作用于病变部位,提高药效和降低不良反应,同时增加了抗肿瘤药物的用药安全性,受到越来越多的关注。介孔二氧化硅纳米粒载药系统对肿瘤的被动靶向可以通过 EPR 效应实现。调节介孔二氧化硅纳米粒的外形尺寸,利用 EPR 效应,使介孔二氧化硅纳米粒载药系统难以透过正常血管,而易于从高通透性且不完整的肿瘤毛细血管网中渗出,进入肿瘤组织间隙,输送药物到肿瘤组织。从而增加高毒性药物在肿瘤组织中的蓄积量,延长在肿瘤组织中的滞留时间。介孔二氧化硅纳米粒载药系统对肿瘤的主动靶向可以通过修饰靶向分子实现。在介孔二氧化硅纳米粒外壳上连接对肿瘤细胞有特异性识别作用的叶酸、单克隆抗体、糖蛋白、多肽、核酸和细胞等,可以有效、准确地将药物传输到靶细胞和病变部位,达到介孔二氧化硅纳米粒载药系统主动靶向肿瘤组织释放药物的目的。叶酸是一个有吸引力的靶向配体:大多数人体组织缺乏 FR,而在卵巢癌、子宫内膜癌、大肠癌、乳腺癌、肺癌和肾细胞癌等肿瘤细胞表面高表达 FR。研究报道,通过叶酸修饰的介孔二氧化硅纳米粒载药系统是经过受体介导的胞吞途径,加强了细胞对介孔二氧化硅纳米粒载药系统的吸纳。

3)逆转多药耐药:多药耐药是指肿瘤细胞同时耐受多种不同结构、不同分子靶标和不同作用机制的化疗药物。目前认为肿瘤多药耐药是肿瘤细胞对抗化疗药物毒性损伤最重要的自我保护机制,也是化疗失败的重要原因。多药耐药主要分为泵型耐药和非泵型耐药。泵型耐药由 ATP 依赖的转运体[如

P-糖蛋白（P-gp）、多药耐药相关蛋白（MRP）和乳腺癌耐药蛋白（BCRP）等]，利用 ATP 水解产生的能量将药物泵至细胞外，降低细胞内药物浓度，产生耐药性。非泵型耐药的机制主要是激活细胞抗凋亡反应，如激活抗凋亡的 Bcl-2 蛋白，阻止细胞死亡。

大多数抗肿瘤药物在引起肿瘤细胞凋亡的同时，会激活泵型耐药和非泵型耐药。在逆转肿瘤细胞多药耐药的研究中，发现介孔二氧化硅纳米粒载药系统应用于肿瘤治疗，可提高化疗药物在肿瘤内的浓度，克服多药耐药。其作用机制可能是介孔二氧化硅纳米粒载药系统改变了药物原先进入肿瘤细胞的途径，从而可以避免多药耐药相关蛋白的识别、结合及外排，使药物在细胞内的蓄积增加。

（三）超顺磁性氧化铁纳米粒

超顺磁性氧化铁纳米粒（super paramagnetic iron oxide nanoparticle，SPION）是以 Fe_3O_4 或 $\gamma-Fe_2O_3$ 为晶体核心的纳米粒，当其直径小于 10 nm 时，被认为具有超顺磁性。在外加磁场的作用下，SPION 被强烈磁化，当磁场被移除时，SPION 恢复到其原始的未磁化状态。SPION 可以通过外部磁铁定向到所需的区域，且其磁性随外磁场撤销而消失。

常用的 SPION 包括纳米粒、纳米球、脂质体和微球。在这些系统中，药物被结合到 SPION 的表面（特别是对于纳米粒），或者被包裹在磁性脂质体和微球中。SPION 独特的磁性具有新颖和创新的生物医学应用前景，从靶向给药到热诱导细胞死亡、磁热刺激、BBB 重建、MRI 脑成像等，多种 SPION 制剂进入临床试验，其安全性也越来越被认可[15]。

1. 超顺磁性氧化铁纳米粒合成

SPION 的合成方法主要有固相法和液相法。固相法因无法控制纳米粒的粒径和形态而较少使用；液相法包括共沉淀法、微乳法、电化学法及热分解法等，其中共沉淀法由于原料易得、制备方法简单、产率高，且可满足工业生产需求而最为常用。简而言之就是在无氧环境中，以 1∶2 的化学计量比将碱加入亚铁离子（Fe^{2+}）和铁离子（Fe^{3+}）的水溶液中，生成大小均匀的球形磁性氧化铁纳米粒的黑色沉淀物。合成过程必须在无氧环境中进行，否则，磁性氧化铁在反应介质中会被进一步氧化成氢氧化铁。用这种方法，纳米粒核可以从溶液扩散到它们的表面而均匀生长。

合成SPION的最新进展是使用声化学路线。在这个过程中,高能超声作用产生的声空化可以提供约5 000 K的局域热,在高温下,可以发生原子核的形成和生长及气泡的内爆崩塌。该方法可以制备各种形状的单分散纳米粒,但该方法不能用于大规模生产。趋磁细菌仿生合成SPION的研究由来已久,许多研究小组已经使用细菌、真菌、Mms6蛋白或球状蛋白合成SPION。例如,利用铁离子(Fe^{3+})还原菌——硫还原地杆菌合成磁性氧化铁纳米粒。然而,这种方法的缺点是无法大规模合成规定大小和形状的SPION。

2. 超顺磁性氧化铁纳米粒在肿瘤治疗中的应用

SPION已经成为研究最广泛的靶向纳米材料之一,因为它们具有出色的超顺磁性,能够在外部磁场下被引导在特定的组织中蓄积。此外,与含锰和钆的纳米粒相比,SPION相对无毒,在交变磁场(AMF)下表现出优异的磁共振成像(MRI)、光热和磁热性能,并具有良好的生物相容性。但是,SPION易团聚,在水溶液中不稳定,限制了其应用。这一问题可以通过在SPION表面涂上各种材料以改变其表面属性来解决。最近,表面修饰后的SPION在磁性纳米粒非病毒给药系统领域取得了巨大的进展。这样的系统可以通过增强的EPR效应(被动)或通过在外部磁场下的超顺磁性自旋属性(主动)在肿瘤部位蓄积。

此外,将磁流体应用于肿瘤热疗时发现,纳米级颗粒比微米级颗粒在交变磁场中可获得更多的热量,由此提出磁流体热疗(magnetic fluid hyperthermia,MFH)。MFH为非侵入性物理方法,将纳米级磁流体加入肿瘤组织,于外部磁场作用下利用磁产热效应将肿瘤加热至42℃以上,持续一段时间后杀伤肿瘤,且不损伤正常组织。主要机制为当温度达到42℃时,肿瘤细胞因耐热性差而死亡,而正常细胞不受影响。MFH不仅可单独应用于杀死肿瘤细胞,还可作为辅助治疗手段提高放、化疗效果。

第三节　仿生纳米药物递送系统

一、仿生纳米药物递送系统产生的背景

长期以来,很多极具治疗潜力的化学药物和基因药物因其溶解性差、稳定

性低、耐受性弱、无法透过细胞膜和不良反应大等诸多问题而停留在临床研究阶段,无法进入市场满足广大患者的需要。为了克服上述缺点,不同形态、组成和功能的药物递送系统已被广泛研究。传统药物递送系统虽能提高药物的溶解度和生物利用度,却无法达到药物只在靶点发挥作用的目的;现代药物递送系统可选择性地将药物递送至病灶部位而发挥疗效,但目前所采用的大多为合成载体,不具备人体内源性物质的复杂性,有时会被机体视为外源性毒物排出体外而无法发挥作用。近年来,基于天然微粒的仿生药物递送系统(biomimetic drug delivery systems, BDDS)的出现引起了研究者们的极大关注[16]。

该系统通过模拟体内物质或感染力较强的病原体的结构功能,复制其体内过程,将药物准确递送至靶部位,从而产生最小不良反应,获得最佳治疗效果。随着研究的不断深入,仿生型药物递送系统将以其良好的靶向性和较低的免疫原性等优势成为理想的候选药物递送系统,也将为现代药物递送系统的研究设计提供新方法与新思路(图2-4)[17]。

彩图2-4

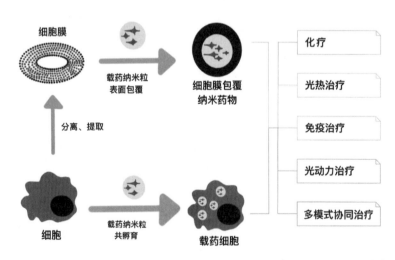

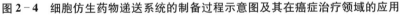

图2-4　细胞仿生药物递送系统的制备过程示意图及其在癌症治疗领域的应用

二、常见的几种仿生药物递送系统

(一) 基于红细胞的仿生药物递送系统

基于红细胞(red blood cell, RBC)的仿生修饰是当前研究最为成熟的纳米载药体系表面改性方式之一。RBC 是血液中含量最丰富的细胞,RBC 细胞膜表面含有多种蛋白(如膜蛋白、CD47 蛋白)及多糖,这些成分可以抑制免疫系统对 RBC 的识别摄取,使 RBC 在体内维持长时间的循环(其在血液中的循环寿命可达 4 个月)[17]。因此,用 RBC 细胞膜包覆纳米粒可大大增加其免疫相容性。此外,细胞膜磷脂层的流动性也使得对 RBC 细胞膜表面进行肿瘤靶向性及多功能性修饰成为可能(图 2-5)。

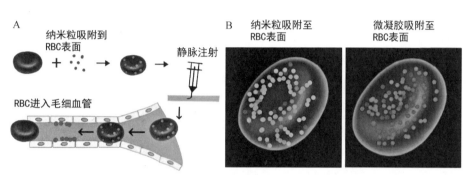

彩图 2-5

图 2-5 红细胞纳米粒载体的作用(A)及形态(B)

1. 特点

RBC 作为药物递送载体拥有独特的优势。① 生物相容性:作为机体自身组成部分,RBC 具有其他人工合成的药物载体无法比拟的生物相容性和可降解性,可有效降低药物的免疫反应。包埋特定药物的 RBC,其形态、功能、代谢与正常 RBC 基本相同。② 靶向性:RBC 在体内能被 RES 识别,经极低渗裂解或热处理的变性 RBC 则具有更强的 RES 靶向性,可在其中不断积累和分解[18]。以变性 RBC 作为药物载体,无疑具有肝、脾、肾等组织的靶向性,若与光敏剂、磁性粒子和抗体结合,将进一步增强其对于除肝、脾外其他器官的靶向性。③ 载药量大:细胞核与细胞器的缺失使得 RBC 内的大部分空间可以用来装载药物,包括体积较大的多肽和蛋白质类生物大分子药物。④ 延长半衰期,正常人 RBC 生命周期约为 120 天,以 RBC 为载体可有效延长药物在体内的循环时间。

2. 基于红细胞的仿生纳米药物应用

将不同粒径大小的聚苯乙烯纳米粒以非共价键连接在兔 RBC 表面后,该纳米粒体内循环时间得到有效延长。PK 研究结果表明,静脉注射 2 min 后即有超过 99% 的游离纳米粒被清除,而结合 RBC 后的纳米粒清除速率大大降低,12h 后仍可检测到有 5%结合 RBC 后的纳米粒存在于血浆中;将纳米粒表面连接 PEG 后,药物在体内的循环时间进一步延长,这在一定程度上解决了大粒径载药微粒体内循环时间过短的问题[19]。

将 RBC 膜作为肿瘤相关抗原肽递送载体,可构建纳米疫苗用于黑色素瘤的免疫治疗。该纳米疫苗由甘露糖功能化的 RBC 膜包覆连接有黑色素瘤抗原多肽的还原响应性 PLGA 纳米粒构成。甘露糖基团的修饰可以增强淋巴部位 DC 对该纳米疫苗的摄取能力,在 DC 内部,纳米粒在谷胱甘肽等还原性物质的作用下解离并释放出抗原多肽,促进 DC 的成熟,进而使机体产生免疫反应以抑制肿瘤的生长。动物模型实验结果表明,该纳米疫苗不仅能使小鼠产生肿瘤免疫,预防肿瘤的发生,并且能够抑制黑色素瘤的生长和转移。该工作为抗肿瘤疫苗的研发提供了新的思路[20]。

利用 RBC 膜包覆负载具有携氧能力的全氟碳的 PLGA 纳米粒,制备出粒径约 290 nm 的人工 RBC,该纳米药物可通过被动靶向作用到达肿瘤部位,改善肿瘤部位的缺氧状况,提高肿瘤对放疗的敏感性[21]。

(二) 基于免疫细胞的仿生药物递送系统

巨噬细胞和中性粒细胞是机体内重要的免疫细胞,参与机体的炎症反应。研究证实,肿瘤的发生和转移与不可控制的炎症有密切的关系,肿瘤细胞在生长过程中会分泌一系列炎症因子和趋化因子,如肿瘤坏死因子(TNF - α)、γ - IFN 及 IL - 6,招募免疫细胞在其周围组织富集。此外,作为肿瘤微环境的重要构成部分,免疫细胞在肿瘤的转移发展中也起着举足轻重的作用(图 2 - 6)。因此,免疫细胞也被广泛用于构建抗肿瘤仿生纳米药物。

1. 特点

单核-巨噬细胞均起源于骨髓干细胞,在骨髓中经前单核细胞分化发育为单核细胞,进入血液,随血流到全身各种组织,转变为巨噬细胞。单核-巨噬细胞具有以下几个方面的优点。① 靶向性:对某些疾病具有靶向性(如趋向释放炎性因子的炎性病灶,趋向肿瘤的缺氧区域)进而分化成为肿瘤相关的巨噬细胞。② 可穿过 BBB:可到达脑部炎症部位,这是普通纳米药物难以实现的。③ 吞噬能力强:易于与药物结合。

这些特点为单核-巨噬细胞成为药物载体提供了可能。但药物直接与单核-巨噬细胞结合时有时会出现载药量过低、药物提前释放和药物活性被细胞

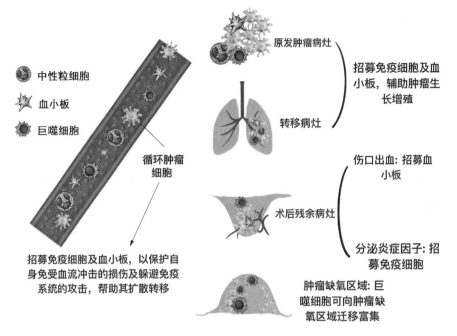

中性粒细胞

血小板

巨噬细胞

循环肿瘤细胞

招募免疫细胞及血小板,以保护自身免受血流冲击的损伤及躲避免疫系统的攻击,帮助其扩散转移

原发肿瘤病灶

招募免疫细胞及血小板,辅助肿瘤生长增殖

转移病灶

伤口出血:招募血小板

术后残余病灶

分泌炎症因子:招募免疫细胞

肿瘤缺氧区域:巨噬细胞可向肿瘤缺氧区域迁移富集

彩图 2-6

图 2-6　免疫细胞参与肿瘤发展示意图

影响等问题,因此先将药物与纳米载体结合制成纳米药物,再与单核-巨噬细胞或细胞膜结合构成单核-巨噬细胞-纳米药物递送系统,既可以减少药物在到达靶器官前提前释放,同时又很大程度地降低了药物对载体巨噬细胞的直接毒性。

2. 基于免疫细胞的仿生纳米药物应用

当肿瘤发生时,机体会做出募集大量外周血单核细胞至肿瘤部位的反应,随后单核细胞会逐渐分化变成巨噬细胞(又称为肿瘤相关巨噬细胞),并逐渐向肿瘤缺氧部位迁移。用单核细胞装载豆荚蛋白敏感性的聚合物载药纳米粒,该载药细胞能够主动靶向乳腺癌转移病灶,随后单核细胞分化并释放出所载抗肿瘤药物。动物实验结果表明,该纳米药物对乳腺癌转移抑制率可大大提高。此外,该载药体系精准的药物释放机制也有效避免了其在体内的药物泄漏问题。

中性粒细胞是对哺乳动物非常重要的一种免疫细胞,它能准确地迁移至急性损伤组织和炎症部位,肿瘤组织在本质上也是一种炎症,被炎症反应激活的中性粒细胞膜表面的黏附分子使得其对肿瘤病灶和血液中的循环肿瘤细胞都具有较好的靶向作用。从血液中分离出中性粒细胞,并在体外诱导其产生炎症应激反应,然后通过离心的方法得到表面过表达黏附分子的中性粒细胞膜并将其用于包覆负载了抗肿瘤药物卡菲佐米的 PLGA 纳米粒。所得载药纳米粒不仅对小鼠血液中的循环乳腺癌细胞表现出强的杀伤作用,并且能够有效地抑制淋巴部位及肺部早期乳腺癌病灶的产生。

将分离纯化得到的中性粒细胞与负载了抗肿瘤药物紫杉醇的脂质体纳米粒共孵育,构建出载药中性粒细胞(PTX - CL/NE)用于脑肿瘤的术后辅助治疗。接受手术切除之后,小鼠的伤口部位会产生大量的炎症因子,这些炎症因子能够诱导载药中性粒细胞穿过 BBB 到达脑肿瘤部位。随后,肿瘤部位丰富的炎症因子将导致载药中性粒细胞被过度活化并释放出中性粒细胞胞外诱捕网,同时载药脂质体纳米粒被释放到周围环境中,随即可被肿瘤细胞摄取并杀死肿瘤细胞,起到了良好的抑制脑肿瘤复发的效果。

(三) 基于干细胞的仿生药物递送系统

干细胞是一种具有自我复制能力的多潜能细胞,并且具有低的免疫原性。研究表明,肿瘤细胞分泌的细胞因子和趋化因子可以诱导干细胞向肿瘤组织富集,因此许多类型的干细胞,如骨髓间充质干细胞(mesenchyme stem cell,MSC)也被用来构建肿瘤靶向性纳米药物(图 2-7)。

彩图 2-7

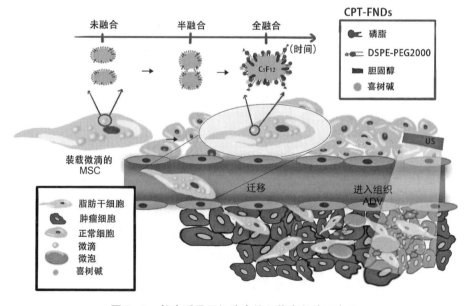

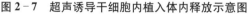

图 2-7 超声诱导干细胞内植入体内释放示意图

1. 特点

MSC,是干细胞家族中的重要一员,最早被应用于组织再生研究,因其易于在体外分离培养、来源丰富且具有自我更新和多向分化的能力,近年来受到众多关注。MSC 的药物递送系统具有如下两大特点。① 肿瘤靶向性:研究表明 MSC 具有天然的肿瘤归巢能力,可能是由于肿瘤微环境比其他组织更容易募集 MSC。因 MSC 在体内可迁移至肿瘤组织并与肿瘤所在的结缔组织融合,故其可作为抗肿瘤药物或治疗基因的肿瘤细胞靶向递送载体。② 免疫豁免性:异体 MSC 在体内可逃避自身免疫系统的清除,这一性质使得同种异体的 MSC 可取代自身 MSC 用于肿瘤治疗,其中目前研究较多的是肿瘤基因治疗。

2. 基于干细胞的仿生纳米药物应用

通过低渗处理的方式提取 MSC 膜,并用其包覆携带 siRNA 的氧化铁纳米粒,用于肿瘤的光热/基因协同治疗。所得纳米药物能够靶向递送 siRNA 至小鼠皮下移植瘤部位,并引发癌细胞发生凋亡,结合纳米氧化铁的光热治疗效果,该纳米药物达到了较好的抗肿瘤效果。

此外,将人源 MSC 分别与载药聚合物纳米粒和载药脂质体共孵育,发现两种载药纳米粒都能被干细胞摄取,并且证实纳米粒的装载不会对干细胞的活力和分化能力造成影响。所得载药干细胞经由瘤内注射进入脑胶质瘤小鼠体内之后,能够靶向迁移至肿瘤与正常脑组织的边缘处,而不会进入正常的脑组织,该工作证实干细胞可以作为一种有效的药物载体递送药物至脑胶质瘤。越来越多的研究证实干细胞具有穿透 BBB 的能力,基于干细胞的纳米载药体系必将对包括肿瘤在内的脑部疾病的治疗带来转机。

(四) 其他类型的仿生药物递送系统

生物细胞仿生药物递送系统在癌症治疗领域中的应用除了上文介绍的常见几种外还有以下几种。

1. 外泌体

外泌体是由细胞分泌的粒径为 50~150 nm 的小膜泡,又称为"天然的纳米粒"。和细胞一样,外泌体具有低的免疫原性、巨噬细胞吞噬逃逸特性及良好的生物相容性。此外,外泌体还具备穿透特定生物屏障如细胞质膜及 BBB 等特性。近年来,外泌体也广泛地作为化疗药物、特定功能的核酸及蛋白质的递送载体用于肿瘤的治疗(图 2-8)[22]。

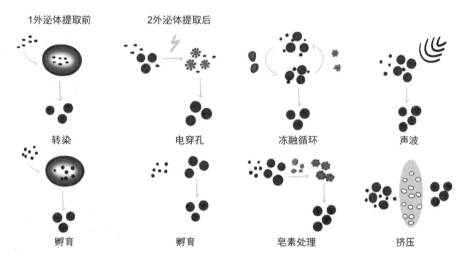

图2-8 外泌体作为药物载体

2. 细菌

细菌是一种天然的免疫佐剂,可诱导机体产生炎性因子增强机体的免疫反应。此外,它还是一种良好的基因转染载体,19世纪末期开始,人们逐渐发现细菌(如沙门菌)也具有肿瘤靶向和抗肿瘤的功能。目前,以减毒沙门菌为抗肿瘤核酸药物(SIR-NA、质粒等)运载体系已经在动物实验及Ⅰ、Ⅱ期临床试验中取得了较好的效果[23]。某些细菌可以吸收环境的铁离子,在适宜条件下,利用细胞内自发的生物矿化作用形成一种由双层脂膜包裹的纳米磁性颗粒——磁小体,因此把具有该作用的典型细菌命名为趋磁细菌。在自然环境中,各种细菌通常依赖于地磁场有效地迁移到含氧-缺氧过渡区,并在理想的低氧浓度下维持生存。趋磁细菌的出现为抗肿瘤药物的累积输送带来了新的契机(图2-9)[24]。

3. 血小板

血小板是血液中的循环哨兵,能够靶向富集于血管损伤部位,促进止血和加速凝血,维持正常的血液循环。此外,血小板与肿瘤的发生发展也有着密不可分的关系。研究表明,肿瘤细胞在生长和转移的过程中会活化和诱导血小板在其周围聚集,以帮助其逃避机体免疫系统的攻击,同时保护肿瘤细胞免受血流等外力的损害。血小板与肿瘤细胞相互识别和相互作用的特性,使靶向

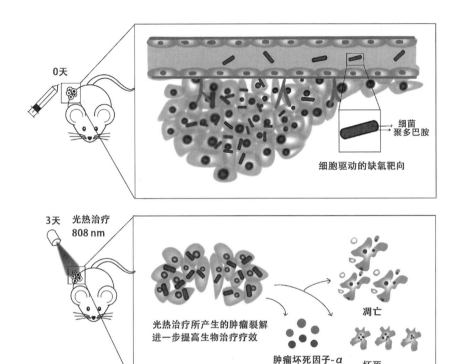

彩图 2-9

图 2-9　基于 pDA-VNP 的光热疗法产生的肿瘤细胞
裂解进一步改善了细菌介导的生物疗法

递送抗肿瘤药物成为可能。常见的有药物共价偶联在血小板膜上、药物直接
包载于血小板内和血小板膜沉积的纳米载体(图 2-10~图 2-12)[25]。

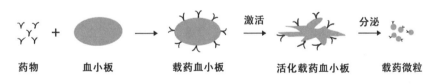

彩图 2-10

图 2-10　药物共价偶联在血小板膜上的载体

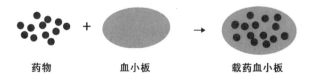

彩图 2-11

图 2-11　药物直接包载于血小板内

彩图 2-12

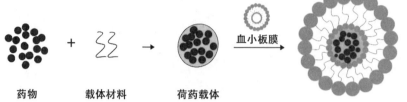

图 2-12　血小板膜包覆的荷药载体

常见的生物细胞仿生药物递送系统的制备方式及其在癌症治疗方面的应用见表 2-3。

表 2-3　常见的生物细胞仿生药物递送系统的
制备方式及其在癌症治疗方面的应用

细　胞	中心纳米粒/药物	制备方式	在癌症治疗方面的应用	主要特性
红细胞	载药介孔普鲁士蓝 吲哚菁绿(ICG)、多柔比星 载药聚合物纳米粒 载药聚合物纳米粒	表面包覆 低渗透析 表面包覆 表面包覆	化疗/光热治疗 化疗/光热治疗 化疗 免疫治疗	体内长循环,提取方便,易于表面修饰
血小板	载药纳米凝胶	表面包覆	联合治疗	血管靶向损伤性,靶向术后残存癌细胞
巨噬细胞	环磷酰胺 金纳米棒 载药聚合物纳米粒	跨膜运输 细胞内吞 细胞内吞	免疫治疗 光热治疗 化疗	肿瘤靶向性强,可深入肿瘤缺氧部位
中性粒细胞	载药聚合物纳米粒 载药脂质体	表面包覆 细胞内吞	化疗 化疗	炎症(肿瘤)靶向性,穿过BBB
癌细胞	载药聚合物纳米粒 载药聚合物纳米粒 载药金属-有机框架	表面包覆 表面包覆 表面包覆	化疗 化疗 光动力/饥饿疗法	免疫逃逸,同源靶向性
干细胞	负载 siRNA 氧化铁纳米粒 载药聚合物纳米粒/脂质体	表面包覆 细胞内吞	光热/基因治疗 —	免疫原性低,肿瘤靶向,穿过BBB
细菌	载药纳米脂质体	表面共价键和	化疗	免疫原性低,肿瘤靶向

续　表

细　胞	中心纳米粒/药物	制备方式	在癌症治疗方面的应用	主要特性
外泌体	多柔比星 紫杉醇 miRNA	电穿孔 超声共孵育 基因转染	化疗 化疗 基因疗法	免疫原性低,体内长循环,尺寸小(40~100 nm)易与受体细胞融合,穿过BBB

由此可知,仿生药物递送体系的出现为癌症的治疗带来了极大的便利,它有机结合了人工合成纳米粒和天然生物体系两者的优势。一方面,细胞/细胞膜的包覆使纳米载药粒子具有更好的生物相容性、更长的血液循环时间及肿瘤靶向的特性;另一方面,纳米载体的使用可以提高抗肿瘤药物的利用效率,降低其副作用,而且纳米粒的材料及功能多样性也为设计特定的纳米药物、实现肿瘤的个性化治疗提供了更多的选择。

参考文献

[1] 刘静,唐浩,米鹏,等.抗肿瘤纳米药物临床转化研究进展[J].科技导报,2018,36 (22):118 - 126.

[2] 张灿.聚焦纳米治疗药物的成药性[J].药学进展,2018,42(11):801 - 803.

[3] 何伍,杨建红,王海学,等.FDA与EMA对纳米药物开发的技术要求与相关指导原则 [J].中国新药杂志,2014,23(8):925 - 931.

[4] 张祺钏.脂质体制备方法研究概况[J].亚太传统医药,2013,9(12):71 - 72.

[5] 蒋宫平,杨强,邓意辉.脂质体制备方法的里程碑——挤出法[J].沈阳药科大学学报, 2013,30(8):646 - 652.

[6] 郑爱萍,石靖.纳米晶体药物研究进展[J].国际药学研究杂志,2012,39(3):177 - 183.

[7] 毕红,余乐乐,宋梦梦.无机纳米载体在靶向药物输送中的应用研究进展[J].安徽大学学报(自然科学版),2011,35(3):1 - 8.

[8] SINGH P, PANDIT S, MOKKAPATI V, et al. Gold nanoparticles in diagnostics and therapeutics for human cancer[J]. Int J Mol Sci, 2018, 19(7):1979.

[9] LIU Y, CRAWFORD B M, VO-DINH T. Gold nanoparticles-mediated photothermal therapy and immunotherapy[J]. Immunotherapy, 2018, 10(13):1175 - 1188.

[10] RAJCHAKIT U, SAROJINI V. Recent developments in antimicrobial-peptide-conjugated gold nanoparticles[J]. Bioconjug Chem, 2017, 28(11):2673 - 2686.

[11] WANG Y, ZHAO Q, HAN N, et al. Mesoporous silica nanoparticles in drug delivery and

biomedical applications[J]. Nanomedicine, 2015, 11(2): 313 - 327.

[12] XIAO Y, DU J. Superparamagnetic nanoparticles for biomedical applications [J]. J Mater Chem B, 2020, 8(3): 354 - 367.

[13] ZHI D, YANG T, YANG J, et al. Targeting strategies for superparamagnetic iron oxide nanoparticles in cancer therapy[J]. Acta Biomater, 2020, 102: 13 - 34.

[14] 王昕,滕兆刚,黄小银,等.介孔二氧化硅纳米粒传递肿瘤诊疗药物的研究进展[J].药学学报,2013,48(1): 8 - 13.

[15] 刘佳鑫,郭钰,李晓东,等.超顺磁性(SPIO)氧化铁纳米粒子在肿瘤诊断方面的研究进展[J].中国实验诊断学,2017,21(2): 347 - 349.

[16] 王雅哲,周建平,丁杨,等.仿生型药物递送系统研究进展[J].中国药科大学学报, 2014,45(3): 267 - 273.

[17] 何文亚,邹艳,郑蒙,等.生物细胞仿生药物递送系统在癌症治疗中的应用[J].中国科学: 化学,2019,49(9): 1203 - 1212.

[18] CHAMBERS E, MITRAGOTRI S. Prolonged circulation of large polymeric nanoparticles by non-covalent adsorption on erythrocytes[J]. J Control Release, 2004, 100(1): 111 - 119.

[19] CHEN W, ZENG K, LIU H, et al. Cell membrane camouflaged hollow prussian blue nanoparticles for synergistic photothermal-chemotherapy of cancer[J]. Adv Funct Mater, 2017, 27(11): 1605795.

[20] GUO Y, WANG D, SONG Q, et al. Erythrocyte membrane-enveloped polymeric nanoparticles as nanovaccine for induction of antitumor immunity against melanoma[J]. ACS Nano, 2015, 9(7): 6918 - 6933.

[21] AN L, WANG Y, LIN J, et al. Macrophages-mediated delivery of small gold nanorods for tumor hypoxia photoacoustic imaging and enhanced photothermal therapy[J]. ACS Appl Mater Interfaces, 2019, 11(17): 15251 - 15261.

[22] 王飘飘,王会会,王雷,等.外泌体的提取方法及其在药物递送系统中的应用[J].中国药理学通报,2019,35(3): 309 - 314.

[23] CORSTEN M F, SHAH K. Therapeutic stem-cells for cancer treatment: hopes and hurdles in tactical warfare [J]. Lancet Oncol, 2008, 9(4): 376 - 384.

[24] 武聪,史宏灿.细胞-纳米药物载体递送系统在肿瘤诊疗中的应用[J].中国肿瘤生物治疗杂志,2020,27(1): 86 - 90.

[25] 徐剑培,徐群为,王晓琪,等.基于血小板及其膜的仿生递药系统研究进展[J].中国药科大学学报,2018,49(6): 653 - 659.

纳米药物的体内吸收

第一节　吸　收　屏　障

纳米药物的吸收是指药物从给药部位进入血液循环的过程。除了动脉和静脉给药以外,其他给药途径均存在吸收过程。纳米药物从给药部位进入血液循环的过程通常用吸收速度和吸收程度[即生物利用度(bioavailability, BA)]来描述。药物吸收程度即纳米药物由给药部位到达血液循环中的相对量。口服给药,纳米药物在到达体循环之前,经肠道、肠壁和肝的代谢分解,进入体内的相对药量降低,这种现象称为首过效应(first pass effect)。影响药物吸收的因素有药物制剂因素和生理因素两大类型。药物制剂因素主要包括药物理化性质(如粒径大小、溶解度和药物的晶型等)、处方中赋型剂的性质与种类、制备工艺、药物的剂型及处方中相关药物的性质等。生理因素主要包括患者的生理特点如胃肠 pH、胃肠活动性、肝功能及肝肠血流灌注情况、胃肠结构和肠道菌群状况、年龄、性别、遗传因素,以及患者饮食特点等。

一、胃肠吸收屏障

口服给药是常用的给药方式,也是最安全、方便和经济的方式。因消化道各部位组织结构及相应的 pH 不同,对药物的吸收能力与吸收速度也是不同的。药物的吸收通常与吸收表面积、血流速率、药物与吸收表面接触时间长短及药物浓度有关。大多数药物在胃肠中吸收是被动扩散,因此脂溶性的、非离子型药物易吸收。在了解药物在胃肠道中吸收特性之前,有必要先简单地复习一下胃肠道的生理特性。

（一）胃肠道的生理解剖学特点

胃是消化道中最膨大的部分,成人的容量一般为 1～2 L,因而具有暂时储存食物的功能。胃表面覆盖着一层黏膜组织,胃液的 pH 为 0.9～1.5。由于胃液呈强酸性,多数酸性药物主要呈非离子型,是可以被吸收的。由于胃被一层厚厚的、高电阻的黏膜层覆盖,相对肠而言,胃的吸收表面积又小,仅 1 m²,血流速率也小,只有 150 mL/min,加之在胃中停留的时间较短,因此,胃不是药物的主要吸收部位。需要注意的是,由于胃液呈强酸性,某些酸不稳定的药物可能因分解而失活。在这种情况下,应考虑将药物制成肠溶片,以避免胃酸对药物的分解作用。小肠是营养成分及药物的主要吸收部位。人的小肠长 5～7 m,它的黏膜具有环形皱褶,并有大量的绒毛。绒毛是小肠黏膜的微小突出构造,其长度一般为 0.5～1.5 mm,绒毛外部是一层柱状上皮细胞,在显微镜下观察可见柱状上皮细胞顶端有明显的纵纹,在电子显微镜下的观察显示纵纹乃是柱状上皮细胞的突起,称为微绒毛(microvilli)。一种糖萼(glycocalyx)覆盖刷毛缘的腔表面,并由不流动水层(unstirred water layer, UWL)直接调节糖萼的腔表面。人的肠绒毛上,每一柱状上皮细胞顶端约有 1 700 条微绒毛。由于环形皱褶、绒毛和微绒毛的存在,最终使小肠的吸收面积比同样长的简单圆筒面积增加约 600 倍,达 200 m² 左右。小肠除了具有较大的吸收面积外,在小肠内停留时间长、血流速率大(1 000 mL/min)也是小肠吸收的有利条件。小肠绒毛内有毛细血管、毛细淋巴管、平滑肌纤维和神经纤维网等结构。空腹时,绒毛不活动,进食则可引起绒毛产生节律性伸缩和摆动,这些运动可加速绒毛内血液和淋巴的流动,有助于物质的吸收。一般来说,糖、氨基酸和脂肪及大部分药物是在十二指肠和空肠吸收的。回肠有其独特的功能,即主动吸收胆盐和维生素 B₁₂。对于多数物质,当它们到达回肠时,基本上已被吸收完毕。因此,小肠的内容物进入大肠时,基本上不再被吸收了。大肠主要吸收水分和盐类。一般认为结肠可吸收进入其内的 80% 的水和 90% 的 Na⁺ 和 Cl⁻。物质在小肠内的转运时间一般为 3～4 h,在大肠中需要 10～12 h。因此,当药物在胃肠中的释放时间大于 4 h 或更长,肯定会有一部分药物在大肠中释放。通常药物通透性与吸收表面积从十二指肠到直肠是逐渐下降的,多数药物在大肠是不吸收的。多数药物往往存在最佳吸收部位,即吸收窗(absorption window)。

（二）药物胃肠转运机制

1. 被动转运

被动转运（passive transport）是指存在于膜两侧的药物顺浓度梯度，即从高浓度一侧向低浓度一侧扩散的过程，分为单纯扩散和膜孔转运两种形式。被动转运的通透屏障是生物膜，药物透膜量的大小可用扩散通量（diffusion flux）来表示。药物透膜的运行方向和扩散通量不仅取决于膜两侧的浓度梯度、电位梯度和渗透压梯度，也与膜对该药的屏障作用有关。药物的渗透性（permeability）决定了药物的吸收能力。

（1）单纯扩散：是指药物的跨膜转运受膜两侧浓度差限制的过程。由于生物膜为脂质双分子层，非解离型的脂溶性药物可溶于液态脂质膜中，容易透过生物膜，绝大多数有机弱酸或有机弱碱药物在消化道内的吸收都是以被动扩散机制通过生物膜的。单纯扩散属于一级速率过程，服从菲克定律（Fick's law）：

$$\frac{dC}{dt} = -\frac{DAk(C_0 - C)}{h} \qquad (3-1)$$

式中，dC/dt 为扩散速度，D 为扩散系数，A 为扩散表面积，k 为分配系数，h 为膜厚度，C_0 为胃肠道中的药物浓度，C 为血药浓度。

当药物口服后，胃肠道中的药物浓度大于血中的药物浓度，则 C 可以忽略不计；在给予某一药物于某一个体的吸收过程中，其 D、A、h、k 都为定值，可用透过系数 P 来表达，即 $P = \frac{DAk}{h}$，则式（3-1）可简化为

$$\frac{dC}{dt} = PC_0 \qquad (3-2)$$

即药物的扩散速度等于透过系数与胃肠道药物浓度的乘积。

（2）膜孔转运：被动转运的另一种形式是膜孔转运（membrane pore transport）。在胃肠道上皮细胞膜上一般有 0.4~0.8 nm 大小的微孔，这些贯穿细胞膜且充满水的微孔是水溶性小分子药物的吸收途径。分子小于微孔的药物吸收快，如水、乙醇、尿素、糖类等。大分子药物或与蛋白质结合的药物不能通过含水小孔被吸收。此外，离子所带电荷对膜孔扩散也有影响。膜孔内含有带正电荷的蛋白质或吸附有阳离子（如钙离子），其正电荷形成的球形静电空间电场能排斥阳离子，有利于阴离子通过。

被动转运的特点：① 药物从高浓度侧向低浓度侧的顺浓度梯度转运；② 不需要载体，膜对药物无特殊选择性；③ 不消耗能量，扩散过程与细胞代谢无关，不受细胞代谢抑制剂的影响；④ 不存在转运饱和现象和同类物竞争抑制现象。

2. 载体媒介转运

借助生物膜上的载体蛋白作用，使药物透过生物膜而被吸收的过程称为载体媒介转运(carrier-mediated transport)，可分为促进扩散和主动转运两种形式。

(1) 促进扩散(facilitated diffusion)：又称为易化扩散，是指某些物质在细胞膜载体的帮助下，由膜高浓度侧向低浓度侧扩散的过程。有些药物虽然水溶性不好，脂溶性也较差，但也能观察到有较好的透膜吸收。研究表明，这种形式的物质转运是在膜结构中的一些特殊蛋白的帮助下完成的。一般认为，促进扩散转运机制是细胞膜上的载体蛋白在膜外侧与药物结合后，通过蛋白质的自动旋转或变构将药物转入细胞膜内。另有报道认为，细胞膜上的特殊载体蛋白与药物的结合能提高其脂溶性，使药物易于透过细胞膜，其转运机制尚不十分明确。由于需要载体参与，促进扩散具有结构特异和饱和现象。一种载体蛋白只能转运某种结构的物质。例如，在同样的浓度梯度下，右旋葡萄糖的跨膜通量明显地大于左旋葡萄糖，这是由载体蛋白易与右旋葡萄糖结合转运所致。载体蛋白的数量或与药物结合的部位数有一定的限度，药物浓度超过该限度时就会出现饱和现象。结构类似物往往会产生竞争作用，一种物质的促进扩散作用会被另一种物质所抑制。与被动转运相同的是促进扩散服从顺浓度梯度扩散原则，不消耗能量。但促进扩散的速度要比单纯扩散的速度快得多，某些高极性药物的促进扩散转运速度更快。研究表明，在小肠上皮细胞、脂肪细胞、BBB 血液侧的细胞膜中，氨基酸、D-葡萄糖、D-木糖、季铵盐类药物的转运属于促进扩散。

(2) 主动转运：借助载体或酶促系统的作用，药物从膜低浓度侧向高浓度侧的转运称为主动转运(active transport)。主动转运是人体重要的物质转运方式，转运速率可用米氏(Michaelis-Menton)方程来描述。

生物体内一些必需物质如 K^+、Na^+、I^-、单糖、氨基酸、水溶性维生素，以及一些有机弱酸、弱碱等弱电解质的离子型都是以主动转运方式通过生物膜。主动转运的特点如下。① 逆浓度梯度转运。② 需要消耗机体能量，能量来源主要由细胞代谢产生的 ATP 提供。③ 需要载体参与,载体物质通常与药物有高度的选择性。④ 主动转运的速率及转运量与载体的量及其活性有关,当药物浓度较低时,载体的量及活性相对较高,药物转运速度快;当药物浓度较高时,载体趋于饱和,药物转运速度减慢,甚至转运饱和。⑤ 结构类似物能产生竞争性抑制作用,相似物竞争载体结合位点,影响药物的转运和吸收。⑥ 受代谢抑制剂的影响,如 2-硝基苯酚、氟化物等物质可抑制细胞代谢而影响主动转运过程。⑦ 有结构特异性和部位特异性,如维生素 B_2 和胆酸的主动转运仅在小肠的上端进行,而维生素 B_{12} 在回肠末端吸收。被动转运时药物浓度与转运速率呈线性关系,为一级速率过程,载体媒介转运的速率随浓度的变化而增加直至饱和,服从米氏方程。研究较多地发生在细胞膜上的主动转运过程的是离子泵(ion-pump),它是由镶嵌在脂质膜双分子层上的内在蛋白,即称为 ATP 酶的分子构象变化实现的。离子泵有多种且专一性强,不同的 ATP 酶转运不同的离子,转运 Na^+、K^+ 的称为钠钾 ATP 酶(简称钠泵),转运 Ca^{2+} 的称为钙泵。钠泵不仅对 Na^+、K^+ 本身转运非常重要,还是非电解质如单糖类、氨基酸等物质主动转运的基本机制。

　　主动转运是人体主要的物质转运形式之一,除钠泵外,人体不同类型的细胞膜或细胞内的膜性结构中还有其他物质或离子的主动转运系统。它们是一类特殊的蛋白质,如肌细胞内的肌网膜上存在的钙泵蛋白质,甲状腺细胞膜上存在的"碘泵"蛋白质等。

　　十余年来,已发现在细胞膜上存在一种药物溢出泵(drug flux pump),研究表明,存在于细胞膜上的 P-糖蛋白(P-glycoprotein, P-gp)可能量依赖性地将细胞内药物泵到细胞外。P-gp 广泛存在于人体各组织细胞中,如肾小管上皮细胞、脑组织、肠上皮细胞。存在于肠上皮细胞刷状缘膜中的 P-gp 能将药物从浆膜侧泵回至黏膜侧而进入肠腔排出。这是一个逆吸收方向的主动过程,其结果会导致药物透膜吸收减少,血药浓度降低。因此,抑制 P-gp 的表达可促进药物的吸收,提高药物的生物利用度。如果药物是 P-gp 的底物,其跨膜转运与 P-gp 的药物溢出泵机制有关。目前已发现很多药物是 P-gp 的底物,如尼群地平、尼卡地平、非洛地平、维拉帕米、环孢素 A、RAP、依曲康唑、酮康唑、环丙沙星、依诺沙星、诺氟沙星、氢化可的松、地塞米松、多柔比星、柔红霉素、长春新碱、紫杉醇等。

　　(3) 膜动转运:膜动转运(membrane mobile transport)是指通过细胞膜的

主动变形将药物摄入细胞内或从细胞内释放到细胞外的转运过程。膜动转运是细胞摄取物质的一种转运形式,与生物膜的流动性特征有关。药物借助与细胞膜上某些蛋白质的特殊亲和力而附着于细胞膜上,通过细胞膜的凹陷进入细胞内形成小泡(vesicle),包裹药物的小泡逐渐与细胞膜表面分离,进入细胞,完成转运过程。膜动转运包括物质向内摄入的入胞作用(endocytosis)和向外释放的出胞作用(exocytosis)。入胞作用介导的药物的吸收,对蛋白质和多肽类药物的吸收非常重要。一些大分子物质可以通过此途径转运吸收,如蛋白质、多肽类、脂溶性维生素、三酰甘油和重金属等。但对一般药物吸收的意义不大。出胞作用的一个典型例子是胰腺细胞分泌胰岛素的过程。胰岛素分子被包裹在胰腺细胞小泡内,通过与质膜融合,逐渐被释放到胰腺细胞外而进入血液。膜动转运可分为胞饮和吞噬作用两种方式。摄取的药物为溶解物或液体称为胞饮作用(pinocytosis)。摄取的物质为大分子或颗粒状物称为吞噬作用(phagocytosis)。膜动转运也有部位特异性,如蛋白质和脂肪颗粒在小肠下端吸收较为明显。总之,药物的转运机制是一个非常复杂的过程,药物以何种机制转运吸收与药物性质和吸收部位生理特征等密切相关。某种药物可以一种特定的机制转运吸收,也可以多种机制转运吸收。由于机体独特的防御特性,大多数药物可视为机体异物,往往以单纯扩散的被动吸收形式为主。

(三)影响药物吸收的因素

前面谈到影响药物的吸收因素除药物本身因素以外,凡是能影响胃肠活动的因素均会影响药物的吸收。

1. 剂型

药物的剂型(dosage form)对药物的吸收及生物利用度有很大的影响。因为不同的剂型,给药部位及吸收途径各异,药物被吸收的速度与量亦可能不同。口服制剂给药后,吸收需经过肝,其中一部分药物受到肝中药酶的代谢,再进入体循环系统。口腔黏膜黏附制剂经黏膜吸收的药物不经肝直接进入体循环。不同口服剂型,药物的溶出速度不同,其吸收的速度与程度相差很大,这种差异必然会影响药物的起效时间、作用强度、作用持续时间、不良反应等。对于部分药物而言,剂型不同,药物的作用目的也不同。例如,硫酸镁口服溶液可作泻药,其高渗透压可阻止肠内水分的吸收,扩张肠道,刺激肠壁,促进肠蠕动;而硫酸镁注射剂则用于治疗惊厥、子痫等。剂型中药物的吸收和生物利用度情况取决于剂型释放药物的速度与数量。一般认为,口服剂型生物利用度高低的顺序为溶液剂>混悬剂>颗粒剂>胶囊剂>片剂>包衣片。

（1）液体制剂

1）溶液剂:溶液剂中药物以分子或离子状态分散在介质中,所以口服溶液剂的吸收是口服剂型中最快且较完全的,生物利用度高。影响溶液中药物吸收的因素有溶液的黏度、渗透压、增溶作用、配合物的形成及药物稳定性等。增加溶液的黏度可以延缓药物的扩散,减慢药物的吸收。分别给家兔口服同剂量的安乃近水溶液和糖浆剂后测定血药浓度,发现后者血药峰浓度（C_{max}）及 AUC 都较小,生物利用度较低,这是由于糖浆剂有较大的黏度和较高的渗透压。但是,对于主动转运吸收的药物,由于黏度的增加可以增加药物在吸收部位的滞留时间而有利于吸收。一些高分子物质如纤维素类衍生物、天然树胶、氯化聚乙烯（PEC）类等可以用于增加溶液的黏度,但也可能与药物形成难溶性的配合物,一旦形成配合物,由于其溶解度改变,药物的吸收就会受到影响。采用混合溶剂,加入增溶剂或助溶剂有利于药物的溶解。服用这类制剂后,由于胃肠内容物的稀释或胃酸的影响,药物可能会析出,但一般析出的药物粒子极小,可以迅速溶解。若析出的粒子较大,则会延缓药物的吸收。药物在与水混溶的非水溶液中的吸收比在固体制剂快;在非水或与水不相混溶的溶液中,如溶于植物油中,其吸收速度和程度比水溶液差,因为口服药物油溶液的吸收受药物从油相转到水相中速率的影响。

2）乳剂:口服乳剂生物利用度较高,如果乳剂的黏度不是限制吸收的主要因素,则乳剂吸收较混悬剂快,如果油相可以被消化吸收,则乳剂的吸收速度又可进一步增大。乳剂中的油脂可促进胆汁的分泌,油脂性药物可通过淋巴系统转运,这些作用都有助于药物的吸收。O/W 型乳剂中的油相有很大的表面积,能提高油相中药物在胃肠道中的分配速度,有利于药物的溶解吸收。溶于油的药物制成乳剂,分配到水相中的药物量是影响 O/W 型乳剂吸收的主要因素。另外,乳剂中含有的乳化剂,可以改变肠道黏膜的性能,亦可促进药物的吸收。

3）混悬剂:混悬剂在吸收前,药物颗粒必须溶解,溶解过程是否为吸收的限速过程取决于药物的溶解度和溶出速度。混悬剂中影响药物吸收的因素比溶液剂多,如混悬剂中的粒子大小、晶型、附加剂、分散溶媒的种类、黏度及各组分间的相互作用等因素都可影响其生物利用度。混悬剂中的药物是难溶于水的固体颗粒,粒度的大小对其吸收影响很大,粒径在 0.1~1 mm 时,其吸收速度受溶出速度的限制。水性混悬剂中药物的吸收速度主要取决于药物的溶出速度、油/水分配系数及药物在胃肠道中的分散性。水性混悬剂中的难溶性药物的吸收虽然比其水溶液慢,但较其他固体制剂快,因为它的分散性较好,在胃肠道有较大的表面积,而固体制剂只有在较长的时间后才能达到这种分散性和表面积。部分药物的油混悬剂在胃肠道有较好的吸收。多晶型药物的混悬剂在储存过程中,可能会发生晶型转变。混悬剂中的药物多为无定型或亚稳定型,在储存期间可能缓慢地转变为稳定型,导致生物利用度的降低。另外,分散溶媒和附加剂也会改变混悬剂中药物的吸收特性。

(2)固体制剂

1)散剂:散剂比表面积大,易分散,服用后可不经崩解和分散过程,所以吸收较其他固体口服制剂快、生物利用度较高。散剂的粒子大小、溶出速度、药物和其他成分间发生的相互作用等都可能影响散剂中药物的吸收。例如,稀释剂能够帮助药物分散,但有些可能会吸附药物使药物不能很快溶解吸收。散剂的储存条件也会对药物吸收产生影响。由于散剂的比表面积大,其吸湿性、风化性也较显著,散剂吸湿后会发生物理化学变化,如湿润性降低、失去流动性、结块、变色、分解等。

2)胶囊剂:由于胶囊剂制备时不需要施加压力,服用后在胃中崩解快,囊壳破裂后,药物颗粒可迅速分散,故药物的释放速度快,吸收较好。明胶胶囊壳对药物的溶出有阻碍作用,通常有 10~20 min 的滞后现象,除需要快速起效的药物外,对大多数药物并不重要。药物颗粒的大小、晶型、湿润性、分散状态、附加剂的选择、药物与附加剂间的相互作用等剂型因素都会影响胶囊剂的吸收。胶囊的保存时间和条件也会影响药物的释放,储藏时相对湿度和温度对胶囊的崩解性有很大的影响。胶囊剂在高温、高湿条件下不稳定,若长期储存,其崩解时限明显延长,溶出度也有很大的变化。储存温度一般不应超过25℃,相对湿度不超过45%,过分干燥可因胶囊中的水分丢失而易脆裂。

3)片剂:片剂是广泛应用的剂型之一。片剂在胃肠道中经历着崩解、分散和溶出的全过程。片剂充分崩解,分散成包含辅料的细颗粒,细颗粒进一步崩散,药物溶解后才能被机体吸收。影响片剂中药物吸收的因素很多,除生物因素外,还有药物的颗粒大小、晶型、pK_a值、脂溶性,片剂的崩解度、溶出度、处方组成、制备工艺和储存条件等剂型因素。k_1指片剂与胃肠液接触后,药物的溶解速度常数,由于片剂表面积有限,k_1通常是很小的,除极易溶于水的药物外,片剂表面直接溶于胃肠液的药物量极少,对难溶性药物而言,可忽略不计;k_2表示药片崩解成粗颗粒后药物的溶解速度常数。粗颗粒的表面积增加,溶出速度增大;k_3为粗颗粒分散成细粉粒后粉粒的溶解速度常数。粉粒的表面积较大,能与胃肠液充分混合,吸收表面积增大,药物溶出速度最快。一般而言,药物特别是难溶性药物,溶解速度常数的大小顺序是$k_3 \gg k_2 \gg k_1$,所以,改善片剂的崩解和分散速度可加速药物的溶出,提高药物的吸收率。此外,长期储存的片剂也会有某些物理化学性质的改变,影响其吸收。

2. 生理因素

(1) 胃肠液环境:空腹时胃液的 pH 通常为 0.9~1.5,饮水或进食后可增至 3~5。某些疾病和药物会影响胃液的 pH,如十二指肠溃疡患者胃液的 pH 比正常人低,服用抑制胃酸分泌及中和胃酸的药物如西咪替丁、奥美拉唑等能使胃液的 pH 升高。由于胃液呈酸性,有利于弱酸性药物的吸收,而弱碱性药物在胃内吸收甚少。

小肠分泌液是 pH 约为 7.6 的弱碱性液体,成人每天分泌量为 1~3 L。小肠较高的 pH 环境是弱碱性药物的最佳吸收部位。小肠液分泌后又很快被绒毛重吸收,这种液体的交流为小肠内物质的吸收起到媒介作用。大肠黏膜分泌的肠液 pH 为 7~8。

吸收部位的 pH 对药物的吸收有着重要的影响。首先,对于弱酸弱碱性药物,pH 影响其溶解度;其次,pH 还会影响许多固体制剂的溶出度。此外,由于大多药物的吸收属于被动扩散过程,以分子形式存在的药物易透过生物膜吸收,而胃肠道的 pH 和药物的 pK_a 决定了分子型药物的比例。

需要指出的是,胃肠道各区域的吸收与 pH 之间虽有一定的规律性,但影响因素较多。胃肠道的 pH 往往只影响药物的被动扩散吸收,对在特定部位依赖于载体或酶系统作用的载体媒介转运吸收的药物影响较小。胃肠液中含有酶类、胆盐及黏蛋白等物质,可对药物的吸收产生不同的影响。胃蛋白酶、胰酶等可以消化食物,也能分解多肽及蛋白质类药物,使其口服失效。胆汁中含有胆盐等表面活性剂,能增加难溶性药物的溶解度以提高药物的吸收速度和程度;胆盐也能与一些药物形成难溶性盐,从而降低其吸收。黏液中的黏蛋白可能与药物结合而干扰其吸收,胃肠道黏膜表面覆盖着一层黏性多糖-蛋白质复合物,具有保护黏膜的作用,药物可因吸附于此层而促进吸收,也可因与其结合而使吸收受阻。在复合物表面还存在着一层厚度约为 400 nm 的不流动水层,是高脂溶性药物透膜吸收的屏障,在制剂中加入适量的表面活性剂可促进高脂溶性药物的吸收。另有研究表明水分的吸收对药物跨膜转运有促进作用,被称为溶媒牵引效应(solvent drag effect)。

(2)胃肠排空作用:延缓胃排空时间,有利于延长一些碱性药物在胃中溶解时间,因此会促进其进入肠道吸收;对于某些酸性药物则相反,如溴丙胺太林(probanthine,普鲁本辛)延缓胃排空,使对乙酰氨基酚(paracetamol,扑热息痛)吸收减慢。

食物对不同药物在胃肠道中吸收影响不同。一方面食物可延缓利福平(rifampicin)、异烟肼(isoniazide)、左旋多巴等药物的吸收;食物纤维会与地高辛等药物结合,使其吸收减缓;若食物中含有某些金属离子,如 Ca^{2+}、Mg^{2+}、Al^{3+}等,四环素(tetracycline)等药物因与这些离子结合而延缓药物的吸收。另一方面食物会促进硝基呋喃妥因(nitrofurantoin)、克拉霉素(clarithromycin)吸收。脂肪因抑制胃排空,因而增加灰黄霉素在胃中溶解时间,促进吸收。肠蠕动对药物吸收很有必要,适当的肠蠕动可促进固体药物制剂的崩解和溶解,尤其是微绒毛的蠕动可使不流动水层厚度减小,有利于药物的吸收,但另一方面,蠕动加快缩短一些溶解度小的药物或有特殊转运机制的药物在肠内停留时间,反而使其吸收不完全。

(3)首过效应:首过效应(first pass effect),又称第一关卡效应,口服药物在胃中被吸收的部分药物经胃冠状静脉、胃网膜左静脉等汇入门静脉;在小肠吸收的药物,由十二指肠静脉、小肠静脉、肠系膜上静脉汇入门静脉;而在大肠吸收的药物,经肠系膜上静脉和肠系膜下静脉也汇入门静脉。因此,口服药物在胃肠道被吸收后,首先要经过门静脉到肝,再进入体循环。有些药物几乎无代谢作用发生,有些药物在通过肠黏膜及肝时极易被代谢、消除,具有首过效应。对于首过效应大的药物,因吸收减少,口服给药往往生物利用度很低,治疗效应下降。肠道外给药如注射、皮下、舌下、吸入等给药方式可避免肝首过效应。

(4)肠上皮的外排作用:近来研究发现在肠黏膜细胞上存在 P‐gp 等外排系统,使得通过其他转运途径进入上皮细胞中的药物外排到肠腔,这也可能是多种药物生物利用度低的原因之一。

二、吸入吸收屏障

肺部给药(pulmonary drug delivery)又称吸入给药(inhalation drug delivery),除用于肺部疾病的治疗外,也可以经呼吸道和肺泡吸收药物起全身治疗作用。对于口服给药在胃肠道易被破坏或具有较强肝首过效应的药物,肺部给药可显著提高生物利用度,并且吸收迅速,起效快。肺部给药的剂型主要为气溶胶(aerosol),包括气雾剂、喷雾剂和粉末吸入剂。这些剂型主要经口腔吸入,通过咽喉进入呼吸道的中、下部位。

(一)呼吸系统的结构与生理

人体的呼吸系统由鼻、咽、喉、气管、支气管、细支气管、终末细支气管、呼吸细支气管、肺泡管及肺泡组成。肺泡是血液与气体进行交换的部位,由单层扁平上皮细胞构成,厚度仅为 $0.1 \sim 0.5\ \mu m$,细胞间隙存在致密的毛细血管。肺泡腔与毛细血管腔间的距离仅约 $1\ \mu m$,是气体交换和药物吸收的良好场所。较大的肺泡表面积(约 $100\ m^2$)、丰富的毛细血管和极短的转运距离,决定了肺部给药具有吸收迅速的优点。吸收后的药物直接进入血液循环,不受肝首过效应的影响。气体或挥发性药物可以被肺上皮细胞或气管黏膜吸收。通常肺吸收速度很快,因吸收面积大,某些吸入性麻醉剂或治疗性药物采用这种方式。有些药物可通过雾化而吸收。这种方式的优点是药物吸收快,可避免在肝肠分解,若用于肺部治疗,则可达到局部用药的目的。但这种方式的缺点是药物的剂量难以控制,药物也会对肺上皮细胞产生刺激。肺吸收也往往是毒品和环境毒物重要的吸收途径。

(二)影响肺部给药吸收的因素

(1)生理因素:肺部给药的药物首先要在肺部沉积,然后溶出发挥局部治疗作用或被吸收进入体循环。粒子大小是决定肺沉积与治疗作用的关键因素。最适宜的空气动力学粒径应该在 $0.5 \sim 5\ \mu m$。大于 $5\ \mu m$ 的粒子难以到达肺泡,而小于 $0.5\ \mu m$ 的粒子虽能到达肺泡,但由于不能有效沉积,将随着呼气被呼出。

气管壁上的纤毛运动可使停留在该部位的异物在几个小时内被排出。呼吸道越往下,纤毛运动越弱。药物到达肺深部的比例越高,被纤毛运动清除的量越少。呼吸道的直径对药物粒子到达的部位有很大影响。随着支气管分支增加和气道方向改变,药物粒子向肺深部运动中,容易因为碰撞等原因而被截留。支气管病变的患者,腔道比正常人窄,更容易截留药物。使用治疗药物之前,先应用支气管扩张药,可提高药物的治疗作用。患者使用气雾剂的方法,如气雾剂阀门揿压与呼吸的协调配合、使用时呼吸的方法等,对药物的吸入量与吸入深度有影响。通常药物粒子进入呼吸系统的量与呼吸量成正比,而与呼吸频率成反比。短而快的吸气使药物粒子停留在呼吸道的气管部位,细而长的吸气可使药物到达肺深部如肺泡等部位。覆盖在呼吸道黏膜上的黏液层是药物的吸收屏障之一。粉末状吸入剂中的药物需要首先溶解在黏液中,才能进一步完成吸收过程。黏稠的黏液层可能成为这些药物(特别是难溶性药物)吸收的限速因素。

(2) 药物的理化性质:呼吸道上皮细胞膜为类脂膜,药物从肺部吸收以被动扩散过程为主。药物的脂溶性和油/水分配系数影响药物的吸收。水溶性化合物主要通过细胞旁途径吸收,其吸收速度较脂溶性药物慢,但水溶性药物在肺部的吸收比在小肠、直肠、鼻腔和颊黏膜要快。药物的分子量大小是影响肺部吸收的因素之一,小分子药物吸收快,大分子药物吸收相对慢。分子质量小于 1 kDa 时,对吸收速度的影响不明显。由于肺泡壁很薄,细胞间存在较大的细孔,大分子药物可通过这些孔隙被吸收,也可先被肺泡中的巨噬细胞吞噬进入淋巴系统,再进入血液循环。肺部有可能成为一些水溶性大分子药物较好的给药部位,如胰岛素羟乙基淀粉微球经肺部吸入后在肺部分布良好、药效强、无副作用,在临床研究中受到患者认可。

(3) 剂型因素:制剂的处方组成和给药装置的构造将影响药物雾滴或粒子的大小、性质和喷出速度等,进而影响药物的吸收。采用抛射装置给药,药物在上呼吸道损失大于 70%,甚至超过 90%。当使用干粉吸入器或雾化器给药时,药物经患者主动吸入,损失药量相对较少。长期以来,药物在进入肺部前沉积于喉咽部而造成损失一直是困扰肺部给药的主要问题之一。

三、经皮吸收屏障

皮肤外用制剂如软膏剂、硬膏剂等主要用于皮肤表面,起保护皮肤、局部全身治疗作用。经皮吸收作为全身给药的途径已有很多研究,中医特有的穴位透皮给药治疗全身疾病的历史已有数千年,其疗效已被临床证实。

（一）皮肤的结构与药物的吸收

皮肤由表皮和真皮构成，其中表皮从药剂学角度又可分为角质层和活性表皮层。角质层与体外环境直接接触，是由 10~20 层死亡的扁平角质细胞形成的层状结构，是药物渗透的主要屏障。角质细胞与大量蛋白质、非纤维蛋白和少量脂质相互镶嵌组成致密细胞膜，多层类脂质和水构成细胞间质。活性表皮处于角质层和真皮之间，由活细胞组成。细胞膜具有脂质双分子层结构，细胞内主要是水性蛋白质溶液，在某些情况下，这种水性环境可能成为脂溶性药物的渗透屏障。表皮下方为真皮，由疏松结缔组织构成。毛发、毛囊、皮脂腺和汗腺等皮肤附属器分布于其中，并有丰富的血管和神经。这些系统与体内循环连接组成药物转运网络。一般认为，真皮层不形成吸收屏障，从表皮转运来的药物可在此迅速经毛细血管吸收。皮下组织是一种脂肪组织，分布血液循环系统、汗腺和毛囊。与真皮组织类似，皮下组织一般不成为药物的吸收屏障。毛发遍布身体整个表面，在大多数情况下不成为主要吸收途径，但大分子药物及离子型药物难以通过富含类脂的角质层，可能主要经此途径转运。

药物经皮给药后，首先从制剂中释放到皮肤表面，溶解的药物分配进入角质层，通过角质层到达活性表皮的界面，再分配进入水性的活性表皮，继续扩散到达真皮，被毛细血管吸收进入血液循环。

（二）影响药物经皮渗透的因素

1. 生理因素

皮肤的渗透性是影响药物吸收的重要因素。皮肤的渗透性存在个体差异，动物种属、年龄、性别、用药部位和皮肤的状态都可能引起皮肤渗透性的差异。药物经皮渗透速度随身体部位而异，这种差异主要是由角质层厚度及皮肤附属器密度不同引起。身体各部位皮肤渗透性由大到小顺序为阴囊>耳后>腋窝区>头皮>手臂>腿部>胸部。角质层厚度也与年龄、性别等多种因素有关。老人和男性的皮肤较儿童、妇女的渗透性低。药物经皮渗透的主要屏障为角质层，使角质层受损而削弱其屏障功能的任何因素均能加速药物的渗透。溃疡、破损或烧伤等创面上的渗透性可能增加数倍至数十倍。当皮肤上覆盖塑料薄膜或具有封闭作用的软膏后，水分和汗液在皮肤内积蓄，使角质层水化，细胞自身发生膨胀，结构的致密程度降低，药物渗透性增加，对水溶性药物的促渗作用较脂溶性药物显著。湿疹及一些皮肤炎症也会引起皮肤渗透性的改变。某些皮肤病如硬皮病、老年角化病等则使皮肤角质层致密,降低药物的渗透性。药物在经皮吸收过程中可能会蓄积于皮肤,蓄积的主要部位是角质层。原因可能是药物与角质层中的角蛋白发生结合或吸附,亲脂性药物以较高浓度溶解在角质层中。这些蓄积作用使药物在皮肤内形成储库,有利于皮肤疾病的治疗。

2. 药物的理化性质

经皮给药系统的候选药物一般剂量较小、药理作用较强。角质层的结构限制了大分子药物渗透的可能性,分子质量大于 600 Da 的物质不能自由通过角质层。药物的熔点也能影响经皮渗透性能,低熔点的药物容易渗透通过皮肤。一般而言,脂溶性药物较水溶性或亲水性药物容易通过角质层屏障,但是脂溶性太强的药物也难以透过亲水性的活性表皮和真皮层,主要在角质层中蓄积。所以用于经皮吸收的药物最好在水相及油相中均有较大的溶解度。

3. 剂型因素

剂型对药物的释放性能影响很大,药物从制剂中释放越容易,则越有利于药物的经皮渗透。常用的经皮给药剂型有乳膏、凝胶、涂剂和透皮贴片等,药物从这些剂型中的释放往往有显著差异。一般来说,基质对药物的亲和力不应太大,否则将使药物难以转移到皮肤中,影响药物的吸收。不同介质对药物亲和力不同,影响药物在给药系统与皮肤之间的分配。药物在介质中的溶解度大意味着药物与介质的亲和力大,使药物在皮肤与介质之间的分配系数降低,因而会降低透皮速度。皮肤表面和给药系统内的 pH 能影响有机酸类和有机碱类药物的溶解度,从而影响药物的透皮效果。皮肤可耐受 pH 为 5~9 的介质,药物的解离程度由药物的 pK_a 与介质的 pH 决定,根据药物的 pK_a 调节给药系统介质的 pH,提高分子型的比例,有利于提高渗透性。

四、眼部给药吸收屏障

眼部给药主要用于发挥局部治疗作用如缩瞳、散瞳、降低眼压、抗感染。常用制剂有各类灭菌的水溶液、水混悬液、油溶液、油混悬液、软膏、眼用膜剂等。所谓眼部吸收主要是指药物在眼内各部位的透过性问题。

(一)眼部结构与生理

眼由眼睑、眼球、眼附属器三部分构成。

眼睑:眼球外部被眼睑覆盖,眼睑的闭合起到保护眼球,协助泪液铺展和降低泪液蒸发等作用。

眼球：眼球壁由三层同心膜组成，由外向内分别为纤维膜、血管膜、视网膜。角膜位于外层前约 1/5 部分，呈透明状，无血管，有丰富的神经末梢。外层后 4/5 部分为不透明的巩膜，含有少量血管。角膜与巩膜共同构成眼球的外层（纤维膜），起保护作用，是阻止微生物入侵的有效屏障。中层为血管膜，由前向后分为虹膜、睫状体及脉络膜。瞳孔位于虹膜中心，内层为视网膜，光线经角膜进入眼球，经折光结构折射落于视网膜上成像。折光结构由房水、晶状体和玻璃体组成。房水还具有转运营养物质和代谢物，为无血管的角膜提供营养的功能。

眼附属器：结膜覆盖着眼球前部除角膜以外的外表面，并与眼睑内表面相连。其上下翻转处构成结膜囊。滴眼液即滴于此处。依解剖位置结膜又分为球结膜、睑结膜和穹隆结膜三部分。结膜内血管和淋巴管分布丰富，药物通过结膜可吸收进入体循环。

（二）眼部给药吸收途径

药物在眼部的吸收分为角膜吸收和非角膜吸收两个途径。角膜吸收一般是眼局部用药的有效吸收途径。而非角膜吸收则不利于药物进入房水，但却是药物经眼进入体循环的主要途径。角膜透过性差的药物有明显的非角膜吸收，如菊粉、庆大霉素、前列腺素等都有明显的非角膜吸收。

（三）影响眼部吸收的因素

（1）生理因素：角膜吸收为大多数眼部用药所需的吸收机制。角膜厚度为 0.5~1 mm，主要由脂质结构的上皮、内皮及两层之间的亲水基质层组成。上皮和内皮的脂质含量为基质层的 100 倍，基质层主要由水化胶原构成，角膜组织实际上为脂质-水-脂质结构。角膜上皮对于大多数亲水性药物构成扩散限速屏障，亲脂性很高的药物则难以透过角膜基质层。因此药物分子必须具有适宜的亲水亲油性才能透过角膜。药物滴入眼内后（一般滴眼剂每滴 50~70 μL），大部分溢出眼外，部分迅速（5 min 内）通过鼻泪管消除，只有少量药液能滞留于眼部（7~30 μL）。随后的泪液产生（0.66 μL/min）和稀释，还将使滞留药物的浓度下降。这些均不利于药物的眼部吸收。

（2）剂型因素：眼部给药量有限，且药物停留时间短、易流失，因而眼部用药生物利用度较低。增加滴眼剂黏度或应用软膏、膜剂等增加药物与角膜的接触时间,可有效地降低药物流失。为了提高生物利用度,还常需要使用渗透促进剂。眼用渗透促进剂对刺激性要求较高。浓度为 0.5% 或低于 0.5% 聚氧乙烯-9-月桂醇醚(BL-9)、聚氧乙烯-20-硬脂酰醚(Brij-78)等聚乙烯醚类非离子表面活性剂及烷基多糖能促进肽类药物的眼部吸收,且无刺激性。

五、脑部吸收屏障

药物经脑吸收的屏障为 BBB,以下将介绍 BBB 的特点。

(一)血脑屏障

BBB 指血-脑(blood-to-brain)及血-脑脊液(blood-to-cerebrospinal fluid)构成的屏障。主要的屏障是脑毛细血管内皮细胞构成的屏障。与其他组织不同的是脑毛细血管内皮细胞紧密连接,缺乏孔道转运和胞饮转运。此外在内皮细胞周围存在大量的胶质细胞,构成了脑微血管的以下特性: 低水溶性物质的扩散通透性、低导水性(hydraulic conductivity)、高反射系数(reflection coefficients)和高电阻性(high electrical resistance)。这些特性限制一些极性大、电荷性高和大分子化合物通过 BBB 进入脑内。脂溶性药物多数通过被动转运进入脑内,其难易程度往往取决于脂溶性大小和分子大小。一些营养物质如糖、氨基酸、单羧脂肪酸、胆碱、核苷酸及其相应有机碱基等通过载体转运系统进行转运,而一些活性肽则通过不同转运类型进行转运,如被动扩散、受体介导转运、载体介导转运、入胞-出胞(endocytosis-exocytosis)转运、液相入胞转运(fluid-phase endocytosis)和吸附入胞(adsorptive endocytosis)转运等。在内皮细胞上还存在将药物泵出脑外的转运系统,如丙磺舒敏感性阴离子转运系统(probenecid-sensitive anion transporter)和 P-gp 等。此外在 BBB 上还存在多种药物代谢酶(如单胺氧化酶、儿茶酚胺-O-甲基转移酶和酚磺酸基转移酶等),进一步对药物起着分解代谢作用。可见 BBB 不仅是一个简单的机械屏障,而且还是一个主动屏障。

(二)影响药物通过 BBB 的因素

(1)药物因素

1)药物的脂溶性:通常用正辛醇-水分配系数反映药物的脂溶性大小,对于被动扩散的药物而言,脂溶性大的药物容易透过 BBB。脑摄取指数(brain uptake index,BUI)与正辛醇-水分配系数(octanol-water partition coefficient, K_{ow})间呈 Sigma 型关系曲线。药物透过 BBB 与脂溶性存在阈值:在一定的范围,随脂溶性增加,药物通透性线性增加,脂溶性超过阈值,药物通透性达极值,则不再随脂溶性增加而增加。

2)分子量大小:除了脂溶性外,分子量大小也是影响药物透过 BBB 的主要因素。由于细胞间紧密连接,极性大的水溶性药物只能通过水通道或水孔转运。脑血管内皮的水孔直径相当于 15 Å。Levin[1] 对 27 个化合物(分子量为 18~1 400 Da,$\log K_{ow}$ 为 -3.67~3.19)进行研究,发现分子量小于 400 Da 时,BBB 的通透性与 $\log K_{ow}$ 和分子量的大小关系是可以预测的。用牛脑微血管内皮细胞(bovine brain microvessel endothelial cell,BBMEC)作为模型进行摄取试验显示通透性与 $\log K_{ow}$/分子量$^{1/2}$ 呈直线关系。用 BBMEC 研究葡聚糖、β 受体阻断剂、非甾体抗炎药物结果进一步证实分子大小和脂溶性均是影响药物透过 BBB 的主要因素。药物在脂层中的溶解度和分子大小决定药物是采用跨膜转运方式,还是采用细胞间隙转运(paracellular transport)方式。

(2)生理因素和病理因素:许多生理因素和病理因素均会影响药物的通透性。

1)渗透压:高渗透性溶液可显著开放 BBB,促进药物进入脑内。常用的高渗透性溶液有甘露醇、阿拉伯糖、尿素和蔗糖等。高渗透性溶液通过使血管内皮皱缩,破坏紧密连接而开放 BBB,这种作用是短暂的。某些疾病如脑卒中、惊厥、脑水肿等也会引起 BBB 渗透性开放。

2)各种作用于中枢神经系统的药物或毒物通过各方式影响 BBB 的功能。例如,慢性安非他明(amphemtamine)中毒可引起 BBB 开放,促进多种物质进入脑内。化学致惊剂可引起 BBB 不可逆的开放。金属离子如铝离子和铅离子等也可引起 BBB 的通透性增加。一些中药如冰片、川芎、麝香等对 BBB 的开放有促进作用。

3)电荷性改变:鱼精蛋白等带正电荷的物质,通过中和 BBB 上的电荷,也可促进血浆蛋白等大分子物质进入脑内。

4)各种原因引起的脑损伤如脑缺血、缺氧,脑外伤等均可不同程度地影响 BBB 的通透性。

5）炎症及其炎症介质通过各种机制促进 BBB 开放。

（3）药物相互作用：某些药物可能通过作用于某一载体而影响药物的转运。例如，P‑gp 抑制剂环孢素 A(cyclosporin A)通过抑制 BBB 上的 P‑gp 功能，促进多种药物或毒物如柔红霉素(doxorubicin)、罗丹明‑123(rhodamine‑123)、尼莫地平（nimodipine)等进入脑内。

第二节　不同给药方式的纳米药物体内吸收

一、纳米药物的口服吸收

前面提到口服药物的吸收经过释放、溶解和跨膜转运三个过程。药物制剂的释放速率和在胃肠中的溶解速率影响药物吸收速率和程度。不同的制剂因药物释放速率和溶解速率不同，吸收速率不同。

纳米粒被用来提高口服生物利用度或实现药物在肠道中病变部位的局部递送，这些口服递送载药系统通常使用具有不同结构和性质的天然或合成的载体材料制备。例如，pH 敏感载体材料已被用来构建口服给药系统，可以选择性地在肠道释放药物分子，因为胃肠道的特点是 pH 梯度，胃的 pH 为 0.9~1.5，而回肠的 pH 为 7~8，其他与病理相关的生化分子也可以作为有效信号，触发疾病部位的药物释放。同样，人们已经开发了对活性氧（ROS)响应的药物递送系统，用于口服靶向治疗炎症性肠病和肠道中的其他炎症性疾病，其中治疗分子可以由于 ROS 异常增加而在炎症部位被触发时释放。

通过纳米载药系统，药物的溶解性可以大大提高。例如，两性霉素 B（AmB)是生物制药分类系统(BCS)的Ⅳ类药物，因其水溶性和渗透性低，导致口服生物利用度低。为了改善这一局限性，研究者制备了 AmB 聚合物胶束（AmB‑PM)增加其肠道吸收[2]，以聚乙烯醇己内酰胺-聚乙烯醇‑PEG 共聚物(soluplus)为聚合物载体，采用改性溶剂扩散和微流体(nano assemblr)法制备 AmB‑PM。与游离药物相比，AmB‑PM 保护 AmB 在酸性(模拟胃液)环境中不被降解，在 Caco‑2 细胞中进行的存活率研究证实了 AmB‑PM 的安全性（低毒性)。体外细胞吸收研究表明，在 Caco‑2 细胞中 AmB‑PM 增加 AmB 摄取量是游离 AmB 的 6 倍，同时 AmB‑PM 的通透性较游离 AmB 增加 3.5 倍。

因此,已开发的 AmB - PM 作为一种新型的 AmB 口服传输系统具有广阔的前景。此外,一些纳米药物的尺寸与病毒尺寸相近,因此纳米药物的吸收与细胞的吞噬作用密切相关。已有大量实验结果证明许多种类的纳米粒易于进入多种细胞,包括巨噬细胞、上皮细胞、内皮细胞、成纤维细胞、肾细胞、肝细胞、神经胶质瘤细胞、人类白血病细胞、DC 及肿瘤细胞[3,4]。这些结果使研究人员相信纳米粒有可能成为治疗性或检测性分子的新型载体,在疾病的早期诊断与有效治疗方面发挥独特的优势。从胞饮和吞噬作用的特点上分析,多数纳米粒可通过吞噬过程进入细胞。

多数纳米粒对蛋白质分子有强烈的吸附作用,甚至可以使被吸附的蛋白质分子发生构象变化。这些被吸附的蛋白质分子使纳米粒表面获得了一层蛋白质"外壳",从而向细胞传递了一些生物信号,引起了细胞的吞噬。但是,由于纳米粒的化学成分、形状、电荷性质等不同,它们对蛋白质分子的吸附作用也会有所差异。可以想象,当它们被放在一个含有多种蛋白质的复杂生物环境中时,不同的纳米粒吸附各种蛋白质的比例、数量都不尽相同,这会使它们在进入细胞时有各自不同的途径。过去几十年来,基于天然或合成材料的纳米载体已被广泛用于不同的口服药物治疗[5]。这些纳米载体可以保护药物使其不在胃肠道内降解,同时在一定程度上增强肠黏膜细胞的吸收。虽然一些治疗药物的口服生物利用度可以通过使用物理化学性质良好的纳米粒大大提高,但通过口服途径有效地将纳米粒及其载荷药物运送到偏远的疾病部位还是具有挑战性的[6]。为此,人们研究了许多仿生策略来修饰纳米载体的性质,以提高其口服后的生物利用度和靶向能力。

众所周知,膜转运体在几乎所有细胞上都稳定表达,它们对细胞吸收必要的营养物质,如葡萄糖、氨基酸、肽、核苷和维生素非常重要。近年来,人们对口服药物特别是多肽和蛋白质药物的转运体靶向纳米载体的开发越来越感兴趣。例如,胆汁酸转运体已经被广泛研究,以开发胰岛素的转运体靶向递送系统,其中使用了胆酸修饰的纳米粒。在一项研究中,合成了脱氧胆酸偶联壳聚糖纳米粒(DNP)[7],并将其与胰岛素包装在一起,体外单层 Caco - 2 细胞评估和大鼠体内研究表明,DNP 可以通过顶端钠依赖胆汁酸转运体(ASBT)介导的内吞作用有效地转运到肠道绒毛。此外,DNP 内的溶酶体逃逸有效阻止了胰岛素在上皮中的降解。有趣的是,DNP 通过与回肠胆汁酸结合蛋白的相互作用,改善了其在细胞内的运输,并实现了胰岛素的基底侧向释放。为了研究

DNP 在体内的 PK 特征,将冻干 DNP 装入肠溶胶囊中,口服给药后其在 1 型糖尿病大鼠中的相对生物利用度高达 15.9%,而未修饰的纳米粒生物利用度为 7.2%。相应地,这种新开发的转运体靶向递送系统实现了理想的血糖控制,在其他研究中,已经对氨基酸转运体进行了靶向口服给药的研究。

Yellepeddi[8]对树枝状大分子纳米药物的 PK 过程进行了研究,树枝状大分子是具有纳米尺度的星状分支分子,不同类型的树枝状大分子在合成方法和表面化学方面各不相同,其中表面电荷是影响口服树枝状纳米药物跨膜通透性的主要参数。有研究表明,与阴离子[羧酸(—COOH)]和中性[羟基(—OH)]表面电荷[9,10]相比,带阳离子[胺(—NH$_2$)]表面电荷的树枝状大分子具有更好的渗透性。树枝状大分子与其他纳米载体一起使用,可提高药物的口服生物利用度。Qi 等研究了两种基于聚酰胺-胺型树枝状高分子(PAMAM)脂质的联合给药系统,改善了普罗布考在小鼠体内的口服 PK 过程[11]。普罗布考是一种具有抗氧化、降胆固醇和抗炎作用的酚类化合物,但普罗布考水溶性低(5 ng/mL),口服生物利用度不足 10%,限制了其临床应用。第一项研究使用含有纳米结构脂质载体(nanostructured lipid carrier, NLC)的 PEG-PAMAM G5.0 或 PEG-PAMAM G7.0 来包裹普罗布考[11],结果表明,与普罗布考混悬液、普罗布考-NLC 和普罗布考-PEG-PAMAM G7.0-NLC 制剂相比,PEG-PAMAM G5.0-NLC 制剂显示出更高的口服生物利用度。按 AUC_{0-12h} 计算结果分析,PEG-PAMAM G5.0-NLC 提高普罗布考口服生物利用度的原因:① 通过增加普罗布考总累积释放量而突释;② 提高普罗布考的储存稳定性;③ 促进普罗布考的黏膜吸收。第二项研究利用含有纳米脂质体的 PEG-PAMAM G5.0 以提高普罗布考的口服生物利用度,结果在这项研究中,普罗布考在小鼠体内的血浆浓度只在一个时间点(每天两次给药普罗布考和普罗布考树枝状大分子纳米脂质体后 4 周结束)被定量检测到。口服 PEG-PAMAM G5.0 纳米脂质体后,普罗布考的血浆浓度比单独使用普罗布考高 2 倍[12]。这两项研究表明,除了树枝状大分子通过开放紧密连接改善细胞内摄取和跨细胞转运的能力外,脂质体还提供了脂质体双层与细胞膜融合的额外机制。这些初步结果为克服胃肠道屏障提供了一种很有前途的策略,对于开发口服生物疗法的新型给药系统至关重要。

二、纳米药物的经皮吸收

皮肤起到抵御外界机械、化学、物理和(或)微生物压力的屏障作用,从而防御病原体和避免水分流失,起到保护作用。尽管该器官具有多项重要功能(包括隔热、调节温度、吸收元素和分子、感觉、储存和合成维生素 D),但许多情况可能会影响皮肤健康,如皮疹、感染(病毒、细菌、真菌和寄生虫)、色素沉着障碍、创伤(即打击、割伤或烧伤造成的皮肤损伤)和肿瘤。众所周知,治疗皮肤病的主要方法是局部给药,可在作用部位直接给药。事实上,与全身用药相比,局部用药不易产生严重的全身副作用,因为药物几乎不会到达全身循环,在很少情况下,当受影响区域需要高浓度药物时,可以考虑皮内注射药物。

目前,透皮吸收成为治疗全身疾病的有效方法。成功的局部治疗取决于药物被输送到皮肤(即载体)的非活性成分和应用方式的类型,经皮吸收药物通常被制备成软膏、乳膏、凝胶、油和糊剂等几种半固体制剂,当然这些制剂在临床实践中存在一些局限性,包括皮肤渗透性差和局部副作用[13]。近年来,纳米技术的出现已有效弥补了这些缺点,并实现特定的经皮给药系统[14,15]。

最近的文献研究表明纳米粒在治疗皮肤病和用于化妆品方面有积极的贡献[16]。脂质体、固体脂质纳米粒、纳米脂质载体(NLC)、单油酸酯水分散体、醇质体和卵磷脂有机凝胶等亲脂纳米粒已被设计用于经皮给药系统中,其中一些已经商业化或正在进行临床试验。事实上,将生物相容性脂质(如食品级脂质)涂抹在皮肤上会产生高度舒缓的感觉,其特征通常是刺激性和(或)过敏性较低。脂质体纳米系统可以溶解亲脂性活性分子,提高其生物利用度并实现可控递送,可减少副作用的发生。这些纳米给药系统基质的设计原理与天然脂质和皮肤的结构相似,可促进纳米给药系统的脂质基质与角质层细胞间脂质的相互作用[17]。这种相互作用一方面可以改善皮肤水合作用;另一方面可以增强被包裹分子的渗透性。已经证明,许多天然植物有助于皮肤的护理和修复,如芦荟、金盏花、山茶、番红花、姜黄、胡萝卜、薰衣草、洋甘菊、迷迭香和百里香等可用于皮肤癌、皮炎、晒伤和感染的修复与治疗[18]。

脂质是一种普遍存在的天然成分,通常存在于食品中,在活细胞过程中起着核心作用。此外,脂质由于其完全的生物降解性、低毒性和易于制造处理而成为生产药物乳剂及纳米系统的合适成分[19]。基于脂质的纳米体系包括许多类型,如纳米乳液、脂核胶束、单层囊泡、脂质体、醇质体、脂质体、固体脂质纳米粒、NLC、胶体液晶结构、立方体和单油基体系。不同的类型取决于它们的不同组成和用于生产的不同方法,两者都影响着纳米系统的体系结构。脂质体在倒入水中时,两亲性脂质(如磷脂和甘油单油酸酯)会自发重新排列,导致不同的液晶结构[20]。例如,磷脂在水中的重组产生球形囊泡脂质体,其脂质双层提供了适合于增溶不同分子的疏水和亲水隔室。由于磷脂是细胞膜的主要成分,脂质体已被大量研究用于全身和皮肤给药,拟用于化妆品或治疗目的[21]。脂质体的渗透行为仍在讨论中,已经证明,完整的脂质体不能穿过皮肤并将其负荷携带到血管组织中,由于化学亲和力,它们的成分可以与脂质双层相互作用。这种相互作用导致渗透增强效应,以及皮肤水合的改善,最终促进脂质体负载的分子进入体循环。尽管脂质体作为适合通过皮肤给药的纳米系统有着巨大的潜力,但它们的使用也存在一些缺点。事实上,脂质体存在与以下相关的不稳定性问题:① 磷脂易被氧化,通常导致变质;② 双层破裂,导致相分离。为了改善脂质体的性质,新一代脂质体被开发出来:① 转移体、组织纳米药物,使用磷脂酰胆碱和一种表面活性剂包裹天然分子,赋予囊泡延展性,从而促进经皮渗透,用于治疗皮肤病;② 醇质体。

固体脂质纳米粒(solid lipid nanoparticles, SLN)和 NLC 是由固体大分子基质作为药物载体构成的,能够溶解其结构类似的不同分子。在不同类型的固体纳米粒中,由植物来源的脂质基质构成的固体纳米粒无毒和无刺激性,可弥补使用合成聚合物的相关缺点,适用于受损或发炎的皮肤给药[22]。固体脂质纳米粒可制成脂质含量为 5% ~ 40%(w/v)的水分散体系,平均粒径一般在 10 nm 至 10 μm。固体脂质纳米粒可有多种给药方式,如口服、注射、鼻腔给药和外用等,以控制药物的释放速度。脂质纳米粒内固体浓度可以通过固体和液体脂质的混合物来调节,从而产生 NLC,NLC 特征是脂质基质不完善和无序,这可以增加载药量和更长时间的控制分子稳定性。固体脂质纳米粒和 NLC 可以通过超声或高压均质的简单方法制备,避免了生产过程中使用有机溶剂。固体脂质纳米粒成分的无溶剂生产方案和基质的生物相容性为配制皮肤科药物及化妆品提供了机会。例如,维生素 A、维生素 E 和辅酶 Q_{10} 等固体脂质体纳米粒已在美容产品中使用[23]。纳米粒在皮肤上应用的一个重要方面与其渗透潜力有关。固体脂质纳米粒能否穿透角质层和可能在犁沟、附属物或更深的皮肤层沉积取决于一些特性,如尺寸、形状、电荷、表面性质及悬浮载体。事实上,表面活性剂的外相可以影响角质层的渗透性。此外,某些皮肤病引起的屏障改变等皮肤状况也会影响纳米粒的穿透程度和深度。一些发现提示固体脂质纳米粒在角质层形成药物储存库。其他作者曾报道,固体脂质纳米粒涂抹在皮肤上会产生高度的闭塞效应,导致角质层水合增加,最终改善有效成分的经皮吸收。此外,其他研究表明[24,25],固体脂质纳米粒的穿透性取决于纳米粒的大小,平均粒径小于 100 nm 的固体脂质纳米粒可以有效地通过毛囊到达更深的真皮层。由于脂质纳米分散体具有黏度低、含脂量低的特点,需要对其进行增稠处理,以适应皮肤给药的应用。在这方面,人们提出了将脂质纳米分散体直接掺入软膏、乳膏和凝胶等载体中或直接添加增稠剂的方式[26]。值得注意的是,为了减少表面活性剂与固体脂质纳米粒超分子结构相互作用的可能性,使用不含表面活性剂的载体(如水凝胶)是一种很好的策略。

除了脂质体外,其他纳米载药体系如二氧化硅纳米粒等被认为是适合皮肤给药的纳米载体,纳米粒的使用可以增加药物的稳定性和溶解度,并提高其性能指标,作为穿透增强剂和改善控释剂使药物跨过皮肤屏障进入血液,从而改善某些皮肤病的治疗。

三、纳米注射剂的吸收

注射给药(injection administration)是纳米药物较常用的给药方式之一,具有起效迅速、生物利用度高、避开胃肠道和肝首过效应等优点,适合于急救、口服不吸收或在胃肠道降解的药物,以及不便于口服给药的患者。

(一)静脉注射

静脉注射(intravenous injection, iv)是将药物直接注入静脉血管而进入血液循环,不存在吸收过程,作用迅速,生物利用度为 100%。静脉注射分推注和滴注两种方式,前者给药容量一般小于 50 mL,后者由于可以持续给药数小时,故给药容量可高达数千毫升。

(二)肌内注射

肌内注射(intramuscular injection, im)后,药物经注射部位血管吸收入血。肌肉组织内的血管十分丰富,一般认为药物吸收较完全。肌内注射给药起效速度仅次于静脉注射,且比静脉注射简便安全,比皮下注射刺激性小,因此应用较广。肌内注射的容量一般为 2~5 mL。

(三)皮下与皮内注射

皮下注射(subcutaneous injection, sc)后,药物通过结缔组织扩散通过毛细血管吸收。由于皮下组织血管较少,血流速度也比肌肉组织慢,故皮下注射药物的吸收较肌内注射慢,甚至比口服吸收还慢。需延长作用时间的药物可采用皮下注射,如治疗糖尿病的胰岛素等。皮下注射量不宜过大,每次 $1 \sim 2$ mL。皮内注射(intradermal injection, id)是将药物注入真皮内,此部位血管细小,药物吸收差,注射容量仅为 $0.1 \sim 0.2$ mL,故一般不作为给药途径,而只在疾病诊断或过敏性试验时采用。

纳米注射剂有多种载药体系,如脂质纳米注射剂以天然或合成脂质载体为基础,是具有优良靶向性、生物相容性、多药荷载性的新型纳米递药系统。以脂质纳米注射剂递送的多数药物克服了原注射剂体内半衰期短、药物溶解性差和不良反应大等缺陷,具有良好的临床应用前景。基于脂质表面的功能性修饰和粒径控制,脂质纳米注射剂可提高药物的体内靶向效率。依靠机体器官对不同大小微粒的阻留能力,脂质纳米注射剂在体内具有被动靶向性能。未修饰脂质纳米粒在体液循环中经过调理作用,大部分被巨噬细胞吞噬并富集于肝(60% ~ 90%)、脾(2% ~ 10%)和肺(3% ~ 10%)等器官,粒径小于 50 nm的脂质纳米粒更易进入骨髓。脂质纳米注射剂的脂质表面可修饰归巢肽、膜蛋白、糖等在体内具有相关受体的配体,引导含药脂质纳米粒主动靶向特定部位,提高药物在病灶的浓度。基于不同的脂质组成、脂质结构或功能修饰,脂质纳米药物递送系统有着独特优势:纳米尺寸易从血管内扩散至血管外,在靶部位深层渗透;通过调整脂质组合或在脂质表面嵌入功能基团或内源性蛋白等,能制订多级靶向、多药物荷载或药物可控释放的多功能脂质纳米注射剂;生物相容性高、毒性低,可通过膜融合、胞吞等途径有效递送药物。脂质纳米注射剂可克服传统注射剂的应用瓶颈,并应用于临床重大疾病的诊断与治疗,为复杂注射剂的研制与开发提供新方向及新思路。

随着疏水性药物的临床治疗需求增加,注射乳剂也被广泛应用于其他药物的静脉给药。注射乳剂由水相、油相、表面活性剂和助表面活性剂组成,始于营养型静脉注射乳剂的研发,通过乳化过程将脂溶性营养物质分散于水相中,可安全、高效递送而吸收。注射用凝胶也是一种新型给药系统,有学者[27]研究了透明质酸(HA)和基于 HA 的纳米粒(纳米凝胶,NHS)在静脉注射后的生物吸收和细胞内定位情况,采用静脉注射(在小鼠中)和局部给药(在体外人皮肤中)途径。静脉注射 HA 和 NHS 的小鼠,在皮肤和肝中 HA 和 NHS 积聚最明显。将 HA 和 NHS 局部应用于人体皮肤后,未检测到 HA 和 NHS 在角质层完整的皮肤中的渗透。相比之下,在屏障被破坏的人皮肤中(角质层部分切除和松动),HA 和 NHS 穿透到有活力的表皮,并被角质形成细胞吸收。在机械造成的伤口(无表皮的皮肤)中,它们聚集在伤口组织中,并被真皮细胞(如成纤维细胞和吞噬细胞)吸收。在所有情况下,细胞摄取都是由 CD44 介导的。体外研究证实,在 CD44 介导的摄取后,HA 和 NHS 都积聚在真皮层纤维细胞和巨噬细胞的溶酶体中。这些结果有力表明,HA 和基于 HA 的 NHS 可靶向治疗持续性皮肤病或伤口细胞内金黄色葡萄球菌感染。

四、纳米药物的脑部吸收

许多脑部疾病,如脑卒中、脑瘤、脑炎、阿尔茨海默病、帕金森病、脑感染等,由于 BBB 的存在而难以治疗。这种屏障是由围绕脑毛细血管的内皮细胞形成的,并由许多细胞支持,包括周细胞、星形胶质细胞和小胶质细胞[28]。这个屏障的功能是维持大脑的稳态,保护大脑免受有害物质、微生物和毒素的侵害。BBB 上细胞间的紧密连接极大地限制了水和极性溶质在脑内皮细胞中的运动,同时 BBB 配备了非常有效的外排系统,主要由属于 ATP 结合盒转运体(ABC 转运体)和有机阴离子转运体(organic anion transporter, OAT)组成。同时 BBB 存在一些转运体,包括 LRP1、转铁蛋白、胰岛素和氨基酸受体或转运体,可将一些大脑必需的化合物输送到脑中。然而,具治疗作用的物质,特别是大分子,几乎无法通过 BBB 入脑,因为几乎所有的亲脂化合物都被外排转运系统排除在外,而紧密连接阻碍了亲水性物质的运输。

虽然将治疗药物输送入脑是一项艰巨的任务,但克服 BBB 的载药系统策略已经研究多年。其中,最有前途的策略之一是使用聚合物或脂质纳米粒。某些特殊的纳米粒能够在静脉注射后通过 BBB 传递装载的药物,包括分子量非常大的药物[29,30]。这种跨 BBB 的载药系统首先将药物吸附、包埋或共价连接到纳米粒上,一般在静脉注射之后这些纳米粒不能进入脑毛细血管周围的内皮细胞并穿过 BBB,通常需用特殊的表面活性剂,如聚山梨酸酯 80(吐温80)或泊洛沙姆 188(Pluronic® F68)来包覆修饰,处理后的纳米粒表面在与血液接触后会吸附载脂蛋白 E(Apo E)或载脂蛋白 A - I(Apo A - I)[31,32]。吸附载脂蛋白层的纳米粒能够与存在于大脑毛细血管内皮细胞上的 LRP1[33]或清道夫受体相互作用,这种相互作用会诱导纳米粒的内吞作用,借助跨细胞作用从而跨越 BBB。在这一过程中,修饰了表面活性剂的纳米粒吸附了载脂蛋白后结构类似于低密度脂蛋白颗粒,使其变成了"特洛伊木马",然后纳米粒在相对较短的时间(即 15~30 min,甚至可能更快)后到达包括神经元在内的脑实质内的细胞[34,35]。

除了用表面活性剂覆盖修饰外,纳米粒还可以与某些配体的共价连接,包括但不限于载脂蛋白 E[36]、载脂蛋白 B - 100[37]、载脂蛋白 A - I[35]、转铁蛋白和抗转铁蛋白抗体[38]、胰岛素和抗胰岛素抗体[39],以及许多基于肽的配体[40],实现纳米粒透过 BBB 的有效输送。透过 BBB 的纳米粒必须具有生物相容性和生物可降解性,最好具备某些智能响应,一些不能降解或具有潜在毒性的纳米粒,如金和其他重金属纳米粒或量子点及尖锐的碳纳米管是不可以用于脑部给药系统设计的。到目前为止,可以使用的材料仅限于聚烷基氰基丙烯酸酯(PACA)、血清白蛋白(HSA)、明胶、聚乳酸、聚乳酸-羟基乙酸(PLGA)衍生物及壳聚糖。

脑源性神经营养因子(BDNF)是神经营养因子家族的一员,参与神经元可塑性、细胞生长、增殖、细胞存活和长期记忆的调节。它与阿尔茨海默病、帕金森病、亨廷顿病、雷特综合征、脑卒中、创伤性脑损伤、抑郁症、药物滥用、精神分裂症、肌萎缩侧索硬化和多发性硬化等神经退行性疾病的发病机制有关[41]。然而,BDNF 不能跨越 BBB,限制了它在治疗中枢神经系统疾病中的使用。目前,创伤性脑损伤(TBI)是全世界年轻人死亡或残疾的主要原因。BDNF 可以为神经元提供保护,使其修复,并恢复受损区域的轴突连接[42]。因此,BDNF 是 TBI 药物治疗的极佳候选者。为了使 BDNF 能够通过 BBB 传递并克服其半衰期短的问题,Khalin 等将 BDNF 结合到包覆泊洛沙姆 188 的PLGA 纳米粒上[43]。在他们的实验中,C57BL/6 小鼠在麻醉下进行了体重下降闭合性头部损伤,静脉注射泊洛沙姆 188 包被的 BDNF - PLGA 纳米粒后显著增加了对照组小鼠和 TBI 小鼠大脑中 BDNF 的水平,与对照组相比,TBI 小鼠同侧和对侧的 BDNF 水平分别是对照组的 1.64 倍和 1.65 倍。实验的对照组有生理盐水组、含 BDNF 生理盐水组和联合泊洛沙姆 188 的 BDNF 组,以及未包被 BDNF 负载的纳米粒组,TBI 小鼠脑内注射上述 5 种制剂后,BDNF 浓度的总体变化规律与对照组相似。在被动回避实验中,注射泊洛沙姆 188 包被的 BDNF - PLGA 纳米粒可延长脑外伤小鼠的潜伏期,从而逆转脑外伤所致的认知功能障碍。此外,在神经严重程度评分测试中,该制剂有效地降低了损伤后第 7 天的评分,表明 TBI 动物的神经功能缺损有显著改善。这项研究清楚地表明,泊洛沙姆 188 包被的 PLGA 纳米粒能够有效地将 BDNF 输送到脑内,并改善了 TBI 小鼠的神经和认知缺陷,从而提供了神经保护作用。

纳米粒静脉注射后可透过 BBB 运送不同类型和大小的功能性大分子,某些特定的纳米粒制剂能够显著提高脑内结合大分子的浓度,并在动物身上显示出显著的疗效。这些大分子中的大多数在与聚合物颗粒材料结合后,与血液的接触及它们透过 BBB 跨细胞作用都显示出显著的生物活性。

五、纳米药物的肺部吸收

肺是一个复杂的和重要的器官,它的主要生物学功能是进行气体交换。我们身体中的每个细胞都需要氧气来制造能量,并且排出细胞新陈代谢的副产品二氧化碳。成人肺泡约有 4.8 亿,肺泡由 Ⅰ 型和 Ⅱ 型肺泡上皮细胞(肺泡上皮细胞)和细小的毛细血管组成[44,45]。除这些细胞外,成人肺中还发现其他类型的上皮细胞,它们的主要功能是清除肺部气道中的污染物和微生物。肺成纤维细胞也能产生细胞外基质,以维持肺泡结构的完整性,与这些细胞一起,还有几个肺免疫细胞。肺泡巨噬细胞(Am)在清除微生物和吸入颗粒物方面起着重要作用。中性粒细胞是人体内含量最丰富的白细胞,在先天免疫系统和急性肺损伤(ALI)中起着重要作用。DC 是位于气道上皮细胞的抗原提呈细胞,参与调节天然免疫和获得性免疫。

肺部给药可用于肺部疾病治疗,也可以经肺泡吸收入血起全身治疗作用,其吸收迅速起效快。纳米药物在肺部的吸收有许多应用,如考虑到肺部感染的治疗时,选择性地将抗生素输送到肺部,不仅可以减少达到治疗效果所需的剂量,减少抗生素造成的全身副作用,还可以降低生成多药耐药细菌的风险。虽然治疗肺部感染的指南目前推荐口服和静脉给药途径,但在过去的几十年里,已经开发和研究了许多肺靶向吸入给药系统。几种干粉和雾化悬浮剂、乳剂和溶液已获批准,如妥布霉素(TOBI Podhaler®)和氨甲酸钠(Colobreathe®),然而,对于肺功能受损或呼吸道阻塞的患者(因炎症和黏液堵塞),吸入抗生素很困难,而且往往不足以消除所有病原体。为此,可将药物从肺泡上皮周围的血管定向输送到肺部,如使用具有持续药物释放的生物相容性药物载体将使给药频率降低。

若将静脉注射的微粒载药系统包裹在肺泡毛细血管中,微粒的大小必须略大于毛细血管直径(即健康成年人为 7.5 μm±2.3 μm,大鼠和犬为 6.6 μm± 1.6 μm

和 7.5 μm±1.7 μm[46]),使其在通过心脏泵入肺循环后完全被滞留在肺内。这种被动肺靶向近年来已被用于临床前研究,用于治疗肺癌(顺铂)、结核病(利福平)和肺部感染(红霉素、阿奇霉素、氧氟沙星和头孢喹肟)。基于窄粒径分布对被动肺靶向的要求,有研究[47]通过使用肺靶向微球(MS)将抗生素输送到受感染肺组织的血管侧,这是传统给药途径的一种很好的替代方案,可实现局部使用高水平的抗生素。这种给药途径也可以补充吸入性抗生素治疗,特别是在肺功能受损的情况下,抗生素治疗过程中遇到的障碍促使研究人员开发将足够高剂量的抗生素直接定向输送到感染部位的配方。

肺癌是最常见的恶性肿瘤,死亡率最高。非小细胞肺癌(NSCLC)占肺癌的85%以上,其中54%为肺腺癌[48]。目前治疗晚期肺腺癌的主要方法是化疗,由于化疗药物具有严重的副作用,迫切需要寻找新的药物靶点,并开发安全有效的抗肿瘤给药系统。纳米载体具有良好的靶向性、生物相容性和缓释能力,在肿瘤治疗中得到了广泛研究和探索。基于现有的纳米载体,非常有必要改进药物对肿瘤组织的精确靶向,这将极大地减少肿瘤靶向过程中的副作用并提高疗效。为了增强多柔比星、紫杉醇、顺铂等抗肿瘤药物的靶向性,采用纳米载体是肺部肿瘤治疗发展的重要趋势。然而,目前的纳米给药系统并不能完全消除化疗药物的高概率肾毒性、神经毒性和对造血系统及消化系统的毒性,因此,提高纳米载体的性能已成为迫切需要解决的问题。有研究[49]设计了一种新型的 pH 敏感纳米载体 PEO-b-P(DMAEMA-co-Maeba),由于肺腺癌的弱酸性微环境,它可以特异性地将药物输送到肿瘤组织并可在肿瘤病灶内蓄积,从而提高局部药物浓度以增强疗效。

六、纳米药物的黏膜吸收

黏膜给药(mucosal administration)是指使用合适的载体将药物应用于人体的一些黏膜部位,如鼻黏膜、口腔黏膜、眼黏膜、直肠黏膜及阴道黏膜,使药物发挥局部作用或转运入体循环而起全身作用的给药方式。黏膜给药方式因具有给药方便,可避免肠肝首过效应,以及通过特定区域黏膜吸收的靶向作用等特点,近年来已引起人们的广泛关注和重视。黏膜给药大大拓宽了许多药物的给药途径,越来越多的药物可通过黏膜吸收,特别是一些多肽、蛋白质类大分子药物。例如,胰岛素在胃肠道中几乎不能吸收,但可通过鼻黏膜、口腔黏膜吸收。许多口服生物利用度低的药物,过去只能采用注射途径给药,而现在通过黏膜给药也能较好地吸收,高分子材料的出现也促进了黏膜给药系统的发展。以下将介绍几种黏膜吸收方式。

(一) 口腔黏膜吸收

口腔黏膜仅有上皮和固有层。硬腭部为角化的复层扁平上皮,其余部分均为未角化的复层扁平上皮。固有层结缔组织向上皮形成乳头,其中有丰富的毛细血管。口腔黏膜薄,面积大,相对皮肤而言,药物容易通过。黏膜下有大量毛细血管汇总至颈内静脉,不经过肝而直接进入心脏,避免了肝的首过效应。口腔黏膜层扁平上皮是药物吸收的主要屏障,不同部位的角化度不同,一般认为对药物的通透性从大到小为舌下>颊>硬腭。黏膜细胞间有一些间隙,一些药物可以通过,药物在口腔黏膜的吸收可以看作被动扩散。

(二) 直肠黏膜吸收

直肠的吸收面积不大,但血流量较为丰富,药物容易吸收。直肠给药主要通过痔上、痔中和痔下静脉进入血液循环。由于痔上静脉经过肝后才能到达血液循环,直肠给药仍然可能存在肝首过效应。另外直肠给药吸收不规则,剂量难以控制。

(三) 鼻腔黏膜吸收

鼻腔给药对于许多分子量小于 1 000 的药物吸收迅速有效,对于一些大分子药物,在吸收促进剂的作用下可达到有效的生物利用度。鼻腔给药有以下特点。① 鼻腔黏膜有众多的细微绒毛,可大大地增加药物吸收的有效表面积,鼻上皮细胞下有大量的毛细血管,能使药物快速通过血管壁进入血液循环。② 药物直接进入血液循环,避免在肝、胃肠代谢,对于在胃肠和肝分解代谢的药物尤为适用。③ 鼻腔中黏液纤毛药物从鼻甲部向鼻咽部传送,这样大大缩短了药物与吸收表面积的接触时间,影响药物的吸收和生物利用度。不同的药物吸收程度不同,如普萘洛尔(propranolol)、雌二醇(estradiol)等的吸收快而完全;青霉素(penicillin)、头孢唑林(cefazolin)等,与肌肉给药比较,生物利用度仅为50%,麻黄碱(ephedrine)、肾上腺素(adrenaline)、尼古丁(nicotine)不能吸收。与肌肉和静脉给药相比,多肽类药物的鼻吸收生物利用度非常低。

药物与纳米载体的结合有着局部和持续递送到黏膜组织的潜力。然而，黏膜组织如胃、肠道、阴道、肺、眼睛和其他各种组织的管腔表面由一层具有高度黏弹性和黏性的黏液保护，许多微粒药物输送系统通过空间障碍或在黏附过程中被困在这些黏液层中，并通过黏液翻转在几秒到几个小时的时间内被快速地移除。被捕获的颗粒在黏液中的扩散系数为水中的 5.8 万分之一，不能有效地到达更深的黏液层，而黏液层的清除速度要慢得多[50]。为了持续或有针对性地将药物输送到黏膜表面，纳米载体必须迅速渗透到黏液层，这是药物输送中的一个长期挑战。因此，发展纳米载体系统，尽快穿透黏液层到达吸收膜是个关键问题。

一般来说，纳米载药系统可分为主动系统和被动系统，被动系统尽量避免粒子与黏液的相互作用，最有希望的系统是具有光滑表面的颗粒和自乳化纳米药物输送系统（SNEDDS）。相比之下，主动系统与黏液相互作用，使其更容易渗漏颗粒，这些系统主要基于二硫代断桥剂和蛋白水解酶，避免颗粒从黏液层向外扩散。例如，脊髓灰质炎病毒表面带电群体之间的平均距离为 100 nm，只有网状病毒的高密度电荷表面可能产生亲水表面，该表面降低其与黏液的相互作用，从而最小化病毒在黏液层中的捕获。因此，高且等密度的正负表面电荷可以使颗粒通过黏液层有效传输，从而最小化与黏液的静电相互作用。遵循这一策略，将高密度电荷的阴离子和阳离子聚合物组合成聚电解质复合物应该会得到"光滑"的纳米粒系统。Laffleur 和他的同事们通过对 110 个聚电解质复合物的研究，制备了一种中性聚丙烯酸（PAA）/聚烯丙基胺（PAM）聚电解质复合物，它们在肠道黏液中的扩散效率分别比 PAM 和 PAA 纳米粒高 2.5 倍和 18 倍[50]。在另一项研究中，Pereira de Sousa 等将壳聚糖（CS）与116 种硫酸软骨素（CHS）相结合，开发出具有 115 个高密度电荷表面的纳米粒，与 PLGA 纳米粒相比，它们在肠黏液中的扩散能力更高[51]。治疗性大分子可通过荷电生物分子与阴离子或阳离子聚合物的离子配合作用与聚电解质复合物结合。此外，不带电荷的表面也可以是黏性惰性表面，只要它具有足够的亲水性和低的氢键合能力。在这方面，Wang 和他的同事[52]用不同分子质量（如 2 kDa、5 kDa、10 kDa）的 PEG 修饰了聚苯乙烯纳米粒表面。研究表明低PEG 分子量和高 PEG 表面覆盖率都是被涂覆的纳米粒的快速黏液渗透所需的。更具体地说，在 5~10 kDa 存在一个临界的分子质量，超过该临界分子质量，致密的 PEG 涂层从黏惰性转变为黏附性。

　　可通过改变纳米药物表面的各种方式来发展能穿透黏液层的纳米粒,具体地说,表面光滑的纳米粒,其表面带有 N-乙酰半胱氨酸等黏液剂或木瓜蛋白酶等黏液酶载体,可改善黏液渗透行为。自纳米乳化给药系统是比较新的纳米载体,具有相对较高的黏液渗透特性,避免颗粒向后扩散出黏液层的载药系统也将是一种有创新意义的策略。这些系统基于硫代单体和 Zeta 电位变化系统,具有容易穿透黏液层并保持在吸收膜上或至少接近吸收膜的能力,从而增加了药物在上皮表面的停留时间。基于这些创新策略,通过不同的方式降低黏液屏障的功能,设计新型的基于纳米药物的输送系统,在未来都有着越来越重要的地位。

　　随着纳米科学和技术的飞速发展,纳米药物为人类健康做出了巨大的贡献。尽管我们关于纳米材料的细胞联合和运输的知识在过去的几年里有了很大的进步,但我们理解和利用各种疾病状态及其发病机制的能力仍然有很大的进步空间。该领域的一些工作可能会扩展到更小和更大的规模,如在亚细胞和组织水平。芯片上器官技术的最新进展有望提高对宏观纳米生物相互作用的理解。例如,重新审视 EPR 效应,并为组织水平的现象(如跨细胞作用、胞外转运和突触细胞信号调制)提供信息。在亚细胞间引导纳米生物相互作用,如线粒体或表观遗传学靶向可能会扩大我们控制细胞的能力,而新兴的亚细胞分析方法,如超分辨率显微镜、低温电子显微镜、高含量分析和成像细胞术将为更小规模的研究提供新的检测手段以利用纳米技术调节。随着化学合成的进步,具有精确定义和生化特征的新结构,以及新兴的分析技术继续为细微差别和纳米生物相互作用提供新的线索,利用合成纳米材料开发和治疗人类疾病的能力将继续快速提高。

参考文献

[1] LEVIN M, SORKIN R, PINE D, et al. Kinetics of actin networks formation measured by time resolved particle-tracking microrheology [J]. Soft Matter, 2020, 16(33): 7869 - 7876.

[2] NIMTRAKUL P, WILLIAMS D B, TIYABOONCHAI W, et al. Copolymeric micelles overcome the oral delivery challenges of amphotericin B [J]. Pharmaceuticals (Basel), 2020, 13(6): 121.

[3] ZHONG Y, LIU M M, CHEN Y, et al. A high-performance amperometric sensor based on

a monodisperse Pt-Au bimetallic nanoporous electrode for determination of hydrogen peroxide released from living cells [J]. Mikrochim Acta, 2020, 187(9): 499.

[4] LIU H, QIN Y, ZHAO Z, et al. Lentinan-functionalized selenium nanoparticles target tumor cell mitochondria via TLR4/TRAF3/MFN1 pathway[J]. Theranostics, 2020, 10 (20): 9083 - 9099.

[5] ZHANG Y, POON W, TAVARES A, et al. Nanoparticle-liver interactions: Cellular uptake and hepatobiliary elimination[J]. J Control Release, 2016, 240: 332 - 348.

[6] HU X, YANG G, CHEN S, et al. Biomimetic and bioinspired strategies for oral drug delivery[J]. Biomater Sci, 2020, 8(4): 1020 - 1044.

[7] FAN W, XIA D, ZHU Q, et al. Functional nanoparticles exploit the bile acid pathway to overcome multiple barriers of the intestinal epithelium for oral insulin delivery [J]. Biomaterials, 2018, 151: 13 - 23.

[8] YELLEPEDDI V, GHANDEHARI H. Pharmacokinetics of oral therapeutics delivered by dendrimer-based carriers[J]. Expert Opin Drug Deliv, 2019, 16(10): 1051 - 1061.

[9] KITCHENS K, KOLHATKAR R, SWAAN P, et al. Transport of poly (amidoamine) dendrimers across Caco - 2 cell monolayers: Influence of size, charge and fluorescent labeling[J]. Pharm Res, 2006, 23(12): 2818 - 2826.

[10] JEVPRASESPHANT R, PENNY J, JALAL R, et al. The influence of surface modification on the cytotoxicity of PAMAM dendrimers[J]. Int J Pharm, 2003, 252(1 - 2): 263 - 266.

[11] QI R, LI Y, CHEN C, et al. G5-PEG PAMAM dendrimer incorporating nanostructured lipid carriers enhance oral bioavailability and plasma lipid-lowering effect of probucol[J]. J Control Release, 2015, 210: 160 - 168.

[12] MA Q, HAN Y, CHEN C, et al. Oral absorption enhancement of probucol by PEGylated G5 PAMAM dendrimer modified nanoliposomes[J]. Mol Pharm, 2015, 12(3): 665 - 674.

[13] SARACENO R, CHIRICOZZI A, GABELLINI M, et al. Emerging applications of nanomedicine in dermatology[J]. Skin Res Technol, 2013, 19(1): e13 - e19.

[14] FRIEDMAN A, NASIR A. Nanotechnology and dermatology education in the United States: data from a pilot survey[J]. J Drugs Dermatol, 2011, 10(9): 1037 - 1041.

[15] PEREZ-AMODIO S, RUBIO N, VILA O, et al. Polymeric composite dressings containing calcium-releasing nanoparticles accelerate wound healing in diabetic mice[J]. Adv Wound Care (New Rochelle), 2021, 10(6): 301 - 316.

[16] MOKHTARZADEH A, VAHIDNEZHAD H, YOUSSEFIAN L, et al. Applications of spherical nucleic acid nanoparticles as delivery systems[J]. Trends Mol Med, 2019, 25 (12): 1066 - 1079.

[17] PIETROIUSTI A, CAMPAGNOLO L, FADEEL B. Interactions of engineered nanoparticles with organs protected by internal biological barriers[J]. Small, 2013, 9(9 - 10): 1557 - 1572.

[18] OMWENGA E, HENSEL A, SHITANDI A, et al. Ethnobotanical survey of traditionally

used medicinal plants for infections of skin, gastrointestinal tract, urinary tract and the oral cavity in Borabu sub-county, Nyamira county, Kenya[J]. J Ethnopharmacol, 2015, 176: 508 – 514.

[19] PIVETTA T, SIMÕES S, ARAÚJO M, et al. Development of nanoparticles from natural lipids for topical delivery of thymol: Investigation of its anti-inflammatory properties[J]. Colloids Surf B Biointerfaces, 2018, 164: 281 – 290.

[20] CARITA A C, ELOY J O, CHORILLI M, et al. Recent advances and perspectives in liposomes for cutaneous drug delivery[J]. Curr Med Chem, 2018, 25(5): 606 – 635.

[21] KUMAR L, VERMA S, KUMAR S, et al. Fatty acid vesicles acting as expanding horizon for transdermal delivery[J]. Artif Cells Nanomed Biotechnol, 2017, 45(2): 251 – 260.

[22] LADEMANN J, RICHTER H, SCHANZER S, et al. Penetration and storage of particles in human skin: perspectives and safety aspects[J]. Eur J Pharm Biopharm, 2011, 77(3): 465 – 468.

[23] MANDAWGADE S D, PATRAVALE V B. Development of SLNs from natural lipids: application to topical delivery of tretinoin[J]. Int J Pharm, 2008, 363(1 – 2): 132 – 138.

[24] PILTIN M A, HOSKIN T L, DAY C N, et al. Oncologic outcomes of sentinel lymph node surgery after neoadjuvant chemotherapy for node-positive breast cancer[J]. Ann Surg Oncol, 2020, 27(12): 4795 – 4801.

[25] PICCHETTO A, DIANA M, SWANSTRÖM L L, et al. Upstaging nodal status in colorectal cancer using fluorescence sentinel lymph node mapping: preliminary results[J]. Minim Invasive Ther Allied Technol, 2020, 31(2): 223 – 229.

[26] BHASKAR K, KRISHNA MOHAN C, LINGAM M, et al. Development of SLN and NLC enriched hydrogels for transdermal delivery of nitrendipine: in vitro and in vivo characteristics [J]. Drug Dev Ind Pharm, 2009, 35(1): 98 – 113.

[27] MONTANARI E, MANCINI P, GALLI F, et al. Biodistribution and intracellular localization of hyaluronan and its nanogels. A strategy to target intracellular S. aureus in persistent skin infections [J]. J Control Release, 2020, 326: 1 – 12.

[28] BEGLEY D. Delivery of therapeutic agents to the central nervous system: the problems and the possibilities[J]. Pharmacol Ther, 2004, 104(1): 29 – 45.

[29] TOSI G, DUSKEY J T, KREUTER J. Nanoparticles as carriers for drug delivery of macromolecules across the blood-brain barrier[J]. Expert Opin Drug Deliv, 2020, 17(1): 23 – 32.

[30] KREUTER J. Drug delivery to the central nervous system by polymeric nanoparticles: What do we know[J]. Adv Drug Deliv Rev, 2014, 71: 2 – 14.

[31] PETRI B, BOOTZ A, KHALANSKY A, et al. Chemotherapy of brain tumour using doxorubicin bound to surfactant-coated poly(butyl cyanoacrylate) nanoparticles: revisiting the role of surfactants[J]. J Control Release, 2007, 117(1): 51 – 58.

[32] KREUTER J. Mechanism of polymeric nanoparticle-based drug transport across the blood-

brain barrier（BBB）[J]. J Microencapsul, 2013, 30(1): 49－54.

[33] WAGNER S, ZENSI A, WIEN S A, et al. Uptake mechanism of ApoE-modified nanoparticles on brain capillary endothelial cells as a blood-brain barrier model[J]. PloS one, 2012, 7(3): e32568.

[34] ZENSI A, BEGLEY D, PONTIKIS C, et al. Albumin nanoparticles targeted with Apo E enter the CNS by transcytosis and are delivered to neurones[J]. J Control Release, 2009, 137(1): 78－86.

[35] ZENSI A, BEGLEY D, PONTIKIS C, et al. Human serum albumin nanoparticles modified with apolipoprotein A-I cross the blood-brain barrier and enter the rodent brain[J]. J Drug Target, 2010, 18(10): 842－848.

[36] MICHAELIS K, HOFFMANN M M, DREIS S, et al. Covalent linkage of apolipoprotein e to albumin nanoparticles strongly enhances drug transport into the brain[J]. J Pharmacol Exp Ther, 2006, 317(3): 1246－1253.

[37] KREUTER J, HEKMATARA T, DREIS S, et al. Covalent attachment of apolipoprotein A-I and apolipoprotein B－100 to albumin nanoparticles enables drug transport into the brain [J]. J Control Release, 2007, 118(1): 54－58.

[38] ULBRICH K, HEKMATARA T, HERBERT E, et al. Transferrin- and transferrin-receptor-antibody-modified nanoparticles enable drug delivery across the blood-brain barrier（BBB）[J]. Eur J Pharm Biopharm, 2009, 71(2): 251－256.

[39] ULBRICH K, KNOBLOCH T, KREUTER J. Targeting the insulin receptor: nanoparticles for drug delivery across the blood-brain barrier（BBB）[J]. J Drug Target, 2011, 19(2): 125－132.

[40] OLLER-SALVIA B, SÁNCHEZ-NAVARRO M, GIRALT E, et al. Blood-brain barrier shuttle peptides: An emerging paradigm for brain delivery [J]. Chem Soc Rev, 2016, 45 (17): 4690－4707.

[41] KHALIN I, ALYAUTDIN R, KOCHERGA G, et al. Targeted delivery of brain-derived neurotrophic factor for the treatment of blindness and deafness[J]. Int J Nanomedicine, 2015, 10: 3245－3267.

[42] OYESIKU N, EVANS C, HOUSTON S, et al. Regional changes in the expression of neurotrophic factors and their receptors following acute traumatic brain injury in the adult rat brain[J]. Brain Res, 1999, 833(2): 161－172.

[43] KHALIN I, ALYAUTDIN R, WONG T, et al. Brain-derived neurotrophic factor delivered to the brain using poly（lactide-co-glycolide）nanoparticles improves neurological and cognitive outcome in mice with traumatic brain injury[J]. Drug Deliv, 2016, 23(9): 3520－3528.

[44] RACKLEY C R, STRIPP B R. Building and maintaining the epithelium of the lung[J]. J Clin Invest, 2012, 122(8): 2724－2730.

[45] ZHANG H, CUI Y, ZHOU Z, et al. Alveolar type 2 epithelial cells as potential

therapeutics for acute lung injury/acute respiratory distress syndrome[J]. Curr Pharm Des, 2019, 25(46): 4877 - 4882.

[46] BALS R, BOYD J, ESPOSITO S, et al. Electronic cigarettes: A task force report from the European Respiratory Society[J]. Eur Respir J, 2019, 53(2): 1801151.

[47] AGNOLETTI M, RODRÍGUEZ-RODRÍGUEZ C, KŁODZIŃSKA S, et al. Monosized polymeric microspheres designed for passive lung targeting: biodistribution and pharmacokinetics after intravenous administration[J]. ACS Nano, 2020, 14(6): 6693 - 6706.

[48] JI Q, GUO S, WANG X, et al. Recent advances in TMEM16A: structure, function, and disease[J]. J Cell Physiol, 2019, 234(6): 7856 - 7873.

[49] GUO S, CHEN Y, SHI S, et al. Arctigenin, a novel TMEM16A inhibitor for lung adenocarcinoma therapy[J]. Pharmacol Res, 2020, 155: 104721.

[50] YANG M, LAI S K, WANG Y Y, et al. Biodegradable nanoparticles composed entirely of safe materials that rapidly penetrate human mucus[J]. Angew Chem Int Ed Engl, 2011, 50 (11): 2597 - 2600.

[51] PEREIRA DE SOUSA I, GOURMEL C, BERKOVSKA O, et al. A microparticulate based formulation to protect therapeutic enzymes from proteolytic digestion: phenylalanine ammonia lyase as case study[J]. Sci Rep, 2020, 10(1): 3651.

[52] WANG Y, HU W, DING B, et al. cRGD mediated redox and pH dual responsive poly (amidoamine) dendrimer-poly (ethylene glycol) conjugates for efficiently intracellular antitumor drug delivery[J]. Colloids and Surfaces B Biointerfaces, 2020, 194: 111195.

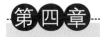

纳米药物的体内分布

纳米药物的体内分布(distribution)是指纳米药物经注射、口服、经皮、黏膜给药等途径吸收进入血液后,由血液循环系统运送至体内各脏腑组织(包括作用和非作用部位)的过程。由于受到组织器官生理特性(如血流速度、血管通透性等)和药物理化性质(如极性、分子量、血浆蛋白结合率)等因素的影响,纳米药物在体内的分布一般是一个不均匀的动态平衡过程。药物进入血液后,随血液分布到机体各组织中,药物首先分布于血流速率快的组织,然后分布到肌肉、皮肤或脂肪等血流速率慢的组织。纳米药物的体内分布不仅决定药物疗效,同时还关系到药物的安全性问题。纳米药物作用的发生常依赖于药物分子能否到达作用部位(即靶部位),分布过程对药物作用的起始时间和作用强度都起着重要作用,而药物在非作用部位的分布与蓄积是导致其毒副作用的主要原因。为了实现药物的靶向分布,我们需要对纳米药物制剂进行靶向设计,并与合理的给药方法(如病灶内局部给药)结合,使药物能够选择性地分布于靶部位,并在必要的时间内维持一定的药物浓度,待充分发挥作用后能从体内消除;同时应尽量减少向非靶部位的分布,以降低毒副作用。药物的分布类型取决于生理因素和药物的理化性质,包括组织血流速率、生理性屏障、药物与组织的亲和力、药物的脂溶性、药物与血浆蛋白结合情况等,以下将介绍纳米药物的主要分布过程。

第一节　胃肠淋巴系统的作用

一、胃肠淋巴系统的生理结构

淋巴系统是循环系统的重要辅助部分,主要由淋巴管、淋巴器官(淋巴结、脾等)、淋巴液和淋巴组织组成。最细的淋巴管称为毛细淋巴管,其数目与毛细血管相近。小肠区的毛细淋巴管称乳糜管。毛细淋巴管集合成淋巴管网,再汇合成淋巴管。全部淋巴管汇合成全身最大的两条淋巴导管,即左侧的胸导管和右侧的右淋巴导管,分别进入左、右锁骨下静脉。胸导管收集下半身和左上半身的淋巴液,约占全身淋巴液总量的3/4。右淋巴导管收集右上半身的淋巴液,约占全身淋巴液总量的1/4。组织液进入淋巴管,即成为淋巴液。淋巴液每天的生成量为2~4 L,淋巴液的成分大致与组织液相近,除含蛋白质较少(2%~4%)外,也非常接近于血浆。机体不同部位淋巴管内的淋巴液成分不尽相同。在不同生理情况下,其成分也会有所变化,如肢体的淋巴液亮而透明,含蛋白质约0.5%;小肠淋巴管中的淋巴液因含许多脂肪小滴而呈乳白色;源于肝的淋巴液含蛋白质约6%。淋巴管中有瓣膜,能防止淋巴液倒流,故淋巴循环的一个重要特点是单向流动性。这种单向流动性保证了药物从组织间隙流向淋巴管最后进入静脉,因此淋巴循环不是真正意义上的循环。人的淋巴液流速为1.0~1.6 mL/(kg·h),即每天有1~2 L淋巴液流入血液系统。在身体各部位淋巴回流的要道上都有淋巴结,它是淋巴液的过滤器,且多集合成群,起着控制淋巴液流速的作用,淋巴结内的吞噬细胞还能吞噬微生物和异物,在机体免疫方面具有重要意义,癌细胞转移也主要通过淋巴结。毛细淋巴管与毛细血管相比,管腔大而不规则,其管径为毛细血管的2~5倍,甚至10倍。毛细淋巴管没有基膜或基膜不连续,内皮细胞间有较宽的间隙,可达20~100 nm以上,约为毛细血管的10倍,有的间隙甚至达到数微米,允许直径1 μm的微粒通过。当组织间隙液压升高(如在炎症状态下)时,毛细淋巴管处于开放状态。药物经淋巴系统转运的方式,可随给药途径不同而有所差异。静脉注射给药时药物全部进入血液,其后可通过末梢组织中的组织液向淋巴液转运。皮下注射、肌内注射及其他组织间隙注射给药时,药物从组织液向该部位的血液和淋巴液转运,向这两个循环系统转运的比例主要取决于药物的流体动力学体积。口服给药时,若药物的脂溶性过大(如 lg$P$>5),则药物将主要随乳糜微粒吸收进入淋巴系统。直肠给药时,由于直肠特殊的生理与解剖结构,药物的淋巴系统吸收可能与血管吸收途径同等重要。胃肠淋巴结构是分布于消化道的外周淋巴组织,包括口咽部的扁桃体、弥散分布于胃肠道黏膜及其附属物的淋巴组织和淋巴样细胞,以及具有滤泡和生发中心的派尔集合淋巴结等。

二、胃肠淋巴系统对纳米药物的转运

口服给药时,纳米药物可以通过跨细胞膜途径、细胞间途径、囊泡转运和集合淋巴结的巨噬细胞吸收入血液和淋巴液。经跨细胞膜途径吸收的药物一般为亲脂性药物,若药物的 $\lg P(\text{pH } 7.4) > 5$,且在三酰甘油中的溶解度 $\geqslant 50 \text{ mg/mL}$ 时,则药物将主要随乳糜微粒吸收进入淋巴液,即药物的吸收过程与脂肪的吸收密切相关。具体过程如下:在小肠内,脂类的消化产物脂肪酸、甘油一酯等很快与胆汁中的胆盐、胆固醇和磷脂形成混合胶束,药物增溶于该胶束中,并与其一起扩散通过肠上皮细胞表面的不流动水层,透过微绒毛进入肠上皮细胞。进入肠上皮细胞内的短、中链脂肪酸进入门脉血管,而长链脂肪酸及甘油一酯则在滑面内质网重新合成三酰甘油,并与细胞中生成的载脂蛋白结合形成乳糜微粒。药物分配入乳糜微粒中,并与之一起通过胞吐进入毛细血管和毛细淋巴管共存的固有层。因粒径较大,乳糜微粒主要通过细胞间隙较宽的毛细淋巴管转运。当药物的 $\lg P < 5$ 时,药物一般以独立的形式扩散进入固有层。由于血液和淋巴两种循环流速的显著差异加上毛细血管和毛细淋巴管分布的差异,一般绝大多数(98%以上)的药物将直接进入血液循环转运,只有很少一部分(2%以下)药物进入淋巴管转运。经细胞间途径吸收的药物一般为亲水性小分子药物,故扩散经过消化道上皮细胞后,也主要经血液循环系统转运。而经囊泡转运的物质一般为大分子或微粒,转运至固有层后,若药物仍为大分子形式或仍包载于微粒载药系统中,经淋巴管的转运可能成为药物转运的主要形式。巨噬细胞主要存在于小肠下段,经巨噬细胞吸收是口服给药所独有的一条吸收途径。因巨噬细胞下面为淋巴滤泡结构,故经这条途径吸收的纳米药物将直接进入淋巴循环系统。

三、胃肠淋巴系统对纳米药物的作用

最近研究描述了淋巴管参与纳米结构脂质载体(nanostructured lipid carrier, NLC,大小为 216 nm)的吸收、生物分布和 PK 特征,这些载体包载他莫昔芬(tamoxifen, TMX),并在大鼠口服后用长链脂质配制[1]。与 TMX 混悬液相比,NLC 产生的 PK 曲线明显不同,吸收速率较慢,$C_{\max}$ 高 2.71 倍,$T_{\max}$ 较长,分别为 8.17 h 和 1.15 h,AUC 总体高 2 倍。口服 NLC 后,肠系膜淋巴结中的药物浓度一直高于给药后 8 h 的血浆浓度,这表明药物从淋巴管重新分布到体循环的速度很慢。在注射 NLC 混悬剂后,在淋巴结中没有检测到任何药物。这些结果提示 NLC 是通过肠系膜淋巴系统运输的,在肠系膜淋巴系统中使用的长链脂质可能刺激乳糜管介导的摄取。在一项类似的研究中,研究了负载依德福辛的脂质纳米粒(lipid nanoparticles,LNS,103~110 nm)静脉注射和口服给药后的 PK 和生物分布[2]。与游离药物溶液的生物利用度(10%)相比,LNS 的相对生物利用度提高了 50%,淋巴结的全身清除率也减少了大约 50%,这导致了分布容积的相应增加,表明口服 LNS 后药物的组织分布范围更大。给药 24 h 后取小鼠肠系膜淋巴结,虽然药物浓度低于药物溶液的检测限值,但在给药后的淋巴结中检测到相对较高的药物水平。这项研究还表明,口服 LNS 抑制淋巴结转移的肿瘤小鼠模型的帕金森病(Parkinson's disease,PD)结果有所改善,意味着淋巴转运和临床疗效之间存在联系。由于 P-gp 的外排和 CYP3A4 的代谢,多西紫杉醇是一种口服生物利用度低的药物,将含有多西他赛的纳米胶囊(nanocapsule,NC)溶解在聚乙二醇四乙酸(poly lactic-co-glycolic acid,PLGA)NC 的油芯中,并进一步包埋在由聚合物(eudradit+HPMC)混合制成的微粒(microparticle,MP)中,然后给大鼠和小型猪口服该纳米药物,其 AUC 是静脉注射相同剂量市售多西他赛溶液的 1.77 倍。透射电镜研究表明,NC 被脂蛋白(lipoprotein,LP)包裹在通过肠细胞的通道上,其方式与乳糜微粒相似,这些被"包裹"的 NC 随后被基底部分泌,并很可能通过淋巴系统运输,用放线菌亚胺阻断乳糜微粒合成来抑制淋巴转运,可显著降低血浆水平。此外,"包裹"的 NC 改变了研究器官的生物分布。肿瘤模型的治疗效果也优于静脉注射后的疗效,作者认为这是由于肺肿瘤中通过 EPR 效应积累了 LP "包裹"的 NC。Reineke 等通过大鼠局部给药或口服给药,利用透射电镜、共聚焦显微镜和凝胶渗透色谱等一系列定量技术,研究了非生物降解聚苯乙烯微球(500 nm~5 μm)的肠道吸收、转运和生物分布机制[3],研究表明,微球(microspheres,MSS)在给药后 5 h 吸收剂量的 30%~45% 在 5 min 内迅速被肠道吸收。大多数微球在肝中被检测到,但也广泛分布在所有采样的组织中,包括大脑。空肠和回肠的局部给药改变了生物分布格局。回肠给药后心脏和脾 MSS 水平升高可能与该区域 GALT 所占比例较高及随后 MSS 在淋巴系统的转运有关。然而,使用一系列内吞抑制剂的细胞水平的机制研究表明,摄取不仅与 M 细胞有关,还涉及包括内吞作用在内的非吞噬过程。这些研究表明,肠淋巴管在将纳米粒从肠道运输到体循环中起着关键作用,虽然这些研究使用了口服生物利用度较差的药物,但它们确实对纳米粒介导的淋巴转运提供了新的见解,以克服 PK 限制。将载肽纳米粒靶向于肠系膜淋巴管,有助于治疗淋巴管疾病的多肽的应用。然而,迄今,肽负载纳米粒的淋巴转运程度已经被证明是相对较低的,并且可能会根据纳米粒的性质、载药量而发生很大变化[3]。又如,2-单酰基甘油酯和三酰甘油的前体药物酯通过单酰基甘油途径与长链脂肪酸再酯化生成三酰基甘油酯。这些三酰基甘油酯和前体药物将在进食状态的乳糜微粒的核心和禁食状态的极低密度脂蛋白微粒中结合[4]。乳糜微管和极低密度脂蛋白被转移到淋巴系统,淋巴系统通过胸腔导管被引流到体循环中,从而绕过了肝代谢。2-单酰基甘油酯也可以部分异构化生成1-单酰基甘油酯,它可以与2-单酰基甘油酯一起被吸收。1-单酰基甘油酯在肠细胞中水解产生甘油和游离脂肪酸。甘油可以直接被门静脉吸收,也可以转化为3-磷酸甘油,然后通过磷脂酸途径形成三酰甘油和磷脂。因此,糖酵解是3-磷酸甘油形成的另一个来源,3-磷酸甘油可以被结合到脂质合成中。食物中存在的磷脂被胰磷脂酶 A_2 水解,胰磷脂酶 A_2 选择性地去除其第二酰基以形成溶血磷脂,溶血磷脂可以并入胶束中[4]。吸附的溶血磷脂被存在于肠细胞中的溶血磷脂酰基转移酶催化反应生成磷脂,然后结合到乳糜微管和极低密度脂蛋白颗粒的表面。脂质类前药通常用于提高药物的脂溶性和口服生物利用度,在这种设计中,脂质部分通过酯或醚键与药物相连。例如,游离睾酮是高度脂溶性的,它可以有效地被小肠吸收到门静脉,然后到达肝,在肝酶的作用下代谢,这限制了它的口服生物利用度。相反,十一酸睾酮也是高度脂溶性的,它被结合到在胃肠腔中形成的胶束中,可以通过绕过肝门静脉和肝代谢的淋巴途径被吸收[5-7]。除了通过肝最小化发作前药物代谢,基于脂质的前药还有可能减少药物对胃肠道的刺激,并将淋巴系统作为药物作用的靶点。

第二节　单核巨噬细胞系统简介及其与纳米药物的相互作用

一、单核-巨噬细胞系统

单核-巨噬细胞系统(mononuclear phagocytic system,MPS)是体内具有强

烈吞噬及防御功能的细胞系统,包括分散在全身各器官组织中的巨噬细胞、单核细胞及幼单核细胞,它们共同起源于造血干细胞,在骨髓中分化发育,经幼单核细胞发育成为单核细胞,在血液内停留 12 ~ 102 h 后,循血流进入结缔组织和其他器官,转变成巨噬细胞,巨噬细胞是真核生物进化中一种古老的细胞类型。Metchnikoff 在对无脊椎动物发育的早期研究中,通过显微镜和活体标记识别了迁徙的和固定的、非固定的组织吞噬细胞,直接观察它们对体内注射的外来颗粒的招募及进一步研究许多脊椎动物在宿主防御细菌中的作用,随后发现,组织巨噬细胞在发育、成人稳态、炎症和感染期间作为相关细胞系统广泛分布[8]。Aschoff 引入了网状内皮系统(reticuloendothelial system, RES)这一术语,其特点是能有效地清除循环中的纳米粒,该术语被 MPS[9] 取代,以区别于多形核白细胞(PMN)的单核细胞和巨噬细胞,研究人员也分享了它们作为吞噬细胞的高活性,虽然这个术语一直被广泛使用到现在,但这个术语并不完美,因为其他类型的细胞也吞噬死亡的细胞,以及一些巨噬细胞相关的细胞吞噬能力很差,甚至不吞噬死亡细胞[10]。MPS 细胞的多样性不能完全用单一的抗原标志物或在细胞分化或激活的各个阶段表达的独特功能来表征,然而,它们的起源和多样化有共同的特征,这表明了特定的、分散的髓系的概念统一。

在哺乳动物发育期间,巨噬细胞来源于胚胎主动脉旁区域、卵黄囊和胎肝中的造血祖细胞,在出生前种植于大脑和其他组织等器官[11]。最近几十年的研究表明,出生后,在没有炎症的情况下,成人组织中的驻留巨噬细胞来源于胚胎巨噬细胞,这些巨噬细胞可以持续存在,并在成年后逐渐局部分化[12],尤其是中枢神经系统(central nervous system, CNS)中的小胶质细胞。骨髓在围生期发展成为主要的造血器官,并在人一生中发挥造血功能[13],用来补充组织巨噬细胞。在肠道中,巨噬细胞翻转得更活跃,并提供单核细胞[14],以响应增加的需求。在炎症和感染期间[15],介导单核细胞与巨噬细胞在胎儿及成人体内分布的趋化因子和受体,以及决定器官特异性定位的黏附分子还没有完全确定,常驻巨噬细胞的趋化因子及其受体 CX3、CR1 和 CCL2 及其受体 CCR2介导的炎症与免疫单核细胞募集[16],除了这些和相关的趋化因子外,最近的研究还发现了信号[17]对巨噬细胞轴突的引导,虽然常驻巨噬细胞群体(如在腹腔中)在局部持续存在,但它们可由炎症诱导进入淋巴管以输送到淋巴结,或通过无菌局部损伤进入邻近器官[18]。骨髓来源的血单核细胞可以留在循环内,与血管内皮细胞的管腔表面相互作用,成为窦衬内皮细胞的一部分,如库普弗细胞,或进入组织的底足细胞,与卵黄囊来源的常驻巨噬细胞(如小胶质细胞)相比,这种募集的单核细胞在血液中短暂存活(24~48 h),在迁移到组织后存活时间较长(4~7 天),而小胶质细胞的存活时间可能非常长,其他前体细胞和成熟巨噬细胞的储存在于脾[19]或次级造血器官(如肝)中。虽然组织驻留巨噬细胞的双重来源现在已经被广泛接受,但骨髓在成人稳态中的相对贡献仍然存在不确定性。在小鼠中,受益于 F4/80 等单克隆抗体标志物的可用性,可以检测发育中的胚胎、成人稳态和广泛的炎症、感染、恶性肿瘤和动脉粥样硬化模型中的巨噬细胞。此外,有研究使用一组单克隆抗体来鉴定表达的组织特异性异质[20],在这些研究中,鉴定了驻留小鼠巨噬细胞在不同组织环境(如中枢神经系统、脾和骨髓)中的形态和抗原异质性,进一步的研究表明,肉芽肿及多核巨噬细胞和破骨细胞中,有单核巨噬细胞抗原的异质性表达。在 MPS 的药物研究中,应考虑单核/巨噬细胞异质性对治疗的影响,巨噬细胞定向免疫治疗需要考虑的因素包括靶抗原在不同亚群上的表达、给药途径、靶向效应的风险和物种差异,接下来将介绍 MPS 与纳米药物的相互作用。

二、单核-巨噬细胞系统与纳米药物的相互作用

天然免疫细胞的被动靶向除了识别损伤组织中的病原体和碎片外,还作用于外来的纳米材料,因此,它们也与工程纳米粒相互作用。吞噬细胞,包括组织内驻留巨噬细胞、单核细胞、DC 和中性粒细胞,内化了大部分纳米粒[21]。单核细胞是一种寿命只有几天的循环细胞,它们是从骨髓中的造血干细胞前体细胞产生的。在炎症反应过程中,它们渗入周围组织,分化成巨噬细胞或DC,巨噬细胞通过检测和清除细胞碎片(即凋亡小体)、衰老的细胞、错误折叠的蛋白质和外源微生物来维持组织的动态平衡。巨噬细胞在保护组织的物理和功能完整性的同时,主要存在于屏障组织中。它们来源于单核细胞的分化,来自卵黄囊和胎肝祖细胞[21,22],DC 参与了适应性反应的激活,它们主要栖息在检测和摄取潜在入侵者的黏膜中,经过抗原处理后,DC 被激活,成为成熟细胞,并迁移到淋巴结,在那里它们将抗原呈递给适应性淋巴细胞。中性粒细胞是循环中的白细胞,它们代表血液中天然免疫系统中最丰富的细胞成分。它们也被称为多形核粒细胞,因为它们的特点是细胞核有 3 个或 3 个以上的小

叶,中性粒细胞寿命短,周转快,它们通过细胞内和细胞外机制清除病原体。以下将介绍 MPS 对纳米药物的作用过程。

(一)单核吞噬系统内化纳米粒

细胞通过内吞作用,这种主动运输将大分子和颗粒内化。内吞途径可分为两类:吞噬作用和胞吞作用。吞噬是吞噬细胞通过肌动蛋白依赖的膜重排吞噬大颗粒(>500 nm)的过程,形成拉链状结构[23]。另外,胞吞作用(或"细胞饮水")是所有哺乳动物细胞通过膜内陷将细胞外液小滴内化的途径[24]。根据细胞形成小泡的方式,胞吞作用可以分为不同的类型:大胞吞作用、网织蛋白或小窝蛋白介导的内吞作用、网织蛋白和小窝蛋白非依赖性的内吞作用[25]。巨噬细胞吞噬是一个不依赖于肌动的过程,它介导大量液体的摄取(囊泡大小>1 μm)。与其他类型的胞吞不同,在大胞吞期间,细胞膜产生的是突起而不是内陷。氯霉素介导的、小窝蛋白介导的和小窝蛋白不依赖的通路是受体介导的内吞系统,允许小体积(囊泡大小<200 nm)的内化[26]。由于药物分子的物理和化学性质决定了内化的机制,一些研究试图了解吞噬细胞是如何吞噬不同配方的纳米粒的。然而,到目前为止,纳米粒的尺寸介于大分子和微生物之间,妨碍了对独特的内吞途径的识别。所有已提出的内化机制都支持诱导免疫反应的第一个观点:模式识别受体(pattern recognition receptor,PCR)的激活[27],PCR 主要由包括吞噬细胞在内的先天免疫细胞表达,负责感知病原体和损伤相关的分子模式,这些分子模式由脂质、脂蛋白、蛋白质、碳水化合物和核酸组成。PCR 家族包括 T 细胞样受体、甘露糖受体(mannose receptor,MR)、清道夫受体(scavenger receptor, SRS)等,Fcγ 受体、补体受体、PCR 刺激炎症和内吞作用[28],PCR 是 MPS 内化纳米药物的主要因素。

(二)单核吞噬系统摄取纳米粒

纳米粒的不同理化特性(不同尺寸、组成、形状、表面电荷、疏水性和弹性,有或没有主动靶向)会影响细胞对纳米粒的摄取[29]。一旦与生物流体接触,纳米粒的性质会发生改变[30],蛋白质在纳米粒周围形成一层被称为蛋白冠的涂层,会影响它们的内化。例如,免疫球蛋白和补体蛋白等调理素的吸收,以及蛋白冠蛋白的错误折叠促进了纳米粒的吞噬[31]。可通过减少蛋白冠限制细胞摄取和延长纳米粒的半衰期来改善药物输送。由于疏水性和表面电荷密度的增加会诱导蛋白质的吸收,研究人员正在研究降低表面自由能并阻碍蛋白质相互作用的涂层(如 PEG 链和两性离子配体)[29,32]。此外,纳米粒的物理性质也会影响吞噬细胞的摄取,MPS 细胞似乎能更好地内化大颗粒,特别是当直径大于 200 nm 时;DC 和巨噬细胞分别摄取病毒和微米大小的颗粒的事实表明,纳米粒直径影响摄取[21]。此外,纳米粒的形状在内化动力学中起着重要作用:与直径和长度相似的球形纳米粒相比,巨噬细胞摄取的杆状或盘状纳米粒要少[33],尽管有一些相互矛盾的结果,但纳米粒的弹性似乎影响了细胞的摄取;在计算机模拟的支持下,体外和体内实验表明,MPS 细胞内化较纳米粒的速度更慢。

(三) 纳米粒的生物分布

给药途径决定了纳米粒的生物分布,为了预测纳米粒在体内的清除率,考虑给药途径是至关重要的。静脉注射后,纳米粒很可能被肝巨噬细胞、脾巨噬细胞和肺血管内巨噬细胞等组织内滞留巨噬细胞摄取。纳米粒在肝和脾表现出大于肾滤过截止大小(5~10 nm)的最高积聚,在某些情况下,这个数量占几个小时后纳米粒注射剂量的 80%~90%,甚至以上[34]。因此,如果想要靶向其他器官,最大限度地减少肝和脾巨噬细胞的摄取是至关重要的。通过其他非肠道途径给药(如皮内、肌内和皮下注射)的纳米粒可以由最近的淋巴引流,也可以由常驻吞噬细胞(如朗格汉斯细胞、真皮 DC 和脂肪组织巨噬细胞)保留在注射部[35],结果取决于纳米粒的大小和电荷。具体地说,表面带负电荷的纳米粒通常被淋巴排出,而带正电荷的纳米粒由于迁移率有限而被常驻吞噬细胞摄取[36]。在肺部给药中,MPS 细胞(腔内肺泡和气道巨噬细胞)限制了纳米粒的半衰期[37],另外,物理和化学屏障阻止 NP 通过黏膜途径(如口腔和鼻腔)进入体内,在黏膜中,纳米粒必须穿过上皮屏障才能与位于黏膜相关淋巴组织中的免疫隔间相互作用[38]。

通过蛋白冠形成的相同机制,可以用选定的配体来修饰纳米粒以靶向特定的细胞,并改变它们的生物分布和细胞内的定位[39,40]。在将配体与纳米粒偶联时,应考虑五大因素:维持复杂配体的结构(如蛋白质的三级结构);配体表面密度;配体在纳米粒表面的取向;目标受体的可及性;减少非特异性相互作[41]。此外,已证明多个配体的共轭提高了纳米载体对目标细胞的选择性,为了治疗慢性炎症性疾病,可以通过主动靶向的方法来增强纳米粒与吞噬细胞之间的相互作用,一些配体通过与多种受体结合来介导纳米粒的内化,如 MR、SR 和 FcγR,设计纳米载体应该针对导致特定疾病的吞噬细胞类型;然而,这一策略需要仔细规划,因为这些吞噬细胞通常不同于参与纳米粒清除的吞噬细胞。

三、纳米药物在单核-吞噬细胞系统中的分布与应用

尽管临床表现不同,所有炎症性疾病都是通过直接和间接调节免疫反应来治疗的。通常,一线治疗包括使用抗炎药物,如糖皮质激素(glucocorticoid,GC)和非甾体抗炎药,二线治疗包括免疫抑制剂,如甲氨蝶呤(methotrexate,MTX)、环孢素 A、他克莫司和单克隆抗体[42]。然而,目前的方法不能治愈这种疾病,而且可能会引起全身毒性:尽管它们在缓解症状方面有效,但它们的非特异性作用可能会导致严重的并发症,包括全身性免疫抑制和组织特异性副作用[43]。纳米粒是克服这些问题的一个有力工具,因为他们可以通过使用主动或被动靶向方法将药物输送到靶组织。此外,纳米粒可以保护生物制品不被降解,改善它们的生物分布,已经有人提出了不同的纳米技术来改善药物传递和研究生物制品(如 siRNA、质粒 DNA 和肽)的功效。为了找出正确的方法,仍然需要充分了解炎症性疾病背后的机制。巨噬细胞和淋巴细胞都参与炎症性疾病的进展:前者通过分泌细胞因子(如 IL-6、IL-23 和 TNF-α)维持炎症,后者导致组织退化[44]。除了针对正确的细胞外,在设计新的治疗方法时,研究人员还应该考虑这种疾病是全身性的还是组织特异性的,这有助于确定最佳给药路线和纳米载体类型,以实现药物的最佳生物分布。接下来将举例说明纳米药物在该系统疾病中的应用。

(一)类风湿性关节炎

类风湿性关节炎(rheumatoid arthritis,RA)是一种慢性自身免疫病,影响大约 1% 的人口,它主要损害关节,其中免疫细胞会导致进行性关节损伤和功能丧失。目前 RA 的一线治疗包括免疫抑制剂(如 MTX)与糖皮质激素和非甾体抗炎药的联合使用,但生物制品(如抗 TNF-α、抗 CD20mAb、抗 IL-6RmAb)的使用也在增加[45],纳米粒可以通过静脉或关节内给药来改善这些治疗的效果,尽管关节内注射可以增加药物在滑膜间隙的滞留,但人们的研究主要集中在静脉途径,因为它利用了炎症组织 EPR 效应,静脉注射的纳米制剂可设计

成以滑膜巨噬细胞为靶点,并应避免被其他组织中的吞噬细胞清除(见"纳米粒的生物分布"一段),这可以通过不同的结合方法来实现,如主动瞄准、隐形涂层和现场响应行为,研究人员已经测试了不同类型的纳米粒(如树枝状大分子、聚合物、脂质、金属)对 RA 的治疗效果,较其他类免疫抑制剂治疗效果较为显著。

(二)系统性红斑狼疮

系统性红斑狼疮(systemic lupus erythematosus,SLE)是一种异质性和非器官特异性疾病,其特征是对自身抗原失去耐受性,并产生大量自身抗体,标准治疗包括非甾体抗炎药、抗疟疾药物和糖皮质激素(glucocorticoid,GC),当病理影响到主要器官时,这些药物可能会与免疫抑制剂联合使用。基于纳米粒的 SLE 治疗主要针对 DC 和淋巴细胞[46],如果通过静脉途径注射纳米粒,可以利用炎症组织 EPR 效应将它们累积在炎症组织中;另外,皮下给药可能会改善 DC 的摄取,但是基于纳米粒的 SLE 治疗的研究较少,可能是因为这种疾病在全身传播,因此,需要进一步研究将纳米粒引入 SLE 的治疗。

(三)炎症性肠病

炎症性肠病(inflammatory bowel disease,IBD)是一组损害小肠和大肠功能的疾病,在北美有超过 150 万人受到影响,在欧洲有 200 万人受到影响[44]。克罗恩病和溃疡性结肠炎是 IBD 的主要类型,它们引起肠道和肠壁炎症,溃疡性结肠炎一般局限于大肠及其黏膜层[47]。这两种疾病都会影响肠道活动,导致腹泻、腹痛、便血、吸收不良和呕吐。目前的药物治疗旨在减少外科手术,降低癌症和肠外表现的风险[48];通常,它们涉及抗炎(5-氨基水杨酸和 5-氨基水杨酸)和免疫抑制(硫唑嘌呤、环孢菌素 A 和几种单克隆抗体),为了最大限度地提高疗效,这些药物大多是口服的[49]。然而,这种疾病的治疗迫切需要其他给药方法,由于 IBD 在特定区域发展,治疗应该只针对病变组织,而不影响周围健康的肠道,纳米粒被认为是一种潜在的解决方案,因为它们的粒径大小增加了载体对炎症黏膜和靶标炎症细胞(如巨噬细胞)的滞留效应和通透性[50]。研究人员正在开发新的纳米载体,包括脂类和聚合物类纳米载体,以期纳米粒能够跨越肠道的化学和物理障碍。

纳米粒与免疫系统的相互作用影响着先天免疫细胞和获得性免疫细胞参与的

复杂的活动网络。因此,利用这种相互作用,将药物使用与靶向纳米载体相结合的纳米医学将在慢性炎症性疾病中产生有益的效果,突破目前现有疗法的局限性。

第三节　纳米药物在肿瘤组织的分布

近年来纳米药物在肿瘤部位的靶向作用得到了广泛的研究,主要采用注射给药的方式,成功地将抗肿瘤药物输送到实体肿瘤是其治疗和诊断成功的关键。纳米药物可以增加肿瘤细胞对药物的摄取,改善肿瘤部位的生物分布和蓄积。在同一时间和地点运送两种或两种以上抗癌药物、基因等的能力将增加治疗效果,减少副作用和降低多药耐药的风险。纳米粒通过肿瘤血管内皮细胞间隙(内皮间隙)转运是肿瘤纳米医学的中心,有研究发现这些间隙的大小为2 000 nm,这证明开发纳米粒来治疗实体肿瘤是合理的,因为它们的尺寸足够小,可以渗出并进入肿瘤微环境(tumor microenvironment,TME)[51]。

一、纳米药物在肿瘤部位的分布

用于肿瘤成像和治疗的工程纳米粒的合成/制备及表征方面的研究取得了显著的进展,如放射性核素药剂学和纳米技术(nanotechnology,NT)已经被应用于改进多种肿瘤治疗的形式,最近的研究已经通过设计各种各样的纳米载体(nanocarrier,NC),证明了纳米技术在肿瘤治疗中的有效性[52]。此外,纳米载体具有高载药能力[53],利用与被动靶向和主动靶向相关的EPR效应,可以在单个载体中同时加入一种以上不同的抗肿瘤药物来发挥纳米药物的抗肿瘤优势,接下来将介绍纳米粒是如何进入肿瘤部位的。

(一)纳米粒通过跨内皮细胞途径进入肿瘤

肿瘤和正常血管的一部分形成了一系列葡萄般的相互连接的囊泡和空泡,称为囊泡-空泡细胞器,用于运输超小的铁蛋白[54,55]。这一转运途径与小分子药物和白蛋白通过肿瘤血管的转运有关,但肿瘤内皮细胞在纳米粒转运中的作用仍未被发现。跨内皮细胞作用是一个代谢活跃的过程,需要内皮细胞重新排列细胞骨架和细胞膜,这包括形成能够摄取纳米粒的囊泡,形成称为窗孔的隔膜或通过细胞质运输[56]。TEM结果分析再次成为观察跨内皮细胞转运的第一线证据,因为它的高分辨率和与金纳米粒的兼容性,有学者对所有模型的肿瘤血管系统的分析发现,窗孔出现的平均频率为 60 mm(相对于总长轴长度)和 24 mm(相对于总血管周长)。液泡出现的频率分别为 290 个液泡 mm(相对于总长轴长)和 111 个液泡 mm(相对于总导管周长),这些结构比空隙出现的频率高得多。接下来,在 TEM 中研究纳米粒在血管中出现的位置存在,将纳米粒静脉注射到荷瘤小鼠体内,循环不同时间(15 min 和 60 min),然后通过心脏灌注固定剂固定肿瘤,计数渗出过程中的纳米粒及其相关的血管结构,对薄层切片进行成像和分析,289 个血管和 57 080 个纳米粒中的每一个都由 3 名研究人员独立分析,以避免偏差并确保内部有效性,使用 MATLAB(MathWorks)对带注释的图像进行计数,以避免任何计数误差和偏差,结果显示纳米粒与排列在肿瘤血管中的内皮细胞相互作用并被其占据,3 种核心尺寸(15 nm、50 nm 和 100 nm)的纳米粒都存在于肿瘤血管内皮细胞的囊泡和细胞质内及膜上,这是纳米粒可以通过跨内皮细胞途径渗入肿瘤的直接证据。这一过程是连续的,接着该研究使用 3D 显微镜来绘制跨内皮细胞通路中涉及的结构的位置作为第二条证据,PV－1 是在囊泡[57]中发现的一种结构蛋白,用 PV－1 抗体对透明肿瘤进行染色,发现内皮细胞被连续标记,这种统一的标记也与沿血管发生频率非常高的窗孔和小泡的 TEM 分析是一致的,即得出两个结论:首先,纳米粒沿着肿瘤血管的缝隙很少出现,其次,纳米粒可以通过跨内皮细胞途径主动转运进入实体肿瘤,该研究首次证实了跨内皮细胞途径是纳米粒渗入肿瘤的主要机制。

(二)纳米药物在肿瘤部位的渗透

与健康组织相比,纳米药物在肿瘤组织中的积累和保留数量更高,这是因为肿瘤组织的血管系统不稳定和发生泄漏,以及肿瘤组织的淋巴引流不良,即 EPR 效应的影响。血液循环速度快与纳米粒容易从血管循环到肿瘤组织有关,相对较高的血液循环可以有效地将纳米粒外渗到组织中,其在肿瘤组织中的积聚则需要较低的血液循环,然而组织的血液循环不良导致纳米粒的渗出效率低。同时,需要更长的血液循环期来增加肿瘤微血管的暴露,以允许更多的纳米粒循环进入肿瘤组织,限制循环时间的关键因素是蛋白冠的形成,它导致 MPS 的调理和识别。大部分纳米粒表面覆盖有 PEG,以形成长循环的纳米粒,PEG 接枝到金纳米粒上可以减少与调理素结合,从而减少巨噬细胞在体外的摄取,并允许纳米粒在血液中以较低的毒性延长循环,附着在纳米粒上的"自我"标志物可以帮助逃避吞噬作用,从而延长血液循环期,这是通过将CD47 标记肽附着到纳米粒上来实现的。在其他研究中,纳米粒被一层红细胞膜覆盖,以抑制吞噬作用,从而延长其循环半衰期,当纳米粒进入生物环境,如血液或间质液体时,它被蛋白冠所覆盖[58,59]。蛋白质的附着改变了纳米粒的大小和稳定性,并且决定了纳米粒产生的生理反应,如癌细胞摄取、细胞分布、PK。纳米粒在肿瘤细胞中的摄取对于改善纳米粒的滞留效应,增强药物的通透性和有效性具有重要作用。细胞摄取主要由生物大分子 siRNA 和 miRNA[60] 所完成,为了增强细胞摄取,纳米粒被涂上识别肿瘤细胞表面特定受体的配体,称为主动靶向[61-63],当纳米粒积聚,需要通过生理屏障(如血脑屏障)主动跨细胞时,主动靶向就会发挥作用[64]。虽然活性纳米粒靶向是在 30 多年前发现的,但只有少数进入临床试验[65]。主动靶向的例子包括脂质体 HER2、单链可变片段(ScFv)靶向脂质体(MM - 302)、可控释放聚合物纳米粒(BIND - 014)和 siRNA 纳米粒(CALAA - 01)[66]。进入细胞后,纳米粒必须释放抗癌药物,这些药物将通过细胞间隔扩散,由细胞内转运路径导航,到达适当的细胞内位置[67]。对于如 siRNA 纳米粒这样的分子在细胞内的传递,它应该逃脱核内体的捕获,阳离子脂质和基于聚合物的纳米粒已被证明通过逃避核内体裂解来增强 siRNA 的传递,大多数用于癌症治疗的 RNA 干扰(RNAi)纳米粒都被包裹在脂质体中,不与配体结合,释放效率仅为 1% ~ 2%,几乎 70% 的内化 RNAi会经历胞吐作用,因此,有必要开发具有更高核内体逃逸的新策略。

(三)纳米药物在肿瘤部位的靶向

肿瘤微环境在肿瘤的生长、延续和耐药性方面起着重要作用,也是癌症治疗的靶点。肿瘤微环境的改变可以改善纳米粒在肿瘤中的滞留和扩散[68]。与癌细胞比,肿瘤微环境中的健康细胞更稳定,不会产生抗药性[69]。然而,肿瘤细胞靶向在寻求以最小毒性获得最大治疗效果方面更具挑战性。抗肿瘤新药的开发除考虑肿瘤微环境外,还应考虑其他环境因素[70],以前的研究强调将纳米药物释放到肿瘤血管,这在肿瘤治疗中是关键的。这种药物释放是通过包裹能特异性地与 αvβ3 整合素等受体结合的配体的纳米粒完成的,靶向纳米粒及非靶向纳米粒已经被开发用于将 siRNA 释放到肿瘤细胞。一种新的抗癌药物 7C1 在低剂量的 siRNA 下即可抑制内皮基因的表达[71]。7C1 RNAi 纳米粒通过沉默 VEGF 受体 1 或血管生成素样蛋白 4(angiopoietin-like protein 4, ANGPTL 4)在肿瘤血管生成过程中抑制路易斯(Lewis)肺癌的生长[72]。研究者正在进行用于抗肿瘤的靶向基质细胞如肿瘤相关的成纤维细胞和巨噬细胞的研究。一种名为 Cellax 的多西紫杉醇偶联纳米粒强烈影响表达成纤维细胞的 α-平滑肌肌动蛋白,使肿瘤减少,血管通透性增强,肿瘤进展受到抑制,这由血清白蛋白与 Cellax 的结合所致。具有免疫抑制表型的肿瘤相关巨噬细胞与癌症的发生有关[73],负载肼的纳米粒可抑制 STAT3,使 TAM 从免疫抑制表型转变为抗肿瘤的 M1 表型[74],PEG 包被的甘露糖纳米粒被设计成主动靶向肿瘤相关巨噬细胞。此外,一些纳米粒介导的多种针对肿瘤微环境和肿瘤细胞的药物传递导致了纳米药物的联合作用[75],纳米粒被输送到不同的转移器官,如肺、肝、淋巴结、脑和骨骼。

（四）纳米药物在肿瘤部位的释放

药物从纳米粒中的逐渐释放是纳米药物治疗成功的重要因素,药物在长时间血液循环中的快速释放与缓慢的肿瘤外渗可能会使药物保持较低的浓度,直至到达肿瘤微环境。因此,在药物释放的同时,应考虑 PK 和外渗,以获得良好的效果[76]。为了保证纳米药物给药方案的成功,需要研究以下参数之间的相互作用:纳米粒 PK 和药物 PK 之间的相互作用,药物或纳米粒在血浆中的浓度,药物或纳米粒在给药后达到的 C_{max},以及药物 AUC 和纳米粒 AUC 之间的相互作用。仿制药在静脉注射后最快达到 C_{max},随后药物浓度会降低。在药物被包裹在纳米粒的情况下,纳米粒 C_{max} 在输液后会很高,而药物 C_{max} 最初会很低,然后增高,在从纳米粒中完全释放出来时达到最高[77]。有研究报道游离药物和纳米粒包埋药物的血浆 AUC 相似,然而,通常在两个血浆样本中会观察到显著的差异,纳米药物的 AUC 有一个宽阔而平坦的曲线,而游离药物的 AUC 是带尾巴的峰值。这可能是纳米粒导致药物毒性降低的原因,尽管与 AUC 相关的毒性很难随着剂量的延长而消失。纳米药物表现出不同于常规药物的 PK 和 AUC,大多数研究人员表明,纳米粒改善了药物 C_{max} 的传递,与传统药物相比,具有更高的生物利用度和 AUC。然而,药物积累的增加并不总是导致患者存活率的增加,为了解决这个问题,需要对肿瘤药物浓度和患者选择进行研究。为了精确控制药物释放,开发了对刺激有反应的纳米粒,这些纳米粒旨在识别肿瘤微环境中的环境变化,如 pH、温度和氧化还原电位[78]。一些纳米粒可以通过外界刺激,如热、光、磁场或超声波来触发药物的释放,如类似 LD ThermoDox 热敏脂质体的用于热介导的药物释放正在进行临床试验。其他刺激响应型纳米材料包括 pH 或氧化还原敏感型聚合物纳米粒、超声响应型聚合物接枝二氧化硅纳米粒和近红外光响应型氧化石墨烯纳米片[79]。总体而言,各种研究加深了对纳米医学的理解,提高药物对肿瘤输送效率的新的策略仍在开发中。由于这些研究大多是在实验动物上进行的,想进一步了解纳米药物在肿瘤部位的释放还需要临床验证。

二、影响纳米药物在肿瘤组织分布的因素

纳米粒通过 EPR 效应优先在肿瘤部位蓄积,成为抗肿瘤药物的一种有效手段,包括脂质体、聚合物胶束和无机颗粒在内的各种形式的纳米粒已被用于治疗肿瘤。然而,纳米药物的治疗效果并不理想。低效的肿瘤穿透是导致治疗效果不佳的重要的障碍。肿瘤形成特殊的病理环境,如血管异常、间质液体压力升高和致密的细胞外基质,这些本质上阻碍了纳米药物在肿瘤实质中的运输。纳米粒的大小、形状和表面电荷等物理化学性质对肿瘤的穿透有着深远的影响,其主要依靠较慢的扩散,而不是较快的对流通过肿瘤间质,任何减缓扩散速度的因素都可能成为纳米粒有效分布的障碍,主要有以下几种因素。

(一)肿瘤组织的特征性结构

肿瘤组织的特征性结构是异常的肿瘤血管和高密度的肿瘤细胞外基质(extracellular matrix, ECM),ECM 由胶原、弹性蛋白纤维、蛋白多糖和糖胺聚糖组成,形成一种交联的凝胶样结构,极大地阻碍了纳米粒在肿瘤间质中的扩散,此外,由于有限区域内细胞的快速增殖、肿瘤血管的高渗透性和缺乏淋巴系统引流而引起的组织间隙液压(interstitial fluid pressure, IFP)升高,阻碍了纳米粒扩散到肿瘤,阻止了纳米粒的运输和分布,更重要的是,肿瘤内的血管灌注很不均匀,许多区域的血管灌注很低,甚至是坏死区域,这无疑增加了纳米药物扩散到达靶细胞的距离,所有这些肿瘤组织的病理特征都为肿瘤纳米药物的有效给药造成了障碍[80]。

(二)纳米粒的大小

由于纳米粒在肿瘤内的转运依赖于较慢的扩散,因此纳米粒的大小对其

在肿瘤的渗透起着重要的调控作用。因为扩散速率与粒子大小成反比,可以预期,纳米粒越小,它们在肿瘤内的运输速度就越快。研究发现,在渗透性差的胰腺肿瘤模型中,30 nm 的聚合物胶束比 100 nm 的聚合物胶束显示出更好的肿瘤穿透性[81],然而,极小的颗粒(<5.5 nm)被肾清除得更快,这影响了药物的血液循环时间。又如,直径小于 100 nm 的纳米粒能够通过泄漏的血管系统穿透到肿瘤中——EPR 效应[82]。然而,EPR 效应通常在肿瘤微环境中得到缓解,肿瘤微环境不仅包括肿瘤细胞,还包括宿主基质细胞,这些基质细胞含有癌症相关的成纤维细胞,可以促进癌症的启动、血管生成和转移。基质细胞可以限制血液进入肿瘤细胞,限制化疗的疗效,降低 EPR 效应的潜在益处。因此,纳米粒大小的选择涉及在血管内延长循环和改善肿瘤实质穿透性之间寻找平衡。为了解决这一困境,研究人员已经开发出具有由内源性刺激和高浓度基质金属蛋白酶或外部刺激(如光触发大小)切换特性的纳米药物[83],这些纳米药物具有合适的物理化学性质,有利于血液循环和肿瘤聚集,同时在肿瘤部位切换成小颗粒以提高肿瘤的穿透性。

(三)纳米粒的形状

除了尺寸和表面特性外,纳米粒的形状最近被认为是影响循环时间、生物分布、细胞摄取及抗癌药物传递靶向性的关键因素[84]。大多数抗癌药物的纳米载体都被设计成球形,而相比之下,病毒和细菌则以不同的形状存在,如细丝或圆柱体[85,86]。重要的是,病毒和细菌进化成非球形,提高了逃避免疫反应的能力[87],越来越多的人认识到,纳米医学设计应该向自然生物系统学习,非球形的纳米粒可能明显优于类似大小的纳米球。药物输送系统已被提出通过在球形胶束内掺入药物来延长抗癌药物的循环时间。通常,亲水性的 PEG 被固定在胶束表面以赋予隐形特性,从而增加循环时间[88]。在很多研究中,因为制造容易,纳米载体被设计成球状,限制了有关纳米粒形状对生物循环影响的信息[89]。Geng 等已经通过显示软丝或蠕虫状胶束在小鼠或大鼠体内持续循环时间约为 1 周,证明了纳米粒形状的重要性[90]。细丝胶束在人体内的循环时间估计为 1 个月[91]。聚合物细丝胶束可以通过溶剂蒸发和自组装过程形成,产生的纳米粒直径为 22~60 nm,由聚合物分子量调节,轮廓长度通过纳米孔过滤器反复挤出控制。Dalhaimer 等报道的细丝胶束、具有亲水性 PEG 蛋白冠和疏水核心的惰性聚乙烯或可生物降解的聚己内酯,与细丝胶束相比,以相同剂量注射的 PEG 化球形隐形囊泡(与细丝胶束具有相同的表面特征)在 2 天内就被清除,从而牢固地建立了纳米粒的形状和循环时间之间的强烈相关性[92]。

除了循环时间,药物或药物载体的生物分布是决定抗肿瘤药物输送效果的关键因素。为了最大限度地提高治疗指数,细胞毒性药物需要以最小的系统生物分布输送到生物靶点。虽然众所周知球形纳米粒在负责清除的器官(即肝、脾和肾)中积聚,但在小鼠异种移植瘤中发现了异常高浓度的丝状胶束;在静脉(尾静脉)给药后仅 10 min,近红外荧光素(near-infrared fluorescence, NIRF)标记的丝状胶束就可以进入异种移植瘤小鼠体内;与之形成对比的是,NIRF 标记的丝状胶束在肿瘤中有很强的荧光信号,而全身荧光信号相对较弱,当 NIRF 标记的丝状胶束在小鼠模型的血管中循环时,在大脑中几乎没有发现荧光信号,这表明丝状胶束不能越过血脑屏障[89]。丝状胶束在肿瘤部位的大量积累这种说法被其他研究所证实,这些研究表明,柱状胶束的被吞噬能力较低,细丝胶束通过纳米孔凝胶(即组织模型)深度渗透,棒状病毒纳米粒迅速扩散到组织中[93]。最近的一项研究还报道,高达 30% 的注射剂量的马铃薯病毒 X(一种丝状植物病毒),在皮下移植瘤组织(人结肠癌 HT－29 和脑癌 Gli36D5)中保留了几天,肿瘤中积累了高浓度的柱状纳米粒,在减少给药剂量和提高抗癌药物疗效方面有很大的应用前景。有人提出,肿瘤靶向聚集的丝状胶束可以直接归因于形状[94];有人假设,由于流体动力流动效应,丝状胶束在健康器官或组织中的积累有限;然而,它们能够绕过障碍物,通过微小的渗漏血管进入肿瘤。相同体积的球形纳米粒必须变形才能通过小的管状孔进入肿瘤,这一假设已经在线形及环状聚合物的研究和球形结构上的线形构象的比较中得到了验证[95]。已经在许多其他圆柱形纳米材料中观察到肿瘤靶向性。例如,与精氨酸-甘氨酸-天冬氨酸肽相连的 PEG 化的碳纳米管在小鼠异种移植瘤中的蓄积量是未包被的碳纳米管的 12 倍,并在 72 h 内保持高浓度。值得注意的是,未功能化的碳纳米管最初定位于肿瘤内,然后在给药后 20 min 迅速代谢。纳米粒的形状也会影响细胞的摄取效率,在体内,由于流体的剪切作用,长的蠕虫状胶束很难被巨噬细胞摄取。

三、纳米药物在癌症疾病中的应用

(一)乳腺癌

乳腺癌是癌症相关死亡的第二大原因[96],三阴性乳腺癌(triple negative

breast cancer，TNBC)是一种复发率高、转移率高的复杂类型乳腺癌，在全世界年轻女性中，15%～20%的乳腺癌相关死亡归因于 TNBC 及环境毒物，如工业化学品、烟草烟雾和食品添加剂会增加 TNBC 的风险；遗传突变的种族差异也影响 TNBC 的发生，如与欧洲人相比，非洲血统的美国妇女发生 TNBC 的风险更高。多柔比星、紫杉醇、多西紫杉醇、卡铂和卡培他滨是治疗 TNBC 的常用化疗药物。然而，化疗耐药和非靶向副作用(如骨髓毒性、粒细胞减少、恶心和胃肠道损害)是这些药物治疗相关的一些重要限制。有研究考察了苯硼酸修饰氯硝柳胺固体脂质纳米(PBA－Niclo－SLN)对 TNBC 的主动靶向作用，以 PBA 结合硬脂胺(PBSA)为脂质，采用乳化-溶剂挥发法制备 PBA－Niclo－SLN，研究了 PBA－Niclo－SLN 在 TNBC(MDAMB231)细胞和荷瘤小鼠体内的药物摄取和抗癌倾向，结果表明 PBA－Niclo－SLN 制剂通过诱导 G_0/G_1 期阻滞和细胞凋亡，具有更强的抗肿瘤作用[97]。此外，PBA－Niclo－SLN 还能有效抑制 STAT3、CD44[+]/CD24[-]TNBC 干细胞亚群、上皮-间质转化标志物的表达，而且 PBA－Niclo－SLN 选择性地聚集在肿瘤消退较明显的肿瘤部位，提高了 TNBC 荷瘤小鼠的存活率。

（二）肺癌

非小细胞肺癌约占所有已诊断的肺部恶性肿瘤的 85%[98]，许多肺癌患者是在疾病的晚期被诊断出来的，导致五年生存率仅为 15%[99]。化疗和放疗及两者的组合，都被用来试图减少肿瘤质量和阻止疾病的进展。然而，化疗药物会损害健康组织，导致全身毒性和不良反应，此外，它们极大地限制了抗癌药物的最大耐受量，从而限制了它们的治疗效果，已知过量摄取表没食子儿茶素没食子酸酯(epigallocatechin gallate，EGCG)会对人体造成多种不良影响，包括肝炎[100]。基于这些发现，临床上使用 EGCG 作为抗肿瘤药物应该考虑如何将 EGCG 输送到正确的靶部位，并保持适当的细胞液水平。纳米粒作为药物载体，具有独特的物理性质，如较高的组织渗透性、胶体稳定性和药物生物利用度，以及相对较低的成本，有研究采用 O/W 型乳化液溶剂挥发法制备 EGCG 的 PLGA 纳米粒，并系统评价了 EGCG 纳米粒的性质、包封率和体外释药性能，比较游离 EGCG 和 EGCG 纳米粒的细胞摄取、细胞毒性及制剂对细胞凋亡的影响，结果表明制备的 EGCG 纳米粒在临床前异种移植患者来源的肿瘤模型(PDX 模型)中比游离 EGCG 更有效地抑制肺癌生长，降低不良反应[101]。

(三) 胰腺癌

胰腺癌是所有人类癌症中病死率最高的。尽管胰腺癌治疗最近取得了进展,但由于胰腺癌具有高度侵袭性,预后差,五年生存率不到 5%,改进治疗方法至关重要。吉西他滨是核苷脱氧胞苷的类似物,用两个氟原子取代 2′ 位的两个氢原子,用于治疗实体肿瘤,包括胰腺癌、结直肠癌和卵巢癌,它的疗效受到高清除率、低生物利用度和血浆胞苷脱氨酶快速代谢的限制,胞苷脱氨酶将其转化为失活的代谢物 2′,2′-二氟脱氧尿苷(2′,2′- difluoro - deoxyuridine, DFdU)[4,5]。DFdU 的亲水性使其依赖于核苷转运体,如人平衡核苷转运体 1(human equilibrative nucleoside transporter 1, hENT1),可能会使胰腺癌患者受到损害,导致细胞摄取减少[6],以弥补细胞摄取的减少。这些缺点加速了探索改进药物输送策略的必要性。例如,使用纳米粒对前体药物进行修饰,合成了含有油基、亚油基和植酸基链的吉西他滨前药两亲化合物。用偏光显微镜和同步加速器小角 X 射线散射(SSAXS)研究了这些两亲化合物的自组装和溶致中间相行为,该组装体形成了液晶反立方中间相,将该前药与磷脂和胆固醇结合形成仿生-脂质前药纳米粒(Gem - LpNP),经 SSAXS 和低温透射电镜(Cryo - TEM)证实为脂质体,Gem - LpNP 对几种胰腺癌细胞株的体外毒性试验表明,Gem - LpNP 的毒性低于 Gem,而且,在细胞来源的胰腺癌小鼠模型中,Gem - LpNP 显示出比 Gem 更强的肿瘤生长抑制作用,使用剂量为临床剂量的一小部分(<6%),并且没有任何全身毒性,Gem - LpNP 制备简单、疗效高、毒性低,是一种很有前途的治疗胰腺癌的新型纳米药物。

(四) 胃癌

胃癌在世界恶性肿瘤发病率中排名第四,是第二大致死原因。近年来,胃癌发病年龄降低,发病率上升。化疗是胃癌的主要治疗方式,毒性大。事实上,患者在综合治疗后的五年生存率为 25%~30%[102],在此背景下,能够治疗恶性肿瘤,延长生存期和提高生活质量的新策略就是靶向治疗。NLC 是在固体脂质纳米粒(solid lipid nanoparticles, SLN)的基础上发展起来的新一代低毒、生物相容性好的给药系统[103],紫杉醇是一种二萜生物碱,是一种天然抗癌药物,广泛应用于肿瘤的治疗,但是,紫杉醇具有胃肠道毒性、过敏反应、心脏毒性、耐药性等副作用,以及释放速率差、药物渗漏、毒性大、原料成本高、抗药性差、亲脂性或生物利用度差等因素限制了临床应用。基于这些发现和问题,有研究制备了负载紫杉醇的胃癌多肽 GX1 修饰的 NLC,紫杉醇的负载采用乳化溶剂挥发法,并研究其抗胃癌活性,对其进行了表征,进行体外细胞毒性、细胞抑制和摄取实验,并用荷瘤裸鼠观察 GX1-PTX-NLC 的体内抗肿瘤活性和毒副作用。体外研究表明,GX1 修饰 NLC 可促进 Co-HUVEC 细胞摄取紫杉醇,此外,GX1-PTX-NLC 对 GES-1 细胞的细胞毒性最小,与紫杉醇和 PTX-NLC 相比,GX1-PTX-NLC 对裸鼠肿瘤生长有明显的抑制作用,裸鼠体重实验结果表明,两种纳米粒对裸鼠的副作用均低于紫杉醇,以上结果表明,负载紫杉醇的胃癌血管靶向肽 GX1 修饰的 NLC 是一种潜在有效的胃癌治疗剂型[104]。

（五）宫颈癌

宫颈癌是起源于子宫颈的女性生殖系统的癌症,它是女性癌症的第四大病因,仅次于乳腺癌、肺癌和结肠直肠癌。宫颈癌通常是鳞状细胞癌,由 HPV 16 型和 18 型感染引起。子宫颈、输卵管、子宫体和阴道的上 1/3 都来自副肾管,子宫颈是女性子宫最下面的圆柱形部分,长度约 2.5 cm,子宫颈的内部腔称为子宫颈管,子宫颈管在上面通过内孔与子宫腔相通,在下面通过外孔与阴道相通,子宫颈的下半部分伸入阴道前壁,阴道前壁将子宫颈分为子宫颈阴道上部和子宫颈阴道部,阴道上部向前与膀胱相邻,向后与直肠阴道囊（含肠）和直肠相邻,两侧与嵌在腹侧的输尿管和子宫动脉相邻,子宫颈阴道部和阴道之间的空隙形成了阴道穹窿,子宫颈主要由纤维弹性结缔组织组成,可分为子宫颈内、子宫颈转化区和子宫颈外,子宫颈内由单层柱状上皮组成,可产生黏液,子宫颈外由非角化的复层扁平上皮组成,子宫颈转化区或鳞状尺交界处是子宫颈内柱状上皮向外鳞状上皮转变的区域,宫颈癌大多起源于此区域。顺铂广泛应用于宫颈癌的放化疗（CRT）,然而,顺铂存在严重的全身副作用,其治疗效果也往往受到耐药性的影响,这与细胞内含硫物种［尤其是谷胱甘肽（GSH）］和依赖于三磷酸腺苷（ATP）的谷胱甘肽 S-共轭泵的升高密切相关。构建安全、氧化还原敏感、二硫键密度高、载药量高（可达 16.50%Pt 甚至更高）的纳米敏化剂是克服顺铂耐药性、提高 CRT 效率的有效途径,有研究优化了含有顺铂的纳米粒（简称 SSCV5 纳米粒）,该纳米粒具有中等铂负载量（7.62% Pt）和中等尺寸（C.A.40 nm）,用于进一步的生物学评价。与游离顺铂相比,SSCV5 纳米粒可以在顺铂耐药细胞（Hela-CDDP）内转运和释放更多的药物,SSCV5 纳米粒在清除谷胱甘肽和线粒体损伤的协同作用下,易逆转顺铂耐药性,此外,SSCV5 纳米粒细胞核 DNA 结合铂含量较高,不仅导致 HeLa - CDDP 细胞 DNA 损伤和凋亡,而且使其对 X 射线辐射敏感。体内安全性和有效性实验结果表明,SSCV5 纳米粒在肿瘤内有效蓄积,抑制了顺铂耐药异种移植模型的生长,同时减轻了顺铂的严重副作用(单次注射最大耐受量大于 20 mg/kg 体重)。外源性辐射的干预进一步提高了 SSCV5 纳米粒的抗癌效果,使肿瘤体积缩小,从而使这种安全、简便的纳米增敏剂用于宫颈癌新辅助 CRT 前程远大[105]。

除以上实例,纳米药物在卵巢癌、皮肤癌、淋巴癌等癌症中有着广泛的研究与应用。此外,Xu 等[106]用一种可注射纳米粒发生器(iNPG),克服了癌症药物输送的多种生物障碍。iNPG 是一种盘状微米大小的颗粒,可以装载化疗药物。通过 pH 敏感的可裂解接头将多柔比星偶联到聚 L-谷氨酸上,并将聚合药物(pDOX)装载到 iNPG 中组装成 iNPG - pDOX,一旦从 iNPG 释放出来,pDOX 就会在水溶液中自发形成纳米级的颗粒。静脉注射 iNPG - pDOX 由于自然的趋向性和增强的血管动力学在肿瘤处蓄积,并释放被肿瘤细胞内化的 pDOX 纳米粒,在细胞内,pDOX 纳米粒被运送到核周区域,并被切割成多柔比星,从而避免了药物外排泵的排泄。与其单独成分或目前的治疗配方相比,iNPG - pDOX 在 MDA - MB - 231 和 4T1 小鼠转移性乳腺癌模型中显示出更高的疗效,包括对 40%~50% 的治疗小鼠进行功能性治疗。纳米探针是近年来治疗肿瘤的新技术,肿瘤的靶向治疗需要将纳米探针靶向输送到肿瘤组织。传统的纳米探针已经通过装载不同的化疗药物、基因、光敏剂、声敏剂等,分别实现了对肿瘤细胞的化疗、基因治疗、光动力治疗、光热治疗及声动力治疗。但仅凭一种治疗方式往往不能获得令人满意的效果,现如今联合治疗策略,包括化疗药物与光动力治疗、化疗药物与光热治疗及多种光敏剂的联合靶向治疗等均使治疗效果明显增强。但是,传统的纳米探针靶向性欠佳,体内循环时间短仍是医学难题。因此,由活体动物细胞构建的细胞膜仿生纳米探针近年来成为研究热点。首先,各种细胞膜包裹纳米探针均可进一步提高传统纳米粒的稳定性,同时减少活体内 RES 系统对纳米粒的吞噬作用,延长纳米粒在体内的循环时间,增强靶向作用;其次,不同的细胞膜包裹在不同的纳米探针表面可以赋予纳米探针不同的特性,这种仿生设计策略可极大地增强当前纳米粒的功能。例如,癌细胞仿生纳米探针对肿瘤细胞的亲和力增加,结合时间延长。红细胞膜仿生纳米探针在体内循环时间更长,并可充分发挥其携氧功能,缓解肿瘤组织缺氧。血小板和免疫细胞仿生纳米探针凭借其与循环血液中肿瘤细胞的相互识别与作用,对转移性肿瘤表现出明显治疗效果,骨髓间充质干细胞膜仿生纳米探针可以结合不同阶段的癌细胞,可能对肿瘤的早期诊断和治疗提供帮助[107]。

第四节　纳米药物降低毒性的作用

纳米药物治疗疾病的一大优势就是可以降低药物对人体的毒性,从本质上说,纳米粒可以通过改善药物在病变组织中的积累,从而降低达到治疗效果所需的剂量,进而产生较少的副作用。例如,植物化学物质普遍具有较低的水溶性、稳定性、生物利用度和靶点特异性,当大剂量使用时出现的副作用和毒性,限制了它们的临床应用。植物化学物质可以被包裹到纳米粒中,以增加它们的稳定性和的溶解性,提高它们的生物利用度,保护它们不会在体内过早降解,延长它们的循环时间,并且降低了毒性。叶黄素可以有效地输送到靶视网膜组织,但由于其极性,对光、热和溶解性的敏感性,肠道摄取仍然是一个主要的挑战,为了克服这些限制,有研究制备了壳聚糖海藻酸钠-油酸基的叶黄素(LNC)纳米载体,并进行了体内安全性试验,LNC(0.1 mg/kg 体重、1 mg/kg 体重、10 mg/kg 体重和 100 mg/kg 体重)的急性毒性试验表明,LNC 的 LD_{50} 大于 100 mg/kg 体重,在亚急性毒性实验中,LNC(1 mg/kg 体重和 10 mg/kg 体重)不会造成大鼠死亡,形态学和临床无明显改变,组织学、血液学和尿液及血浆生化分析证实,与对照组相比,LNC 没有毒性,餐后血浆和组织(视网膜)中叶黄素水平较高,可见 LNC 中的叶黄素具有更高的生物利用度,并且较为安全。此外,有一些纳米粒被设计用来释放结合的细胞毒药物,以响应肿瘤微环境的特殊化学条件,如酸中毒或缺氧[108],在小鼠乳腺癌模型中,肿瘤相关巨噬细胞的极化及 CD8$^+$ T 细胞的募集和激活对微环境具有一定的影响[109],CD8$^+$ T 细胞在肿瘤中的浸润与各类型肿瘤预后较好有关。不幸的是,血管正常化并不容易在临床环境中应用,因为它是一种短暂的状态,并被称为正常化窗口,持续 1~2 天,在此期间,抗肿瘤药物的细胞毒作用明显增强,因此,调整抗肿瘤药物治疗的时机以利用这一血管正常化窗口变得至关重要,在纳米医学领域,也有人试图设计颗粒来促进肿瘤血管的正常化,一种方法是用于通过 EPR 效应在肿瘤中提供人重组内皮抑素(RhES)的金纳米粒,以促进瞬时血管正常化和提高抗肿瘤治疗效果[110]。另一种方法是在同一纳米药物配方中结合抗血管生成治疗药物。细胞毒性药物紫杉醇被装载到由低分子肝素和吉西他滨等抗血管生成剂制成的脂质衍生物结合物（LGC）中，以同时恢复肿瘤血管和输送细胞毒性药物[111]，尽管在临床前水平上取得了令人振奋的结果，但这些纳米药物没有临床经验。几十年的研究只产生了目前在临床使用的几种抗癌纳米药物[112]，一些制剂是缺氧限制药物，如用于治疗肉瘤的蒽环类化疗药物脂质体柔红霉素，以及用于治疗胰腺癌的拓扑异构酶Ⅰ抑制剂或脂质体伊立替康，这些纳米药物改善了药物的安全性。

第五节　纳米药物毒理学

除了纳米药物降低原料药的毒性以外，纳米药物本身的安全性也引起了国内外学者的关注，纳米毒理学这个术语直到最近20年才开始引起人们的兴趣[113]，从那时起，这一领域取得了许多进展，两个重要因素导致了这一科学分支的迅速发展[114]。第一，多样化纳米材料的大规模生产和具有良好的物理及化学特性的新型纳米材料的开发取得显著进展[115]；第二，基于不断改进的纳米材料（nanomaterials，NM）的许多研究促进了物理、化学和生物工程的研究，导致了纳米科学及其应用的新的跨学科进展。例如，纳米材料在生物应用方面取得了巨大的进展。纳米医学和纳米毒理学是严格联系在一起的，因为两者都可以探索相同的机制并影响相同的代谢途径[116]，考虑到新的纳米材料可能表现出特定的毒性，有必要总结和重新评估不断积累的数据，从而确保安全性，目前纳米毒理学研究的发展令人惊讶，主要是在生物领域[117]，纳米毒理学已经成为毒理学和纳米材料交界处的一门分支学科。由于其极小的尺寸和大的表面积与体积比，纳米材料与其较大的等价物相比具有不同的性质，这可能使其能够与细胞和组织发生不可预测的相互作用，纳米毒理学倾向于强调纳米材料与不同生物系统（细胞、组织和活体）之间可能存在的毒性相互作用。近几年的研究表明，纳米材料与环境及与活体细胞的相互作用是高度复杂的，然而，还没有揭示纳米材料的性质（物理化学和形态学）如何影响这些相互作用。纳米材料的形态和理化性质对其与生物细胞的相互作用有很大影响，并可能影响其毒性。纳米毒理学负责分析纳米材料的毒性效应，特别是材料的大小对纳米材料的毒性起着重要作用。纳米毒理学的概念是基于不同的参数,如尺寸、比表面积、形貌、组成、表面化学、团聚/聚集现象等,事实上,所有这些参数都对纳米粒剂量的确定及对其毒性的准确评估有着至关重要的影响。然而,如果没有体外和体内试验,无法确定有毒纳米材料的最大暴露值,毒性测试可以在细胞培养(体外)和活体生物体(如鱼、小鼠或大鼠)中进行,有几种标准化的毒理学试验可用于评估化学物质的生物反应,但纳米粒的毒性评估还没有标准化,这给关于被测试成分的毒性的结果的比较带来了许多困难。大多数纳米材料的毒性测试都是在体外进行的,使用的是从身体不同部位(如,脑、肺、心脏、皮肤和肝)提取的哺乳动物细胞的培养物。虽然体外试验比体内试验便宜,而且可能在较短的时间内得到结果,但仅基于体外试验不可能推断纳米材料与人类健康相关的潜在影响,最常用的评估参数是 LC_{50}(即导致50%人口死亡的纳米材料浓度)、对生物体造成显著影响的低浓度(LOEC)和对生物体没有影响的最大浓度(NOEC),此外,动物实验具有优势,其中一个重要的优势是通过 ADME 来评估纳米粒的动力学。

一、纳米药物的生物毒性

(一)纳米药物的分子毒性

一旦进入人体,纳米粒会立即与生物环境相互作用。也就是说,由于纳米粒的高表面自由能,存在于生物流体中的生物分子在颗粒表面形成了一层涂层,这种被称为蛋白冠的涂层由软硬层组成[118],硬层与纳米粒紧密结合,而软层更具动态性。纳米粒的特性可以影响硬蛋白冠的组成[119],已证明硬蛋白冠含有100多种不同的蛋白质。蛋白冠的存在可以极大地改变纳米粒的性质,如形状、大小和电荷[120]。例如,蛋白质的相互作用可以增加或减少纳米粒的尺寸,通常会导致 Zeta 电位的负电势增加[121],除了纳米粒特性的改变外,暴露在纳米粒界面上的内源生物分子也可能经历结构和功能的改变,这样的变化可能会对纳米粒的安全性产生重要影响。以前,已经证明某些纳米粒会引起蛋白质的结构改变,如白蛋白[122]、细胞色素 C[123] 和核糖核酸酶 A[124]。一般来说,纳米粒导致蛋白质展开的能力与颗粒尺寸的增加相关。因此,较大的纳米粒的较低的表面曲率增加了蛋白质相互作用表面,从而导致更多的蛋白质结构变化。不可避免地,构象变化可能会损害蛋白质的功能。例如,转铁蛋白与氧化铁纳米粒的结合被证明不可逆转地改变了这种蛋白质的结构和功能,导致铁提前释放[125]，故静脉注射纳米氧化铁有可能永久损害铁的运输。纳米粒也被发现能引起纤维蛋白原的展开，从而刺激炎症信号通路[126]，还有一个安全问题是纳米粒诱导的蛋白质聚集，当蛋白质紧密聚集在纳米粒表面时可能会发生这种情况。例如，在酸性环境中，纳米粒的存在提高了 β_2-微球蛋白原纤维的形成速率[127]。由于淀粉样蛋白的形成与几种疾病有关，这种纤维聚集物可能会潜在地引起病理情况。然而，目前尚不清楚 β_2-微球蛋白纤颤是否会在体内环境中发生，因为多个蛋白质竞争结合到纳米粒表面，从而降低了相同蛋白质相互密切接触的可能性，虽然蛋白冠可能会引起异常的蛋白质结构，但纳米粒的毒性在蛋白质层的存在下通常会降低[128]。相应地，随着蛋白质涂层密度的增加，毒性降低，这种保护作用的一种解释是，包覆的纳米粒对膜蛋白的亲和力较低，从而保持了细胞膜的完整性[129]。此外，还发现这种蛋白冠可以防止纳米粒诱导的血小板活化和溶血。

（二）纳米药物的细胞毒性

纳米粒还可能通过破坏细胞内的各种膜而引起毒性，当膜的完整性受到损害时，被膜包围的隔间内的内容物可能会泄漏，这种渗漏很可能触发细胞应激，干扰细胞和细胞器的功能。例如，几种纳米粒已被证明会破坏溶酶体膜，如二氧化钛[130]、氧化锌、聚苯乙烯和聚阳离子颗粒。溶酶体损伤的一个主要后果是质子、铁和水解酶的释放，这可能导致氧化应激、内质网应激、线粒体功能障碍和蛋白质聚集[131]。以前，人们认为质子海绵效应是聚阳离子从溶酶体中逸出的主要机制[132]，质子海绵假说假设聚阳离子能够缓冲质子并引发氯离子和水的涌入，从而导致渗透性肿胀和随后的溶酶体破裂。然而，最近的证据表明，渗透压不是溶酶体逃逸的唯一原因。事实上，即使聚阳离子具有最大的质子隔离能力，产生的渗透压也只会使膜的面积扩大 2.3% 左右，这不足以导致溶酶体破裂，细胞膜的扩张可能会使聚阳离子链更容易突出脂质双层，从而在膜上产生孔洞。另一种可能导致纳米粒诱导的溶酶体破坏的机制是 ROS 的产生，因为氧化应激以前已经与溶酶体膜通透性联系在一起，然而，由于大多数纳米粒在内吞作用后被包裹在溶酶体中，它们通常有必要从溶酶体中逃逸，以便在正确的细胞位置发挥治疗活性，因此，在内体逃逸和毒性之间找到平衡是至关重要的。或者说，纳米粒可能会在不损害膜的情况下损害溶酶体的功能。例如，金纳米粒被发现可以使溶酶体隔间碱化，从而导致自噬小体的积累[133]。此外,聚乙烯亚胺(PEI)经常被加入聚合物纳米粒中,被证明会破坏线粒体膜,导致质子泄漏和细胞色素 C 氧化酶活性的抑制[134],从而抑制了电子传递系统的活性和 ATP 的合成,也有可能其他细胞器,如内质网,可能会由于纳米粒暴露而受到破坏。总而言之,纳米粒细胞毒性的一个主要原因是对脂膜的破坏,脂膜起着分隔细胞成分的作用,脂膜完整性的丧失可能会破坏细胞内的动态平衡。另外,有研究者提出,纳米粒诱导毒性的机制是 ROS 的产生,它可以破坏 DNA、蛋白质和脂质。纳米粒可以直接通过催化自由基反应或间接通过干扰细胞内稳态而导致活性氧的形成[135],ROS 的存在会进一步对几个细胞器造成损害,如内质网,氧化锌纳米粒已经证明了这一点。此外,纳米粒诱导的活性氧可以使细胞对其他形式的压力敏感,作为获得性细胞损伤的结果,纳米粒可以诱导不同的程序性细胞死亡途径,包括凋亡、调节性坏死和自噬性细胞死亡,诸如纳米粒大小、剂量、潜伏期和电荷等因素可以影响这些途径中的某一个被激活。然而,不同的细胞死亡途径是紧密联系在一起的,这使得精确定位死亡方式变得困难,不可避免的是,不同的细胞系对纳米粒诱导的细胞死亡也有不同的反应。

(三)纳米药物的组织毒性

由上述纳米粒对细胞和内源性生物分子的损伤可知,纳米药物也会影响整个器官的功能。在文献中有一些纳米粒对组织造成伤害的例子,这种损害可以追溯到纳米粒暴露引发的分子和细胞缺陷。一般来说,受影响最大的器官是纳米粒积聚水平最高的器官,如静脉注射后的肝;碳纳米管在肺部的沉积导致肺部炎症[136]。此外,注射到血液中的带正电的脂质纳米粒被发现会引起肝毒性,这从血液中肝酶的增加可见一斑[137],推测的细胞毒性机制是纳米粒通过 TLR 信号介导的免疫系统激活。纳米粒对肝的毒性很早就引起了人们的注意,如氧化锌纳米粒(球形:95 nm、142 nm、196 nm 和 228 nm)被发现对溴化钾的毒性有保护作用,在先注射单剂量溴化钾,然后持续注射两周的氧化锌纳米粒(球形:20 nm)后,大鼠的肝生化标志物水平显著降低,氧化应激标志物减少,肝结构得到恢复。对乙酰氨基酚是一种常用的止痛药,过量服用对乙酰氨基酚会产生很强的肝毒性,是全球肝衰竭的主要原因之一,其所引起的肝衰竭仅在美国就占所有过量相关急性肝衰竭的 50% 以上,氧化铈纳米粒(球形:4 nm)可促进大鼠部分肝切除或暴露于对乙酰氨基酚后的肝细胞增殖,最终促进损伤后的肝再生。类似地,有人发现纳米银颗粒(3~5 nm)通过减少肝对乙酰氨基酚引起的急性肝毒性具有保护作用;氧化铈纳米粒(三角形、四角形和多面体:24 nm)通过减少氧化应激和肝细胞损失,降低了柔红霉素介导的大鼠肝毒性,纳米硒颗粒(45 nm)口服给予小鼠也能减轻环磷酰胺引起的毒性。这些例子中所应用的纳米粒的内在生化效应可以减弱给药的药理作用。慢性酗酒是肝硬化发展过程中造成严重肝损伤的常见原因,为探讨纳米银对预先存在的酒精性肝损伤的影响,有研究将 HepG2 细胞和 C57BL/6N 小鼠暴露于乙醇和纳米银(球形:10 nm、75 nm 和 110 nm)中,结果表明,纳米银加重了慢性酒精暴露所致的肝毒性,且没有恢复作用,到目前为止,这是唯一一项检测慢性酒精暴露和纳米粒影响的研究,并表明至少有一些纳米粒可能会加剧酒精诱导的肝病[138]。

二、纳米药物的环境毒性

随着纳米产品中工程纳米材料(engineered nanomaterials, ENM)的发明、生产和使用的迅速增加,其偶然、意外或故意释放到环境中和暴露于人类是不可避免的。不同类型的 ENM[如 Ag、CuO、CeO_2、碳纳米管(CNT)、TiO_2、SiO_2等],已经在包括空气、水和土壤在内的各种环境介质中被检测到。同时,目前的废水处理和废物管理设施不具备去除 ENM 并防止其重新进入环境的设备。此外,使用纳米化肥和纳米除草剂可大幅增加作物产量,在农业中使用 ENM将导致大量 ENM 释放到环境中,并可能释放到食物链中。ENM 越来越多地用于生物医学的成像和治疗,如荧光核壳结构的二氧化硅纳米粒、磁性氧化铁纳米粒和金纳米壳已经被 FDA 批准用于临床试验。因此,ENM 对环境和人类的接触正在以一种前所未有的、多样化的方式发生,随着新一代ENM 的合成和引入,这个问题变得更加复杂,尽管纳米环境健康与安全(the environmental, health, and safety, EHS)的研究已经取得了重大进展,但要完全掌握与现有 ENM 相关的潜在影响还有很长的路要走。考虑到纳米 EHS 的环境变化、现实剂量和慢性影响,特别是在引发许多不确定性的潜在致癌方面,纳米 EHS 的影响在很大程度上被忽视了。环境的变化将进一步导致人类的生命健康受到威胁,有关于银纳米粒在妊娠啮齿动物体内的生物分布的研究表明,银能够影响子宫动脉功能,并能穿过胎盘屏障到达胎儿,这些发现表明ENM 可能会影响胎儿的发育,但需要更多的研究来充分了解这种影响[139]。

如上所述,ENM 的暴露往往伴随着共存的环境污染物,这可能会导致 ENM 和污染物的风险都增加。研究发现,由于 ENM 的"特洛伊木马"效应,ENM 可以大大提高某些污染物的生物利用度[140],然而,由于对 ENM 本身的影响了解不完全,ENM 与污染物相互作用产生的毒理学效应在很大程度上被忽视了,随着我们更多地了解 ENM 的特征,未来的研究可能会涉足复杂混合物的影响。以往的研究大多涉及 ENM 暴露后对主要靶组织或器官的直接毒性,今后的工作还应考虑到其对远离主要目标部位的组织和器官的次要影响。此外,还需要进行更多的关联性和流行病学研究,以建立 ENM 暴露对工人健康影响的联系,在这种情况下,纳米 EHS 的研究非常必要,研究人员、行业、政府和其他利益相关者之间仍然需要有效的沟通。

当我们探索纳米材料与生命系统的相互作用,绘制并量化细胞、组织、生物体和种群水平上的变化时,我们正在学习大量关于生物功能及纳米材料功能的知识。因此,纳米安全不仅是纳米材料开发和应用的必要方面,而且是监管的基石,是一个蓬勃发展,创新和令人兴奋的研究领域,它利用化学信息学、系统毒理学和小分子化学方面的发展,并随着分析方法的进步,产生了令人振奋的创新。纳米安全研究人员正在开拓先进的细胞和组织模型的发展,从而加速从动物试验过渡的进程,故在研究纳米药物的毒性与生物安全性问题的时候,不仅要关注到纳米药物降低原料药的毒性作用,同时也要考虑到纳米药物毒理学,兼顾纳米材料对人体及地球环境的毒性。

参考文献

[1] SHETE H K, SELKAR N, Vanage G R, et al. Tamoxifen nanostructured lipid carriers: enhanced *in vivo* antitumor efficacy with reduced adverse drug effects[J]. Int J Pharm, 2014, 468(1 - 2): 1 - 14.

[2] ESTELLA-HERMOSO DE MENDOZA A E H, CAMPANERO M A, LANA H, et al. Complete inhibition of extranodal dissemination of lymphoma by edelfosine-loaded lipid nanoparticles[J]. Nanomedicine (Lond), 2012, 7(5): 679 - 690.

[3] REINEKE J J, CHO D Y, DINGLE Y T, et al. Unique insights into the intestinal absorption, transit, and subsequent biodistribution of polymer-derived microspheres[J]. Proc Natl Acad Sci U S A, 2013, 110(34): 13803 - 13808.

[4] RAINOV N G, DOBBERSTEIN K U, SENA-ESTEVES M, et al. New prodrug activation gene therapy for cancer using cytochrome P450 4B1 and 2-aminoanthracene/4-ipomeanol

[J]. Hum Gene Ther, 1998, 9(9): 1261 - 1273.

[5] LU H, WAXMAN D J. Antitumor activity of methoxymorpholinyl doxorubicin: potentiation by cytochrome P450 3A metabolism[J]. Mol Pharmacol, 2005, 67(1): 212 - 219.

[6] BALDWIN A, HUANG Z, JOUNAIDI Y, et al. Identification of novel enzyme-prodrug combinations for use in cytochrome P450-based gene therapy for cancer[J]. Arch Biochem Biophys, 2003, 409(1): 197 - 206.

[7] MCCARTHY H O, YAKKUNDI A, MCERLANE V, et al. Bioreductive GDEPT using cytochrome P450 3A4 in combination with AQ4N[J]. Cancer Gene Ther, 2003, 10(1): 40 - 48.

[8] MCBRIDE M A, OWEN A M, STOTHERS C L, et al. The metabolic basis of immune dysfunction following sepsis and trauma[J]. Front Immunol, 2020, 11: 1043.

[9] VAN FURTH R, COHN Z A, HIRSCH J G, et al. The mononuclear phagocyte system: a new classification of macrophages, monocytes, and their precursor cells[J]. Bull World Health Organ, 1972, 46(6): 845 - 852.

[10] MORIOKA S, MAUERODER C, RAVICHANDRAN K S. Living on the edge: efferocytosis at the interface of homeostasis and pathology[J]. Immunity, 2019, 50(5): 1149 - 1162.

[11] MURUGAIYAN G, FUJIWARA M, GARO L P. Remyelination-promoting inflammation: novel role for MyD88 signaling in microglia/macrophages[J]. Trends Neurosci, 2020, 43 (7): 455 - 457.

[12] GUILLIAMS M, GINHOUX F, JAKUBZICK C, et al. Dendritic cells, monocytes and macrophages: a unified nomenclature based on ontogeny[J]. Nat Rev Immunol, 2014, 14 (8): 571 - 578.

[13] ALVAREZ-DOMINGUEZ J R, ZHANG X, HU W. Widespread and dynamic translational control of red blood cell development[J]. Blood, 2017, 129(5): 619 - 629.

[14] POULIN L F, CHAMAILLARD M. The battlefield in the war against attaching-and-effacing bacterial pathogens: monocytes, macrophages and dendritic cells in action [J]. Vet Microbiol, 2017, 202: 47 - 51.

[15] GEISSMANN F, JUNG S, LITTMAN D R. Blood monocytes consist of two principal subsets with distinct migratory properties[J]. Immunity, 2003, 19(1): 71 - 82.

[16] MILENKOVIC V M, STANTON E H, NOTHDURFTER C, et al. The role of chemokines in the pathophysiology of major depressive disorder[J]. Int J Mol Sci, 2019, 20(9): 2283.

[17] KONG Y, JANSSEN B J, MALINAUSKAS T, et al. Structural basis for plexin activation and regulation[J]. Neuron, 2016, 91(3): 548 - 560.

[18] WANG J, KUBES P A reservoir of mature cavity macrophages that can rapidly invade visceral organs to affect tissue repair[J]. Cell, 2016, 165(3): 668 - 678.

[19] SWIRSKI F K, NAHRENDORF M, ETZRODT M, et al. Identification of splenic reservoir monocytes and their deployment to inflammatory sites[J]. Science, 2009, 325(5940): 612 - 616.

［20］ VALENTIN A, VON GEGERFELT A, MATSUDA S, et al. *In vitro* maturation of mononuclear phagocytes and susceptibility to HIV－1 infection［J］. J Acquir Immune Defic Syndr（1988）, 1991, 4（8）: 751－759.

［21］ BORASCHI D, ITALIANI P, PALOMBA R, et al. Nanoparticles and innate immunity: new perspectives on host defence［J］. Semin Immunol, 2017, 34: 33－51.

［22］ ZHAO Y, ZOU W, DU J, et al. The origins and homeostasis of monocytes and tissue-resident macrophages in physiological situation［J］. J Cell Physiol, 2018, 233（10）: 6425－6439.

［23］ GUSTAFSON H H, HOLT-CASPER D, GRAINGER D W, et al. Nanoparticle uptake: the phagocyte problem［J］. Nano Today, 2015, 10（4）: 487－510.

［24］ FOROOZANDEH P, AZIZ A A. Insight into cellular uptake and intracellular trafficking of nanoparticles［J］. Nanoscale Res Lett, 2018, 13（1）: 339.

［25］ KUMARI S, MG S, MAYOR S. Endocytosis unplugged: multiple ways to enter the cell ［J］. Cell Res, 2010, 20（3）: 256－275.

［26］ CONNER S D, SCHMID S L. Regulated portals of entry into the cell［J］. Nature, 2003, 422（6927）: 37－44.

［27］ MEDZHITOV R. Approaching the asymptote: 20 years later［J］. Immunity, 2009, 30（6）: 766－775.

［28］ SILVA A L, PERES C, CONNIOT J, et al. Nanoparticle impact on innate immune cell pattern-recognition receptors and inflammasomes activation［J］. Semin Immunol, 2017, 34: 3－24.

［29］ POMBO GARCIA K, ZARSCHLER K, BARBARO L, et al. Zwitterionic-coated "stealth" nanoparticles for biomedical applications: recent advances in countering biomolecular corona formation and uptake by the mononuclear phagocyte system［J］. Small, 2014, 10 （13）: 2516－2529.

［30］ VOGT C, PERNEMALM M, KOHONEN P, et al. Proteomics analysis reveals distinct corona composition on magnetic nanoparticles with different surface coatings: implications for interactions with primary human macrophages［J］. PLoS One, 2015, 10（10）: e0129008.

［31］ NIMMERJAHN F, RAVETCH J V. Divergent immunoglobuling subclass activity through selective Fc receptor binding［J］. Science, 2005, 310（5753）: 1510－1512.

［32］ SUK J S, XU Q, KIM N, et al. PEGylation as a strategy for improving nanoparticle-based drug and gene delivery［J］. Adv Drug Deliv Rev, 2016, 99（Pt A）: 28－51.

［33］ CHAMPION J A, MITRAGOTRI S. Role of target geometry in phagocytosis［J］. Proc Natl Acad Sci USA, 2006, 103（13）: 4930－4934.

［34］ BLANCO E, SHEN H, FERRARI M. Principles of nanoparticle design for overcoming biological barriers to drug delivery［J］. Nat Biotechnol, 2015, 33（9）: 941－951.

［35］ DACOBA T G, OLIVERA A, TORRES D, et al. Modulating the immune system through nanotechnology[J]. Semin Immunol, 2017, 34: 78 – 102.

[36] GUTJAHR A, PHELIP C, COOLEN A L, et al. Biodegradable polymeric nanoparticles-based vaccine adjuvants for lymph nodes targeting[J]. Vaccines (Basel), 2016, 4(4): 34.

[37] LIYANAGE P Y, HETTIARACHCHI S D, ZHOU Y, et al. Nanoparticle-mediated targeted drug delivery for breast cancer treatment[J]. Biochim Biophys Acta Rev Cancer, 2019, 1871(2): 419 – 433.

[38] SOUTO E B, SOUTO S B, CAMPOS J R, et al. Nanoparticle delivery systems in the treatment of diabetes complications[J]. Molecules, 2019, 24(23): 4209.

[39] CLARK A J, DAVIS M E. Increased brain uptake of targeted nanoparticles by adding an acid-cleavable linkage between transferrin and the nanoparticle core[J]. Proc Natl Acad Sci U S A, 2015, 112(40): 12486 – 12491.

[40] COX A, ANDREOZZI P, DAL MAGRO R, et al. Evolution of nanoparticle protein corona across the blood-brain barrier[J]. ACS Nano, 2018, 12(7): 7292 – 7300.

[41] AVVAKUMOVA S, COLOMBO M, TORTORA P, et al. Biotechnological approaches toward nanoparticle biofunctionalization[J]. Trends Biotechnol, 2014, 32(1): 11 – 20.

[42] GOUVEIA V M, LIMA S A, NUNES C, et al. Non-biologic nanodelivery therapies for rheumatoid arthritis[J]. J Biomed Nanotechnol, 2015, 11(10): 1701 – 1721.

[43] LI P, ZHENG Y, CHEN X. Drugs for autoimmune inflammatory diseases: from small molecule compounds to anti-TNF biologics[J]. Front Pharmacol, 2017, 8: 460.

[44] NG S C, SHI H Y, HAMIDI N, et al. Worldwide incidence and prevalence of inflammatory bowel disease in the 21st century: a systematic review of population-based studies[J]. Lancet, 2017, 390(10114): 2769 – 2778.

[45] UDALOVA I A, MANTOVANI A, FELDMANN M. Macrophage heterogeneity in the context of rheumatoid arthritis[J]. Nat Rev Rheumatol, 2016, 12(8): 472 – 485.

[46] ROSTAMZADEH D, RAZAVI S R, ESMAEILI S, et al. Application of nanoparticle technology in the treatment of systemic lupus erythematous[J]. Biomed Pharmacother, 2016, 83: 1154 – 1163.

[47] MOON J S. Clinical aspects and treatments for pediatric inflammatory bowel diseases[J]. Pediatr Gastroenterol Hepatol Nutr, 2019, 22(1): 50 – 56.

[48] PROSPERI D, COLOMBO M, ZANONI I, et al. Drug nanocarriers to treat autoimmunity and chronic inflammatory diseases[J]. Semin Immunol, 2017, 34: 61 – 67.

[49] SIVANATHAN V, TONTINI G E, MOHLER M, et al. Advanced endoscopic imaging for diagnosis of inflammatory bowel diseases: present and future perspectives[J]. Dig Endosc, 2018, 30(4): 441 – 448.

[50] VISCIDO A, CAPANNOLO A, LATELLA G, et al. Nanotechnology in the treatment of inflammatory bowel diseases[J]. J Crohns Colitis, 2014, 8(9): 903 – 918.

[51] SINDHWANI S, SYED A M, NGAI J, et al. The entry of nanoparticles into solid tumours [J]. Nat Mater, 2020, 19(5): 566 – 575.

［52］ NEL A, RUOSLAHTI E, MENG H. New insights into "permeability" as in the enhanced permeability and retention effect of cancer nanotherapeutics［J］. ACS Nano, 2017, 11 (10): 9567 – 9569.

［53］ CHAN W C W. Nanomedicine 2.0［J］. Acc Chem Res, 2017, 50(3): 627 – 632.

［54］ NAGY J A, FENG D, VASILE E, et al. Permeability properties of tumor surrogate blood vessels induced by VEGF-A［J］. Lab Invest, 2006, 86(8): 767 – 780.

［55］ FENG D, NAGY J A, HIPP J, et al. Reinterpretation of endothelial cell gaps induced by vasoactive mediators in guinea-pig, mouse and rat: many are transcellular pores［J］. J Physiol, 1997, 504(Pt 3)(Pt 3): 747 – 761.

［56］ THURSTON G, MCLEAN J W, RIZEN M, et al. Cationic liposomes target angiogenic endothelial cells in tumors and chronic inflammation in mice［J］. J Clin Invest, 1998, 101 (7): 1401 – 1413.

［57］ TKACHENKO E, TSE D, SIDELEVA O, et al. Caveolae, fenestrae and transendothelial channels retain PV1 on the surface of endothelial cells［J］. PLoS One, 2012, 7(3): e32655.

［58］ OH J Y, KIM H S, PALANIKUMAR L, et al. Cloaking nanoparticles with protein corona shield for targeted drug delivery［J］. Nat Commun, 2018, 9(1): 4548.

［59］ CEDERVALL T, LYNCH I, LINDMAN S, et al. Understanding the nanoparticle-protein corona using methods to quantify exchange rates and affinities of proteins for nanoparticles ［J］. Proc Natl Acad Sci U S A, 2007, 104(7): 2050 – 2055.

［60］ WHITEHEAD K A, LANGER R, ANDERSON D G. Knocking down barriers: advances in siRNA delivery［J］. Nat Rev Drug Discov, 2009, 8(2): 129 – 138.

［61］ SHI J, XIAO Z, KAMALY N, et al. Self-assembled targeted nanoparticles: evolution of technologies and bench to bedside translation［J］. Acc Chem Res, 2011, 44(10): 1123 – 1134.

［62］ GILLERON J, QUERBES W, ZEIGERER A, et al. Image-based analysis of lipid nanoparticle-mediated siRNA delivery, intracellular trafficking and endosomal escape［J］. Nat Biotechnol, 2013, 31(7): 638 – 646.

［63］ XU X, WU J, LIU Y, et al. Ultra-pH-responsive and tumor-penetrating nanoplatform for targeted siRNA delivery with robust anti-cancer efficacy［J］. Angew Chem Int Ed Engl, 2016, 55(25): 7091 – 7094.

［64］ ZHU X, WU J, SHAN W, et al. Polymeric nanoparticles amenable to simultaneous installation of exterior targeting and interior therapeutic proteins［J］. Angew Chem Int Ed Engl, 2016, 55(10): 3309 – 3312.

［65］ MAEDA H. Toward a full understanding of the EPR effect in primary and metastatic tumors as well as issues related to its heterogeneity ［J］. Adv Drug Deliv Rev, 2015, 91: 3 – 6.

［66］ ESPELIN C W, LEONARD S C, GERETTI E, et al. Dual HER2 targeting with trastuzumab and liposomal-encapsulated doxorubicin (MM – 302) demonstrates synergistic antitumor activity in breast and gastric cancer［J］. Cancer Res, 2016, 76(6): 1517 – 1527.

［67］SAHAY G, QUERBES W, ALABI C, et al. Efficiency of siRNA delivery by lipid nanoparticles is limited by endocytic recycling［J］. Nat Biotechnol, 2013, 31(7): 653-658.

［68］CHAUHAN V P, JAIN R K. Strategies for advancing cancer nanomedicine［J］. Nat Mater, 2013, 12(11): 958-962.

［69］SCHULZ M, SALAMERO-BOIX A, NIESEL K, et al. Microenvironmental regulation of tumor progression and therapeutic response in brain metastasis［J］. Front Immunol, 2019, 10: 1713.

［70］PSAILA B, LYDEN D. The metastatic niche: adapting the foreign soil［J］. Nat Rev Cancer, 2009, 9(4): 285-293.

［71］MURPHY E A, MAJETI B K, BARNES L A, et al. Nanoparticle-mediated drug delivery to tumor vasculature suppresses metastasis［J］. Proc Natl Acad Sci U S A, 2008, 105(27): 9343-9348.

［72］DAHLMAN J E, BARNES C, KHAN O, et al. *In vivo* endothelial siRNA delivery using polymeric nanoparticles with low molecular weight［J］. Nat Nanotechnol, 2014, 9(8): 648-655.

［73］MANTOVANI A, SICA A. Macrophages, innate immunity and cancer: balance, tolerance, and diversity［J］. Curr Opin Immunol, 2010, 22(2): 231-237.

［74］ZHU S, NIU M, O'MARY H, et al. Targeting of tumor-associated macrophages made possible by PEG-sheddable, mannose-modified nanoparticles［J］. Mol Pharm, 2013, 10(9): 3525-3530.

［75］SENGUPTA S, EAVARONE D, CAPILA I, et al. Temporal targeting of tumour cells and neovasculature with a nanoscale delivery system［J］. Nature, 2005, 436(7050): 568-572.

［76］KOIZUMI F, KITAGAWA M, NEGISHI T, et al. Novel SN-38-incorporating polymeric micelles, NK012, eradicate vascular endothelial growth factor-secreting bulky tumors［J］. Cancer Res, 2006, 66(20): 10048-10056.

［77］HAMAGUCHI T, MATSUMURA Y, SUZUKI M, et al. NK105, a paclitaxel-incorporating micellar nanoparticle formulation, can extend *in vivo* antitumour activity and reduce the neurotoxicity of paclitaxel［J］. Br J Cancer, 2005, 92(7): 1240-1246.

［78］MURA S, NICOLAS J, COUVREUR P. Stimuli-responsive nanocarriers for drug delivery［J］. Nat Mater, 2013, 12(11): 991-1003.

［79］WANG Y, ZHOU K, HUANG G, et al. A nanoparticle-based strategy for the imaging of a broad range of tumours by nonlinear amplification of microenvironment signals［J］. Nat Mater, 2014, 13(2): 204-212.

［80］ZHOU Y, KOPECEK J. Biological rationale for the design of polymeric anti-cancer nanomedicines［J］. J Drug Target, 2013, 21(1): 1-26.

［81］CABRAL H, MATSUMOTO Y, MIZUNO K, et al. Accumulation of sub-100 nm polymeric micelles in poorly permeable tumours depends on size［J］. Nat Nanotechnol, 2011, 6(12): 815-823.

［82］ALEXIS F, PRIDGEN E, MOLNAR L K, et al. Factors affecting the clearance and biodistribution of polymeric nanoparticles[J]. Mol Pharm, 2008, 5(4): 505 – 515.

[83] JAIN R K, BAXTER L T. Mechanisms of heterogeneous distribution of monoclonal antibodies and other macromolecules in tumors: significance of elevated interstitial pressure [J]. Cancer Res, 1988, 48(24 Pt 1): 7022 – 7032.

[84] CHAMPION J A, KATARE Y K, MITRAGOTRI S. Particle shape: a new design parameter for micro- and nanoscale drug delivery carriers[J]. J Control Release, 2007; 121(1 – 2): 3 – 9.

[85] SIMONE E A, DZIUBLA T D, MUZYKANTOV V R. Polymeric carriers: role of geometry in drug delivery[J]. Expert Opin Drug Deliv, 2008, 5(12): 1283 – 1300.

[86] DOSHI N, MITRAGOTRI S. Macrophages recognize size and shape of their targets[J]. PLoS One, 2010, 5(4): e10051.

[87] JUSTICE S S, HUNSTAD D A, Cegelski L, et al. Morphological plasticity as a bacterial survival strategy[J]. Nat Rev Microbiol, 2008, 6(2): 162 – 168.

[88] BOUZAS V, HALLER T, HOBI N, et al. Nontoxic impact of PEG-coated gold nanospheres on functional pulmonary surfactant-secreting alveolar type II cells[J]. Nanotoxicology, 2014, 8(8): 813 – 823.

[89] CHRISTIAN D A, CAI S, GARBUZENKO O B, et al. Flexible filaments for *in vivo* imaging and delivery: persistent circulation of filomicelles opens the dosage window for sustained tumor shrinkage[J]. Mol Pharm, 2009, 6(5): 1343 – 1352.

[90] GENG Y, DALHAIMER P, CAI S, et al. Shape effects of filaments versus spherical particles in flow and drug delivery[J]. Nat Nanotechnol, 2007, 2(4): 249 – 255.

[91] GABIZON A, SHMEEDA H, BARENHOLZ Y. Pharmacokinetics of pegylated liposomal doxorubicin: review of animal and human studies[J]. Clin Pharmacokinet, 2003, 42(5): 419 – 436.

[92] DALHAIMER P, ENGLER A J, PARTHASARATHY R, et al. Targeted worm micelles [J]. Biomacromolecules, 2004, 5(5): 1714 – 1719.

[93] KIM Y, DALHAIMER P, CHRISTIAN D A, et al. Polymeric worm micelles as nano-carriers for drug delivery[J]. Nanotechnology, 2005, 16(7): S484 – 491.

[94] LEE C C, YOSHIDA M, FRÉCHET J M J, et al. *In vitro* and *in vivo* evaluation of hydrophilic dendronized linear polymers[J]. Bioconjug Chem, 2005, 16(3): 535 – 541.

[95] FOX M E, SZOKA F C, FRÉCHET J M. Soluble polymer carriers for the treatment of cancer: the importance of molecular architecture[J]. Acc Chem Res, 2009, 42(8): 1141 – 1151.

[96] SANCHO-GARNIER H, COLONNA M. Breast cancer epidemiology[J]. Presse Med, 2019, 48(10): 1076 – 1084.

[97] SS PINDIPROLU S K, KRISHNAMURTHY P T, GHANTA V R, et al. Phenyl boronic acid-modified lipid nanocarriers of niclosamide for targeting triple-negative breast cancer [J]. Nanomedicine (Lond), 2020, 15(16): 1551 – 1565.

[98] BREMNES R M, BUSUND L T, KILVAER T L, et al. The Role of tumor-infiltrating lymphocytes in development, progression, and prognosis of non-small cell lung cancer [J]. J Thorac Oncol, 2016, 11(6): 789 – 800.

［99］ CASTELLANOS-RIZALDOS E, GRIMM D G, TADIGOTLA V, et al. Exosome-based detection of EGFR T790M in plasma from non-small cell lung cancer patients［J］. Clin Cancer Res, 2018, 24(12): 2944－2950.

［100］ DANHIER F, ANSORENA E, SILVA J M, et al. PLGA-based nanoparticles: an overview of biomedical applications［J］. J Control Release, 2012, 161(2): 505－522.

［101］ ZHANG L, CHEN W, TU G, et al. Enhanced chemotherapeutic efficacy of PLGA-encapsulated epigallocatechin gallate (EGCG) against human lung cancer［J］. Int J Nanomedicine, 2020, 15: 4417－4429.

［102］ FARRAN B, MULLER S, MONTENEGRO R C. Gastric cancer management: kinases as a target therapy［J］. Clin Exp Pharmacol Physiol, 2017, 44(6): 613－622.

［103］ LEAL T A, ARGENTO A C, BHADRA K, et al. Prognostic performance of proteomic testing in advanced non-small cell lung cancer: a systematic literature review and meta-analysis［J］. Curr Med Res Opin, 2020, 36(9): 1497－1505.

［104］ JIAN Y, ZHAO M, CAO J, et al. A gastric cancer peptide GX1-modified nano-lipid carriers encapsulating paclitaxel: design and evaluation of anti-tumor activity［J］. Drug Des Devel Ther, 2020, 14: 2355－2370.

［105］ LUO K, GUO W, YU Y, et al. Reduction-sensitive platinum (IV)-prodrug nano-sensitizer with an ultra-high drug loading for efficient chemo-radiotherapy of Pt-resistant cervical cancer *in vivo*［J］. J Control Release, 2020, 326: 25－37.

［106］ XU R, ZHANG G, MAI J, et al. An injectable nanoparticle generator enhances delivery of cancer therapeutics［J］. Nat Biotechnol, 2016, 34(4): 414－418.

［107］ 乔斌, 邓黎明, 王志刚. 细胞膜仿生纳米探针在肿瘤靶向治疗中的研究进展［J］. 重庆医科大学学报, 2018, 43(5): 726－729.

［108］ TANG H, ZHAO W, YU J, et al. Recent development of pH-responsive polymers for cancer nanomedicine［J］. Molecules, 2018, 24(1): 4.

［109］ HUANG Y, YUAN J, RIGHI E, et al. Vascular normalizing doses of antiangiogenic treatment reprogram the immunosuppressive tumor microenvironment and enhance immunotherapy［J］. Proc Natl Acad Sci U S A, 2012, 109(43): 17561－17566.

［110］ PAN F, YANG W, LI W, et al. Conjugation of gold nanoparticles and recombinant human endostatin modulates vascular normalization via interruption of anterior gradient 2-mediated angiogenesis［J］. Tumour Biol, 2017, 39(7): 1010428317708547.

［111］ DU S, XIONG H, XU C, et al. Attempts to strengthen and simplify the tumor vascular normalization strategy using tumor vessel normalization promoting nanomedicines［J］. Biomater Sci, 2019, 7(3): 1147－1160.

［112］ PELAZ B, ALEXIOU C, ALVAREZ-PUEBLA R A, et al. Diverse applications of nanomedicine［J］. ACS Nano, 2017, 11(3): 2313－2381.

［113］ LEE S H, JUN B H. Silver nanoparticles: Synthesis and application for nanomedicine［J］. Int J Mol Sci, 2019, 20(4): 865.

[114] JEEVANANDAM J, BARHOUM A, CHAN Y S, et al. Review on nanoparticles and nanostructured materials: history, sources, toxicity and regulations [J]. Beilstein J Nanotechnol, 2018, 9: 1050 - 1074.

[115] SHVEDOVA A, PIETROIUSTI A, KAGAN V. Nanotoxicology ten years later: lights and shadows[J]. Toxicol Appl Pharmacol, 2016, 299: 1 - 2.

[116] OBERDORSTER G. Safety assessment for nanotechnology and nanomedicine: concepts of nanotoxicology[J]. J Intern Med, 2010, 267(1): 89 - 105.

[117] DOKTOROVOVA S, SILVA A M, GAIVAO I, et al. Comet assay reveals no genotoxicity risk of cationic solid lipid nanoparticles[J]. J Appl Toxicol, 2014, 34(4): 395 - 403.

[118] MONOPOLI M P, ABERG C, SALVATI A, et al. Biomolecular coronas provide the biological identity of nanosized materials[J]. Nat Nanotechnol, 2012, 7(12): 779 - 786.

[119] ZHU M, NIE G, MENG H, et al. Physicochemical properties determine nanomaterial cellular uptake, transport, and fate[J]. Acc Chem Res, 2013, 46(3): 622 - 631.

[120] WOLFRAM J, YANG Y, SHEN J, et al. The nano-plasma interface: implications of the protein corona[J]. Colloids Surf B Biointerfaces, 2014, 124: 17 - 24.

[121] TENZER S, DOCTER D, KUHAREV J, et al. Rapid formation of plasma protein corona critically affects nanoparticle pathophysiology[J]. Nat Nanotechnol, 2013, 8(10): 772 - 781.

[122] SHANG L, WANG Y, JIANG J, et al. pH-dependent protein conformational changes in albumin: gold nanoparticle bioconjugates: a spectroscopic study[J]. Langmuir, 2007, 23 (5): 2714 - 2721.

[123] SHANG W, NUFFER J H, MUNIZ-PAPANDREA V A, et al. Cytochrome C on silica nanoparticles: influence of nanoparticle size on protein structure, stability, and activity [J]. Small, 2009, 5(4): 470 - 476.

[124] SHANG W, NUFFER J H, DORDICK J S, et al. Unfolding of ribonuclease A on silica nanoparticle surfaces[J]. Nano Lett, 2007, 7(7): 1991 - 1995.

[125] MAHMOUDI M, SHOKRGOZAR M A, SARDARI S, et al. Irreversible changes in protein conformation due to interaction with superparamagnetic iron oxide nanoparticles [J]. Nanoscale, 2011, 3(3): 1127 - 1138.

[126] DENG Z J, LIANG M, MONTEIRO M, et al. Nanoparticle-induced unfolding of fibrinogen promotes Mac - 1 receptor activation and inflammation[J]. Nat Nanotechnol, 2011, 6(1): 39 - 44.

[127] MA Y, HUANG R, QI W, et al. Fluorescent silicon nanoparticles inhibit the amyloid fibrillation of insulin[J]. J Mater Chem B, 2019, 7(9): 1397 - 1403.

[128] GE C, DU J, ZHAO L, et al. Binding of blood proteins to carbon nanotubes reduces cytotoxicity[J]. Proc Natl Acad Sci U S A, 2011, 108(41): 16968 - 16973.

[129] KURTZ-CHALOT A, VILLIERS C, POURCHEZ J, et al. Impact of silica nanoparticle surface chemistry on protein corona formation and consequential interactions with biological

cells[J]. Mater Sci Eng C Mater Biol Appl, 2017, 75: 16 - 24.

[130] HAMILTON R F, WU N, PORTER D, et al. Particle length-dependent titanium dioxide nanomaterials toxicity and bioactivity[J]. Part Fibre Toxicol, 2009, 6: 35.

[131] STERN S T, ADISESHAIAH P P, CRIST R M. Autophagy and lysosomal dysfunction as emerging mechanisms of nanomaterial toxicity[J]. Part Fibre Toxicol, 2012, 9: 20.

[132] BOUSSIF O, LEZOUALC'H F, ZANTA M A, et al. A versatile vector for gene and oligonucleotide transfer into cells in culture and *in vivo*: polyethylenimine[J]. Proc Natl Acad Sci U S A, 1995, 92(16): 7297 - 7301.

[133] MA X, WU Y, JIN S, et al. Gold nanoparticles induce autophagosome accumulation through size-dependent nanoparticle uptake and lysosome impairment[J]. ACS Nano, 2011, 5(11): 8629 - 8639.

[134] HALL A, LARSEN A K, PARHAMIFAR L, et al. High resolution respirometry analysis of polyethylenimine-mediated mitochondrial energy crisis and cellular stress: mitochondrial proton leak and inhibition of the electron transport system[J]. Biochim Biophys Acta, 2013, 1827(10): 1213 - 1225.

[135] YAN L, GU Z, ZHAO Y. Chemical mechanisms of the toxicological properties of nanomaterials: generation of intracellular reactive oxygen species[J]. Chem Asian J, 2013, 8(10): 2342 - 2353.

[136] WARHEIT D B, LAURENCE B R, REED K L, et al. Comparative pulmonary toxicity assessment of single-wall carbon nanotubes in rats[J]. Toxicol Sci, 2004, 77(1): 117 - 125.

[137] KEDMI R, BEN-ARIE N, PEER D. The systemic toxicity of positively charged lipid nanoparticles and the role of Toll-like receptor 4 in immune activation[J]. Biomaterials, 2010, 31(26): 6867 - 6875.

[138] BOEY A, HO H K. All roads lead to the liver: metal nanoparticles and their implications for liver health[J]. Small, 2020, 16(21): e2000153.

[139] LIU S, XIA T. Continued efforts on nanomaterial-environmental health and safety is critical to maintain sustainable growth of nanoindustry[J]. Small, 2020, 16(21): e2000603.

[140] MAILLARD L, DE LABRIOLLE A, BRASSELET C, et al. Evaluation of the safety and efficacy of the Cobra PzF NanoCoated coronary stent in routine, consecutive, prospective, and high-risk patients: the e-Cobra study[J]. Catheter Cardiovasc Interv, 2021, 98(1): 45 - 54.

第五章

纳米药物的体内代谢

第一节　纳米药物代谢的概念

一、概述

（一）药物代谢的基本概念

药物代谢（metabolism）也称为生物转化（biotransformation），是指药物进入机体以后，经过体内的各种酶及体液环境的作用，发生一系列化学反应，导致药物化学结构发生改变的过程。它反映了机体对外源化合物（xenobiotics）的解毒能力，是药物从体内消除的主要方式之一。代谢被认为是影响药物作用的重要因素之一。

（二）代谢的部位与药理作用

体内各组织对药物均有不同程度的代谢能力，大多数药物主要在肝中发生代谢，也有部分药物代谢发生在肠、肾、肺、脑、眼、胎盘、脾、皮肤和血浆等其他器官。多数药物经代谢后产物极性增大，有利于药物排泄；也有少数药物经代谢后的产物极性减小，不利于药物排泄。药物在体内的代谢与它的药理作用是密切相关的，它的临床意义主要表现在以下几个方面：① 代谢使药物失去活性，即由活性药物转变为无活性的代谢物；② 代谢使药物活性降低，即药物在体内经过代谢以后，其代谢物的活性会明显下降，但是仍然具有一定的药理作用；③ 代谢使药物活性增强，即药物在体内经过代谢以后，药理效应增强；④ 代谢使药理活性激活，即对于那些本身没有药理活性的药物，在代谢后会产生具有药理活性的代谢产物;⑤ 代谢产生毒性代谢物,有些药物在体内经过代谢后会产生毒性物质。

(三) 代谢的方式与代谢酶系

代谢主要有氧化、还原、水解及结合四种方式,前三者属于Ⅰ相反应,是引入官能团的反应过程,包括氧化、还原和水解反应,多数脂溶性药物经过Ⅰ相反应生成极性基团。结合反应属于Ⅱ相反应,是指药物中的极性基团或由Ⅰ相反应生成的代谢产物结构中的极性基团与机体内源性物质(如葡萄糖醛酸、甘氨酸和硫酸等)反应生成结合物的过程,反应后大部分药物失活或失去毒性(解毒),药理活性降低或完全消失,但也有少数药物被活化产生药理活性或毒性。极性增加可以增加药物的水溶性,易由肾脏排出。某些药物经Ⅰ相反应后,生成代谢产物的水溶性已足以使之排泄,则不发生Ⅱ相反应。也有的药物只进行结合反应,然后由肾脏排泄。当然也有不少药物不经代谢以原型排泄。

药物代谢酶参与各种化学物质在体内的生物转化,大部分药物在体内经过酶的催化作用发生结构和理化性质的变化。这一过程主要发生在肝或其他组织、器官的细胞内质网。滑面内质网中含有丰富的药物代谢酶,体外匀浆时内质网破裂形成的碎片称为微粒体。微粒体酶存在于肝、肺、肾、小肠等部位,其中肝中的微粒体酶活性最强,被称为肝微粒体酶。代谢酶按催化反应类型可分为Ⅰ相代谢酶,包括细胞色素 P450(cytochrome P450, CYP450)酶、黄素单加氧酶(flavin-containing monooxygenase, FMO)、单胺氧化酶(monoamine oxidase, MAO)、水解酶、环氧化物水解酶、过氧化物酶等。其中,以 CYP450 酶为代表的Ⅰ相代谢酶主要催化底物的氧化、还原、水解反应,使其代谢激活或灭活。肝中与药物代谢有关的 CYP450 酶主要有 CYP1A1、CYP1A2、CYP2C9、CYP2C19、CYP2A6、CYP2D6、CYP2E1、CYP3A4 等,其中 CYP3A4、CYP2D6 和 CYP1A2 是最重要的代表,由 CYP3A4 单独代谢的药物超过 50%。CYP450 酶通常定位于内质网,有少部分存在于核膜外和线粒体、溶酶体、高尔基体、过氧化物酶体和质膜中[1],其生物学特点如下:① 是一种多功能的酶系,可催化 60 种以上的代谢反应,可催化一种底物同时产生几种不同的代谢物。② 对底物的结构选择性差,可代谢各种类型化学结构的底物,既能代谢大分子药物,也能代谢小分子药物。③ 不稳定,个体差异大,除先天遗传性差异外,年龄、营养、激素、疾病都能影响该酶的活性。④ 具有多态性(polymorphisms),即同一种属的不同个体间某一 CYP450 酶的活性存在较大的差异,按照代谢速度分为快代谢型代谢者(rapid metabolizer, RM)和慢代谢型代谢者(slow metabolizer, SM)。⑤ 具有可诱导和可抑制性,一方面很多化学异物(包括药物)可对某些 CYP450 酶产生诱导作用,使酶的量和活性增加;另一方面,许多化学异物(包括药物)可对某些 CYP450 酶产生抑制作用,使其活性降低,因而可抑制其对其他药物的代谢,药物间发生竞争性抑制,导致代谢性药物-药物相互作用(drug-drug interaction, DDI)。因此,当肝功能不全时,以肝代谢为主的药物均应慎用,以免发生中毒。

而 Ⅱ 相代谢酶主要包括尿苷二磷酸葡萄糖醛酸转移酶(UDP-glucuronyltransferase, UDPGT)、硫酸转移酶(sulfotransferase, ST)、谷胱甘肽硫转移酶(glutathione-S-transferase, GST)、乙酰化酶、甲基化酶、氨基酸结合酶等,这些酶类主要参与结合反应,加速化合物本身或其代谢产物以结合物形式排出体外。各种外源物(如药物、化学毒物、致癌物等)和内源物(维生素类、固醇类激素等)可依次经 Ⅰ 相反应和 Ⅱ 相反应或直接经 Ⅱ 相反应代谢转化[2]。

二、纳米药物代谢的特点

(一) 体内半衰期长,生物利用度和代谢稳定性高

与游离药物相比,纳米药物进入体内的传导方式、跨膜途径和转运机制等发生了改变。纳米药物进入细胞的机制包括吞噬作用(主要分布在脾和肝的巨噬细胞当中)和内吞作用,通过内吞作用进入细胞的途径主要有巨胞饮、网格蛋白介导的内吞、小窝蛋白介导的内吞及网格蛋白/小窝蛋白非依赖的内吞等,从而克服了药物传递过程中体内生物屏障的限制,增加药物渗透性,有助于发挥药效。内吞涉及溶酶体过程,但是小窝蛋白介导的内吞途径可将内容物输送到内吞体形成小窝体,可以避免溶酶体的降解,并沿细胞骨架运输到内质网或高尔基体。因此,与大尺寸的游离药物相比,纳米药物的主要特点和优势包括:改变药物在体内的代谢时间,延长了药物在体内的半衰期;提高了药物的生物利用度和代谢稳定性,降低不良反应。

(二) 在靶器官及靶细胞的分布高

纳米药物与游离药物的体内外行为不同,不同的纳米药物可能具有相似

的体内血药浓度-时间曲线,但纳米药物本身性质和靶细胞的不同,可能导致靶向性高的纳米药物在靶器官及靶细胞的分布会更高,从而显示出更加显著的药效。例如,与传统小分子化疗药物相比,纳米药物因具有纳米级尺寸可通过肿瘤的 EPR 效应被动靶向到肿瘤组织部位,在增强疗效的同时降低了对正常组织的不良反应[3]。

(三) 靶向性强,不良反应低

一般用于负载纳米药物的有机载体材料是无毒和可生物降解的,药物或靶基因片段与载体形成的复合物定向进入靶细胞之后,载体被生物降解,药物或靶基因可被定向释放出来发挥疗效,从而避免在转运过程中药物在其他组织释放,产生不良反应或过早被灭活。

(四) 给药途径多样

纳米药物的主要给药途径分别是静脉注射、口服给药、经皮给药和腹腔注射等。在动物实验中,尾静脉注射是最普遍的给药途径,其优势是能迅速随血液进入全身各个脏器。注射的纳米药物在血液中的浓度达到其初始值的一半所需的时间被称为半衰期($t_{1/2}$)。纳米药物可被不同器官清除致使纳米药物浓度降低。半衰期的检测对于监测纳米药物的 PK 至关重要。

(五) 纳米药物在系统水平的代谢行为由多种动力学行为相互影响而产生

纳米药物在体内存在释放的游离药物和负载药物两种状态,应将机体作为一个整体,关注纳米药物在循环系统的释药行为,关注机体对药物的代谢及纳米药物对代谢酶的影响。从系统水平来看,释放的游离药物和负载药物的 PK 行为存在差异。例如,抗肿瘤纳米药物能够利用 EPR 效应被动靶向到肿瘤组织;一般情况下,负载药物不能被肝代谢或被肾排泄,机体难以直接清除体内的负载药物;纳米药物对药物代谢酶或药物转运体的影响通常是由纳米载体造成的,而游离药物对代谢酶的影响则是由药物本身造成的。所以,纳米药物在系统水平的代谢行为是由负载药物和释放的游离药物各自的代谢行为,以及纳米药物的释药行为等多种 PK 行为相互交织、相互影响而产生的。

三、溶酶体在纳米药物代谢中的作用

（一）联系细胞内外

溶酶体存在于所有真核细胞内，但是不同细胞含有的溶酶体在形状、大小、数量和功能方面相差极大。溶酶体属于单层膜包裹的重要细胞器，大量的跨膜蛋白镶嵌在溶酶体膜内。大部分溶酶体膜蛋白位于溶酶体腔内的部分都是高度糖基化的，以保护其不被溶酶体内的蛋白水解酶降解。现已知各类细胞的溶酶体中约含 40 多种酶，包括蛋白质、糖类、脂类等物质的水解酶类，如蛋白酶、核酸酶、糖苷酶、脂肪酶、磷脂酶、磷酸酶和硫酸酶等。它们可能参与多种生物大分子物质的降解、代谢产物的转运、能量代谢和细胞信号传递。溶酶体的一个显著特征是拥有酸性环境（pH 介于 4.5~5.0）。酸性环境有利于发挥溶酶体内各种酶的活性。细胞利用吞噬、巨胞饮和自噬等在内的多种途径，将细胞外的生物大分子和细胞内蛋白聚集体及受损细胞器等送到溶酶体内进行降解。例如，通过融合核内体或吞噬体分别形成内吞溶酶体或吞噬溶酶体，或通过自噬路径与自噬体融合，形成自噬溶酶体。溶酶体强大的降解作用对于细胞内毒性物质的清理、受损细胞器的清除、信号转导的调控、细胞内环境的维持都非常重要，因此溶酶体是一个联系纳米药物在细胞内外的门户。

（二）利用溶酶体逃逸功能靶向释药

研究发现，酸敏感纳米药物在体内可以实现溶酶体逃逸的目的。目前，在胞内药物转运中研究和应用最多的环境触发型载体是 pH 敏感载体，该纳米载体可以在溶酶体中发生结构变化，进而与内体膜发生作用，破坏膜稳定性，释放内容物至细胞质，达到溶酶体逃逸的目的。研究表明，具有抗肿瘤作用的纳米药物可通过内吞作用进入肿瘤细胞溶酶体，然后逃逸溶酶体进入细胞核发挥治疗肿瘤作用。具有质子海绵效应的纳米药物主要通过增加溶酶体渗透压使溶酶体胀破，实现药物的溶酶体逃逸功能。例如，具有树枝状聚合物结构的有机纳米药物在溶酶体酸性条件下可吸收大量的氢离子，使得溶酶体质子泵持续开放，引起氯离子进入溶酶体，使溶酶体内渗透压迅速增高。然后，大量的水流入溶酶体内，最后溶酶体溶胀破裂，将药物释放入胞质中。同时，肿瘤细胞溶酶体的酸性 pH 与正常组织的中性 pH 差异较大。因此，基于肿瘤微环境设计的 pH 敏感纳米药物引起了广泛关注。pH 敏感纳米药物可以在正常组

织中保持稳定,而通过 EPR 富集到肿瘤部位后,在肿瘤组织或溶酶体的酸性环境中快速降解,释放药物。这种具有 pH 触发释药和溶酶体逃逸功能的纳米药物,在增强疗效的同时降低了对正常组织的不良反应,有广泛的应用前景。

四、纳米药物代谢的研究现状

纳米药物分布到全身各个脏器后,其在机体内的代谢是一个极其复杂的过程,药物如何从体内代谢则需要加以研究和确认,这个问题在很大程度上制约着纳米药物在生物医药领域的应用。当特定的纳米药物递送系统用特殊的残基或活性基团修饰时可以改变"被动"途径中药物在细胞内的处置过程,促使药物"主动"靶向特定的细胞器(即导致靶细胞器中药物浓度升高)。因此,研究纳米药物的生物转化对于了解纳米药物的药理作用和临床的转化应用至关重要。

目前纳米药物研究的重点是生物利用度,而针对纳米药物生物转化的研究相对于其他研究而言还处于起步阶段,因此还有很大的研究空间。肝生物转化在药物的生物转化过程中起着重要作用。与其他药物类似,纳米药物也需要经过代谢研究来证明其安全性和有效性。纳米药物的代谢产物可能是有效的活性物质,也可能是有害或毒性物质。游离的有机纳米药物可能会发生类似于微米级药物的生物转化,而被纳米载体包裹的药物可以表现出不同的生物转化途径。除了纳米药物的代谢产物外,其载体或制剂处方中其他辅料或赋形剂生物转化也会产生新的代谢产物。然而,目前大多数药物体外生物转化研究的是纳米载体所包裹的主药,对于制剂处方中的辅料或赋形剂的代谢研究较少。例如,PEG、吐温 20 等辅料可发生生物转化产生代谢产物,该代谢产物可能与纳米药物释放的游离药物或其他药物发生相互作用,从而改变药物的作用结果。因此,在研究纳米载体包载的主药生物转化的同时,对纳米载体中辅料或赋形剂的体内和体外研究也是非常必要的。

制剂中的多种化合物成分主要经肝的代谢酶转化为各种代谢物,其中 CYP450 酶主要参与代谢这些化合物。CYP450 酶是肝微粒体中催化药物代谢的活性成分,催化体内多种内源性和外源性药物的合成及代谢反应,除肝外,代谢也发生在肠道和血浆中。通常利用肝微粒体或人原代肝细胞进行体外筛选测定 CYP3A4 的活性抑制程度作为整个制药行业的标准[4,5],其中人原代肝细胞被认为是临床前和人体试验中预测时间依赖性 CYP3A4 抑制作用的金标准[6,7]。

药物的药理学活性或毒理效应与其在体内的代谢过程密切相关,同时药物也会对 CYP450 酶产生抑制或诱导作用,从而改变药物自身或被同种酶催化的其他药物的体内代谢过程,可能引起药物的药理活性或毒理效应发生显著变化。关于不同的药物可被一种或多种 CYP450 酶代谢及药物本身也可影响 CYP450 酶活性的研究已有广泛报道,但是对于纳米载体中辅料的代谢研究及辅料对 CYP450 酶活性的影响却知之甚少。与有机化合物的情况类似,纳米药物中的载体材料也容易发生代谢。研究发现,不同的纳米药物对 CYP450 酶活性有不同影响。多孔硅纳米粒包括热碳化硅纳米粒、氨丙基硅烷修饰硅纳米粒和炔端化硅纳米粒,主要对人肝微粒体中 CYP3A4、CYP2D6、CYP1A2 和 CYP3A4 有影响。相较而言,CYP2D6 被抑制程度最明显,被抑制后该酶活性是对照组的 40%～60%。在不考虑纳米粒浓度的情况下,氨丙基硅烷修饰硅纳米粒在浓度为 2.5 ng/mg 总蛋白中可使 CYP2D6 的活性降低 80%。另外,聚合物如普朗尼克 F68、F127 和聚乙烯醇均能诱导体外微粒体 CYP450 酶的活性[8]。因此,生物转化研究在纳米药物的 PK 研究中占有重要地位,将有助于药剂学家科学合理地设计纳米药物组方,使药物获得最佳药效。

第二节　纳米药物在体内的代谢

一、有机纳米药物递送系统在体内的代谢

理想的携带纳米药物的载体是无毒和可生物降解的,药物与载体形成的复合物定向进入靶细胞之后,载体被生物降解,药物被定向释放出来发挥疗效,避免在转运过程中在其他组织中释放,产生不良反应或过早被灭活。目前,被用作药物载体的有机纳米粒多由可生物降解和生物相容性高的许多高分子化合物制成,包括聚二甲基丙烯酰胺、聚乙烯醇、聚乙烯吡咯烷酮、聚乙烯亚胺、葡聚糖、壳聚糖、聚天冬氨酸、聚 L-谷氨酸等。使用这些高分子纳米材料的目的:① 提高水溶性和增加肠道吸收;② 保护药物不受酶的影响,从而减少或避免被酶代谢;③ 保护药物不在肠胃中降解。人体内的酶和微生物对

聚合物的生物转化非常重要。尽管生物可降解的聚合物非常牢固,但很容易被酶解或水解裂解而代谢掉。从透明质酸和胶原蛋白中获得的天然来源的可生物降解聚合物,会发生裂解产生糖和氨基酸,这些糖和氨基酸被系统循环吸收。聚 L-谷氨酸和聚天冬氨酸经过酶的降解而产生氨基酸。壳聚糖在溶菌酶的作用下进行生物转化。葡聚糖在葡聚糖酶和葡糖苷酶的作用下进行代谢。有几种聚合物可不被降解并在系统循环中长时间持续存在。这种不可降解的聚合物与可降解的聚合物合成可降解聚合物,在活性位点上被裂解,从而释放出药物成分,并同时将聚合物降解为可由肾排泄的较小单位。聚-(1,4-)苯丙酮二甲缩醛(PPADK)对酸性环境很敏感,因此在酸性的细胞内环境下很容易发生裂解。与 PPADK 纳米粒类似,具有缩酮、缩醛、顺式乙酰官能团的连接体易受酸性环境的影响,使聚合物降解成为低分子量的化合物。在纳米药物的吸收、分布、代谢和排泄研究当中,纳米药物的代谢是一直被忽视的部分。体外和体内生物转化研究对于深入了解高分子有机纳米药物的安全性和有效性具有重要意义。

（一）脂质体

脂质体是最早开发的具有代表性的纳米药物,它是一种多功能的药物递送系统,该纳米载体既有亲水分子又有疏水分子,可以保护所包裹的药物不受体内环境影响,延长药物的半衰期,同时增强药物的渗透性、生物分布和靶向性[2,9]。许多脂质体药物在临床前阶段是有效的,现有 200 多个脂质体正在进行临床评价研究。

1. 两性霉素 B 脂质体

两性霉素 B 脂质体注射液(Ambisome®)于 1990 年首先在欧洲上市,是世界上第一个药物脂质体制剂。该脂质体静脉给药后在体内大多分布于网状内皮组织(如肝、脾和肺组织)中,进而被溶酶体降解或代谢,减少了药物在肾组织中的分布,从而降低了两性霉素 B 的肾毒性。因此,两性霉素 B 脂质体既保留了两性霉素 B 的高度抗菌活性,又降低了其毒性。药物分布半衰期约为 1 h,平均清除半衰期为 7~10 h,机体总清除率约为 20 mL/min。药物具体的代谢途径尚不清楚。

2. 注射用紫杉醇脂质体

注射用紫杉醇脂质体(商品名:力扑素®)于 2003 年在国内上市销售,用于卵巢癌、卵巢转移性癌、乳腺癌、非小细胞肺癌的治疗。该脂质体静脉注射易富集于 RES 丰富的器官中,尤以肝和脾中药物含量最高,且消除缓慢。肿瘤患者经静脉给药后,药物血浆浓度呈双相曲线,血浆 C_{max} 与剂量及滴注时间相关。对伴有恶性胸腔积液的非小细胞肺癌腔内治疗的患者进行 I 期药物临床研究,试验组和对照组分别给药等剂量的紫杉醇脂质体和传统紫杉醇注射液,将胸腔积液导出后胸腔给药 1 次,采集患者的胸腔积液、血液和尿进行 PK 分析。结果表明,紫杉醇脂质体组胸腔积液中药物的 C_{max}、半衰期和 AUC_{0-t} 分别是传统注射液组的 2 倍、2 倍和 2.5 倍,紫杉醇脂质体组的血药浓度明显高于传统注射液组[10]。

3. 聚乙二醇化盐酸多柔比星脂质体

PEG 化盐酸多柔比星脂质体(Doxil®)于 2002 年在美国由 FDA 批准上市,平均粒径为 100 nm,使用的主要磷脂材料为氢化大豆卵磷脂(HSPC)和二硬脂酰磷脂酰乙醇胺-PEG2000(mPEG2000-DSPE)。甲氧基 PEG 在脂质体表面形成保护膜,能够避免其被体内巨噬细胞吞噬,实现了药物在体内的长循环,显著延长血浆半衰期;明显减轻骨髓抑制、脱发、呕吐等不良反应。已有文献报道,游离多柔比星在体内易与血红蛋白结合,所以测定其体内的血药浓度时,选用全血测定更能真实反映药物在体内的浓度变化情况。自 Doxil® 上市以来,已有大量基于总药物浓度的临床前 PK 研究报道。静脉给药发现多柔比星脂质体可以明显提高多柔比星在大鼠血浆中的 C_{max} 和 AUC,降低其清除速率,血浆中药物浓度呈现二室 PK 特征,分布相半衰期为 1 h 左右,消除相半衰期为 20~35 h,与普通制剂相比,药物的分布相半衰期增大了 6~12 倍。通常认为 AUC 能够代表药物在体内的利用程度,药物的 AUC 越大,则能够进入肿瘤内的药物越多,药物的抗肿瘤效果越好。有研究表明,多柔比星的抗肿瘤效果与其在血浆中的 AUC 有较大关系。因此,多柔比星脂质体能够增加药物的生物利用度,在不提高累积用药剂量的前提下增强抗肿瘤疗效。

大鼠尾静脉给予游离多柔比星后,在大鼠血浆内能够检测到一定浓度的代谢产物,代谢产物 M_1 在 48 h 内均可检测到,$M_2 \sim M_5$ 仅在 2 h 内能够检测到,但是大鼠尾静脉给予多柔比星脂质体后,未能在大鼠血浆中检测到代谢物。原因可能是以普通制剂给药后,药物迅速在全身广泛分布,并在脏器内蓄积,从而以较高浓度与器官内的代谢酶结合,生成的代谢物浓度较高。以多柔比星脂质体给药后,血浆中的药物主要存在于纳米载体内部,并被缓慢释放至体内,导致生成的代谢物的量减少。说明该纳米药物实现了化疗药物在体内的长循环,并显著降低血浆中释放的游离药物 C_{max} ,减轻药物的全身不良反应[11,12]。

4. 硫酸长春新碱脂质体

硫酸长春新碱脂质体注射剂(Marqibo®)于 2012 年 8 月在美国由 FDA 批准上市,用于治疗费城染色体阴性急性淋巴细胞白血病患者。动物实验表明,静脉注射游离药物或长春新碱脂质体的血药浓度-时间曲线均符合二室模型的动力学特征。与游离长春新碱相比,长春新碱脂质体的半衰期延长,约是游离药物的 11 倍,AUC 是游离药物的 193 倍,平均滞留时间(MRT)是游离药物的 6.4 倍,清除率是游离药物的 232 倍;并且长春新碱脂质体各时间点的肿瘤内药物浓度均比游离药物明显增高,给药后 AUC 为游离药物的 121 倍。长春新碱脂质体的药效明显高于游离药物,且毒性明显降低,其作用可能是通过脂质体包裹,增加肿瘤中的药物量,延长药物的作用时间,缓慢释放药物,从而减轻毒性[9]。

5. 米伐木肽脂质体

米伐木肽脂质体(Mepact®)是 2009 年欧洲批准上市的用于治疗非转移性可切除的骨肉瘤的新药[13]。该脂质体是胞壁酰三肽与棕榈酰磷脂酰乙醇胺偶联物($L-MTP-PE$),粒径<100 nm,对人体具有天然免疫原性。米伐木肽脂质体被机体巨噬细胞摄取后释出米伐木肽,后者通过激活巨噬细胞来发现并杀灭肿瘤细胞。临床研究显示,米伐木肽与顺铂等化疗药物联合使用可使骨肉瘤患者死亡率降低 30%,78%的患者经治疗后存活 6 年以上。Ⅰ期临床试验中,受试者被连续静脉输注 4 mg 剂量的米伐木肽脂质体 1 h,在 72 h 内采集血样,分析血浆中米伐木肽脂质体中总的米伐木肽和非脂质体相关的(游离的)米伐木肽的 PK 特征。米伐木肽脂质体中总的米伐木肽呈现出双相处置动力学,虽然米伐木肽脂质体中总的和游离的米伐木肽之间的浓度变化在终端处置阶段差异不太明显,其中总的和游离的米伐木肽浓度的半衰期相似(大约为 2 h),但是游离米伐木肽浓度在输注期间和输注结束后的短时间内远低于脂质体中总药物浓度。游离的米伐木肽平均总体暴露量(AUC_{inf})约为脂质体中总的米伐木肽量的 1/5~1/4。

(二) 白蛋白纳米粒

采用白蛋白包裹药物制成纳米粒给药后,药物随白蛋白的降解缓慢释放,可避免突释效应。此外,白蛋白纳米载体还可以通过对抗药物降解酶的降解作用保护药物,增加药物的半衰期,延长药物的作用时间。目前,白蛋白纳米粒最引人注目的应用还是将其作为抗肿瘤药物的载体,增加靶向性,减少不良反应,提高疗效。白蛋白被肿瘤组织优先摄取,并将其作为主要能量及新生蛋白质合成的氮源,通过这个天然的生物学途径来为自身的快速生长提供营养和能量。

白蛋白结合型紫杉醇(albumin-bound paclitaxel,ABI)是以人血白蛋白作为共聚物形成的紫杉醇白蛋白纳米悬浮液,是目前紫杉醇新制剂研究中较为成功的范例[14]。ABI 是一种不含聚氧乙烯蓖麻油的白蛋白结合型纳米粒,平均粒径为 130 nm。与普通紫杉醇相比,疗效更好,不良反应如过敏反应、神经系统毒性等发生率低,给药前不需预处理。此外,ABI 还具有靶向性,在较短的输注时间内能使药物在肿瘤组织中达到较高的浓度[15]。美国 FDA 已批准将 ABI 用于治疗乳腺癌和非小细胞肺癌。

紫杉醇在血液循环中的处置对于紫杉醇的抗肿瘤活性来说十分重要。通常认为在血浆和组织中,游离药物是有活性的。蓖麻油作为紫杉醇的增溶剂对 PK 有很大影响,它可阻止紫杉醇从血液循环进入组织,从而影响药物在体内的分布。临床研究发现,肿瘤患者腹腔注射不含聚氧乙烯蓖麻油的紫杉醇溶液时,药物的生物利用度和血药浓度是明显增加的。PK 研究表明,传统紫杉醇注射液中的蓖麻油在血液循环中包裹紫杉醇形成微滴,进入肿瘤组织的紫杉醇浓度较低,呈非线性的 PK 关系;静脉注射 ABI 纳米胶体混悬液后,血浆中紫杉醇水平呈双相方式下降,第一阶段快速向周围组织分布,第二阶段药物缓慢消除,呈线性 PK 关系[16]。

利用质谱法分别对 ABI 与传统注射液给药后血浆中总紫杉醇和游离型紫杉醇含量进行了测定。将恶性肿瘤患者分为试验组和对照组,试验组给予 ABI,剂量为 260 mg/m²,静脉滴注 30 min;对照组给予传统紫杉醇注射液,剂量为 175 mg/m²,静脉滴注 3 h。血浆测定结果显示,ABI 与传统注射液给药剂量虽然不同,但两组制剂血浆中总紫杉醇暴露情况基本相似,ABI 和传统注射液的总紫杉醇 AUC 值差异无统计学意义;但给予 ABI 的患者血浆中游离药物的 C_{max} 和 AUC 分别是传统注射液的 10 倍和 3 倍,显著高于传统注射液。PK 分析结果表明,试验组的表观分布容积和血浆清除率明显高于传统注射液组[血浆清除率分别为 21.13 L/(h·m²) 与 14.76 L/(h·m²);表观分布容积分别为 663.8 L/m²

与 433.4 L/m²],试验组药物毒性降低。同时进行的两种制剂大鼠 PK 比较的结果与上述临床试验结果相似,推测是由于传统注射液中聚氧乙烯蓖麻油在血液中形成胶束,阻碍了紫杉醇的释放,造成血浆中总紫杉醇含量较高而实际游离药物含量很低。这可以在一定程度上解释传统注射液的 PK 曲线是非线性,而 ABI 的 PK 曲线是线性的原因。

采用荷瘤模型小鼠对 ABI 和传统紫杉醇注射液进行了体内 PK 特征的对比研究,将 96 只荷瘤小鼠随机分为两组,尾静脉分别给予相同剂量传统紫杉醇注射液和 ABI 后,以高效液相色谱法测定血浆、瘤组织等部位紫杉醇的含量,并计算相应 PK 参数。试验组动物瘤组织中的紫杉醇 AUC 高于传统紫杉醇注射液组 23.3%,而血浆中紫杉醇的 AUC 则显著低于传统紫杉醇注射液组,并具有更大的表观分布容积和血浆清除率[14,15]。提示 ABI 中的紫杉醇更易分布到外周组织中,从而可能有利于提高靶组织中紫杉醇的药物浓度;ABI 的瘤组织分布靶向性和 PK 特性明显优于传统紫杉醇注射液,这一代谢特征解释了该纳米药物抗肿瘤效果提高的原因。

(三)聚合物胶束

近年来由含有疏水和亲水嵌段的两亲性嵌段共聚物组成的聚合物胶束给药系统受到了广泛的关注,该共聚物组成的核-壳纳米结构可以防止药物降解,使基于聚合物胶束的药物递送系统在血液中的循环时间延长。目前有几种用于肿瘤治疗的聚合物胶束制剂正在进行临床疗效和安全性评价,但只有紫杉醇聚合物胶束(Genexol - PM)在 2007 年被美国 FDA 批准用于治疗乳腺癌。Genexol - PM 是由聚乙丙交酯(mPEG - PDLLA)包裹紫杉醇形成的生物可降解的两亲性二嵌段共聚物,PEG 作为聚合物胶束的外壳,能够避免 RES 的吞噬。因此,该剂型具有如聚合物胶束小粒径(一般小于 200 nm)在人体血液中的长循环和肿瘤组织血管内皮的高渗透性与高滞留性及被动靶向等优点[17]。

与 ABI 一样,该制剂避免了聚氧乙烯蓖麻油复合溶媒带来的不良反应,与传统的紫杉醇制剂相比毒性较低。了解聚合物胶束在体内的生物转化过程和清除机制,对于它的合理设计和临床治疗具有指导意义[18]。Ⅰ 期临床试验显示,紫杉醇聚合物胶束最大给药量为 390 mg/m²,PK 曲线呈线性,C_{max}、AUC 和半衰期均低于传统紫杉醇注射液,推测是由于传统注射液中聚氧乙烯蓖麻油的存在抑制了人体对紫杉醇的消除,使得不含聚氧乙烯蓖麻油的 Genexol - PM

清除速率较快，C_{max}、AUC 和半衰期水平较低。此外，与游离紫杉醇相比，该聚合物胶束包载的紫杉醇在胞质中分布是游离紫杉醇的 4 倍以上，而核内浓度无明显差异，说明该纳米药物具有很强的胞质靶向性。在体研究也证实聚合物胶束包载的紫杉醇在胞内释放迅速，能明显增加药物在细胞内的蓄积及胞质靶向分布，显著抑制肿瘤生长，延长存活时间，体内药效明显优于紫杉醇注射液[17]。

据报道完整的聚合物胶束通过内吞作用进入细胞，然后在细胞内释放药物分子，胶束也可在细胞膜上解离，从而将内容物释放到细胞外[19,20]。有研究观察到，在静脉注射时，剪切和血源性蛋白质（特别是白蛋白）诱导大多数（约 80%）PEG 嵌段聚己内酯（PEG－PCL）或 PEG 嵌段聚乳酸（PEG－PDLLA）胶束在血液中迅速解离成单体，这些单体被库普弗细胞摄取，而完整的胶束很难被库普弗细胞摄取清除。这些胶束能完整地到达肿瘤细胞，直到被内吞进入细胞，在细胞内逐渐解离。

（四）聚乙二醇修饰的有机纳米药物

注射给药后，纳米粒可迅速从体内清除，且到达靶点的时间有限，表现出较短的半衰期。通过不同粒径的 PEG 修饰的纳米载体可以增加药物在血液中的半衰期。PEG 通过在纳米粒表面形成"构象云"和水化膜，为纳米粒提供较大的空间位阻并掩盖其表面疏水性的结合位点，来提高纳米药物的物理、化学和生物学稳定性，减少被体内的肝、脾等 MPS 的识别和摄取，使药物大多积聚在靶器官，从而明显延长了纳米粒和包载药物在体内的循环时间，增加半衰期；并且能针对肿瘤组织中血管的特殊构造利用 EPR 效应将粒径较小的（<200 nm）的纳米药物被动滞留于肿瘤组织中。例如，研究发现 PEG 化纳米制剂在血液中的清除率明显降低，甚至在给药 24 h 后血药浓度仍然很高。相反，游离多西他赛（docetaxel，DTX）溶液和 PLGA 纳米制剂很快从血液循环中清除，在给药后 2 h 的血药浓度很低。PK 研究发现，将药物分别包载于普通脂质体和 PEG 化脂质体（PEG－Lip）后，药物在 PEG－Lip 中的主要 PK 参数 AUC 比非 PEG 化普通脂质体高出 6 倍，比游离药物高出 36 倍，非 PEG－Lip 包载的药物被肝中 MPS 摄取率是 PEG－Lip 的 3 倍，这导致了 PEG－Lip 的肿瘤摄取量是非 PEG－Lip 的 3 倍。PEG－Lip 在肿瘤组织的积聚水平与抗肿瘤疗效密切相关，其疗效优于游离药物及非 PEG－Lip。

注射纳米药物后,通过测量不同时间点药物浓度获得纳米药物在血液中的半衰期。由于毛细血管和肾中的肾小体能过滤血液产生尿液,而位于肾小体内的肾小球有三层不同尺寸的孔隙,其整体结构的直径为 10 nm,因此直径小于 10 nm 的纳米粒和小分子的药物一般会被肾迅速消除。直径较大的纳米药物,如>50 nm,会在肝和脾中积聚并慢慢消除。因此,纳米药物的粒径大小对半衰期是有影响的。不同分子量的 PEG 修饰的纳米药物与半衰期密切相关。粒径较小的纳米粒在血液中滞留时间较长。例如,粒径在 27 nm 左右的纳米药物比粒径大于或等于 37 nm 的纳米药物在血液中的循环时间长。高浓度的纳米粒在 10 min 时就能被检测到,1 h 后在血液中能检测到 50% 的小粒径纳米药物,但能检测到的大粒径纳米药物只有 5%。高分子质量 PEG(如 2 kDa 和 5 kDa)修饰的纳米药物具有较好的半衰期。随着 PEG 分子量的增加,纳米药物的半衰期也会增加。因此,PEG 修饰的纳米药物及相关产品的开发已成为抗肿瘤研究领域的热点,其中比较成功的是临床上在用的通用名称为 PEG 化脂质体多柔比星(又称 Doxil®、Caelyx®)、Lipo-Dox® 及 2009 年 7 月在国内上市的里葆多®等产品。

(五) 聚乳酸类

由于聚乳酸类的生物相容性好而被广泛用作递送药物的纳米载体。聚乳酸(polylactic acid, PLA)和 PLGA 是目前使用较多的聚乳酸类纳米材料,它们在体内外的降解受其共聚物单体的比例、分子量、粒子大小及降解环境 pH、离子强度、表面电荷等的影响。以 PLA 和 PLGA 为骨架材料,包裹多肽类药物制成的可注射纳米粒制剂在体内有较高的生物相容性和安全性,在体内经非酶与酶解共同作用,降解成乳酸和羟基乙酸,致使局部 pH 下降,产生自催化现象,加快降解速度,最终代谢为二氧化碳和水而被排出体外,对人体无害。除具有良好的生物相容性、无免疫反应、安全性高外,更难得的是可通过改变聚乳酸类两种单体的比例及聚合条件来调节聚合物在体内的降解速度。以 PLA 和 PLGA 为载体材料应用的药物有蛋白质、多肽、激素类药物,人体白蛋白、人体生长激素、肿瘤疫苗等,抗肿瘤药如 10-羟基喜树碱、免疫抑制药环孢素等。有研究制备了包载羟丝肽的 PLGA 纳米粒(平均粒径为 93 nm),通过口服给药避免了胃肠道中代谢酶等对药物的直接代谢,并且克服了小分子药物羟丝肽跨膜转运较差的缺点,可经肠道上皮细胞内吞及淋巴结吸收。因此,以 PLGA

为纳米载体,可改变羟丝肽在体内的代谢行为,延长药物在体内的循环时间,具有明显的缓释作用,明显提高口服生物利用度[21]。有研究采用 HPLC - M 法考察游离盐霉素钠与游离多西他赛联用、载盐霉素钠的 PLGA 纳米粒与载多西他赛的 PLGA 纳米粒联用及共载盐霉素钠和多西他赛的 PLGA 纳米粒三组药物在 SD 大鼠体内的 PK 特征。结果显示,两种药物的 PLGA 纳米粒联用组和共载两种药物的 PLGA 纳米粒组均优于游离药物联用组。以半衰期作为衡量指标,在三组药物的联用中,盐霉素钠、多西他赛代谢的缓释能力从大到小依次为共载两种药物的 PLGA 纳米粒组、两种药物的 PLGA 纳米粒联用组、游离药物联用组,说明载药 PLGA 纳米粒较之游离药物,确实具有缓释的效果,PLGA 纳米粒还能保持盐霉素钠与多西他赛的载药剂量比例的优势,更好地将体内血药浓度控制在协同比例的范围内[22]。

(六) pH 敏感聚合物

所谓 pH 敏感聚合物是指暴露于特定的 pH(如在脑肿瘤的酸性微环境中)时能够递送药物。这种多功能性使得 pH 敏感聚合物成为向特定部位递送抗肿瘤药物、抗炎药物和抗生素的理想载体。聚阳离子转染试剂聚乙酰亚胺(polyethylenimine, PEI)是内体逃逸的代表性聚合物。其"质子海绵"效应可以使内体在渗透压的作用下膨胀,导致内体膜破裂,使负载大分子重新进入胞质。另外,由于 PEI 带有大量正电荷,可以用于压缩、保护 DNA,增加载体与细胞膜的相互作用,提高摄取水平。除了聚阳离子外还有许多膜去稳定阴离子聚合物,它们也可增强药物和生物大分子的内体逃逸,如各种羧基聚合物、丙烯酸与甲基丙烯酸共聚物、马来酸共聚物、N-异丙基丙烯基酰胺聚合物与共聚物。对于 pH 敏感聚合物的研究很多,特别是构建多功能聚合物或聚合物载体的报道更是现今研究的热点。有研究合成的一种多功能 pH 敏感聚合物,中性条件下其疏水性骨架被嫁接的 PEG 长链所遮蔽,PEG 以二硫键和缩醛键接在骨架上。接触酸性介质后,连接 PEG 链的缩醛被降解,暴露出具备膜破坏特性的骨架。待聚合物成功从破坏的内体中逃逸出来后,胞质的还原环境将聚合物上的二硫键还原,从而最终释放出结合的药物/质粒 DNA。

有研究设计了一种包载 pH 敏感型多柔比星前药的胶束,该胶束显示出不同于游离多柔比星的胞内转运途径。游离多柔比星穿过细胞膜扩散到胞质中,大部分药物早期累积在细胞核中,其在溶酶体中的累积速度慢于细胞核。

相反,载药胶束首先通过内吞作用形成内吞小泡,再与溶酶体融合。在溶酶体中酸触发作用下释放多柔比星,通过溶酶体膜扩散到胞质内,然后到达细胞核,发挥药效。

二、无机纳米药物递送系统在体内的代谢

各种无机材料,如氧化铁、磷酸钙沉淀物、介孔硅、碳、胶体金和量子点等都可用于制成无机纳米药物。无机纳米药物具有典型的核/壳结构,核心可以含有金属(氧化铁、金和量子点)或有机物。与有机纳米药物(脂质体、胶束和树枝状物)相比,无机纳米药物的生物降解性较差,其在疾病诊断中的应用多于疾病治疗。

巨噬细胞吞噬多种类型的无机纳米药物,当纳米粒被注入血液循环时,它们会迅速被固有巨噬细胞如肝巨噬细胞(库普弗细胞)、脾、骨髓及循环中的单核巨噬细胞吞噬,迅速从循环中清除,纳米粒及其聚合体分散在整个细胞质中。肝血窦内含有胞体呈星形的库普弗细胞,内含大量核糖体和吞噬体,其胞质凸起可附着于内皮细胞表面,伸入内皮细胞间隙或窗孔至血窦外。库普弗细胞使窦腔部分地闭合,对内皮细胞及其下层的肝细胞没有功能性附着,具有一些运动功能,它们可以对血液进行监视,随时发现纳米粒并将其从血液中清除。经调理素作用的纳米粒能被库普弗细胞迅速而有效地清除。然后,纳米粒被运至溶酶体,在溶酶体中酶的作用下纳米粒不稳定的结构会被降解。对于注射的小纳米粒(小于 100 nm)而言,其经过调理素作用后超过 90% 会被捕获于库普弗细胞内,摄取过程的半衰期不超过 1 min。有研究发现粒径为 30 nm 的氧化锌纳米粒能迅速吸附血浆白蛋白、补体 C3 及 Ig 等多种蛋白,其中 IgG 和 IgM 参与调理素作用,使氧化锌纳米粒被库普弗细胞所吞噬[23]。

即使将无机纳米材料视为高相容性的纳米结构,它与内化方式有关的潜在毒性仍然存在。目前,对通过内吞途径进入细胞的纳米粒,与溶酶体进行共定位分析,证实溶酶体及其膜透化作用、自噬功能障碍和炎症体激活导致无机纳米材料的毒性。其中,溶酶体膜透化作用是其产生毒性的一个重要机制,许多无机纳米材料可以诱导溶酶体膜透化作用,包括二氧化钛、氧化锌、氧化铁、金纳米粒、金纳米棒、多壁碳纳米管(multi-walled carbon nanotubes,MWCNT)和石墨碳纳米纤维。纳米材料对自噬和溶酶体途径产生有害作用,造成毒理学上的影响。因此,可以通过设计特定的纳米材料使其诱导溶酶体

膜透化作用产生溶酶体功能障碍和过度负载,或直接破坏溶酶体室产生自噬功能障碍,用于肿瘤的治疗研究。

(一) 金纳米粒

金纳米粒(gold nanoparticles，GNP)的固有荧光、惰性、生物相容性和易被配体进行功能修饰的结构特性使其可作为载体用于递送药物、基因材料和抗原,还被用作治疗肿瘤或类风湿的药用或诊断用试剂。研究发现,GNP 在小鼠肿瘤模型中的代谢与其粒径、形状、所带电荷及给药途径均有关。GNP 的富集由脾和肝的 RES 调节,涉及外源性分子和粒子在这些组织中的代谢。由于金非常稳定且生物相容性高,被摄入进细胞的 GNP 不能被消化,会一直堆积在细胞的内部从而损伤细胞,GNP 的聚集会对细胞产生慢性毒性,其主要表现在对细胞代谢活性的影响。这种毒性很可能是通过诱发细胞内活性氧水平的升高和通过巨胞饮大量摄入 GNP 而造成的,但是并没有发现 GNP 的聚集能明显诱导细胞凋亡和抑制细胞增殖,表明 GNP 的聚集具有良好的生物相容性。

溶酶体在细胞的自噬过程中扮演着非常重要的角色,自噬体需要同溶酶体结合,降解自噬底物,开始新的循环。若溶酶体的功能受损,会阻碍完整的自噬过程,很可能使自噬底物和自噬体出现累积,造成自噬体数量的增加。当 GNP 被摄入细胞后会大量堆积在溶酶体,造成溶酶体肿大,水解酶活性降低,从而功能受损,造成自噬体的累积。因此,GNP 可通过损伤溶酶体而增强自噬效应[24]。

目前,两种用于肿瘤治疗的 GNP 静脉注射制剂均已经完成 I 期临床试验,分别是 CYT-6091(aurimune)和 AuroLase。CYT-6091 是一种共价结合的携带重组人肿瘤坏死因子(rhTNF)的 PEG 化胶体 GNP(27 nm)。在晚期的肿瘤患者中进行的 I 期剂量爬坡临床试验中发现,CYT-6091 中 rhTNF 的半衰期比游离 rhTNF 长约 5 倍(130 min 比 28 min),并且 rhTNF 和金纳米粒的半衰期非常相似(分别是 182 min 和 217 min),表明 CYT-6091 纳米结构在体循环中完好无损。进一步分析 PK 参数 AUC,发现最高剂量 CYT-6091 中 rhTNF 的暴露量是最高剂量游离 rhTNF 的 4 倍,但没有任何的剂量限制性毒性。CYT-6091 给药后 24 h,组织样品显示该纳米药物已经集中在肿瘤组织内,而在周围的正常组织内没有发现该纳米药物,证明 CYT-6091 向患者体内递送的抗肿瘤剂 rhTNF 可以达到安全高效的目的[25]。

（二）银纳米粒

另外一种在生物医学领域开发较多的且与 GNP 相似的金属纳米材料是银纳米粒（AgNP）。由于生物杀伤力强、良好的光活性、惰性特征、生物相容性等优点，AgNP 被用于肿瘤的治疗及作为生物成像和医疗工具。

核内体和溶酶体是 AgNP 的主要细胞器靶标，AgNP 与酸性溶酶体室作用，诱导产生 ROS，包括产生超氧阴离子（O_2^-）、羟自由基（—OH）和过氧化氢（H_2O_2）。因此，ROS 扩散到细胞质会导致蛋白质和其他细胞器（如线粒体）的氧化损伤。特别是 H_2O_2 溶解 AgNP 并导致 Ag^+ 在溶酶体中的大量积聚。AgNP 和 Ag^+ 可以从溶酶体中逸出，使细胞质中 ROS 水平增加，而 ROS 又能使 AgNP 进一步溶解并促进 Ag^+ 的产生。ROS 还可以介导 Ca^{2+} 从内质网释放，导致钙平衡失调。在这种方式下，四条死亡途径被诱发。一是通过质膜破裂引起的坏死途径；二是通过改变电子传递的线粒体依赖性的凋亡诱导途径；三是溶酶体膜破裂诱导的凋亡途径；四是内质网介导的细胞凋亡途径。此外，存在于细胞质中的 AgNP 可以通过核孔扩散到细胞核中，直接破坏 DNA 和染色体，而进入细胞核的 AgNP 所释放的 Ag^+ 可促使 DNA 受损[24,26]。

（三）超顺磁性氧化铁纳米粒

超顺磁性氧化铁（γ-Fe_2O_3 和 Fe_3O_4）纳米粒具有超顺磁性、生物相容性、生物可降解性和无毒性，在过去 20 年中被广泛应用于生物医学领域，如肿瘤或血管成像，递送药物至特定器官和组织、基因治疗、标记细胞的体内追踪、磁分离细胞或分子，以及作为贫血患者的铁补充剂。当粒径在 65~150 nm 时被称为普通超顺磁性氧化铁纳米粒（superparamagnetic iron oxide nanoparticle，SPIO），粒径小于 50 nm 时称为超微体超顺磁性氧化铁纳米粒（ultrasmall superparamagnetic iron oxide nanoparticle，USPIO）。

库普弗细胞是捕获氧化铁纳米粒最主要的吞噬细胞。库普弗细胞首先附着近处的氧化铁纳米粒，然后形成足状突起环绕该纳米粒形成伪足，并将其包裹在吞噬小泡或溶酶体中。吞噬体的壁与负责细胞器内化物质降解和代谢的溶酶体接触并相互融合，然后消化酶从溶酶体中释放，降解氧化铁纳米粒。细胞内确切的离子降解速率仍然是未知的。巨噬细胞的摄取活性受纳米粒大小和电荷的影响很大，不同材料包被的 SPIO，血浆半衰期 1~30 h 不等。普通 SPIO 在体内给药后，这些粒径较大的纳米粒很快被一系列天然免疫机制系统识别和摄取,主要通过吞噬作用和受体介导的内吞作用进入细胞而被消除,在体内的半衰期较短(约 2 h)。利用其被巨噬细胞吞噬的性质进行肝、脾部位的造影,如已经在临床上应用多年的菲立磁(Feridex®)就是葡聚糖包被的该种磁共振造影剂。

相比之下,粒径较小的 USPIO 表面包有较厚的高分子物质,能逃避 RES 的吞噬,持续存在于血液循环的时间比其他氧化铁纳米粒更长(在人体内的半衰期为 14~30 h),它们能够透过毛细血管壁,被组织中固有的巨噬细胞和中性粒细胞摄取,通过巨胞饮途径内化到细胞中。这些特性使 USPIO 能够作为巨噬细胞、血管池、血管和脑部的新型功能性分子造影剂用于肿瘤的淋巴转移、炎症和退行性疾病的诊断。临床研究较多的 USPIO 代表制剂有 ferumoxtran - 10 和 ferumoxytol[27]。

目前,ferumoxtran - 10(Combidex®)正处于Ⅲ期临床试验阶段,在淋巴转移造影方面具有突出的优点。ferumoxtran - 10 平均粒径约 30 nm,表面有葡聚糖涂层,葡聚糖链附着在氧化铁纳米粒表面,延长了其循环时间(半衰期为 25~30 h)。包衣可防止颗粒在水溶液中的聚集和沉淀,提高其生物耐受性,并防止不良反应。研究发现,清道夫受体 SR - A 介导的内吞途径参与了巨噬细胞对纳米粒的内化过程。纳米粒被储存在细胞质中较低 pH 的溶酶体内,并最终被降解。该氧化铁最终会与转运体结合,产生的铁进入体内进行正常的铁代谢循环,从而使给药后 1 天的血清铁值短暂增加和给药后 3~7 天血清铁蛋白值增加。在使用放射性标记的 ^{59}Fe - ferumoxtran - 10 的研究中,铁被输送到骨髓中,并融入红细胞的血红蛋白中,与此同时血液中铁含量在注射后 28~56 天达到峰值的 65%~70%,但在 84 天时被完全清除。以 3.4 mg Fe/kg 剂量的 ^{14}C 葡聚糖标记的 ferumoxtran - 10 注射于大鼠体内,研究组织摄取的特点,发现肝、脾和淋巴结组织的摄取量最大[28]。

Ferumoxytol(商品名为 Feraheme®)是由生物相容性高的右旋糖酐衍生物包裹的三氧化二铁晶体组成的核壳结构纳米药物(水合粒径为 30 nm),它于 2009 年被美国 FDA 批准上市应用于重度慢性肾病患者伴随的缺铁型贫血,也是目前唯一单独可以用于临床的铁基纳米药物。Ferumoxytol 注射给药后依赖于外部包裹的聚葡萄糖山梨醇羧甲醚保持其在血浆中的结构稳定性,随着血液循环进入肝、脾、骨髓或淋巴细胞后,被 RES 的巨噬细胞吞噬。在大脑中,ferumoxytol 能被巨噬细胞或星形胶质细胞清除。相比而言,巨噬细胞对 ferumoxytol 吞噬作用比 ferumoxtran-10 强 4~6 倍。在这些吞噬细胞内,纳米粒外层的羧甲基葡聚糖被葡聚糖酶裂解,分解代谢后释放出的铁离子被储存在次级溶酶体中,铁离子进入细胞内铁储存池(如铁蛋白)或被转运入血浆转铁蛋白,通过参与细胞代谢和为红细胞前体细胞生成血红蛋白提供铁源而被慢慢代谢掉。裂解后的聚葡萄糖山梨醇羧甲醚由肾和(或)通过粪便完全排出[29]。

Ferumoxytol 静脉滴注后的人体 PK 特征呈现剂量依赖性,血浆消除半衰期为 9~15 h。总清除率随剂量的增加而减少。表观分布容积与血浆体积一致,24 h 内两次静脉注射 510 mg 的 ferumoxytol 后,总清除率和表观分布容积的值分别为 69.1 mL/h 和 3.16 L,C_{max} 和达峰时间(t_{max})分别为 206 mg/mL 和 0.32 h。输液速度对 ferumoxytol 的 PK 参数无影响,ferumoxytol 不会被血液透析清除。PK 参数也未观察到有性别差异。

另有研究发现,虽然 PEG 修饰的氧化铁纳米粒能逃避库普弗细胞的摄取,使纳米药物在体内的循环时间延长,但是可能会导致该纳米药物被脾巨噬细胞摄取增加。这可能是由于该纳米药物半衰期的延长留给了脾巨噬细胞更多的时间来清除血液中的氧化铁纳米粒;也可能是因为血浆蛋白吸附或聚集导致 PEG 修饰的氧化铁纳米粒注射后水动力学粒径超过 200 nm[30]。

（四）氧化锌纳米粒

与钛合金、二氧化硫、氧化铈、氧化铁等其他金属氧化物纳米粒不同,氧化锌纳米粒(ZnONP)的稳定性不高,容易溶解在水溶液中,随后从颗粒中释放出 Zn^{2+},温度、pH 和水的成分是影响其溶解度的重要因素。关于 ZnONP 的毒性来自纳米粒还是来自 Zn^{2+} 的问题仍然存在很大争议,体外和体内的研究表明,ZnONP 和 Zn^{2+} 通过不同的作用模式表现出毒性。因此测定 ZnONP 在系统循环和组织中的 PK 行为是至关重要的。

最新研究显示,不同剂量(50 mg/kg、300 mg/kg 和 2 000 mg/kg)的 ZnONP(粒径为 20~70 nm)单次给大鼠灌胃后,AUC、半衰期、MRT 以剂量依赖的方式增加。ZnONP 与 Zn^{2+} 的血浆浓度-时间曲线明显不同。此外,无论给药途径、实验动物和物理化学特性如何,肝和肾都是 ZnONP 与 Zn^{2+} 共同的靶器官。另外,因为 ZnONP 在酸性液体中的溶解度比在碱性液体中的溶解度高,ZnONP 在循环系统中可能主要以纳米粒的形式存在,而在机体的细胞和组织中的生物转化过程可能主要是以 Zn^{2+} 形式,而不是以纳米粒的形式。然而,ZnONP 吸收到循环系统中后成为纳米粒和(或)Zn^{2+}还不明确。ZnONP 与蛋白质(如血浆和血液中的蛋白质)相互作用,可能通过静电吸引,与蛋白质结合或吸附[23]。

(五) 碳纳米管

碳纳米管(CNT)是一类碳基纳米材料,由于其优异的物理、力学和光学性能,近年来受到了广泛的关注。很多研究发现过氧化物酶和活性氧能够降解氟化碳纳米管(f-CNT),辣根过氧化物酶(HRP)可催化降解单壁碳纳米管(single-walled carbon nanotubes,SWCNT)[31]。过氧化物酶降解羧基化单壁碳纳米管(c-SWNT)是由碳纳米管表面含氧部分积聚的假卤素而触发的,这些假卤素增强了碳纳米管靠近酶关键位点和活性位点的对接[32]。不同于过氧化物酶的是,CYP3A4 也可以降解有不同结构化学性质的 SWCNT。有研究在转染 CYP3A4 的 HEK293 细胞中利用拉曼光谱观察发现 CYP3A4 对 SWCNT 有降解作用。分子动力学模拟表明,由于 p-SWNT 与 CYP3A4 活性部位结合更有利,CYP3A4 降解湿纺单壁碳纳米管(p-SWNT)的效率比 c-SWNT 高。CYP3A4 可能通过促进碳结构上的缺陷位点增加结构的亲水性发挥作用,这表明 CYP3A4 能在生物体内碳纳米管材料的清除中起重要作用[33]。另有人报道,PEG 可用于修饰 SWCNT,以逃避 MPS 的捕获,使药物的血液循环半衰期延长至 2 h。

(六) 介孔二氧化硅

由于介孔二氧化硅纳米粒具有良好的机械、热和化学稳定性,其作为药物递送纳米载体被深入研究,相比其他载体,它具有高表面积、高孔体积和可调孔径的窄分布,对不同类型的分子(如核酸、药物、光敏剂和光热剂等)具有高吸附性能从而用于肿瘤治疗。介孔的性质意味着介孔二氧化硅纳米粒可以在孔道里吸纳较多的药物分子,可以装载不同大小的药物分子。另外,药物封装于介孔孔道,可以减少其在体内输送过程中的损耗和过早释放,减轻对正常组织细胞的不良反应;介孔孔道可保护药物不被降解,通过调节介孔孔径大小可以阻碍生物酶的进入,避免药物受到生物酶降解,提高药物的稳定性。体内降解实验表明其生物降解较快,但经过功能改进和修饰可改变降解速率,半衰期可从 3 min 调节至 8 h,还有报道可延长至 20 h,可适用于不同药物的传递需要。粒径较小的高分子量 PEG 修饰的纳米药物具有更长的半衰期。例如，PEG 修饰的介孔二氧化硅纳米粒可以稍微减少肝、脾和肺对纳米粒的摄取，从而延长了血液循环半衰期，并导致生物降解和排泄率低于未经 PEG 修饰的相同粒径的介孔二氧化硅纳米粒[34,35]。研究发现，六角有序介孔二氧化硅 SBA - 15 在模拟体液中的生物降解行为受到不同表面修饰的官能团影响，官能团可以通过与模拟体液中的阳离子相互作用来干扰 SBA - 15 的降解，使其降解速率变慢。与未经表面修饰的 SBA - 15 相比，通过使用不同的有机基团如烷基链(甲基和辛基)和氨基丙基进行表面修饰，有机官能团能起到屏障保护的作用，从而降低 SBA - 15 的降解速率[36]。除上述因素外，孔径、比表面积和电荷高低等参数对二氧化硅的生物降解和排泄也有重要影响。高浓度的介孔二氧化硅纳米粒和表面积小的介孔二氧化硅纳米粒都会使降解速率减小，从而延长降解时间。人们设计了掺杂了钙的二氧化硅纳米粒，用于调节酸性条件下纳米粒骨架的水解稳定性。通过将钙盐均匀地加入二氧化硅纳米粒中合成可降解且对酸敏感的介孔二氧化硅纳米粒/羟基磷灰石(MSN/HAP)杂化纳米粒。由于在酸性条件下 Ca^{2+} 从骨架中分离，MSN/HAP 纳米粒能够分解成更小的碎片[37]。研究观察到当胶体介孔硅纳米粒(colloid mesoporous silica nanoparticle，CMP)的粒径在 20~80 nm 时，由于它们的表面积相似导致在相同的模拟体液中显示出相似的降解曲线，CMP 每天约降解 15%，且超过 90% 的纳米粒在一周后降解[38]。

体内研究表明二氧化锰(MnO_2)纳米结构可以通过酸性或氧化还原(GSH)降解环境，完全分解为游离的 Mn^{2+}，这些离子可被肾快速排出，长期毒性很小。使用简单的去角质方法，有研究报道了用于 pH 敏感性 T1 -磁共振和可控药物递送/释放的智能治疗性 2D - MnO_2 纳米片，该纳米药物在微酸条件下释放，同时载药 MnO_2 纳米片解离。逐渐崩解的 MnO_2 纳米片释放出的 Mn^{2+} 可被肾有效排出，从而解决了复杂的降解问题[39]。

三、仿生纳米药物递送系统在体内的代谢

(一)细胞膜仿生纳米探针

细胞膜仿生纳米探针是一种将细胞膜包裹在传统纳米探针表面的新型探针，保留了原有细胞膜的表面特征。因此，不同类型细胞膜构成的纳米探针，用途完全不同，可满足不同的疾病治疗需求。同时，细胞膜仿生纳米探针具有

体内 RES 系统的清除减少、体内循环时间延长,良好的生物相容性及靶向性等优点。迄今为止,包括红细胞、血小板、免疫细胞、癌细胞及干细胞的膜材料已作为纳米探针应用于肿瘤和心血管疾病的靶向治疗。当前组合疗法的主要挑战是统一不同药物分子的 PK 和细胞摄取,这将允许精确控制剂量和多种药物的调度。纳米载体可以通过同时给药来解决这个问题。通过这种方式,多个药物被定位在同一个作用部位以使它们的组合效应最大化。

1. 红细胞膜

红细胞是一种天然的在体内具有长循环的细胞,其循环半衰期长达 $100 \sim 130$ 天。在红细胞表面会表达一种跨膜糖蛋白 CD47,该分子蛋白可以与 SIRPα 形成信号复合物,产生抑制性调节信号,抑制免疫细胞对红细胞的吞噬作用,从而使红细胞在体内维持长循环。用红细胞膜(red blood cell membrane, RBCM)包裹纳米粒可以使其结合红细胞膜的"天然"特性避开吞噬系统发挥作用,从而在循环中实现较长的半衰期[40]。因此,将红细胞膜作为功能化材料修饰于传统纳米粒表面,是提高药物体内循环半衰期的一种新型仿生策略。红细胞膜作为药物载体具有以下优势[40]:① 良好的生物相容性;② 生物可降解性;③ 低免疫原性;④ 提高药物在体内的稳定性;⑤ 延长药物半衰期;⑥ 增加药物靶向性。需要注意的是,红细胞膜独特的载药优势与其相关免疫分子结构的完整性息息相关。CD47 是红细胞膜表面的跨膜蛋白,具有调节免疫的作用,可以与 SIRPα 形成信号复合物,产生被称为"别吃我"(do not eat me)信号的抑制性调节信号,使红细胞在体内维持长循环[41]。此外,CD47 蛋白构象在自然衰老或氧化受损后会发生变化,这种构象变化会将"别吃我"信号转换为"吃我"(eat me)信号,促进红细胞的清除[41]。因此,维持 CD47 蛋白结构的完整性是红细胞膜载体发挥长循环作用的重要保障。很显然,保持红细胞膜表面分子结构完整是展现红细胞膜载药优势的前提。否则,"伤痕累累"的红细胞膜不仅不能发挥其载体作用,反而会加剧药物的清除,造成生物相容性受损、药物泄漏等不良后果,给机体带来严重的不良反应。

利用简单的物理挤压法将红细胞膜覆盖在聚乙交酯丙交酯(PLGA)纳米核心表面,可得到红细胞膜仿生纳米粒(RBC - NP)。红细胞膜仿生纳米粒的红细胞膜涂层在制备过程中保留了大多数原有膜蛋白,且其中 CD47 的蛋白密度与天然红细胞膜上的密度接近。得益于红细胞的"隐身"涂层修饰,这种生物膜纳米粒可有效"躲过"免疫系统识别,避免被免疫细胞吞噬,进而实现在生物体内的长循环。研究结果显示,巨噬细胞对红细胞膜仿生纳米粒的吞噬作用降低了64%,大大增加了药物的递送率[42]。有研究还利用红细胞膜包裹中空普鲁士蓝纳米粒,证明红细胞膜包载的纳米药物不仅能有效避免体内巨噬细胞的吞噬,还能减少细胞因子TNF-α的分泌,明显延长纳米粒在血液中的循环时间,并降低纳米粒在网状内皮系统的富集[43]。在红细胞膜仿生技术不断发展的环境下,研究人员通过灵活设计纳米粒的核心,使红细胞膜涂层的长循环nano-DDS得到广泛应用。例如,利用微流体电穿孔将Fe_3O_4磁性纳米粒导入红细胞膜囊泡中,实现了高效大批量红细胞膜仿生纳米粒的制备,并成功用于肿瘤MRI和光热治疗[44]。还可以将全氟碳(PFC)封装在红细胞膜涂层的纳米粒中,制备出直径约为290 nm的人工红细胞(PFC@PLGA-RBCM)。具备体内长循环特性的PFC@PLGA-RBCM同时拥有PFC的载氧能力,可以明显改善肿瘤缺氧,提高放射性治疗效果[45]。这一仿生策略成功将血液替代品PFC整合至纳米材料中,更好地模仿了天然红细胞的循环载氧功能,在血液输送领域展现了良好的应用前景。

基于红细胞膜构建的天然功能的仿生型药物递送系统也成为心脑血管疾病领域研究的热点。将红细胞膜包被于纳米药物RAP@PLGA上,相当于给纳米药物穿上了一件仿生外衣,能够躲过人体的排异系统,护送药物顺利抵达病变部位。Wang等[46]以RBCM为外衣开发了一种负载RAP的PLGA仿生纳米复合物,它以负载RAP的PLGA纳米粒为核心,纳米粒被红细胞膜遮盖,形成具有高度复杂功能化生物界面的高级纳米复合物。所制备的仿生纳米复合物具有良好的粒径和负表面电荷,具有明确的"核-壳"结构。更重要的是,红细胞界面的仿生特性导致血液中巨噬细胞介导的吞噬作用减少,并增强动脉粥样硬化斑块中纳米粒的积聚,从而实现靶向药物释放。数学模型证实了药物从RAP@PLGA和RBC/RAP@PLGA-RBCM纳米粒是以溶解-扩散机制释放。在高脂饮食诱导动脉粥样硬化的载脂蛋白$E^{-/-}$小鼠中,红细胞膜包裹的纳米粒明显增强了纳米药物在动脉粥样硬化病变部位的积聚。与RAP@PLGA相比,RBC/RAP@PLGA治疗1个月后显著延缓动脉粥样硬化的进展,治疗效果是普通纳米药物的3倍,是裸药的6倍。此外,这种仿生纳米复合物显示出良好的安全性,即使在小鼠体内长期给药后也没有明显的副作用,表明,该仿生纳米药物能够在小鼠模型中实现动脉粥样硬化病变的安全、高效治疗。

2. 血小板膜

血小板是一种独特的细胞碎片群,它黏附在多种疾病相关的基质上。由血小板膜(platelet membrane, PM)包裹的纳米粒具有一个右外侧的单层膜层,其功能是与血小板相关的免疫调节和黏附抗原。与未包被的纳米粒相比,PM包裹的纳米粒减少了巨噬细胞样细胞的细胞摄取,并且不会诱导补体激活。这种被PM包裹的纳米粒还显示出类似血小板的特性,如选择性与受损的人类和啮齿动物血管黏附,以及增强与血小板黏附病原体的结合。在冠状动脉再狭窄的实验大鼠模型和全身细菌感染的小鼠模型中,多西他赛和万古霉素分别通过PM包裹纳米粒来增强治疗效果。基于PM包裹纳米粒的仿生型药物递送系统为开发疾病靶向给药提供了一条新的途径[47]。

鉴于血小板对循环肿瘤细胞的天然靶向性,有研究将PM修饰在纳米粒表面,称其为纳米血小板。将化疗药物多柔比星和美国FDA批准的光热剂吲哚菁绿(ICG)共同封装到仿生纳米血小板中,制备了PM包裹多柔比星-吲哚菁绿仿生纳米粒(PMDI),旨在实现靶向递送多柔比星-吲哚菁绿触发化疗及光热治疗的双重作用。通过静脉注射,该仿生纳米粒可通过EPR效应在原发肿瘤中积聚,并通过化疗光热与治疗共同作用消融原发肿瘤。并且纳米血小板具有免疫逃逸能力,通过PM的P-选择蛋白与肿瘤细胞CD44受体之间的高亲和力相互作用,特异性地捕捉和清除血液及淋巴循环中的循环肿瘤细胞。相对于没有PM包裹的纳米粒,PM包裹的纳米粒在MDA-MB-231乳腺癌细胞中表现出更强的细胞摄取能力和细胞毒性。实验结果表明,这种在纳米粒表面包裹PM的仿生纳米血小板对乳腺癌的肺和肝转移产生非常显著的抑制作用,是一种很有前景的纳米给药系统[48]。

由于PM中的CD47蛋白向噬菌体发出"不要吃我"(don't eat me)信号。PM仿生药物递送系统有望提高体内滞留率和逃逸巨噬细胞的摄取,并将免疫原性降至最低。此外,P-选择蛋白在PM上过度表达,使PM-仿生药物递送系统与癌细胞表面上调的CD44受体特异性结合。基于此,有研究以壳寡糖-PLGA为原料,制备了载抗肿瘤药物蟾毒灵(Bu)的多孔纳米粒。随后用PM包裹,形成PM-CS-pPLGA/Bu纳米粒(粒径约为192 nm)。由于PM表面的P-选择蛋白与H22肝癌细胞的CD44受体有靶向结合,PM包裹的纳米粒摄取量高于没有PM包裹的纳米粒。在H22荷瘤小鼠体内的生物分布研究表明,由于主动靶向效应和EPR效应,PM-CS-pPLGA纳米粒在H22荷瘤小鼠体内的肿瘤组织中积聚,更有效地抑制肿瘤生长。这表明,血小板膜仿生纳米粒具有良好的靶向治疗作用,副作用小。此外,血小板具有选择性黏附受伤血管的能力,因此 PM 作为天然的仿生纳米材料也可用于递送破坏血管的药物或与光热疗法相结合破坏肿瘤血管,从而提高抗肿瘤活性[49]。

3. 白细胞膜

白细胞有助于免疫功能的调节,它由许多不同的亚群组成,包括巨噬细胞、DC、B 细胞、T 细胞、中性粒细胞等。与红细胞或血小板相比,白细胞是有核的,有更复杂的细胞内成分,这就需要更复杂的工作流程来获得它们的膜。然而,白细胞具有进行特定部位的靶向治疗的特性,特别是对肿瘤或血管异常,因此它们的膜具有特殊的携带药物的作用。

白细胞膜包被纳米粒(WBC – NP)已被广泛应用于肿瘤药物的传递。原因之一是白细胞可以针对炎症部位,而炎症部位长期以来与某些肿瘤和肿瘤血管重塑有关。例如,通过蔗糖密度梯度纯化过程获得白细胞膜,并将其涂覆到多孔硅纳米粒的表面上。与裸纳米粒相比,WBC – NP 也较少受到抗体调理和血清蛋白吸附的影响。WBC – NP 优先通过淋巴细胞功能相关抗原-1 与激活的内皮细胞结合,能够像白细胞一样穿过炎症内皮层。与裸纳米粒相比,WBC – NP 的运载量增加了 4 倍。通过在药物溶液中的再悬浮和混合,可以将多柔比星负载到纳米多孔硅微粒上。当装载多柔比星时,白细胞膜使穿过内皮层的纳米粒优先杀死癌细胞,游离药物或载药未包被白细胞膜的纳米粒优先杀死内皮细胞。在体内,白细胞膜涂层能阻止肝的摄取及库普弗细胞的吞噬作用。这表明,与裸纳米粒相比,具有白细胞膜包被的纳米制剂有更好的抗肿瘤作用[50]。

4. 肿瘤细胞膜

除了单纯来源于血液的细胞外,细胞膜的另一个主要来源通常是恶性肿瘤细胞,此类细胞具有易培养和易获得等特性,非常适合用于细胞膜包衣技术。肿瘤细胞还表现出自我靶向的能力,可用于肿瘤药物输送和成像。此外,肿瘤细胞膜表面蛋白,如 CD47 可以导致免疫逃逸,防止巨噬细胞吞噬,延长体内循环时间。肿瘤细胞有独特的同质靶向能力,已成为膜包被纳米粒技术的一部分。研究表明,肿瘤细胞膜包被纳米粒(CCNP)具有与纯化细胞膜相似的蛋白质表达谱,与未经处理的肿瘤细胞裂解物相比,膜元件在整个制造过程中被选择性地纯化和富集。随着时间的推移,这些颗粒是稳定的,并且在骨髓来源的 DC 摄取时,细胞膜和核心均表现出良好的共定位,证明了核-壳结构的稳定性。为了支持同型结合的概念,有研究利用 MDA－MB－435 细胞(一种具有聚集成团倾向的人类黑色素瘤细胞系)来制造肿瘤细胞膜包被纳米粒。流式细胞术和荧光成像证实肿瘤细胞膜包被纳米粒与原癌细胞有更高的结合力,而 PM 包被纳米粒和裸核几乎没有被摄取。当使用非肿瘤性人成纤维细胞包被时,这种选择性摄取被进一步证实[50]。Sun 等[51]制备了乳腺癌细胞膜包裹载紫杉醇的纳米探针,利用乳腺癌细胞膜的同源癌细胞结合能力,同时靶向结合乳腺癌及肺转移癌细胞。治疗后原发灶及转移性灶均被显著抑制,乳腺癌细胞膜组的原发肿瘤体积仅为生理盐水组的 4.8%,且肿瘤转移减少了 97.8%,肿瘤细胞膜包被纳米粒显示出良好的肿瘤靶向识别能力及抗肿瘤治疗潜力。

(二) 脂蛋白

脂蛋白是一种天然纳米粒,具有生物学作用,主要含有蛋白质、磷脂、胆固醇和三酰甘油等,这几种成分复合形成脂蛋白。按密度大小可将脂蛋白分为乳糜微粒、低密度脂蛋白胆固醇(LDL－C)、极低密度脂蛋白胆固醇(VLDL－C)和高密度脂蛋白胆固醇(HDL－C),这些脂蛋白非常适合成为递送成像和治疗药物的载体,尤其是低密度脂蛋白和高密度脂蛋白。通过模仿脂蛋白的内源性形状和结构,脂蛋白激发的纳米粒可以长时间保持在血液循环中,同时在很大程度上避开了人体防御系统中的 MPS 系统[52]。

1. 低密度脂蛋白药物递送系统

低密度脂蛋白是在血浆中大量存在的一种天然纳米系统,粒径为 20～25 nm,内部为疏水性的脂质内核,主要由胆固醇酯和少量的三酰甘油构成,有利于储运亲脂性药物,内核表面覆盖磷脂层及游离胆固醇,最外面包覆着载脂蛋白,能将脂质、胆固醇、蛋白质及亲脂性药物通过体循环转运至肝外组织。其中载脂蛋白 B(apolipoprotein, ApoB)是分子质量约为 550 000 Da 的糖蛋白,它可与细胞膜上的受体结合后通过内吞作用进入溶酶体,在低 pH 环境下低密度脂蛋白受体与 LDL－C 分离,受体重新回到细胞表面[53]。肿瘤细胞是快速分裂细胞,需要大量的胆固醇。在结肠癌、前列腺癌、肾上腺癌、乳腺癌、肺癌和白血病细胞上都发现低密度脂蛋白的需求和低密度脂蛋白受体活性增加。因此,以低密度脂蛋白为药物载体,其对肿瘤组织具有天然的靶向优势。Jin 等[54]将亲脂性胆固醇修饰的 siRNA(Chol－siRNA)包载入低密度脂蛋白,形成 LDL－Chol－siRNA 纳米粒。该纳米粒可通过低密度脂蛋白受体介导内吞途径将 Chol – siRNA 高效导入肿瘤细胞并有效抑制肿瘤生长。以上研究结果显示，低密度脂蛋白可以作为抗肿瘤药物的有效运输载体，并具有良好的应用前景。另有学者采用含载脂蛋白受体序列的两亲性肽段与磷脂、三油酸甘油酯、胆固醇、胆固醇油酸酯脂质内核相结合，制备了理化性质及生物学性质与天然低密度脂蛋白相似的合成低密度脂蛋白载体(sLDL)，通过载入示踪剂 DiO，发现 Bcr – AbI 阳性的细胞系对 sLDL 的摄取比 Bcr – AbI 阴性的细胞系多，且慢性粒细胞白血病(CML)CD34+ 及 CD34+ 38[low/−]细胞对 sLDL 的摄取显著高于非 CML CD34+ 及 CD34+ 38[low/−] 细胞[55]。Versluis 等[56] 将亲脂性柔红霉素前药(lipophilicity prodrug of daunomycin, LAD)掺入载脂蛋白 E 脂质体，载脂蛋白 E 脂质体与天然的低密度脂蛋白在体内具有相似的 PK 行为。与游离柔红霉素相比，载脂蛋白 E 脂质体携带的前药，半衰期显著延长，非靶组织分布减少。在肝低密度脂蛋白受体上调的大鼠中，载脂蛋白 E 脂质体在肝中的摄取增加了 5 倍。载脂蛋白 E 脂质体对 B16 细胞上低密度脂蛋白受体的亲和力是低密度脂蛋白的 15 倍;而不含载脂蛋白 E 的脂质体，其与低密度脂蛋白受体的结合能力降低 20~50 倍。组织分布实验表明，LAD – ApoE –脂质体主要被表达低密度脂蛋白受体的器官摄取，在肿瘤组织具有最大的摄取率。

2. 高密度脂蛋白药物递送系统

高密度脂蛋白(HDL)是所有血浆脂蛋白中体积最小，密度最高的脂蛋白，由于其超小的尺寸和良好的表面性质而受到关注。作为一种内源性纳米载体，高密度脂蛋白纳米粒具有生物可降解性，不引起免疫应答。研究表明，高密度脂蛋白除了具有逆转胆固醇转运，保护心血管的功能外，还具有抗炎、抗氧化的性质[57]。淋巴癌、鼻咽癌、卵巢癌和肝癌等肿瘤细胞会过度表达高密度脂蛋白受体——B 类 I 型清道夫受体(scavenger receptor class B type I, SR – B I)。通过 SR – B I 介导的通路能有效将药物转运至细胞质，而不会被胞内体摄取[58]。拟高密度脂蛋白纳米载体能有效与 SR – B I 结合，通过脂筏/小窝体通路将所运载的药物直接转运至细胞质。高密度脂蛋白相关的载脂蛋白种类较多，主要有载脂蛋白 A1 和载脂蛋白 A2，此外还有载脂蛋白 A4 和载脂蛋白 C、载脂蛋白 D、载脂蛋白 E、载脂蛋白 J。载脂蛋白 A1 可激活卵磷脂胆固醇脂酰转移酶，催化胆固醇酯化成为胆固醇酯移向高密度脂蛋白的中心。近年来，以高密度脂蛋白及合成的重组高密度脂蛋白作为化学药物及基因肿瘤靶向递送载体成为新的研究热点。Huang 等[59] 以具有阿尔茨海默病脑内核心病变部位的靶向递药特性的载脂蛋白 E 重组 HDL(ApoE－rHDL)为模型,以具有高组织穿透力、空间分辨率和信噪比的双光子显微镜为核心技术,结合脑血管、胶质淋巴系统和脑细胞原位成像,研究纳米递药系统脑内转运和清除的动态过程。结果显示,从不同的细胞类型看,小胶质细胞对药物的摄取能力显著强于星形胶质细胞,前者的摄取效率约为后者的 1.45 倍。从不同的制剂类型看,星形胶质细胞摄取唾液酸四己糖神经节苷脂(GM1)修饰载脂蛋白 E 重组高密度脂蛋白(ApoE－rHDL)的能力高于对 ApoE－rHDL 的摄取,前者的摄取效率约为后者的 1.36 倍;而小胶质细胞摄取 GM1－ApoE－rHDL 和 ApoE－rHDL 的能力相当,但降解 GM1－ApoE－rHDL 的能力较降解 ApoE－rHDL 的能力弱,PK 参数显示,原代小胶质细胞和 BV－2 小胶质细胞系对 ApoE－rHDL 的清除速率常数显著高于 GM1－ApoE－rHDL。

有研究利用载脂蛋白－rHDL 作为载体对亲脂性药物进行递药,分别制备了盘形和球形的载有心血管药物丹参酮ⅡA 的重组高密度脂蛋白,并对其生化和仿生学性质进行检测。PK 参数显示,盘形高密度脂蛋白制剂与丹参酮脂质体纳米制剂相比,MRT、AUC 及纳米制剂的靶向和抗动脉粥样硬化的作用都有所增强。而球形高密度脂蛋白纳米制剂的 MRT、AUC 比盘形高密度脂蛋白纳米制剂更大。该实验表明,利用高密度脂蛋白作为载体对丹参酮进行递药,不仅能增加丹参酮在靶组织的暴露量,还可以与丹参酮产生治疗动脉粥样硬化的协同作用[60]。

Huang 等[61]以胶质母细胞瘤作为疾病模型,利用高密度脂蛋白构建了新型跨越 BBB 的 ApoE－rHDL 纳米载体,并且包裹载转录激活因子 5(ATF5)siRNA 的磷酸钙核心,酸敏感的磷酸钙核心可在溶酶体中溶解并释放 siRNA,产生的钙离子和磷酸根离子增加溶酶体的渗透压引起溶酶体肿胀破裂,进一步将 siRNA 释放到胞质中发挥作用。结果表明,该 ApoE－rHDL 纳米载体可以有效地将 ATF5 siRNA 传递到 Ras 激活的脑癌细胞中,在 Ras 依赖的机制下,纳米粒被大粒细胞吞噬。脑胶质母细胞瘤显示良好的 ATF5 基因沉默效果,有效诱导肿瘤细胞及其干细胞的凋亡,显著延长原位荷瘤小鼠的生存期。该纳米载体克服了 RNAi 药物易降解、体内循环时间短、靶细胞导向性差、难以通过细胞膜屏障并实现胞质释放等递送难题。

(三) 外泌体

外泌体是由许多不同类型的细胞通过生物液体(包括滑膜液、母乳、血液、尿液、唾液、羊水和血清)分泌的直径在 40~100 nm 的微小囊泡。多种细胞已被证实具有分泌外泌体的能力,包括 B 细胞、T 细胞、DC、神经细胞及肿瘤细胞等。外泌体是细胞间通信的一种手段,它的产生与细胞膜内陷形成内涵体密切相关,细胞内膜首先向内凹陷形成含有多个小囊泡的多泡内涵体,其中可包裹不同的功能性物质如蛋白质、核酸等。然后细胞内部的内涵体从溶酶体逃逸后与细胞膜融合,释放其中的囊泡至细胞外部即为外泌体。产生的外泌体通过配体-受体相互作用,内吞途径(如内吞、胞饮、吞噬作用)或膜融合方式被受体细胞接收[62]。

传统化疗药物往往存在溶解度差、易被人体快速清除、生物相容性差、靶组织分布量少、细胞渗透性低等缺陷。外泌体作为一种天然来源的药物载体,它在药物和基因递送方面比传统的纳米载体有诸多优势。首先,外泌体不仅可以传递药物到受体细胞,还可以包载它自身携带的具有生理活性的 mRNA、蛋白类等物质。外泌体依靠其强大的穿透力能够穿透体内的各种屏障;外泌体具有脂质双分子层结构,疏水区能包裹运送疏水性药物通过质膜;外泌体膜上的蛋白质起到与靶细胞相互识别的作用[63]。其次,由于外泌体是自体细胞,体积较小,其表面存在一些特殊的蛋白质,能使外泌体在血液循环中稳定性好,避免 RES 的捕获,一般不会引起有害免疫反应[64],因此,其所包裹运送的药物可以完好无损地到达受体细胞,延长药物在体内的半衰期。再次,外泌体中包含了来源于细胞的内含物,可以将之转移至受体细胞并在受体细胞内发挥作用,且不同细胞来源的外泌体表面表达的分子也不一样,因而对受体细胞有一定的选择性,故在治疗上更有利。外泌体的众多优势使其能够将药物顺利地携带到单靠药物本身所不能到达的器官,并提高药物在体内的利用率。不同细胞来源的外泌体功能不同,虽然多种类型的细胞都能分泌外泌体,但在作为载体针对性地治疗疾病时,最好选用与受体细胞相同类型的细胞外泌体,这样不仅能避免外泌体中的一些不必要的杂质,还能保证外泌体与受体细胞的识别不受干扰。外泌体表面的黏附蛋白能够促进膜相互作用和膜融合,并将其所载的药物递送至靶细胞[65]。

经过 30 多年的研究,人们对外泌体的认识越来越深入。迄今为止,外泌体已经被开发用作为多种药物和治疗分子(如核酸、功能性蛋白质)的载体。化疗药物紫杉醇是一种从红豆杉的树皮中提取出来的碱性化合物,其具有天然的抗癌功效。然而由于紫杉醇不溶于水,其副作用大,故很难广泛应用于临床。外泌体可以将其包裹在脂质双分子层中,既能防止紫杉醇浓度降低,又能避免紫杉醇的不良反应伤及其他组织,直至其到达肺癌细胞之前。外泌体表面的黏附蛋白使得紫杉醇更容易被靶细胞所摄取。有研究将紫杉醇装载于巨噬细胞衍生的外泌体中制成复合制剂,注射到肺癌转移的小鼠体内,再将单独用紫杉醇制剂注射的小鼠作为对照组,半个月后,将小鼠处死检查肺组织,结果显示,紫杉醇外泌体复合制剂的抗肿瘤效果更加明显[66],表明巨噬细胞来源的外泌体运载紫杉醇比单独的紫杉醇有更强的抗肿瘤效果。最近,有研究利用促炎型的 M1 型巨噬细胞来源的外泌体递送紫杉醇。体外细胞毒性实验发现,与游离的紫杉醇相比,相同剂量的紫杉醇被 M1 -外泌体包载后对肿瘤细胞的抑制率增加;体内 4T1 荷瘤鼠实验进一步证明,紫杉醇被 M1 -外泌体包载后抗肿瘤效果更加显著,M1 -外泌体作为载体有助于紫杉醇杀死肿瘤细胞。表明 M1 型巨噬细胞来源的外泌体通过建立局部炎性微环境促进化疗药物紫杉醇的抗肿瘤作用[67]。因此,巨噬细胞分泌的外泌体是一种很有前途的肿瘤治疗靶点。

外泌体可使药物在靶细胞内积累增加,改善小分子药物的稳定性和血液循环时间,进而提高小分子药物的疗效。姜黄素是一种存在于姜黄根茎中的天然多元酚,具有抗炎症、抗恶性肿瘤细胞增殖、抗血管生成等功效。姜黄素的临床应用存在水溶性差、体内代谢快及易被清除等问题。Sun 等[68]用不同细胞类型释放的外泌体与姜黄素形成的复合物和游离的姜黄素同时处理小鼠,结果显示,30 min 后,外泌体姜黄素复合物给药的小鼠外周血中积累的姜黄素比单独使用姜黄素高 5~10 倍。12 h 后在外泌体姜黄素复合物的小鼠血浆中的姜黄素水平依然很高。然而,单独给姜黄素小鼠的血液中没有发现姜黄素,这表明姜黄素已被全部分解。外泌体与姜黄素复合物不仅提高了姜黄素的稳定性及体内生物利用度,并能有效抑制激活的髓样细胞释放 IL - 6 和 TNF,增强姜黄素的体内抗炎活性。Vashisht 等[69]将姜黄素包载在牛奶来源的外泌体中,该体系在胃肠道中能保持稳定,可穿透肠道屏障将药物转运到血液循环中,开辟了以牛奶外泌体作为一种有潜力的稳定口服给药载体的新治疗思路。

第三节　纳米药物与细胞色素 P450 酶

一、纳米药物对细胞色素 P450 酶的影响在药物联用中的意义

肝是代谢外源性化学药物/毒物代谢的主要器官,其中定位于内质网中的

CYP450 酶在许多外源药物和细胞毒性物质的代谢激活或失活、清除，以及肿瘤组织对抗肿瘤药物的易感性中起着重要作用[70]。纳米药物作为一种特殊的外源性物质，能够被肝摄取，并且纳米载体可以改变 CYP450 酶的代谢活性，从而破坏 CYP450 酶的代谢功能。然而，人们对纳米载体如何改变肝中 CYP450 酶的生物转化活性和代谢功能知之甚少。作为暴露在生物组织中的特殊外源物质，纳米载体能够通过直接与 CYP450 酶接触，破坏药物代谢酶的生物功能。抑制 CYP450 酶，可能会降低同时服用由相同 CYP450 酶代谢的其他药物的预期疗效，导致治疗失败，甚至增加其他药物的副作用和毒性。并且流行病学研究表明，肝癌患者肝组织中的 CYP450 酶在分子水平和功能水平上受到致瘤过程的显著抑制[71]。由 CYP450 酶引起的药物相互作用已经成为评价药物安全性和疗效的重要内容。因此，研究纳米药物 - CYP450 酶相互作用的变化及纳米药物对 CYP450 酶活性的相关影响在临床应用方面有特别重要的指导意义。目前，关于不同类型的纳米粒包括金属、无机和聚合物纳米材料对 CYP450 酶的诱导及抑制的研究数据，大部分是通过体外抑制或诱导肝微粒体系统或分离的肝细胞中获得[8,70,72]。在体内 CYP450 酶模型水平上评价 nano - DDS 给药后对肝 CYP450 酶代谢功能的影响较少。

二、无机纳米药物对细胞色素 P450 酶的影响

GNP 和 AgNP 作为应用最普遍的金属纳米粒，由于两者的粒径非常小，一旦被吸收，通过血液循环分散到全身。GNP 和 AgNP 的一个主要靶器官是肝。GNP 和 AgNP 与肝中的 CYP450 酶相互作用研究开始得较早。基因重组 CYP450 酶亚型的体外研究显示，GNP 和 AgNP 在转录水平及蛋白质水平上对 CYP450 酶亚型特别是 CYP2C 和 CYP3A 家族均有抑制作用。

体内和体外研究表明，GNP 在细胞和分子水平上对 CYP450 酶同工酶催化活性有显著抑制作用，且呈剂量、粒径大小、时间和 CYP450 酶亚型依赖性。例如，在体外培养的肝微粒体中研究以单宁酸为稳定剂的 GNP（粒径范围为 5～100 nm）对 5 种主要 CYP450 酶同工酶活性的影响，发现粒径较小的 GNP 对 CYP2C9、CYP2C19、CYP2D6 和 CYP3A4 有强抑制作用，且呈剂量依赖性，而 CYP1A2 受 GNP 的抑制作用很小。当提高肝微粒体蛋白浓度时，可以显著降低酶与 GNP 在孵育介质中的非特异性结合。在人肝组织、肝细胞和肝细胞癌 C3A 细胞中观察不同粒径和表面电荷 GNP 对 CYP450 酶活性及表达的影

响,发现阴离子单宁酸－GNP、阳离子支链聚乙亚胺－GNP(40 nm)均能明显抑制 CYP3A4 的催化活性。阳离子支链聚乙亚胺－GNP(40 nm)抑制人肝细胞中的 CYP1A2、CYP2C9、CYP3A4 和人近曲肾小管上皮细胞中的 *CYP1A1* 基因转录水平。相反,阳离子聚乙亚胺－GNP 和中性聚乙烯吡咯烷酮－GNP 均能增加 HepG2 细胞中 CYP1A2、CYP2C9、CYP3A4 和大鼠肝中的 CYP2B、CYP3A 的 mRNA 转录[73]。由于这些敏感的 CYP450 酶与大多数药物和毒物的代谢与清除有关,当 GNP 与某些药物共同暴露时,上述结果可望为 GNP －药物相互作用导致潜在纳米毒理学风险进行评估[70]。

AgNP 可抑制主要参与药物代谢的代谢酶,包括 CYP1A2、CYP2A6、CYP2B6、CYP2C9、CYP2C19、CYP2D6、CYP2E1 和 CYP3A4。体外研究表明, AgNP 对人 CYP1A2、CYP2C9、CYP2C19 和 CYP3A4 抑制程度比相同粒径的 GNP 强 3 倍左右,其中对 CYP2C9、CYP2C19 和 CYP3A4 的抑制作用最显著 (IC_{50} 值<10 μg/mL)。然而,当 IC_{50} 值大于 10 μmol/L 或 μg/mL 时,纳米粒对 CYP450 酶的抑制作用并不明显[8]。AgNP 释放的 Ag^+ 对细胞死亡途径的诱导作用很可能与 AgNP 对 CYP450 酶的活性影响有关。体外孵育大鼠肝微粒体研究 AgNP 对 CYP450 酶活性的影响,发现 AgNP 能以剂量依赖的方式抑制 CYP2C 和 CYP2D 酶活性,而对 CYP1A、CYP2E1 和 CYP3A 酶没有明显抑制作用。有学者利用分子对接预测模型和量子力学计算方法从分子水平上解释了 AgNP 及其解离形式的 Ag^+ 对肝 CYP450 酶亚型包括 CYP2C9、CYP2C19、CYP2D6 的抑制作用。虽然体内研究表明,人血清可检测到银的水平,然而健康志愿者连续 14 天多剂量口服市售纳米银胶体悬浮液没有引起任何临床和生理的变化,也没有显著的抑制或诱导 CYP450 酶的活性,这可能是由于该纳米粒在体内主要是以 Ag^+ 而非 AgNP 的形式存在[74]。因此,在今后的研究中需要考虑到纳米粒在不同溶液中的溶解及金属离子和金属纳米粒对 CYP450 酶活性与表达的影响。

尽管碳纳米结构包括金刚石纳米粒(DN)、氧化石墨烯(GO)或石墨烯纳米粒(GN)具有其独特的性质,它们不会引起直接的细胞毒性作用,但是有研究采用微粒体模型发现三种纳米结构均与 CYP1A2、CYP2D6 和 CYP 3A4 存在相互作用并抑制其催化活性。在 HepG2 和 HepaRG 细胞系中,CYP450 酶的基因表达也会下调,其中氧化石墨烯对酶的影响最为显著。因此,DN、氧化石墨烯和 GN 能通过抑制 CYP450 酶同工酶的活性,干扰其他药物/异物在肝中的代谢[75]。

粒径较小的二氧化硅纳米粒(SiO_2 - NP)可定位于含有 CYP450 酶的细胞质中,粒径越小的 SiO_2 - NP 对大鼠和人肝细胞的 CYP3A 活性抑制作用越强。在 0.1 mg/mL 的 30 nm SiO_2 - NP 暴露 48 h 后,HepG2 细胞中的 CYP3A4 活性受到 60% 的抑制,但在最大粒径(70 nm)的纳米粒中未观察到明显的影响。此外,粒径为 30 nm 的 SiO_2 - NP 能诱导 CYP2B 的活性[76]。SiO_2 - NP(50~200 nm)预处理 24 h 后,对 Huh7 细胞中 CYP1A 的诱导活性显著降低。小鼠在暴露于粒径为 7 nm 左右的二氧化钛(TiO_2)纳米粒(TiO_2 - NP)60 天后,肝细胞中的 CYP1A mRNA 转录水平增加[77]。

然而,人们对纳米粒如何改变肝脏中 CYP450 酶的生物转化活性和代谢功能知之甚少。在体外培养的肝微粒体研究中发现,GNP 抑制 CYP450 酶活性的部分原因是其黏附在酶上改变其结构的构象或黏附在肝微粒体膜上,损害了完整的膜蛋白。此外,GNP 很可能阻断了 CYP450 酶表面的底物结合口袋,这取决于 GNP 的特性和同工酶的结构多样性[70]。最近的研究指出,阳离子支链聚乙亚胺-GNP(40 nm)是通过改变 CYP3A4 构象或阻断 CYP450 酶表面的底物结合口袋,从而可逆地抑制人肝细胞中 CYP3A4 的活性[78]。另有研究发现,GNP 对 CYP450 酶活性的抑制可能由直接和间接因素共同导致:直接的原因是 GNP 能够液态化并穿透磷脂双分子层,破坏 CYP450 酶的膜结构和功能,并与 CYP450 还原酶结合,从而改变这些酶的生物转化性能。间接的原因是通过纳米粒对酶和(或)酶底物的扩散或流动性的影响而可能改变底物结合或产物释放动力学。另外,纳米粒可能会破坏电子转移链。例如,NADPH 是限制性酶,较高浓度的 GNP 可能通过直接的静电破坏和过度影响传导抑制 NADPH 的产生和 CYP450 酶的活性。这些因素不仅可能影响葡萄糖-6-磷酸脱氢酶和 CYP450 酶,还可能影响与生物转化有关的其他依赖于辅助因子产生或易受到离子强度显著影响的其他酶。GNP 对生物酶过程的影响是两种因素的综合作用,这种直接和间接的因素可能解释为什么纳米粒对 CYP450 酶既有机制作用又有诱导作用的矛盾行为[79]。DN、氧化石墨烯和 GN 能通过抑制 CYP450 酶同工酶 CYP1A2、CYP2D6 和 CYP3A4 的活性,干扰其他药物/异物在肝中的代谢,其原因可能是 DN、氧化石墨烯或 GN 给药后在体内被递送到肝组织中储存,血液中的纳米药物通常与血浆蛋白一起形成的蛋白冠阻止了它们与其他分子的相互作用[80];然而,当它们被内化到细胞后,蛋白冠被溶酶体降解,导致纳米结构与肝细胞的内膜和蛋白质发生直接的物理化学相互作用。这种相互作用可能导致蛋白质构象的改变或阻断酶的活性部位[75,80]。

三、有机纳米药物对细胞色素 P450 酶的影响

除了金属纳米粒对 CYP450 酶系统的活性和表达有影响外,研究发现 CYP450 酶也能被低毒性的非金属纳米药物所诱导或抑制。纳米粒对 CYP450 酶活性的影响具有多样性,有机纳米药物和无机纳米药物之间对不同的 CYP450 酶亚型存在较大差异。不同粒径的纳米粒对 CYP450 酶活性的影响不同。例如,20~500 nm 的羧基聚苯乙烯纳米粒对 CYP450 酶代谢活性有抑制作用,并且随着粒径的减小抑制效力逐渐增强,即最小的聚苯乙烯纳米粒 (20 nm)对这些酶的影响最大。而较大的纳米粒(200 nm 和 500 nm)对 CYP3A4 同工酶的诱导效果仅为 10%~20%。研究表明,当粒径较小的(20~60 nm)羧基聚苯乙烯纳米粒在细胞内达到高浓度时,能抑制正常肝微粒体和从杆状病毒感染细胞分离的表达野生型 CYP450 酶的微粒体中 CYP3A4、CYP2D6、CYP2C9 和 CYP2A1 的酶活性,当粒径大于 200 nm 的羧基聚苯乙烯纳米粒时没有观察到类似作用。这是由于小于 200 nm 的纳米粒很容易进入细胞,内质网与 20 nm 纳米粒的相互作用比较大纳米粒(200 nm)更密切。与此相反,粒径大于 200 nm 的 PLGA 纳米粒能显著抑制大鼠和人肝细胞的 CYP3A 活性,粒径越大的 PLGA 纳米粒对 CYP3A 的影响最强;此外,研究发现粒径较小的 PLGA 纳米粒对 CYP2B 活性有抑制作用[81]。因此,粒径和纳米药物的表面功能性修饰物不同时对 CYP450 酶不同亚型的抑制作用有差异,从而影响它对外源性物质的代谢[82]。

粒径为 20~100 nm 的聚合物胶束可以避免被肾过滤和 RES 快速清除,在循环系统中长时间滞留,并最终在肝中积聚导致排泄相对较慢而对 CYP450 酶代谢功能有影响[72]。最近,有研究制备了由亲水性 PEG2000 和分子质量不同(2 000~10 000 Da)的疏水性 PCL 组成的两亲性嵌段共聚物胶束(mPEG2000-PCL$_x$)。将该聚合物胶束连续 14 天静脉注射于大鼠体内后发现,5 mg/kg 的 mPEG2000-PCL$_{3.5k}$ 胶束对除 CYP2C11 同工酶外的大多数 CYP450 酶亚型(CYP1A2、CYP2B1、CYP2C6、CYP2C11 和 CYP3A1/2)的活性均有显著的诱导作用,而 mPEG2000-PCL$_{5k}$ 仅在 75 mg/kg 时诱导了后三种酶的活性。与其他 CYP450 酶亚型相比,CYP1A1/B2 对 mPEG2000-PCL$_x$ 最敏

感。同时 mPEG2000 - PCL$_{3.5k}$ 胶束使相应 CYP450 酶的 mRNA 表达上调,但对蛋白质水平的影响较小,表明聚合物胶束可以通过调节 CYP450 酶的基因水平来改变 CYP450 酶的代谢功能。大鼠原代肝细胞经 mPEG2000 - PCL$_x$ 处理 72 h 后,对 CYP450 酶的诱导作用与上述体内连续注射 14 天后分离的肝微粒体中的研究结果相似。因此,聚合物胶束可能通过干预 CYP450 酶的活性而参与纳米载体与药物的相互作用。

纳米粒除了本身能影响 CYP450 酶活性和表达外,还能增强酶与抑制剂的结合来增强对酶的抑制作用。例如,研究发现粒径在 300~900 nm 固体脂质纳米粒(SDN)以纳米粒的形式进入人原代肝细胞,SDN 进入 CYP3A4 的结合位点或有效地将更大浓度的 CYP3A4 酶抑制剂(利托那韦)引入结合位点,增强细胞中 CYP3A4 的抑制活性,这种作用与 SDN 本身的结构性质有关,而与赋形剂或任何表面修饰的化学试剂无关[83]。

纳米粒还能改变所载药物本身对 CYP450 酶活性的影响。例如,通过液-质联用分析方法测定游离两性霉素 B 和两性霉素 B 脂质体在人肝微粒体孵育体系中对 CYP450 酶特异性探针底物代谢程度的影响,发现游离两性霉素 B 对 CYP2E1 有明显抑制作用,而两性霉素 B 脂质体对参与 95% 以上的 CYP450 酶代谢反应的 8 种主要同工酶(分别是 CYP1A2、CYP3A4、CYP2C9、CYP2C19、CYP2D6、CYP2E1、CYP2A6、CYP2B6)无明显抑制作用。与此类似,研究人员用相同的分析方法发现,游离多柔比星对上述 8 种主要同工酶均能表现出抑制作用,而多柔比星脂质体对 CYP450 酶无明显抑制作用,说明脂质体纳米制剂可能具有更高的临床安全性,当与其他药物联合用药时,不易产生药物-药物相互作用[84]。

四、核受体介导纳米药物对代谢酶的影响

CYP450 酶活性的增加与 CYP450 酶的主要转录调节因子有关,其中核受体(nuclear receptor, NR)是主要调控 CYP450 酶活性和表达的转录因子[85]。NR 是由 150 多种不同的蛋白质组成的一种脂溶性配体依赖转录因子超家族,通过将胞外(环境、代谢、内分泌)信号传递到胞内,与目的基因的启动子 DNA 序列特异性结合,对维持细胞稳态及各种反应的靶基因蛋白分子表达在转录水平上起着调控作用。NR 的配体有很多种,包括甾体激素、脂肪酸、碱性磷酸酶、胆固醇、维生素和外源性药物/毒物。NR 通常与自身或家族中的其他成员

二聚形成同源二聚体或异源二聚体,有时可能被多个配体激活。因此,它们是一个复杂的分子网络,对有机体的生命发展和适应性反应至关重要[86]。NR分布于细胞质或核内,都在核内启动信号转导并影响基因转录,调控的靶基因涉及众多药物代谢酶及转运体,可对药物或毒物在体内的处置,如吸收、分布、代谢及排泄等过程发挥重要作用[87],对核受体的研究有助于了解药物在体内的 PK 过程和机制,为进一步设计靶向药物提供科学基础。

通常位于细胞质中的 NR 与阻遏物结合,处于非活化状态,使基因转录保持在一定水平。当 NR 与配体结合后进入胞核,再与视黄醛 X 受体(retinoid X receptor, RXR)形成二聚体,作用于靶基因调控区域,使辅助阻遏蛋白解离,同时辅助激活蛋白结合到二聚体上,从而激活靶基因的转录。主要调控药物代谢酶基因的 NR 主要包括孕烷 X 受体(pregnane X receptor, PXR)、组成型雄甾烷受体 (constitutive androstane receptor, CAR)、芳香烃受体(aromatic hydrocarbon receptor, AhR)、过氧化物酶体增殖物激活受体(peroxisome proliferator activated receptor, PPAR)、法尼酯 X 受体(farnesoid X receptor, FXR)和肝 X 受体(liver X receptor, LXR)。当核受体被药物激活或抑制时,在转录水平调节下游靶基因药物代谢酶 CYP450 酶的表达,引起细胞功能的改变,进而对靶基因的底物在体内的过程及疗效产生重要影响[88]。

一般来说,诱导和抑制 CYP450 酶的活性和表达是导致代谢性药物-药物相互作用的重要原因[89]。表 5-1 已列出核受体 PXR、CAR、AhR、FXR、LXR和 PPXR 调控的 CYP450 酶相关基因[90]。PXR 和 CAR 对 *CYP3A4* 和 *CYP2B6* 亚型的上调表达最为显著。PXR 被激活后可调控 *CYP3A* 的表达,被认为是参与药物诱导性相互作用最重要的 NR。CAR 的配体药物较 PXR 少,其活化不需要配体的直接结合。AhR 在人体各组织均有表达,其活化可导致 *CYP1A1*、*CYP1A2* 和 *CYP1B1* 等转录水平增加[91]。例如,连续大剂量[400 mg/(kg · d)]灌胃给予大鼠纳米铜可导致 CYP450 酶(包括 CYP1A2、CYP2C11、CYP2D6、CYP2E1 和 CYP3A4)的 mRNA 表达和活性显著降低,并呈剂量依赖性。该纳米粒对 CYP450 酶的抑制作用主要与 PXR、CAR 和 AhR 的低表达有关。因此,摄入大量纳米铜会通过影响 NR 来抑制多种 CYP450 酶的表达,严重影响肝的药物代谢,从而增加药物-药物相互作用的风险[92]。利用原代培养的人支气管上皮(NHBE)和 A549 细胞为模型研究 SWCNT 对药物代谢酶的影响,发现将 NHBE 和 A549 细胞暴露于 SWCNT 后会降低细胞中 CYP1A1 和

CYP1B1 的 mRNA 表达和酶活性,这是由于阻止了激活的 AhR 与 *CYP1A1* 和 *CYP1B1* 基因增强子结合有关[93]。由于石墨烯具有多环芳烃分子结构,其中间代谢物与多环芳烃的结构相似,满足结合和激活 AhR 的要求。有研究以 PLHC-1 肝癌细胞为模型,从转录水平证明石墨烯纳米材料(氧化石墨烯和羧基石墨烯)诱导 CYP1A 表达的增加可能是通过引起细胞质膜结构损伤和(或)不稳定来增加 AhR 激动剂在细胞内的浓度[94]。

表 5-1　PXR、CAR、AhR、FXR、LXR 和 PPXR 及其靶基因 CYP450 酶相关基因

核受体	CYP450 酶相关基因
PXR	*CYP1A2*、*CYP2B6*、*CYP2C9*、*CYP2C19*、*CYP3A4*、*CYP3A5*、*CYP3A7*、*MDR1*、*MRP2*、*MRP3*、*OATP1A4*、*OATP2*(*OATP1B1*)
CAR	*CYP2A6*、*CYP2B6*、*CYP2C9*、*CYP2C19*、*CYP3A4*、*P-gp*、*MRP1*、*MRP2*、*MRP3*、*MRP4*、*BCRP*、*OATP1A2*
AhR	*CYP1A1*、*CYP1A2*、*CYP1B1*、*CYP2S1*、*P-gp*、*MRP2*、*BCRP*、*OATP2B1*
FXR	*CYP3A4*、*CYP7A*、*P-gp*、*BCRP*、*OCT1*、*OATP2B1*、*MRP2*、*OATP1B3*
LXR	*CYP7A*、*MDR1*、*MRP2*、*MRP5*、*BCRP*
PPXR	*CYP4A*、*CYP7A*、*CYP2E*、*CYP2A6*、*CYP2C8*、*P-gp*、*MDR2*、*MRP1*、*MRP3*、*MRP4*、*BCRP*、*OATP1A1*、*OCTN2*、*OCTN3*

由于调节 CYP450 酶的这些受体主要参与体内内源性和外源性(包括临床药物)的代谢和清除,通过以 NR 为靶点的药物研发来改变药物的体内过程有可能成为肝病和肿瘤治疗的新途径。纳米药物载体因能改善某些 PK 性质,使药物更好地发挥疗效,近年来有很多以纳米材料为载体递送核受体激动剂的纳米药物被合成和研究。例如,有研究制备的一种以金纳米笼(GNC)为基础的治疗性纳米药物载体,通过将磷脂酰丝氨酸(PS)结合在脂质体包裹的 GNC 表面,用于 LXR 激动剂 T0901317 的递送,延长药物释放时间,对巨噬细胞有特异性靶向作用,并能显著提高凋亡细胞的吞噬清除率,减轻肾损害[95]。另有研究证实了合成的能将 LXR 激动剂 GW3965 输送到动脉粥样硬化斑块巨噬细胞的可生物降解的二嵌段聚(丙交酯-乙交酯)-b-PEG(PLGA-b-PEG)共聚物(NP-LXR)。该纳米粒具有抗炎和抑制动脉粥样硬化作用,且不会引起肝脂肪变性。NP-LXR 在体外和体内诱导巨噬细胞 LXR 靶基因表达和抑制刺激因子方面明显优于游离的 GW3965,并且短期静脉注射 NP-LXR 可使动脉粥样硬化病变面积减少 50%,而不会增加肝和血浆中的总胆固醇或

三酰甘油,即 NP – LXR 可以在动脉粥样硬化中发挥 LXR 激活的益处,同时降低肝的不良反应[96]。

参考文献

[1] NEVE E P A, INGELMAN-SUNDBERG M. Intracellular transport and localization of microsomal cytochrome P450[J]. Anal Bioanal Chem, 2008, 392(6): 1075 – 1084.

[2] LI Y, LIU R Y, YANG J, et al. Enhanced retention and anti-tumor efficacy of liposomes by changing their cellular uptake and pharmacokinetics behavior[J]. Biomaterials, 2015, 41: 1 – 14.

[3] 曾苏.药物代谢学[M].杭州:浙江大学出版社,2008:7,24.

[4] MCGINNITY D F, BERRY A J, KENNY J R, et al. Evaluation of time-dependent cytochrome P450 inhibition using cultured human hepatocytes[J]. Drug Metab Dispos, 2006, 34(8): 1291 – 1300.

[5] RING B J, PATTERSON B E, MITCHELL M I, et al. Effect of tadalafil on cytochrome P450 3A4-mediated clearance: studies *in vitro* and *in vivo*[J]. Clin Pharmacol Ther, 2005, 77(1): 63 – 75.

[6] ZHAO P, KUNZE K L, LEE C A. Evaluation of time-dependent inactivation of CYP3A in cryopreserved human hepatocytes[J]. Drug Metab Dispos, 2005, 33(6): 853 – 861.

[7] KATO M, CHIBA K, HORIKAWA M, et al. The quantitative prediction of *in vivo* enzyme-induction caused by drug exposure from *in vitro* information on human hepatocytes[J]. Drug Metab Pharmacokinet, 2005, 20(4): 236 – 243.

[8] PAN Y, ONG C E, PUNG Y F, et al. The current understanding of the interactions between nanoparticles and cytochrome P450 enzymes — a literature-based review[J]. Xenobiotica, 2019, 49(7): 863 – 876.

[9] IMMORDINO M L, DOSIO F, CATTEL L. Stealth liposomes: review of the basic science, rationale, and clinical applications, existing and potential[J]. Int J Nanomedicine, 2006, 1(3): 297 – 315.

[10] WANG X, ZHOU J, WANG Y, et al. A phase I clinical and pharmacokinetic study of paclitaxel liposome infused in non-small cell lung cancer patients with malignant pleural effusions[J]. Eur J Cancer, 2010, 46(8): 1474 – 1480.

[11] BARENHOLZ Y. Doxil(R) — the first FDA-approved nano-drug: Lessons learned[J]. J Control Release, 2012, 160(2): 117 – 134.

[12] LYASS O, UZIELY B, BEN-YOSEF R, et al. Correlation of toxicity with pharmacokinetics of pegylated liposomal doxorubicin (Doxil) in metastatic breast carcinoma[J]. Cancer, 2000, 89(5): 1037 – 1047.

[13] VENKATAKRISHNAN K, LIU Y, NOE D, et al. Pharmacokinetics and pharmacodynamics

of liposomal mifamurtide in adult volunteers with mild or moderate renal impairment[J]. Br J Clin Pharmacol, 2014, 77(6): 986-997.

[14] MA P, MUMPER R J. Paclitaxel nano-delivery systems: A comprehensive review[J]. J Nanomed Nanotechnol, 2013, 4(2): 1000164.

[15] SPARREBOOM A, SCRIPTURE C D, TRIEU V, et al. Comparative preclinical and clinical pharmacokinetics of a cremophor-free, nanoparticle albumin-bound paclitaxel (ABI-007) and paclitaxel formulated in Cremophor (Taxol)[J]. Clin Cancer Res, 2005, 11(11): 4136-4143.

[16] GELDERBLOM H, VERWEIJ J, VAN ZOMEREN D M, et al. Influence of Cremophor El on the bioavailability of intraperitoneal paclitaxe[J]. Clin Cancer Res, 2002, 8(4): 1237-1241.

[17] KIM T Y, KIM D W, CHUNG J Y, et al. Phase I and pharmacokinetic study of Genexol-PM, a cremophor-free, polymeric micelle-formulated paclitaxel, in patients with advanced malignancies[J]. Clin Cancer Res, 2004, 10(11): 3708-3716.

[18] SUN X, WANG G, ZHANG H, et al. The blood clearance kinetics and pathway of polymeric micelles in cancer drug delivery[J]. ACS Nano, 2018, 12(6): 6179-6192.

[19] SAVIC R, LUO L, EISENBERG A, et al. Micellar nanocontainers distribute to defined cytoplasmic organelles[J]. Science, 2003, 300(5619): 615-618.

[20] CHEN H, KIM S, LI L, et al. Release of hydrophobic molecules from polymer micelles into cell membranes revealed by Forster resonance energy transfer imaging[J]. Proc Natl Acad Sci U S A, 2008, 105(18): 6596-6601.

[21] 李磊, 王长远, 刘克辛. 羟丝肽口服 PLGA 纳米粒的制备、体外释药及体内药物代谢动力学研究[J]. 中南药学, 2016, 14(9): 932-935.

[22] GAO J, LIU J, XIE F, et al. Co-delivery of docetaxel and salinomycin to target both breast cancer cells and stem cells by PLGA/TPGS nanoparticles[J]. Int J Nanomedicine, 2019, 14: 9199-9216.

[23] CHOI S J, CHOY J H. Biokinetics of zinc oxide nanoparticles: toxicokinetics, biological fates, and protein interaction[J]. Int J Nanomedicine, 2014, 9 (Suppl 2): 261-269.

[24] PANZARINI E, MARIANO S, CARATA E, et al. Intracellular transport of silver and gold nanoparticles and biological responses: an update[J]. Int J Mol Sci, 2018, 19(5): 1305.

[25] LIBUTTI S K, PACIOTTI G F, BYRNES A A, et al. Phase I and pharmacokinetic studies of CYT-6091, a novel PEGylated colloidal gold-rhTNF nanomedicine[J]. Clin Cancer Res, 2010, 16(24): 6139-6149.

[26] ASHARANI P V, HANDE M P, VALIYAVEETTIL S. Anti-proliferative activity of silver nanoparticles[J]. BMC Cell Biol, 2009, 10: 65.

[27] ALAM S R, STIRRAT C, RICHARDS J, et al. Vascular and plaque imaging with ultrasmall superparamagnetic particles of iron oxide[J]. J Cardiovasc Magn Reson, 2015, 17(1): 83.

[28] ISLAM T, WOLF G. The pharmacokinetics of the lymphotropic nanoparticle MRI contrast

agent ferumoxtran－10［J］. Cancer Biomark, 2009, 5(2): 69－73.

[29] TOTH G B, VARALLYAY C G, HORVATH A, et al. Current and potential imaging applications of ferumoxytol for magnetic resonance imaging［J］. Kidney Int, 2017, 92(1): 47－66.

[30] MOJICA PISCIOTTI M L, LIMA E, VASQUEZ MANSILLA M, et al. *In vitro* and *in vivo* experiments with iron oxide nanoparticles functionalized with DEXTRAN or polyethylene glycol for medical applications: magnetic targeting［J］. J Biomed Mater Res B Appl Biomater, 2014, 102(4): 860－868.

[31] ALLEN B L, KICHAMBARE P D, GOU P, et al. Biodegradation of single-walled carbon nanotubes through enzymatic catalysis［J］. Nano Lett, 2008, 8(11): 3899－3903.

[32] KAGAN V E, KONDURU N V, FENG W, et al. Carbon nanotubes degraded by neutrophil myeloperoxidase induce less pulmonary inflammation［J］. Nat Nanotechnol, 2010, 5(5): 354－359.

[33] EL-SAYED R, WARAKY A, EZZAT K, et al. Degradation of pristine and oxidized single wall carbon nanotubes by CYP3A4［J］. Biochem Biophys Res Commun, 2019, 515(3): 487－492.

[34] YU M, ZHENG J. Clearance pathways and tumor targeting of imaging nanoparticles［J］. ACS Nano, 2015, 9(7): 6655－6674.

[35] PARK J H, GU L, VON MALTZAHN G, et al. Biodegradable luminescent porous silicon nanoparticles for *in vivo* applications［J］. Nat Mater, 2009, 8(4): 331－336.

[36] HE X, NIE H, WANG K, et al. *In vivo* study of biodistribution and urinary excretion of surface-modified silica nanoparticles［J］. Anal Chem, 2008, 80(24): 9597－9603.

[37] HAO X, HU X, ZHANG C, et al. Hybrid mesoporous silica-based drug carrier nanostructures with improved degradability by hydroxyapatite［J］. ACS Nano, 2015, 9(10): 9614－9625.

[38] YAMADA H, URATA C, UJIIE H, et al. Preparation of aqueous colloidal mesostructured and mesoporous silica nanoparticles with controlled particle size in a very wide range from 20 nm to 700 nm［J］. Nanoscale, 2013, 5(13): 6145－6153.

[39] CHEN Y, YE D, WU M, et al. Break-up of two-dimensional MnO_2 nanosheets promotes ultrasensitive pH-triggered theranostics of cancer［J］. Adv Mater, 2014, 26(41): 7019－7026.

[40] RAO L, BU L L, XU J H, et al. Red blood cell membrane as a biomimetic nanocoating for prolonged circulation time and reduced accelerated blood clearance［J］. Small, 2015, 11(46): 6225－6236.

[41] HARISA G I, IBRAHIM M F, ALANAZI F, et al. Engineering erythrocytes as a novel carrier for the targeted delivery of the anticancer drug paclitaxel［J］. Saudi Pharm J, 2014, 22(3): 223－230.

[42] HU C M, FANG R H, COPP J, et al. A biomimetic nanosponge that absorbs pore-forming

toxins[J]. Nat Nanotechnol, 2013, 8(5): 336 - 340.

[43] CHEN H, MA Y, WANG X, et al. Multifunctional phase-change hollow mesoporous Prussian blue nanoparticles as a NIR light responsive drug co-delivery system to overcome cancer therapeutic resistance[J]. J Mater Chem B, 2017, 5(34): 7051 - 7058.

[44] RAO A, BANKAR A, KUMAR A R, et al. Removal of hexavalent chromium ions by Yarrowia lipolytica cells modified with phyto-inspired Fe0/Fe3O4 nanoparticles [J]. J Contam Hydrol, 2013, 146: 63 - 73.

[45] GAO M, LIANG C, SONG X, et al. Erythrocyte-membrane-enveloped perfluorocarbon as nanoscale artificial red blood cells to relieve tumor hypoxia and enhance cancer radiotherapy [J]. Adv Mater, 2017, 29(35): 1701429.1 - 1701429.7.

[46] WANG Y, ZHANG K, QIN X, et al. Biomimetic nanotherapies: Red blood cell based core-shell structured nanocomplexes for atherosclerosis management [J]. Adv Sci (Weinh), 2019, 6(12): 1900172.

[47] HU C M, FANG R H, WANG K C, et al. Nanoparticle biointerfacing by platelet membrane cloaking[J]. Nature, 2015, 526(7571): 118 - 121.

[48] YE H, WANG K, WANG M, et al. Bioinspired nanoplatelets for chemo-photothermal therapy of breast cancer metastasis inhibition[J]. Biomaterials, 2019, 206: 1 - 12.

[49] WANG H, WU J, WILLIAMS G R, et al. Platelet-membrane-biomimetic nanoparticles for targeted antitumor drug delivery[J]. J Nanobiotechnology, 2019, 17(1): 60.

[50] FANG R H, KROLL A V, GAO W, et al. Cell membrane coating nanotechnology[J]. Adv Mater, 2018, 30(23): e1706759.

[51] SUN H, SU J, MENG Q, et al. Cancer-cell-biomimetic nanoparticles for targeted therapy of homotypic tumors[J]. Adv Mater, 2016, 28(43): 9581 - 9588.

[52] NG K K, LOVELL J F, Zheng G. Lipoprotein-inspired nanoparticles for cancer theranostics [J]. Acc Chem Res, 2011, 44(10): 1105 - 1113.

[53] LU M, GURSKY O. Aggregation and fusion of low-density lipoproteins *in vivo* and *in vitro* [J]. Biomol Concepts, 2013, 4(5): 501 - 518.

[54] JIN H, LOVELL J F, CHEN J, et al. Mechanistic insights into LDL nanoparticle-mediated siRNA delivery[J]. Bioconjug Chem, 2012, 23(1): 33 - 41.

[55] ZHOU P, HATZIIEREMIA S, ELLIOTT M A, et al. Uptake of synthetic Low Density Lipoprotein by leukemic stem cells — a potential stem cell targeted drug delivery strategy [J]. J Control Release, 2010, 148(3): 380 - 387.

[56] VERSLUIS A J, RUMP E T, RENSEN P C, et al. Stable incorporation of a lipophilic daunorubicin prodrug into apolipoprotein E-exposing liposomes induces uptake of prodrug via low-density lipoprotein receptor *in vivo*[J]. J Pharmacol Exp Ther, 1999, 289(1): 1 - 7.

[57] KUAI R, LI D, CHEN Y E, et al. High-density lipoproteins: Nature's multifunctional nanoparticles[J]. ACS Nano, 2016, 10(3): 3015 - 3041.

［58］LIN Q, CHEN J, NG K K, et al. Imaging the cytosolic drug delivery mechanism of HDL-like nanoparticles［J］. Pharm Res, 2014, 31(6): 1438 – 1449.

［59］HUANG M, HU M, SONG Q, et al. GM1-modified lipoprotein-like nanoparticle: Multifunctional nanoplatform for the combination therapy of alzheimer's disease［J］. ACS Nano, 2015, 9(11): 10801 – 10816.

［60］ZHANG W, HE H, LIU J, et al. Pharmacokinetics and atherosclerotic lesions targeting effects of tanshinone IIA discoidal and spherical biomimetic high density lipoproteins［J］. Biomaterials, 2013, 34(1): 306 – 319.

［61］HUANG J L, JIANG G, SONG Q X, et al. Lipoprotein-biomimetic nanostructure enables efficient targeting delivery of siRNA to Ras-activated glioblastoma cells via macropinocytosis ［J］. Nat Commun, 2017, 8: 15144.

［62］ZHANG J, LI S, LI L, et al. Exosome and exosomal microRNA: trafficking, sorting, and function［J］. Genomics Proteomics Bioinformatics, 2015, 13(1): 17 – 24.

［63］FERGUSON S W, NGUYEN J. Exosomes as therapeutics: The implications of molecular composition and exosomal heterogeneity［J］. J Control Release, 2016, 228: 179 – 190.

［64］INGATO D, LEE J U, SIM S J, et al. Good things come in small packages: overcoming challenges to harness extracellular vesicles for therapeutic delivery［J］. J Control Release, 2016, 241: 174 – 185.

［65］BATRAKOVA E V, KIM M S. Using exosomes, naturally-equipped nanocarriers, for drug delivery［J］. J Control Release, 2015, 219: 396 – 405.

［66］KIM M S, HANEY M J, ZHAO Y, et al. Engineering macrophage-derived exosomes for targeted paclitaxel delivery to pulmonary metastases: *in vitro* and *in vivo* evaluations［J］. Nanomedicine, 2018, 14(1): 195 – 204.

［67］WANG P, WANG H, HUANG Q, et al. Exosomes from M1-Polarized macrophages enhance paclitaxel antitumor activity by activating macrophages-mediated inflammation［J］. Theranostics, 2019, 9(6): 1714 – 1727.

［68］SUN D, ZHUANG X, XIANG X, et al. A novel nanoparticle drug delivery system: the anti-inflammatory activity of curcumin is enhanced when encapsulated in exosomes［J］. Mol Ther, 2010, 18(9): 1606 – 1614.

［69］VASHISHT M, RANI P, ONTERU S K, et al. Curcumin encapsulated in milk exosomes resists human digestion and possesses enhanced intestinal permeability *in vitro*［J］. Appl Biochem Biotechnol, 2017, 183(3): 993 – 1007.

［70］YE M, TANG L, LUO M, et al. Size- and time-dependent alteration in metabolic activities of human hepatic cytochrome P450 isozymes by gold nanoparticles via microsomal coincubations［J］. Nanoscale Res Lett, 2014, 9(1): 642.

［71］YAN T, LU L, XIE C, et al. Severely Impaired and dysregulated cytochrome P450 expression and activities in hepatocellular carcinoma: implications for personalized treatment in patients［J］. Mol Cancer Ther, 2015, 14(12): 2874 – 2886.

[72] QIU L, LI Q, HUANG J, et al. *In vitro* effect of mPEG2k-PCLx micelles on rat liver cytochrome P450 enzymes[J]. Int J Pharm, 2018, 552(1-2): 99-110.

[73] CHOI K, JOO H. Assessment of gold nanoparticles-inhibited cytochrome P450 3A4 activity and molecular mechanisms underlying its cellular toxicity in human hepatocellular carcinoma cell line C3A[J]. Nanoscale Res Lett, 2018, 13(1): 279.

[74] WASUKAN N, KUNO M, MANIRATANACHOTE R. Molecular docking as a promising predictive model for silver nanoparticle-mediated inhibition of cytochrome P450 enzymes [J]. J Chem Inf Model, 2019, 59(12): 5126-5134.

[75] STROJNY B, SAWOSZ E, GRODZIK M, et al. Nanostructures of diamond, graphene oxide and graphite inhibit CYP1A2, CYP2D6 and CYP3A4 enzymes and downregulate their genes in liver cells[J]. Int J Nanomedicine, 2018, 13: 8561-8575.

[76] IMAI S, YOSHIOKA Y, MORISHITA Y, et al. Size and surface modification of amorphous silica particles determine their effects on the activity of human CYP3A4 *in vitro*[J]. Nanoscale Res Lett, 2014, 9(1): 651.

[77] CUI Y, GONG X, DUAN Y, et al. Hepatocyte apoptosis and its molecular mechanisms in mice caused by titanium dioxide nanoparticles[J]. J Hazard Mater, 2010, 183(1-3): 874-880.

[78] CHOI K, RIVIERE J E, MONTEIRO-RIVIERE N A. Protein corona modulation of hepatocyte uptake and molecular mechanisms of gold nanoparticle toxicity[J]. Nanotoxicology, 2017, 11(1): 64-75.

[79] LU Z, MA G, VEINOT J G, et al. Disruption of biomolecule function by nanoparticles: how do gold nanoparticles affect Phase I biotransformation of persistent organic pollutants [J]. Chemosphere, 2013, 93(1): 123-132.

[80] KURANTOWICZ N, STROJNY B, SAWOSZ E, et al. Biodistribution of a high dose of diamond, graphite, and graphene oxide nanoparticles after multiple intraperitoneal injections in rats[J]. Nanoscale Res Lett, 2015, 10(1): 398.

[81] CORNU R, ROUGIER N, PELLEQUER Y, et al. Interspecies differences in the cytochrome P450 activity of hepatocytes exposed to PLGA and silica nanoparticles: an *in vitro* and *in vivo* investigation[J]. Nanoscale, 2018, 10(11): 5171-5181.

[82] FROHLICH E, KUEZNIK T, SAMBERGER C, et al. Size-dependent effects of nanoparticles on the activity of cytochrome P450 isoenzymes[J]. Toxicol Appl Pharmacol, 2010, 242(3): 326-332.

[83] MARTIN P, GIARDIELLO M, MCDONALD T O, et al. Augmented inhibition of CYP3A4 in human primary hepatocytes by ritonavir solid drug nanoparticles[J]. Mol Pharm, 2015, 12(10): 3556-3568.

[84] 杨弘.两性霉素 B 脂质体临床前药物代谢动力学研究[D].长春:吉林大学,2016.

[85] LI Q, SUN M, LI G, et al. The sub-chronic impact of mPEG2k-PCLx polymeric nanocarriers on cytochrome P450 enzymes after intravenous administration in rats[J]. Eur J

Pharm Biopharm, 2019, 142: 101 - 113.

[86] GRONEMEYER H, GUSTAFSSON J A, LAUDET V. Principles for modulation of the nuclear receptor superfamily[J]. Nat Rev Drug Discov, 2004, 3(11): 950 - 964.

[87] DASH A K, YENDE A S, JAISWAL B, et al. Heterodimerization of retinoid X receptor with xenobiotic receptor partners occurs in the cytoplasmic compartment: mechanistic insights of events in living cells[J]. Exp Cell Res, 2017, 360(2): 337 - 346.

[88] 王晓良.应用分子药理学[M].北京:中国协和医科大学出版社,2015:9,301.

[89] MANIKANDAN P, NAGINI S. Cytochrome P450 structure, function and clinical significance: a review[J]. Curr Drug Targets, 2018, 19(1): 38 - 54.

[90] PAVEK P, SMUTNY T. Nuclear receptors in regulation of biotransformation enzymes and drug transporters in the placental barrier[J]. Drug Metab Rev, 2014, 46(1): 19 - 32.

[91] LIN J H. CYP induction-mediated drug interactions: *in vitro* assessment and clinical implications[J]. Pharm Res, 2006, 23(6): 1089 - 1116.

[92] TANG H, XU M, SHI F, et al. Effects and mechanism of nano-copper exposure on hepatic cytochrome P450 enzymes in rats[J]. Int J Mol Sci, 2018, 19(7): 2140.

[93] HITOSHI K, KATOH M, SUZUKI T, et al. Changes in expression of drug-metabolizing enzymes by single-walled carbon nanotubes in human respiratory tract cells[J]. Drug Metab Dispos, 2012, 40(3): 579 - 587.

[94] LAMMEL T, BOISSEAUX P, NAVAS J M. Potentiating effect of graphene nanomaterials on aromatic environmental pollutant-induced cytochrome P450 1A expression in the topminnow fish hepatoma cell line PLHC - 1[J]. Environ Toxicol, 2015, 30(10): 1192 - 1204.

[95] XU N, LI J, GAO Y, et al. Apoptotic cell-mimicking gold nanocages loaded with LXR agonist for attenuating the progression of murine systemic lupus erythematosus[J]. Biomaterials, 2019, 197: 380 - 392.

[96] ZHANG X Q, EVEN-OR O, XU X, et al. Nanoparticles containing a liver X receptor agonist inhibit inflammation and atherosclerosis[J]. Adv Healthc Mater, 2015, 4(2): 228 - 236.

纳米药物的体内清除、排泄

第一节　纳米药物体内排泄的主要途径

一、概述

纳米技术为人类疾病的诊断和治疗带来了巨大的希望。出于对纳米药物慢性蓄积和患者安全的担忧,美国FDA要求所有临床使用的功能性纳米药物要能在相对较短的时间内彻底排泄或清除[1,2]。然而,大多数纳米粒的粒径和电荷阻碍了它们以完整的纳米粒从体内快速清除。如果纳米药物没有被及时清除或降解为生物学上无害的成分,毒性可能会被放大,放射成像也可能会受阻。到目前为止,能实现临床转化和在人类疾病治疗中应用的纳米药物寥寥无几。因此,研究纳米药物的排泄动力学,掌握影响代谢物消除过程中的限制条件和相关因素对于纳米粒的开发设计具有很重要的指导意义。

目前,许多文献报道纳米药物的给药途径主要是尾静脉注射、口服和腹腔注射等,其中尾静脉注射是最普遍的给药途径,其优势是能迅速随血液进入全身各个脏器。但从毒理学角度,这些纳米药物分布到全身各个脏器后,如何从体内代谢及排泄到体外则需要加以研究和确认。这个问题在很大程度上限制了纳米药物在生物医药领域的应用。纳米药物的排泄过程主要受3个因素影响:组织分布特征、细胞摄取率和最终被组织清除的机制。大多数纳米药物静脉注射后,往往会在降解或排泄前被血液中的网状内皮系统摄取和清除,其清除机制往往具有粒径依赖性和特异性。肝和肾作为纳米药物的主要排泄器官,分别通过两个主要途径进行代谢清除:① 肾-尿液途径;② 肝-粪便途径[3,4]。肾-尿液途径主要分泌出一些较小的纳米粒,如量子点、金纳米簇等,而肝-粪便途径主要分泌一些较大的纳米粒,但是 24 h 的清除率不足 1%。与游离药物相比,药物经纳米载体包裹后其在体内的排泄途径、排泄速率及排泄量均可能发生显著的改变。有学者[5]以 PEG 化盐酸多柔比星脂质体(多美素®)注射液为模型药物,对该脂质体在大鼠和荷瘤鼠体内的排泄进行系统研究,结果发现与普通制剂相比,盐酸多柔比星脂质体显著改变了药物经肝和肾的排泄,药物在尿液和胆汁中的总累积排泄量均发生了明显下降,排泄速率远低于游离多柔比星。这表明药物经纳米化可改变其在肝、肾的排泄速率及排泄量。

二、肾排泄

(一) 肾排泄过程与特点

肾是机体最重要的排泄器官,它通过生成和排出尿液,将机体在代谢过程中产生的终产物、体内过剩的物质及进入体内的异物(包括药物)及时排出体外,在维持内环境稳定中发挥重要作用。每分钟尿中排出的某物质来自多少毫升的血浆称为肾清除率。一般通过测定肾清除率评价肾的排泄功能。药物及其代谢产物主要经肾排泄。药物经肾排泄,是肾小球滤过、肾小管被动重吸收和肾小管主动分泌等的综合结果,即肾排泄率=滤过率+分泌率-重吸收率。

1. 肾排泄药物的方式

(1) 肾小球滤过:肾小球毛细血管内血压高,管壁上微孔较大,故除红细胞和蛋白质外的一般物质均可无选择性地滤过。药物以膜孔扩散方式滤过,滤过率较高。但药物如与血浆蛋白结合,则不能滤过。因此,药物血浆蛋白结合率会在很大程度上影响到以肾排泄为主的药物排泄速率。

(2) 肾小管被动重吸收:肾小管毛细血管膜具有类脂膜的特性。大多数情况下,药物从肾小管远曲小管的重吸收与在消化道一样,按被动扩散方式进行,并符合 pH-分配假说。因此脂溶性药物、未解离型药物较多被肾小管被动重吸收。尿液的 pH 和尿量等因素也对肾小管被动重吸收有影响。另外,发现了某些药物在近曲小管通过与体内必需物质相同的转运途径而重吸收,如头孢菌素Ⅳ等具有氨基和羟基的两性离子型 β 内酰胺类抗生素,是通过二肽输送系统(管腔侧 pH 低的 H^+ 梯度)而重吸收的。重吸收较多的药物重吸收率也可大于肾小球过滤率。

(3)肾小管主动分泌:肾小管主动分泌过程是指药物由血管一侧通过上皮细胞侧底膜摄入细胞,再从细胞内通过刷状缘膜向管腔一侧流出。近曲小管中分别具备有机阴离子和有机阳离子输送系统。因此,有机酸类药物(如氨基马尿酸、磺酸类、噻嗪类、青霉素类)及有机碱(如妥拉唑林、组胺、普鲁卡因、四乙基铵等)都在肾小管内有分泌。这一过程是主动转运过程,是逆浓度梯度转运,需要载体和能量,有饱和与竞争抑制现象。肾小管主动分泌较多的药物如氨苄西林和头孢菌素Ⅳ,其主动分泌率明显大于肾小球滤过率。

2. 影响肾排泄的因素

(1)尿量:尿量的多少能影响药物被动重吸收的速度,进而影响药物的排泄速度。

(2)尿液的 pH:多数药物在肾小管中的被动重吸收是被动转运,转运速度和尿量受尿液 pH 和药物 pK_a 影响。尿液偏酸利于弱酸性有机药物的重吸收,尿排泄减少,因此提高尿液 pH 能促进弱酸性药物的排泄。弱碱性药物刚好相反。

(3)药物与蛋白的结合率:通常药物与蛋白质结合后就不能被肾小球滤过,故蛋白质结合率高的药物排泄速度较缓慢。

(4)药物代谢:通常药物代谢后极性增大、水溶性增加,被肾小管重吸收量减少而利于排泄;反之则排泄减少。

(5)合并用药:合并用药对排泄的影响是多方面的,临床上也常应用一种药物影响另一种药物的肾排泄而达到延长或缩短该药物作用时间的目的。

(6)疾病的影响:当肾功能不全、尿少、无尿或其他肾病出现时,肾排泄药物的能力大大减弱。因此,必须酌减药物用量或给药次数。

(二)纳米药物的肾排泄

1. 水力直径与纳米药物肾的排泄条件

(1)水力直径:由肾小球和肾小管系统组成的肾单位是肾的基本结构与功能单位。纳米药物可通过肾小球滤过或肾小管分泌进入尿液。肾小球毛细血管壁由肾小球内皮层(100 nm)、肾小球基膜(300 nm)及肾小球基膜上的孔径(约 3 nm)和荚膜细胞过滤缝隙(约 32 nm)组成。如图 6-1 所示,入球小动脉将纳米粒传入肾小球毛细血管,过滤压力可迫使较小的纳米粒进入滤液。

彩图 6-1

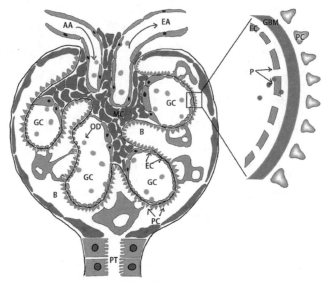

图 6-1　肾小体与肾小球滤过示意图

AA. 入球小动脉；EA. 出球小动脉；MC. 系膜细胞；GC. 肾小球毛细血管；
B. 鲍氏囊（尿液空间）；PT. 近端小管；EC. 内皮细胞；GBM. 肾小球基膜；
PC. 足细胞；P. 肾小球毛细血管开窗内皮孔

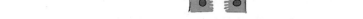

肾脏滤过阈值对于蛋白质的水力直径（hydraulic diameter，HD）来说通常低于
5 nm。粒径大小也是决定纳米药物肾清除率的关键因素。事实上，纳米粒的
$HD<5.5$ nm 时被确定为可经尿液排泄。一般来说，$HD≤3$ nm 的纳米药物能非
特异性地外渗到组织中，而<5.5 nm 的纳米药物或 $HD<6$ nm 的纳米粒能迅速
有效地被肾小球滤过清除[6]。因此，肾被认为是超微纳米药物的关键清除器
官。当纳米药物粒径较大（8～15 nm）时则被阻挡，大颗粒在经尿液清除前应
该被有效地分解或生物降解成超微纳米粒（<5.5 nm）。例如，$HD≤5.5$ nm 的
量子点会通过肾排泄途径被尿液快速清除[1,2]。研究者以^{125}I 标记 PEG 功能
化纳米石墨烯（NGS-PEG）研究了石墨烯的体内分布和排泄，发现 PEG 修饰
的石墨烯静脉注射后主要积聚在包括肝和脾在内的网状内皮系统中，小粒径
（粒径<10 nm 或更小）的 NGS-PEG 可通过肾排泄物清除。

　　（2）纳米药物肾排泄的条件：药物经纳米载体包裹后其在体内的排泄速
率及排泄量均可能发生显著的改变。例如，注射用紫杉醇脂质体（力扑素®）
在人体内的血浆蛋白结合率为 89%～98%，尿中仅有少量原型药排出。对伴有
恶性胸腔积液的非小细胞肺癌腔内治疗的患者进行Ⅰ期临床研究，试验组和

对照组分别给药等剂量的紫杉醇脂质体和传统紫杉醇注射液,将胸腔积液导出后胸腔给药 1 次,采集患者的尿液进行 PK 分析。结果表明,紫杉醇脂质体组 24 h 内尿中排泄量低于传统注射液组。

因此,为了同时满足患者的安全和监管审查,在实现纳米药物转化途径中纳米粒的生物分布和清除首先必须至少符合以下条件中的一项。

1)最终的 HD 低于肾过滤所需的阈值 5.5 nm,以允许纳米粒从体内完全消除。

2)具有完全无毒成分。

3)一些体积较大的纳米药物在长循环过程中可生物降解为能被肾清除的成分。

因此,开发快速清除的纳米药物并将其转化到临床试验中是一项非常复杂的工作,需要充分考虑生物医学应用的特点。

2. 纳米药物的物理化学性质对肾排泄的影响

(1)粒径:粒径较大的纳米药物主要在 RES 中累积,导致被动靶向性效率低和长期毒性增加,从而阻碍它们向临床的推广应用。以静脉注射的量子点作为模型系统,研究无机金属纳米粒在啮齿类动物中的肾滤过和尿排泄,发现无机金属纳米粒需要生物(即水性)相容性的有机涂层来增加溶解度。然而,分子量和溶解配体的电荷决定了体内最终的 HD,纯电荷(阴离子或阳离子)与血清蛋白吸附有关,这种吸附似乎并不影响溶解度,但 HD 增加了近 15 nm。因此,有机涂层往往会导致最终的 HD 大幅增加而不能经肾排泄。两性离子型或中性有机涂层则可防止血清蛋白的吸附,不会有纳米粒 HD 增加的情况出现。

由于绝大多数凝胶纳米粒(gelnanoparticle,GNP)都大于 5.5 nm,较大的凝胶纳米粒因其较长的循环时间和在疾病部位的积聚而成为理想的血管造影剂。尽管临床试验表明,凝胶纳米粒在治疗应用中没有不良反应出现,然而,大于 5.5 nm 的凝胶纳米粒不能通过肾迅速排出,占注射剂量 20%~30% 的凝胶纳米粒于注射后滞留在肝中达数月,这是阻碍其获得美国 FDA 批准和临床转化应用的一个重要原因。此外,造影剂的长期滞留可能会干扰后续的成像过程。基于纳米粒的平均粒径小于 5.5 nm 时具有更好的临床转化优势,研究人员设计了可生物降解的金纳米粒。例如,合成亚 5.5 nm 金纳米粒并将其封装在可降解聚合物-聚双-(羧基苯氧基)磷腈(PCPP)中,制备金-PCPP 纳米复合物,该纳米复合物将在注射后的短时期内保持其大小和结构,从而起到造影剂的作用。当聚合物逐渐降解成为无毒的产物(如磷酸盐、氨和4-羟基苯甲酸)后,可以释放出粒径低于 5.5 nm 的金纳米粒并在几天内快速排泄,从而最大限度地减少潜在的毒性[7]。

(2)表面电荷:粒径并不是决定纳米药物肾清除率的唯一因素。研究证明在水溶液中合成的带负电荷的量子点(HD 为 2.9~4.5 nm),经静脉注射后其积聚在肾中的时间延长至 15~80 天[8]。众所周知,这些量子点在中性水溶液中具有化学稳定性和良好的分散性,在 pH 为 7.4 的正常血液中,这些超微的负电荷纳米药物不会聚集在一起或与蛋白质结合造成纳米药物的 HD 增加(超出肾滤过阈值)。粒径类似的带正电荷的同类型纳米药物是可以经肾快速清除的。此外,与稍大一点粒径的纳米药物相比,超微的无机纳米药物半衰期更长[8-10]。因此有研究指出,由于在肾小球基膜中存在着构成离子电荷的蛋白聚糖屏障,肾小球能够截留血液中大分子蛋白和阴离子蛋白。带负电荷的巯基丁二酸包裹的量子点与阴离子肾小球基膜之间的斥力可能会阻止这些纳米粒经肾过滤,而带正电荷的聚乙亚胺-量子点则能在肾小管中被检测到,并排泄到尿液中。即经肾小球毛细血管壁滤过速度最快的是阳离子纳米粒,其次是中性粒子,而阴离子纳米粒的滤过率最低。为了进一步验证上述观点,有学者以阴离子量子点(3.7 nm)为模型系统研究了阴离子超微纳米药物在肾中的亚器官处置情况。该纳米药物注射后最初分布在毛细血管周围或肾小球动脉,然而它们能透过肾小球内皮细胞并逐渐被系膜细胞摄取。直至注射后的第 30 天,在尿液中也只能检测到微量的阴离子量子点,表明在给药 30 天后,这些纳米药物并没有从体内排出。这可能是由于阴离子肾小球基膜的屏障作用阻止了阴离子量子点的过滤[8]。相反,与上述阴离子超微纳米药物粒径相似的阳离子量子点(5.67 nm)则很容易被排泄到尿液中,表明带正电荷的纳米药物的肾清除率大于带负电或电中性的纳米药物[11,12]。这一结果进一步证明了超微纳米药物的表面电荷对肾清除率有重要影响。因此,除了纳米药物的粒径外,纳米粒在肾小球中的滤过的情况还取决于它和阴离子肾小球基膜之间的相互作用。

对于静脉注射的碳量子点(carbondot, CD)来说,不同表面电荷也是影响其代谢清除的一个关键因素。例如,表面带正电荷的硅纳米粒和 CD 均会引发纳米粒表面产生蛋白冠,导致这类纳米药物在肝和肠道中的摄取率很高[13],

反之,中性的或两性离子型纳米粒极少被肝摄取,而是通过肾排泄途径迅速地经尿液清除。因此,不同亲水性和带不同表面电荷的纳米药物表现出不同的分布、清除途径及 PK 特性[14]。此外,注射途径也可影响纳米药物的血尿清除率及在不同器官中的分布和在肿瘤组织中的蓄积。有报道称,粒径为 3 nm 的 CD 能迅速有效地经肾排出体外,其中静脉注射的 CD 在小鼠体内的尿液清除速度要比皮下注射和肌内注射快得多。具体来说,CD 不同给药途径的尿液清除率:静脉注射给药尿液清除率>肌内注射给药尿液清除率>皮下注射给药尿液清除率[15]。

（3）形状:除了粒径、表面电荷和注射途径以外,已有研究证明纳米粒的形状也可以决定其体内动力学、生物降解和清除率[16]。例如,粒径范围在 80~360 nm 的介孔硅纳米粒（mesoporous silica nanoparticle,MSN）中,粒径较小的容易逃避肝脾组织的摄取,其降解和降解产物的排泄减缓,并且大部分的 MSN 都是通过尿液和粪便排泄。当 MSN 具有相似的直径、孔径和表面电荷时,其清除速度主要取决于 MSN 的形状,其中长杆 MSN 比短杆 MSN 的清除率要慢。球形纳米粒（经过和未经 PEG 修饰）比短杆形和长棒状（带和不带 PEG 修饰）的纳米粒降解快,这是因为它们的表面积不同。

（4）表面修饰物的性质:纳米粒的表面修饰物对纳米粒的降解和清除速率也有影响。例如,PEG 修饰对 MSN 的降解速率和降解方式有明显影响,由于亲水性 PEG 的空间位阻效应,PEG 修饰的 MSN 从纳米粒内部开始降解,而未经 PEG 修饰的 MSN 则从其外部开始降解[3,4]。另外,不同类型的线性 PEG 修饰的二氧化硅（PEG550 和 PEG5000 及它们的混合物）与未经 PEG 修饰的二氧化硅纳米粒相比,PEG 壳层可以降低二氧化硅纳米粒在模拟体液中的降解速率。由于 PEG 具有亲水性,可以防止蛋白质的黏附和吸附,从而减少生理环境与二氧化硅纳米粒之间的相互作用。因此,纳米粒表面存在的 PEG 壳层是导致其缓慢降解的主要原因。值得注意的是,与较短 PEG 链修饰的纳米粒相比,具有较长和较密 PEG 链的二氧化硅纳米粒的降解速率较慢[17,18]。另外,有研究合成了 3 种粒径相同（约为 45 nm）的表面修饰的二氧化硅纳米粒,分别是 $OH-SiO_2-NP$、$COOH-SiO_2-NP$ 和 $PEG-SiO_2-NP$[19]。尿液排泄的活体光学图像显示,这些纳米粒都有一部分可以通过肾排泄途径清除,表明这些表面修饰对纳米粒的肾清除没有影响。与 $OH-SiO_2-NP$ 和 $COOH-SiO_2-NP$ 相比,$PEG-SiO_2-NP$ 显示出相对较长的血液循环时间和较低的肝摄取量。

另有研究表明,透明质酸(hyaluronic acid, HA)可以作为一种对肝具有特异性靶向性的药物输送的载体,因其具有高生物相容性和生物降解性,可用于合成可生物降解的新型 HA 集成超微型二氧化硅纳米粒(HA - SiO_2 - NP),用于肝病的成像。收集 SiO_2 - NP 和 HA - SiO_2 - NP 注射后两种尿液的吸收光谱显示这两种纳米粒具有可比性,表明 SiO_2 - NP 和 HA - SiO_2 - NP 在肝中积聚后均可以通过尿液从体内清除[20]。

表面被葡聚糖修饰的氧化铁纳米粒 ferumoxtran - 10(Combidex®,平均粒径约为 30 nm),葡聚糖链附着在氧化铁纳米粒表面,包衣可防止颗粒在水溶液中的聚集和沉淀,提高其生物耐受性。该氧化铁会与转运体结合,产生的铁进入体内进行正常的铁代谢循环。将 3.4 mg Fe/kg 剂量的 ^{14}C 葡聚糖标记的 ferumoxtran - 10 注射于大鼠体内,研究组织摄取的特点及 ferumoxtran - 10 中葡聚糖的消除速度和程度,发现肝、脾和淋巴结组织的摄取量最大。放射标志物从这些组织中的消除遵循一阶衰变过程,半衰期为 8 天。56 天后的放射性物质含量小于注射剂量的 0.3%,约 89% 注射的 ^{14}C(102%±4%)都能从尿液排出,其余可经粪便排泄[21]。

对于许多有机纳米药物来说,如高分子量的聚合物水溶性 N-(2 -羟丙基)甲基丙烯酰胺(HPMA)共聚物和大分子质量的 PEG 等在循环系统中停留时间长,清除率低。聚合物的大小和分子量在排泄动力学中起着至关重要的作用。大分子量聚合物的清除率由肾中的肾小球滤过管决定。因此,聚合物的消除速度与其分子量成反比。每种聚合物的分子量阈值都不同。例如,PEG 的分子质量阈值为 30 kDa,而海藻酸盐和 HPMA 共聚物的分子量阈值则为 45 kDa。研究表明,聚合物在多次给药时会因在人体中蓄积增加导致中毒。例如,PEG 与一些 PEG 修饰的药物和蛋白质在高剂量下可能会产生毒性作用。即使是低分子的 PEG 也会在重复给药的情况下表现出更大的毒性。有研究设计了一种由生物相容性表面修饰剂 ε -聚赖氨酸(EPL)、近红外生物成像荧光团和 β -环糊精(β - CD)组成的用于治疗诊断的纳米载体(即"H - Dots"),粒径小于 5.5 nm。它能将抗肿瘤药物递送到肿瘤中,而不会被免疫系统识别摄取,然后快速从肾清除体内的非靶向药物[22]。

除上述因素外,孔径、比表面积和电荷高低等参数对二氧化硅的生物降解与排泄也有重要影响。例如,在酸性条件下,人们合成的对酸敏感的 MSN/HAP 杂化纳米粒中 Ca^{2+} 从骨架中分离,MSN/HAP 纳米粒分解成小的碎片。注射后这些纳米粒主要分布在肝和脾中。与游离的 MSN 相比,MSN/HAP 分解后在肾中积聚并通过肾排泄[23]。锰元素(Mn)在人体代谢中具有不可替代的作用,能有效地从生物系统中排出,具有低毒性和高生物安全性。在还原或酸性环境下,—Mn—O—键可以发生断裂。基于此人们开发了掺杂锰的空心介孔二氧化硅纳米粒(Mn‐HMSN),以大大加速 MSN 骨架内 Si—O—Si 键在弱酸或还原条件下的断裂。在—Mn—O—键被破坏释放锰离子和硅离子后,骨架内出现了大量裂缝,进一步诱导 Mn‐HMSN 的骨架降解。由于 PEG/Mn‐HMSN 的快速降解,尿液中硅含量很高,产生的碎片状产物可通过肾代谢途径排出体外[24]。

三、肝排泄

(一) 肝排泄过程和特点

肾排泄以外的其他排泄途径统称为非肾排泄,其中肝的排泄也是药物排泄的重要途径。肝的排泄主要是通过胆管来完成的。药物经肝细胞膜摄取,再经胆管膜转运至肝实质细胞分泌的胆汁中,对于药物的代谢产物,特别是极性较强、水溶性大的代谢产物则是主要的消除途径。例如,葡糖醛酸、硫酸或甘氨酸的结合物等,分子中有强极性基团,且分子量在 300 以上,则胆汁排泄率较高。药物的总清除率一般情况下是指肾清除率和非肾清除率之和,而非肾清除率对很多药物而言就是肝清除率。肝清除率表示肝中代谢产物和部分未代谢物向胆汁排泄的清除率之和。通过肝排泄的物质有如下几类:① 体内的代谢产物,如胆固醇、胆色素、胆汁酸盐等;② 由体外进入体内的某些药物、食品添加剂(防腐剂和色素等)及误食的一些有害物(Hg^{2+}、一些农药的残留物等);③ 肝进行生物转化后的产物。当肝功能障碍时,有些药物和毒物可在体内蓄积,导致中毒。由于很多药物需要在肝中进行生物转化,故胆汁的排泄行为对于阐明药物的体内过程是十分重要的。某些药物或代谢物经胆汁排泄进入十二指肠后,可在小肠重吸收返回肝,形成肠肝循环。胆汁中这些化合物浓度很高,可能引起肠道刺激或肠内分解,这对药物的安全、有效和给药方案设计有着重要的意义。

影响胆汁排泄的因素如下。① 化合物的理化性质:化合物的分子量、极性、取代基及解离状态和脂溶性等,对胆汁排泄影响较大。一般化合物随着葡糖醛酸和甘氨酸等的结合,分子量变大,胆汁排泄率也增加。对于不同种属而言,胆汁排泄随分子量的增加有一个分子量的阈值。② 生理因素:种属差异、代谢状况、蛋白质结合率、疾病和老化等因素也会影响到化合物的胆汁排泄。胆汁排泄的种属差异是十分明显的。例如,肾功能检查用药酚红在人体只有经肾排泄,而在大鼠就有近40%由胆汁排泄。不仅是排泄数量,而且排泄速率也因种属不同而明显不同。代谢产物不同,胆汁排泄的比例也不同,而这种不同往往也是由于种属差异引起的。化合物与血浆中或细胞上清液中蛋白质的结合,以及与红细胞或细胞器的结合无疑也有很大影响。在肝病方面,胆汁淤积引起的功能障碍比肝细胞病变更能导致胆汁排泄的下降,从而引起毒性增加。因此对以胆汁排泄为主的药物,当肝功能和胆汁排泄功能低下时,应注意调整剂量。③ 胆汁流量:胆汁流量的改变会影响经胆汁排泄的药物的排泄。当胆汁流量增加时,肝细胞中药物扩散进入胆汁的量及由胆囊排泄进入肠道内的药物量均增加。因此,主要经胆汁排泄途径排出的药物量增加。当胆汁流量降低时,某些以胆汁排泄为主要排泄途径的药物的排泄量则会降低。④ 疾病的影响:肝胆疾病可以通过三个方面影响药物在胆管的排泄,即减少肝细胞摄取药物;改变药物在肝细胞内的储存或代谢;减少药物或其代谢产物从胆汁向肝脏转运。⑤ 合并用药:由于绝大多数药物的胆汁排泄属于主动转运机制,存在竞争现象,因此也会发生药物在胆汁排泄中的相互作用。另外,由于肠肝循环的存在,药物在血中持续时间延长,因此在给药方案设计时应充分考虑这点,否则可能产生毒性。

(二) 纳米药物的肝排泄

目前,有关纳米药物肝胆清除的原理尚不清楚,但是许多研究表明相较于普通药物,纳米药物在体内的排泄速率及排泄量均发生了显著的改变。一些研究表明,通过肝细胞在肝中的跨细胞作用,物质可以经过肝胆排出,从而通过胆管进入胆道系统,然后进入胃肠道,最终在粪便中排出。此外,肝胆内纳米药物的清除通常是缓慢的,从几个小时到几个月甚至更长[25]。有学者[26]以PEG化盐酸多柔比星脂质体(多美素®)为模型药物,对该脂质体在大鼠和荷瘤鼠体内的排泄进行系统研究,结果发现与普通制剂相比,盐酸多柔比星脂质体显著改变了药物经肝排泄,药物在胆汁中的总累积排泄量为原来的1/5,这表明药物经纳米化可改变其在肝的排泄速率及排泄量。

1. 纳米药物的肝排泄特点

(1)纳米粒的肝胆清除通常很慢,清除时间为数小时到数月或更长时间。

研究表明,纳米药物被肝摄取,通过肝细胞在肝中的转运,药物可以经过肝胆排出,从而通过胆管进入胆道系统,然后进入胃肠道,最终在粪便中排出,其排泄率常用清除率来表示。对于纳米药物而言,由于定量方法的不一致性,所报道的纳米药物肝胆清除的程度和时间尺度通常存在很大差异。使用荧光成像及光声断层成像技术评估器官生物分布和粪便的半定量方法灵敏度与检测寿命有限。使用放射性标记纳米药物的代谢和消除研究也可能由于放射性标记的有机外壳的降解或放射性标记表面配体的断裂进而导致对纳米药物清除的误判[27]。肝非实质细胞,即库普弗细胞和肝窦内皮细胞,是导致纳米药物胆汁清除率降低的主要原因。大多数静脉注射纳米药物的清除都与这些非实质细胞有关,它们对纳米药物具有很高的吞噬能力。这些细胞会阻止纳米药物从肝窦内皮细胞向肝细胞的运输,并限制其与肝细胞相互作用,最终降低药物的胆汁清除率[28]。

（2）粒径大于 5.5 nm 的纳米粒大多数被肝非实质细胞摄取,通过胆管排泄到粪便中。药物的尺寸决定了其如何被机体清除。粒径小于 5.5 nm 的纳米粒会被肾清除;而粒径大于 5.5 nm 且不能被生物降解的纳米粒无法通过肾途径清除,而会通过肝和 MPS 途径消除,肝是其唯一的排泄途径,纳米粒可通过胆汁和胆管排出,经粪便排泄[6];或通过网状内皮系统清除[29]。肝胆排泄途径通常有以下方式:① 肝窦;② 窦间隙（disse space）;③ 肝细胞;④ 胆管;⑤ 肠;⑥ 体外。纳米粒与肝非实质细胞(如库普弗细胞和肝窦内皮细胞)的相互作用决定了它的清除过程,这一过程中的每一步都包含一些可以隔离纳米粒并对其进行化学或物理改变的细胞,从而影响其排泄。大多数纳米粒没有达到靶器官,30% ~ 99% 的给药剂量将被肝非实质细胞摄取并积聚[30]。当去除库普弗细胞时可使粪便排出量提高 10 倍以上。粒径在 200 ~ 500 nm 内的纳米粒可通过小窝介导的过程被非吞噬细胞内化;直径<200 nm 的纳米粒的内吞由网格蛋白包被的凹陷介导[29]。内化后,纳米粒可定位于线粒体,核内体和溶酶体。例如,以 ^{125}I 标记 PEG 功能化纳米石墨烯（NGS－PEG）研究石墨烯的体内分布和排泄,发现 NGS－PEG 静脉注射后主要积聚在包括肝和脾在内的 RES 中,尤其是那些粒径大于 10 nm 的 NGS－PEG 可通过胆管途径排泄到粪便中。

（3）纳米粒长期滞留在 RES 会导致 AUC 增大,增加了毒性的可能性。例如,粒径稍大的金属纳米粒不能透过胎盘屏障和 BBB,只能穿透吞噬细胞,首先是肝库普弗细胞。金纳米粒在调理过程后可被库普弗细胞吞噬。例如，给小鼠静脉注射 2~40 nm 的金纳米粒后，电镜观察到金纳米粒主要积聚在肝库普弗细胞（90%）中，而在脾巨噬细胞中，其数量小得多（10%），注射后 6 天在库普弗细胞中仍能检测到金纳米粒的存在，注射后 4~12 天在粪便中检测到金纳米粒。因此，库普弗细胞在金纳米粒的消除过程中有非常重要的作用。在其他器官（肾、脑、肺、肾上腺、卵巢和胎盘）没有发现金纳米粒，血液中金纳米粒的浓度迅速下降，并能在动物体内长期保留与肝胆系统的功能有关。积聚在肝脾巨噬细胞的囊泡和溶酶体中的 10~100 nm 金纳米粒需要肝脾组织排泄积 3~4 个月之久。因此，需要重点关注相对较慢的肝清除途径导致纳米粒的长时间滞留和对肝实质细胞的慢性毒性。

总体来说，肝在纳米药物排泄特点有 3 个方面。首先，肝专门捕获和消除 *HD* 约大于 5.5 nm 的纳米粒。因此，纳米粒表面的一些特殊修饰材料如 PEG 仅仅只能防止被第一道关卡网状内皮系统（肝、脾和骨髓）摄取，但这些纳米修饰材料必然会增加 *HD*。PEG 化的纳米药物可能会使血浆半衰期增加，但也妨碍了其从血液中消除。其次，完整的纳米粒排泄到胆汁中的过程极其缓慢，效率极低。最后，相对较慢的肝清除途径导致纳米粒的长时间滞留，可能对肝产生慢性毒性[6]。

2. 纳米药物的物理化学性质对胆汁排泄的影响

肝清除纳米粒的主要机制与纳米粒的物理化学性质有关，如大小、组成（有机、无机）和表面性质（电荷、配体）等。

（1）粒径：纳米药物排泄具有明显的尺寸效应，粒径作为纳米载体极为重要的一种物理化学性质，在生物体内药物递送过程中的各个环节均起着重要影响，如血液循环、肿瘤渗透、生物体内分布等。在血液循环过程中，小于 5.5 nm 的超小纳米结构可通过外渗穿过血管壁，被肾快速清除而排出体外；对于粒径超过 15 μm 的超大纳米结构，在其进入血液循环后可通过毛细血管的机械过滤作用被清除出体外；而粒径在 10 nm~15 μm 内的纳米结构，进入血液循环后可不同程度地富集在肝、脾、肿瘤等器官和组织中，随后脾血窦等窦状毛细血管可通过机械过滤作用将其捕获，最终经由网状内皮系统将其清除。研究表明，静脉注射 20 nm 低密度脂蛋白金纳米粒后 4~12 天每日经胆管的排泄量几乎为注射量的 5%。对于粒径 50~100 nm 的介孔二氧化硅纳米粒，可快速进行肝胆转运。Wooley 等研究了粒径为 24 nm 和 37 nm 的壳交联纳米粒，发现较小粒径的纳米粒具有更长的循环时间。在注射后 1 h,50% 的较小尺寸纳米粒在血液循环中能够被检测到,而仅有 5% 的较大尺寸纳米粒能被检测到。Chen 等[24]研究了由不同分子量(2 000 Da、5 000 Da、10 000 Da)PEG 化聚十六烷基氰基丙烯酸酯自组装而成的 80 nm、172 nm 和 243 nm 颗粒在血液循环的半衰期,结果发现纳米粒的粒径与巨噬细胞的摄取呈正相关性,粒径越大的颗粒越容易被巨噬细胞摄取,从而导致其血液循环时间显著降低。其中 243 nm、172 nm 和 80 nm 颗粒的血液消除半衰期分别为 4.67 h、8.54 h 和 11.33 h,较小的粒径能延长载体血液循环的半衰期。此外,粒径较大的 PLGA 纳米粒在静脉注射后仅 5 min 就约有 60% 的注射剂量可通过胞饮和网格蛋白介导的内吞作用被细胞摄取,聚集于肝库普弗细胞中。粒径越大(200~500 nm)的 PLGA 纳米粒被肝摄取越多。粒径小的 PLGA 纳米粒可以通过窦腔,进入肝细胞内吞的窦间隙,胞饮作用和网格介导的内吞作用参与了 PLGA 纳米粒的细胞摄取。Etame 等[29]研究了一系列不同尺寸(35 nm、63 nm、85 nm 和 105 nm)的表面 PEG 化纳米粒在血液循环中的时间,研究结果表明金纳米粒的粒径越大,其在血液循环中的半衰期就会越短。

(2)表面电荷:表面电荷的高低和性质差异也是造成纳米药物体内行为差异的原因。表面带正电荷或负电荷的纳米粒可能与血清蛋白发生相互作用,进而影响蛋白质的生物分布。表面带负电荷的纳米药物具有更高的血浆清除率。Xiao 等[31]发现电势高于 10 mV 和低于 -10 mV 的纳米粒容易被血液循环中的库普弗细胞清除。在组织分布上,肝中的巨噬细胞更倾向于摄入带负电荷的纳米药物,即带负电荷的纳米药物具有较强的 RES 摄取。而对于带有正电荷的纳米药物,其入血后易与带负电的血浆蛋白结合而团聚成粒径更大的复合体,后者可聚集于肺部毛细血管和肝中,在缓慢解离后重新分布于肝等组织[32]。而表面为电中性的纳米药物不容易与 RES 相互作用,在体内经过较长的血液循环时间才最终到达肝[33]。例如,表面带负电的 PLGA 修饰的纳米粒和电中性的 PLGA - mPEG 修饰的纳米粒分别在注射后几秒钟和几小时后积聚在脾和肝中[34]。电荷较高的纳米粒在肝中保留时间要小于 30 min,而电荷较低的纳米粒在肝中保留长达 90 天以上。Levchenko 等[32]研究表明电势低于 40 mV 纳米粒在 10 min 内被清除 90%,增加了肝摄取(60% ID);而表面为中性的纳米粒只有 10% 被清除,肝中只有少量摄取(20% ID)。研究发现,具有高正电荷的近红外荧光的介孔二氧化硅纳米粒显示出最快的肝胆排泄。

高电荷介孔二氧化硅纳米粒(pH 7.4 时为 34.4 mV)可轻易从胃肠中被清除,而带负电荷的结构相似的介孔二氧化硅纳米粒(生理 pH 条件下为 -17.6 mV)则留在肝中。这些数据表明,血清蛋白的吸附是电荷依赖性的,可以有效地促进二氧化硅纳米粒的肝胆排泄。因此,纳米粒在体内的滞留时间可以通过控制表面电荷来调节[35]。

此外,纳米载体的表面电性对细胞摄取也有着很大影响。因为细胞表面的电性为负,与带正电性的纳米粒发生强相互作用,从而更易于被细胞摄取。研究表明,相较于负电性纳米粒,具有正电性的量子点、羟磷灰石纳米粒、硅纳米管和四氧化三铁纳米粒均具有较强的细胞摄取能力[34]。一些较强正电性的纳米粒更容易从核内体中逃逸出来,它们可以触发氯离子内流进入核内体从而保持其电荷平衡,最终导致核内体溶胀破裂(质子海绵效应),纳米粒从核内体中逃逸出来并与带正电的原子核相互作用,带正电的纳米粒在核周围的定位可以确保核周围的高浓度药物。

(3)表面修饰物的性质:表面修饰物的性质也会对纳米药物体内 PK 行为产生重大影响。在纳米粒表面包覆或共轭亲水性聚合物可以延长其半衰期长达数小时,可减少被 RES 快速识别的过程。以最常用的 PEG 修饰为例,将 PEG 连接到纳米药物表面,可以增加纳米药物亲水性,减少其在体内的血浆蛋白结合率;此外,PEG 修饰可以部分消除纳米药物表面电荷,从而增加纳米药物的分散性[36]。以 CYT‐6091 为例,它是一种 PEG 化胶体金纳米粒(27 nm),由于金纳米粒表面的 PEG 化可使纳米粒在体内保持单一分散状态,从而使该纳米药物可以快速地从肝消除。Ⅰ期临床试验研究发现 CYT‐6091 给药后 1 天,可以在肝中检测到大部分的金,而在给药后 120 天,肝中的金减少了 50%。表明 CYT‐6091 改善了金纳米粒在体内的蓄积毒性。积草酸经肠道吸收后,在肝发生Ⅱ相代谢,主要代谢产物为葡醛酸结合物和硫酸酯结合物,且以胆汁途径排泄为主[37]。张雅雯等[38]采用溶剂扩散法制备 PEG 修饰的积雪草酸纳米结构脂质载体(p‐AA‐NLC),通过建立清醒大鼠胆汁引流模型,检测胆汁中积草酸的总浓度来间接反映药物在体内的吸收动力学,并对 PEG 修饰前后纳米粒的小肠吸收分布与胆汁排泄特征进行比较。结果发现纳米粒的亲水性增大,可明显提高小肠黏膜的透过能力,大大延长药物体内滞留时间,提高药物水平,进一步改善口服生物利用度。

第二节　纳米药物与转运体

一、纳米药物对转运体的影响在药物联用中的意义

药物在体内的吸收、分布和排泄等转运过程往往涉及药物转运体（transporters），转运体的存在决定了某些药物向靶部位及非靶部位的分布。外源性药物进入体内在受到转运的同时，本身也可诱导或抑制某些转运体的表达水平和活性，从而影响其本身或（和）其他化合物的体内过程。因此，转运体是影响药物体内处置过程的重要因素，其表达和功能的改变常常引起 PK 的变化，是药物相互作用的主要靶点。研究发现在人体内高表达的 ATP 结合盒（ATP-binding cassette transporter，ABC）转运体包括多药耐药相关蛋白（multidrug resistance-associated protein，MRP）1～9 和 P－糖蛋白（P－glycoprotein，P－gp）参与了多种纳米药物的外排和解毒作用[39]。一项在小鼠肝细胞中的实验显示，纳米粒能被细胞中显著上调的外排转运体 MRP5 以谷胱甘肽（glutathione，GSH）结合的形式从细胞内泵出 51% 左右到细胞外。同样，在 Caco－2 细胞中发现了外排转运体 P－gp 对聚苯乙烯纳米粒的转运作用呈表面电荷依赖性[40,41]。此外，多项研究报道了 ABC 转运体（如 P－gp 和 MRP）对纳米粒在人体内肝和肾细胞的外排过程中发挥了主要作用[42]。由于药物转运体引起的药物相互作用也是评价药物安全性和疗效的重要内容。因此了解参与肝代谢、胆汁排泄及肾小管分泌和重吸收等体内动过程的转运体，对阐明纳米药物体内 PK 特性、药效及毒性意义重大。

二、药物转运体的分类

目前，现有的转运体家族按照基因代码分为两类：即溶质转运体（solute carrier，SLC）和 ABC 转运体。SLC 多为促进扩散型或继发主动转运型，而 ABC 转运体多为原发性主动转运型，前者有利于提高细胞内药物的浓度，后者降低细胞内药物的浓度。根据转运体对药物的转运方向大致可分为如下两大类。一类是可转运底物进入细胞，增加细胞内底物浓度，称为摄取型药物转运

体;已发现药物摄取转运体包括有机阴离子转运多肽(organic canion transporting polypeptide, OATP 或 SLC21/SLCO),有机阴离子转运体(organic canion transporter, OAT/SLC22),有机阳离子转运体(organic cation transporter, OCT/SLC22),有机阳离子/肉毒碱转运体(organic cation and carnitine transporter, OCTN)和肽类转运体(peptide transporter, PEPT/SLC15)等。另一类是依赖 ATP 分解释放的能量,将底物逆向泵出细胞,降低底物在细胞内的浓度,如 P‑gp、MRP1‑9 和乳腺癌耐药蛋白(breast cancer resistance protein, BCRP)及 SLC 家族转运体如多药毒物外排蛋白(multidrug and toxin extrusion, MATE/SLC47A1)等,为外排型药物转运体。药物摄取转运体、外排转运体及药物代谢之间有序协同作用在完成药物体内处置过程中发挥重要作用。例如,在肝中,OATP1B1 等摄取转运体将底物药物从门脉血中摄取进入肝,在药物代谢酶的作用下发生代谢,药物及其代谢产物在外排转运体的作用下,分泌进入胆汁或返回血液中。

(一)常见外排型转运体

ABC 转运体是重要的跨膜外排转运体,广泛分布于小肠、肝、肾、BBB、胎盘等组织,在肿瘤细胞中表达会增加。ABC 转运体主要负责参与众多药物的代谢及排泄,能显著影响药物的体内处置过程。在肿瘤细胞中膜内转运体介导的抗肿瘤药物摄取减少和药物外排增加是肿瘤细胞 MDR 发生的主要机制之一。迄今,在人类已经发现至少 15 种药物外排泵介导 MDR 的 ABC 转运体。其中对药物转运体的研究最为深入的是 P‑gp,其他研究较为充分的 ABC 转运体包括多药耐药蛋白(MRP/ABCC)、乳腺癌耐药蛋白(BCRP/MXR/ABCP/ABCG2)[43-45]。其中大多数与药物/化学化疗药物的耐药性有关,并表现出广泛的底物特性(表 6‑1)。ABC 转运体除了参与药物的外排作用外,还可能通过其他机制进一步发挥作用。例如,P‑gp 过度表达的肿瘤细胞对非 P‑gp 底物的治疗物质(如顺铂)的敏感性下降,表明 ABC 转运体可能在调节途径中发挥额外的作用[46]。新发现的 ABC 转运体的作用:① 改变 ABC 转运体在细胞内(如细胞质囊泡)或细胞外(如使药物敏感细胞转化为耐药细胞的外泌体)的分布,以进一步减少药物进入肿瘤细胞;② 参与肿瘤细胞增殖、侵袭和对抗抗肿瘤调节途径的防御,如解除和抑制凋亡途径和补体介导的细胞毒性[45,47]。

表 6-1 ABC 转运体参与药物/化疗药物的耐药性

转运体	编码基因	分布	特异性底物
P-gp (MDR1)	*ABCB1*	胎盘滋养层、睾丸、肠道、肝、肾、肾上腺	抗肿瘤药物如多柔比星和紫杉醇
BSEP	*ABCB11*	肝	胆盐,普伐他汀
MRP1	*ABCC1*	睾丸,心肌细胞,胎盘,前列腺,肺,胸腺,肾	与谷胱甘肽结合的药物(如氯霉素、美法仑和依沙克林酸)
MRP2	*ABCC2*	肝、肾、小肠	
MRP3	*ABCC3*	小肠、肝、结肠、肾上腺、肾	
MRP4	*ABCC4*	前列腺	
MRP5	*ABCC5*	骨骼肌,心脏,大脑,角膜	
BCRP	*ABCG2*	胎盘、BBB、肝、前列腺、肠、干细胞	亲水性共轭有机阴离子,尤指硫酸盐

1. P-糖蛋白

P-gp 在人类基因组织(HUGO)编号为 ABCB1,又称 MDR1,P-gp 分子质量为 170 kDa。它是一种 ATP 依赖性载体蛋白,能利用 ATP 水解释放的能量主动地将疏水亲脂性药物转运至细胞外,使细胞内药物浓度下降。由于许多抗肿瘤药物都具有亲脂疏水的特点,因此药物与 P-gp 在脂质双分子层内结合,各种抗肿瘤药物从细胞内被 P-gp 泵出细胞外,是抗肿瘤药物在肿瘤细胞内产生 MDR 的主要原因。P-gp 主要分布在肠上皮细胞、小管上皮细胞、大脑、睾丸、肾上腺及肾近端小管。P-gp 在这些部位的分布及对药物的逆向转运功能提示它可以通过外排泵抑制作用将异生化合物及代谢物质排泄到尿液和胆汁及肠腔,阻止有毒化合物进入血液循环,并且阻抑其在脑组织的积聚,促进药物从循环中排出的过程。P-gp 在药物代谢中所起的作用包括在肾中的尿液排泄机制、在肝中的胆汁排泄机制、口服生物有效性的吸收屏障和决定簇及作用于 BBB 限制药物在脑组织中的积聚。抑制 P-gp 的表达可促进药物的吸收,提高药物的生物利用度。P-gp 有广泛结构类型的底物,常见的有抗肿瘤药多柔比星、柔红霉素、长春生物碱(长春新碱、长春碱)、紫杉醇、放线菌素 D、他莫昔芬、表鬼臼毒素(依托泊苷);免疫抑制剂环孢素 A、他克莫司、西罗莫司、甲氨蝶呤;心血管系统药维拉帕米、尼卡地平、非洛地平、奎尼丁、地高辛;甾体化合物类氢化可的松、地塞米松、黄体酮、醛固酮;抗真菌药酮康唑、伊曲康唑；抗菌药头孢菌素类、红霉素、环丙沙星、依诺沙星、诺氟沙星；其他如西他列汀、沙格列汀、利福平、吗啡、秋水仙碱、三氟拉嗪、罗丹明 123、阿利吉仑、β 受体抑制剂等[48]。由于底物的广泛性，因此 P－gp 表现对多种药物的交叉耐药性。P－gp 的转运功能一旦受到抑制即可能带来显著的临床相互作用，提高药物对脑组织的渗透力，增加药物在脑组织中的积聚。

2. 多药耐药相关蛋白

多药耐药相关蛋白（MRP）是另一大类 ABC 转运体，分为 MRP1～MRP9 9 个亚型，分布于人体各组织或器官如小肠、肝、脑部毛细血管、胎盘和肾，具有广泛的底物选择性，它们是阴离子和中性有机分子的转运体，可以介导众多内源性（如半胱氨酰白三烯和前列腺素）或外源性物质（如抗肿瘤药物）的胞外转运。其中，MRP1（ABCC1）、MRP2（ABCC2）、MRP3（ABCC3）和 MRP4（ABCC4）是研究最广泛的 MRP 转运体，参与许多治疗药物的外排过程，如抗肿瘤药物及其结合代谢产物、蛋白酶抑制剂等。MRP1 基本定位于细胞基底侧膜上，可以通过将细胞内的底物外排到细胞外，降低药物的生物利用度。MRP2 是目前研究较为充分的一种转运体，它的分布较为独特，主要位于各组织器官细胞的顶端膜，而其他 MRP 均位于细胞基底侧膜上。MRP2 在人小肠上端表达量较高，在肾癌、肺癌、胃癌、结肠直肠癌、卵巢癌、乳腺癌及肝癌的癌组织中，MRP2 都呈阳性表达，在低分化的癌组织中的表达最高，许多种抗肿瘤药物都是它的底物，因此 MRP2 被认为是引起 MDR 的因素之一。MRP2 除了参与谷胱甘肽、葡萄糖醛酸盐、硫酸盐等的结合物和肿瘤化疗药物的转运外，还转运促尿酸剂抗生素、白细胞介素、谷胱甘肽、毒物和重金属。在转染细胞中，MRP2 的过度表达导致甲氨蝶呤、顺铂、依托泊苷、柔红霉素、多柔比星和米托蒽醌耐药。MRP3 主要分布于肾上腺、肾和肠道（结肠）、小肠和肝，负责葡萄糖醛酸和谷胱甘肽结合物、单阴离子胆汁酸等物质的转运，介导肠道胆酸盐的重吸收，从而在胆酸盐肝肠循环中起重要作用。MRP4 可以依据细胞类型进行分布。在前列腺上皮细胞，肝细胞、泌尿生殖道组织和脉络膜上皮细胞，它主要分布于细胞的基底外侧，而在脑毛细血管和肾近端小管细胞中，它却位于细胞顶端膜侧，其底物类型相对广泛，包括葡萄糖醛酸化合物、谷胱甘肽结合物、胆汁酸、硫酸化类固醇、前列腺素、环核苷酸、尿酸等。MRP3、MRP4 在肿瘤细胞中的高表达可以导致甲氨蝶呤、长春新碱、拓扑替康、多西他赛、多柔比星等化疗药物的外排，从而介导肿瘤细胞的 MDR。

3. 乳腺癌耐药蛋白

人的乳腺癌耐药蛋白（BCRP）分子质量为 75 kDa，它由 *BCRP* 基因（也称 *ABCG2* 基因）编码，其功能是将外源性化合物及时转运出细胞，从而起到保护机体的作用。BCRP 是首先从乳腺癌细胞中分离得到的，故称为乳腺癌耐药蛋白，由于 BCRP 与 P–gp、MRP 不同，仅在氨基端有 1 个 ATP 结合域，羧基端有 1 个跨膜区，即仅有 6 次跨膜结构，因此 BCRP 被称为半个 ABC 转运体。BCR 除在乳腺癌细胞里有较高的表达外，在胎盘、小肠、肝和脑、前列腺、干细胞中都有分布，但在人类肾中没有分布（小鼠肾中可高表达）。与 P–gp 一样，BCRP 表达于肠上皮细胞顶侧膜。因此，其底物专属性与 P–gp、MRP 有部分重叠。BCRP 在癌细胞过表达可降低癌细胞对米托蒽醌、甲氨蝶呤、多柔比星和基于喜树碱的抗肿瘤药物的敏感性，导致 MDR。除此之外，BCRP 还影响药物的吸收、分布和排泄。BCRP 能将大量的内源性和外源性底物泵出细胞膜，其中包括硫酸盐轭合物、紫杉烷、致癌物和卟啉。

（二）常见摄取型转运体

SLC 超家族大致可分为 OAT 家族、有机阳离子转运体家族、多肽转运体和核苷转运体，分别转运弱酸性、弱碱性、多肽类及核苷类药物。该类转运体的分子结构相似，有 12 次跨膜结构，分子质量为 50～100 kDa，1～2 跨膜区之间有一个较大的细胞外环，有多个糖基化位点；6、7 跨膜区之间有一个较大的细胞内环，有 3～4 个磷酸化位点；12 跨膜区的细胞内侧羧基端有 2 个磷酸化位点。SCL 转运体本身不能水解 ATP 提供能量，其转运的驱动力来自原发性主动转运系统产生的电化学梯度，进行继发性或三次主动转运；或在细胞膜内外的底物浓度差或电位差的驱动下介导底物的易化扩散。

1. 有机阴离子转运体

OAT 是 *SLC22* 基因家族产物，OAT1 和 OAT3 主要分布在肾和脑；OAT2 主要分布在肝；OAT4 主要分布在胎盘和肾。OAT 能转运内源性底物和许多弱酸类药物。人 OAT1 是一种有机酸/二羧酸交换体，属于不依赖 Na^+ 的转运体，通过有机阴离子/碳酸氢盐反向转运方式，除了转运药物还参与二羧酸（如 α-酮戊二酸）的协同转运，降低其细胞内外浓度梯度；OAT2 和 OAT3 也是不依赖 Na^+ 的转运体；OATP4 通过有机阴离子/谷胱甘肽或有机阴离子/碳酸氢盐反向转运方式转运底物。OAT1～OAT3 均分布在肾上皮细胞的基膜，促进底物的分泌排泄和再吸收。经 OAT 分泌排泄是某些弱酸性药物主要清除方式。由于 OAT 底物的广泛性可能会引起药物相互作用尤其是以肾 OAT1 或 OAT3 介导消除为主的药物的相互作用。OAT 水平上的药物相互作用可增加这些药物 *AUC* 和减少清除率,进而影响临床药效。丙磺舒是典型的 OAT1 和 OAT3 抑制剂,合用丙磺舒,因抑制 OAT 介导的甲氨蝶呤肾清除而增加甲氨蝶呤暴露。最经典的例子是青霉素与 OAT 抑制剂丙磺舒相互作用。丙磺舒可干扰肾近曲小管主动再吸收,增加青霉素或头孢菌素类的 *AUC*,减少其肾清除率。以上例子表明,在肾 OAT 水平上的药物相互作用,不仅可影响药效,也可影响药物毒性。

2. 有机阴离子转运多肽

有机阴离子转运肽(organic anion transporting polypeptide,OATP)是 SLC21 的基因产物,是一类不依赖于 Na^+ 的膜蛋白,广泛参与众多带负电的内源性物质(如胆汁酸、胆红素、尿酸、神经递质酸性代谢终产物、甾体激素、前列腺素等类固醇结合产物和甲状腺激素)和药物(如地高辛、非索非那定、依托普利、普伐他汀和甲氨蝶呤)的跨膜转运,对药物排泄和 PK 有重要影响。已发现 11 种人 OATP 广泛分布在与药物吸收和处置密切相关的器官组织,主要位于肾近曲小管,在其他器官如肝、肾、小肠、脑和胎盘也有分布。在肝,所有已知的 OATP 成员均定位于底膜,介导底物由血液进入胆汁;在肾的近端小管,OATP1 表达于膜的刷状缘,提示该转运体可促进尿液中底物的重吸收;在脉络丛,OATP1 和 OATP2 分别位于顶膜和底膜,协同运输底物排出脑脊液。此外,OATP 在一些肿瘤细胞和组织上也有表达,如 OATP1B1 在结肠肿瘤组织、人卵巢癌细胞中均有表达;在一些胃肠癌、结肠癌、卵巢癌和胰腺癌细胞中也检测到了 OATP1B3[49]。已有研究发现 OATP,特别是 OATP1A/1B 家族,可影响多柔比星、紫杉醇、多烯紫杉醇和甲氨蝶呤等多种抗肿瘤药物的 PK[50]。OATP 能运输各种结构各异的药物和外源物,如有机阴离子(胆盐、胆红素、雌激素结合物)、阳离子、中性或两性化合物等,因此 OATP 家族在药物生物利用度和组织分布中起到了重要调控作用。体内研究表明,一些果汁(如葡萄柚汁、柑橘汁、苹果汁等)可明显抑制 OATP,从而降低口服非索非那定的肠吸收和生物利用度。同服葡萄柚汁后,沙坦类、孟鲁斯特、阿利吉仑的肠道吸收减少可以用 OATP2B1 和 OATP1A2 被抑制来解释[51]。提示口服给药时应当注意食物对药物吸收的影响。

3. 有机阳离子转运体家族

有机阳离子转运体家族（OCT/OCTN）包括有机阳离子转运体（organic cation transporter，OCT）及新型有机阳离子转运体（novel organic cation transporter，OCTN）或称有机阳离子/肉毒碱转运体（organic cation carnitine transporter）都是 SLC22 基因家族的产物。两者的区别在于 11 个氨基酸残基的基序中 OCT 含色氨酸，而 OCTN 含苯丙氨酸。约有 40%的常用药物在体内会转化成为有机阳离子，OCT/OCTN 是这些药物转运的重要转运体，主要将细胞外液中水溶性的阳离子化合物转运到细胞内[52]。OCT 主要分布于肾、肝，负责转运内源性物质（如多巴胺、肾上腺素和胆碱）和弱碱性药物。对许多内源性胺及大量药物和外界毒素的排泄起着关键作用。肾近曲小管上皮细胞血液侧基膜上存在促进扩散型转运体 OCT，其依赖膜电位将血液中有机阳离子摄取入细胞内，然后由管腔侧刷状缘膜上的质子交换转运体分泌有机阳离子进入肾小管腔。OCT1 主要表达于肾和肝，是肝摄取阳离子药物的主要转运体，其基因多态性变异位点可能影响药物的生物利用度。而 OCT2 主要表达于肾，两者均表达于肾小管上皮细胞或肝细胞，可将有机阳离子从血液中摄取入细胞内。另外，OCT3 主要表达于胎盘处。抑制 OCT 可影响药物在肝和胎盘等的分布。OCTN1 主要表达于肾和肝，它具有有机阳离子转运活性，且能将有机阳离子和质子进行交换转运，OCTN 可以介导四乙胺、吡拉明、奎尼丁和维拉帕米的转运。从人肾克隆的 OCTN2（SC22A5）与 OCTN1 有 90%的氨基酸序列同源性，也广泛表达于很多组织。位于肾小管上皮细胞刷状缘的 OCTN2 可以介导长链脂肪酸 β 氧化所必需的两性化合物肉毒碱的 Na^+ 依赖性重吸收，并且还负责将抗组胺药比拉明、钙拮抗剂维拉帕米等有机阳离子型药物以 Na^+ 非依赖性方式分泌至尿液中。OCTN2 还参与转运内源性肉毒碱及弱碱性药物。OCTN1 和 OCTN2 表现出明显不同的底物选择性；在许多情况下，OCTN2 对同一化合物表现出比 OCTN1 更高的亲和力，如异丙托品、奥沙利铂[53]。OCTN3 在睾丸中呈现高度表达，OCTN3 的底物除肉毒碱外尚未见其他报道。

4. 氨基酸转运体

必需氨基酸是合成蛋白质必需的原料，而且是所有活细胞的能量来源。因为大部分氨基酸类化合物都是亲水性的，所以它们的跨膜转运需要氨基酸转运体的帮助。氨基酸转运体可作为氨基酸从胞外进入胞内的通道，在氨基酸营养机体细胞和神经节过程中起着重要作用。氨基酸转运体对底物具有高度选择性，L-型氨基酸转运体(L-type amino transporter，LAT)的两个亚型 LATl 和 LAT2 在小肠上皮细胞和脑毛细血管内皮细胞均有表达，它们参与了拟氨基酸内源性物质和药物的吸收及向脑内的转运，如 L-多巴、巴氯芬、甲基多巴和加巴喷丁等。研究表明，氨基酸前药如缬更昔洛韦通过转运体系统 B 转运，提高缬更昔洛韦的生物利用度[48]。在肿瘤细胞的增殖、迁移及侵袭过程中需要大量的氨基酸提供营养。由于氨基酸是小分子极性物质，不能自由通过细胞膜，必须借助于细胞膜上表达的氨基酸转运体。研究发现 LAT1 在多种肿瘤细胞膜(包括神经胶质瘤、肺癌、乳腺癌、宫颈癌和鼻咽喉癌等细胞膜)表面高表达，LAT1 与肿瘤的发生、发展息息相关，在非小细胞肺癌中，LAT1 的表达上调程度不仅与肿瘤类型、肿瘤发展阶段和转移相关，还与患者生存率相关。当对胃癌细胞 SGC7901 的 LAT1 基因进行敲除后，能有效地抑制肿瘤细胞的增殖、转移及侵袭。因此，通过抑制肿瘤细胞中 LAT1 的活性可以阻止氨基酸的转运进而使肿瘤细胞生长或增殖的速度减慢。此外，在 BBB 上高表达的 LAT1 也是治疗中枢神经系统疾病药物有效通过 BBB 的重要靶点。将丙戊酸与苯丙氨酸类似物或以多多胺与苯丙氨酸类似物共价连接后可有效提高这类药物的跨 BBB 的能力。

5. 胆酸盐转运体

由胆汁分泌到小肠的胆酸，促进了脂溶性维生素、胆固醇和脂肪的吸收。肠道的胆酸盐可经小肠进行有效的重吸收，以完成胆酸盐的肠肝循环。机体有两种胆酸转运体，分别参与了胆酸的肝摄取和肠吸收。第一种负责肝摄取的为 Na^+ 依赖性牛磺胆酸共转运多肽(sodium/taurocholic cotransporter，NTCP，SLC10A1)，它位于肝细胞的基底侧的质膜。NTCP 是一个次要的活跃转运体，能够介导其底物的逆浓度梯度摄取，从而导致其在细胞内的浓度可能高于在血窦血浆中的浓度，主要负责结合型和游离型胆汁酸盐从血液向肝细胞中的转运，这种转运过程需要 Na^+ 参与，而瑞舒伐他汀则是较少见的 NTCP 的药物底物[54]。第二种为 Na^+ 依赖性回肠胆酸盐转运体(ileal bile acid trans-porter，ISBT 或 ASBT，SLC10A2)。ISBT 具有比较限制性的底物专属性，主要为生理胆酸盐及其结合物，包括牛磺胆酸盐、鹅去氧胆酸盐、胆酸盐、去氧胆酸盐、甘胆酸盐等。在回肠，ISBT 定位于刷状缘膜上，可选择胆酸转运系统作为药物靶标以提高口服药物的生物利用度。此外，利用 ISBT 抑制剂可通过阻断肠道胆酸盐重吸收来降低体内胆酸盐的含量，进而促进胆固醇合成为胆酸盐，最终使血清中胆固醇的含量降低,如抑制剂 S - 8921 能降低正常生理条件下血清中胆固醇的含量,这说明 ISBT 可作为降低胆固醇的药物治疗靶点。

三、纳米药物与转运体之间的关系

近年来,研究发现纳米药物与转运体之间的关系主要有 3 个方面:首先,对于纳米药物而言,药物经纳米化能抑制转运体对其运输作用,纳米载体可携带药物长时间发挥药效。有研究发现,在乳腺癌细胞与固体脂质纳米粒中掺入紫杉醇,共同孵育后,细胞内的药物水平较高。因此,与游离药物相比,被载体包裹的药物分子可以较少被外排型转运体如 P - gp、MRP 和 BCRP 外排。转运体协助纳米药物进行药物的有效递送是可行的[55]。其次,纳米药物对转运体也有一定程度的调节作用。纳米药物通过调节转运体的活性进而改变其转运药物的能力,从而提高药效,减少不良反应,提高口服生物利用度。例如,在不同的摄取载体中,由于 OATP 家族广泛分布在与药物吸收和处置密切相关的器官组织,如小肠、肝、肾、大脑等,因此 OATP 家族在药物生物利用度和组织分布中起到了重要调控作用。此外,大多数药物进入和泵出细胞通常都要依靠蛋白转运载体。药物摄取和泵出载体的协同作用成为在药物吸收及随后的清除过程中的关键性因素。肿瘤细胞表面过量表达的一些转运体蛋白可以用来当作癌症靶向治疗潜在的靶点,如 LAT1、OATP1A2、GLUT1、岩藻糖转运体及甘露糖转运体等。目前,基于转运体靶向纳米给药制剂已被证明是一种安全高效的药物传递途径和技术。基于以上利用纳米药物与转运体之间的关系,有越来越多的文献报道关于纳米药物递送载体在中枢神经系统疾病治疗、对抗肿瘤多药耐药、细胞生物成像等方面的研究。

(一) 纳米药物对血脑屏障上转运体功能的影响

BBB 是中枢神经系统与循环系统之间与众不同的微血管内皮接口,是脑实质内影响药物传递的主要障碍。药物在体内的转运过程(包括吸收、分布、代谢和排泄)都涉及药物对生物膜的通透。以往主要从药物的理化性质(如亲脂属性等)入手研究生物膜对药物的通透性,但是许多亲脂性药物不能进入中枢神经系统。研究证明 ABC 转运体在整个 BBB 的主动转运过程中起着至关重要的作用,药物很容易通过 ABC 转运体的作用穿过 BBB[56]。BBB 和血脑脊髓液屏障(BCSF)均含有 ABC 转运体家族成员,如 P - gp、MRP、BCRP。

P-gp和BCRP均存在于BBB细胞的管腔表面,MRP定位于BBB、BCSF和血脊髓屏障中,它们都是不可分割的膜转运体,并拥有相同的ATP水解机制作为对抗其浓度梯度递送底物的能量来源。P-gp是BBB上最关键的药物外排泵,它主动转运阻止药物进入大脑,在BBB中发挥重要作用。例如,虽然环孢霉素、长春新碱、多柔比星等药物的亲脂性都很高,但脑毛细血管内皮细胞膜上存在的P-gp等外排转运体能将这些药物从内皮细胞排到细胞外,返回血液,从而降低药物进入中枢神经系统的量,导致BBB的通透性很低[57]。

鉴于ABC转运体在BBB细胞中的作用,人们开发设计了对这些外排泵活性不太敏感的纳米药物,改变药物本身的局限性以避开BBB中ABC转运体介导的外排,可借助BBB转运体使脑靶向传递变为可能,同时还能实现药物在脑组织中的缓释。纳米粒和脂质体载药可增加细胞吸收,减少被ABC转运体转运,使其携带的药物外排更少。近年来,在中枢神经系统肿瘤、神经退行性疾病、病毒感染和癫痫等疾病治疗策略中,相继有很多基于BBB转运体传递原理的纳米药物被开发出来以增加BBB对药物通透性。目前,中枢神经系统最常用的纳米药物载体包括聚合物纳米粒和脂质体[58]。例如,吐温80包裹的纳米粒能够抑制脑毛细血管内皮细胞膜的P-gp,使药物顺利进入脑部。但是单纯在药物溶液中加吐温80并不能提高药物的脑靶向效果。例如,甲氨蝶呤是一种不能透过BBB的药物,当用壳聚糖和含有吐温80的壳聚糖纳米粒作为载体时,其对C6大鼠胶质瘤细胞具有高度的细胞毒性。载有甲氨蝶呤的这种纳米粒能够在体外穿过BBB模型,也能进入过表达P-gp的单层MDCKII细胞内[59]。这表明,纳米粒可以帮助一些很难过透过BBB的药物(如甲氨蝶呤)发挥治疗价值。P-gp的另一种底物多西紫杉醇在中枢神经系统中的转运很差,然而,当将其装载到叶酸偶联的固体脂质纳米粒(solid lipid nanoparticle,SLN)中时,它能很好地被递送到脑实质中[60]。类似的对紫杉醇纳米粒的研究发现,紫杉醇纳米粒具有P-gp的抑制作用,从而能提高药物在脑肿瘤中的浓度。口服的纳米载体能保护所载的亮氨酸-脑啡肽免受肠细胞和肝细胞中ABC转运体的外排作用流回肠腔和胆管,而使药物到达BBB浓度增加。大多数抗逆转录病毒药物在BBB水平被P-gp释放。使用经普朗尼克85包被的纳米载体携带的抗逆转录病毒药物齐多夫定、拉米夫定和奈非那韦,可降低P-gp的活性,改善小鼠的人类免疫缺陷病毒(human immunodeficiency virus,

HIV)脑炎症状[61]。因此,以纳米材料为药物载体能够被 BBB 细胞大量摄取,可有效对抗 ABC 转运体的外排活性从而增强药物透过 BBB 进行脑靶向递送给药。

BBB 的内皮细胞上除了表达相对较高的外排转运体外,还有摄取转运体存在,如 OCTN2 在 BBB 表达。在 BBB 上的 OCTN2 可以促进 L-肉碱在 BBB 上的转移,从而进一步合成乙酰 L-肉碱。OCTN2 也存在于胶质瘤细胞中。由于纳米粒功能化的靶向配体可用于结合 BBB 上特定的转运体,从而触发通过这种生物屏障的转运。因此,在 BBB 和胶质瘤细胞中表达的 OCTN2 可以被 L-肉碱偶联纳米粒用于增强胶质瘤药物的传递。摄取实验表明,L-肉碱与 PLGA 纳米粒结合开发的 OCTN2 靶向纳米粒 L-肉碱偶联(LC-PLGA)纳米粒在 BBB 细胞和胶质瘤细胞中均表现出较高的摄取量,摄取过程是通过 OCTN2 介导的纳米粒的内吞作用完成。LC-PLGA 纳米粒暴露于 3D 胶质瘤细胞球体后,抗胶质瘤效果显著增强[62]。这表明,以 OCTN2 为靶点的 LC-PLGA 纳米粒能增强 BBB 的渗透性和增加胶质瘤的靶向性。

(二)纳米药物对肝内转运体功能的影响

肝是药物处置(代谢、排泄)的重要器官,肝的主动吸收是肝清除药物的重要过程。肝细胞窦状隙膜是血液与肝细胞进行物质交换的主要部位,药物在窦状隙膜上被肝细胞摄取后,逆浓度梯度经肝毛细胆管膜主动分泌入胆汁,该过程主要由分布于毛细胆管膜上的转运体介导。肝窦状小管膜和小管膜上的外排转运体主要有 P-gp、MRP2 和 BCRP 等,介导多种内源性物质及外源性药物的胆汁排泄过程。肝细胞上的 SLC 转运体主要分布于肝血窦侧细胞膜上,介导肝对外源性化学物质的摄取,大量外源性药物进入肝细胞,影响药物在肝组织的浓度,进而可能影响药物的代谢和排泄。其中有机阴离子转运多肽 OATP 和 NTCP 在肝中表达量丰富[63],对于肝胆排泄,特别是介导肝吸收,起着重要的作用。OATP 的某些成员特异地定位于肝窦状小管膜上,如 OATP-C 和 OATP-8 绝大部分在肝脏表达,OATP-C 甚至被称为肝特异性转运体(liver specific transporter, LST-1)。OATP 家族的底物范围很广,所以不能单从命名上推测其底物特性。与 OATP 转运体相比,其他转运家族在肝药物吸收的研究数据很少,如 OCT、OAT 等在肝胆药物分泌中的作用和定位还不很清楚[52]。

研究发现 20~120 nm 的聚合物胶束易在肝聚集停留,与肝转运体接触时间长,临床上已报道了大量由转运体介导的药物-药物相互作用,而关于纳米药物是否会影响肝内转运体的功能尚不明确。有文献报道 PEG - PLA、mPEG750 - PCL$_{550}$ 和 mPEG5000 - PCL$_{5k}$ 等聚合物胶束在体外会抑制 P - gp 的外排功能,减少肝胆汁酸外排。有学者考察了聚合物及其胶束与肝中重要摄取转运体 OATP 和 NTCP 关系,体外摄取试验发现聚合物胶束 mPEG2000 - PCL$_x$ 对 OATP1B1 底物匹伐他汀转运具有潜在抑制作用,并且 OATP1A1 的 mRNA 水平显著下降,提示聚合物胶束可抑制 OATP1B1 的摄取功能,与 OATP 底物联用时可能改变底物的 PK。在 NTCP -转染的 HEK293 细胞的试验模型中发现 mPEG2000 - PCL$_x$ 在较高浓度时可显著促进肝摄取转运体 NTCP 的功能,提示聚合物胶束作为药物载体进入体内后可能会一定程度上干扰胆汁酸平衡[64]。

(三) 纳米药物对肾转运体功能的影响

肾对许多内源性的代谢物及药物的消除起着十分重要的作用。肾小球对药物的过滤是被动扩散过程,肾小管分泌和重吸收,包括被动扩散和主动转运两方面,主动转运过程由许多转运体所介导。因此,肾小管分泌及重吸收的过程是可饱和的且可被其他合用药物所抑制。近年来,许多新型转运体已从动物和人类的肾中被分离出来。一些转运体位于肾小管上皮细胞的基底侧膜上(又称血管侧膜),包括 PEPT2、OAT、OCT 等。另外一些位于刷状缘膜侧(又称管腔侧)如 MRP、OCTN 等,它们负责对底物的膜转运并完成其分泌及重吸收过程[65]。以 OAT 和 OCT 为代表的吸收转运体在肾间质组织吸收化合物,并将它们运输到管腔;同时,在近端肾小管刷状缘侧膜还分布着 P - gp,介导肾小管细胞内的底物药物外排至尿液,MRP2 大量分布于近端肾小管的刷状缘侧膜,其作用与 P - gp 相似,是将底物药物由血液侧分泌至尿液,阻止药物的重吸收[52]。因此,对于经肾小管分泌及重吸收的药物其排泄可由许多转运体介导。目前,关于纳米药物对肾转运体功能的影响研究较少,只有零星的几篇文献报道了常见的外排转运体与肾排泄纳米药物的关系。据报道,P - gp 转运体在人胚胎肾细胞(Hek 293)外排量子点的过程中起重要作用[66]。CdTe 量子点能显著诱导人肾细胞 2(HK - 2)中 ABC 转运体包括 P - gp、MRP1 和 MRP2 的 mRNA 和蛋白质表达,且呈浓度和时间依赖性。利用 ABC 转运体的特异性抑制剂和诱导剂证明 P‑gp、MRP1 和 MRP2 参与了 CdTe 量子点在 HK‑2 细胞中的外排[41]。在缺乏 ABC 转运体的 MDCK 细胞中,未发现该现象。

(四)纳米药物对肠道转运体功能的影响

肠道上皮细胞表达了丰富的转运体,如 PEPT1、OCTN、MCT、OAT、OATP、P‑gp 和 MRP 等,从而将药物转运吸收进入体内,在药物体内动态处置和药物间相互作用中起着重要作用。并且,这些转运体也能成为创新纳米药物设计的重要靶点,通过转运体的靶向作用提高纳米载体所包载药物的口服吸收。例如,PEPT1 表达于小肠上皮细胞顶侧膜上,为低亲和力/高容量药物转运体。它是将药物或其他相关物质向细胞内转运的摄取性载体,对物质的吸收起重要作用。以该转运体为靶点开发应用最成功的例子是抗病毒药物的前体纳米药物,以阿昔洛韦为例,将阿昔洛韦与缬氨酸共价连接,形成新的拟二肽化合物伐昔洛韦,伐昔洛韦可以被小肠上皮细胞表面的摄取转运体 PEPT1 所识别,从而实现高效的药物吸收和转运,有效地降低药物的给药剂量和给药次数,显著提高患者的顺应性。另有研究将脱氧胆酸或其衍生物与低分子量肝素连接形成大分子体系,与回肠壁腔侧膜上负责肠道中绝大部分胆酸的重吸收的顶端钠依赖性胆盐转运体(ASBT)相互作用,显著提高肝素的口服生物利用度[67]。OCTN2 广泛分布于肠道,主要介导 L‑肉毒碱的摄取及多种有机阳离子的转运,具有重要的生理学意义,可以作为口服药物递送的一个理想靶点。因此,有学者将 L‑肉毒碱与 PLGA 纳米粒结合,开发了靶向 OCTN2 的 L‑肉毒碱修饰的聚乳酸‑PLGA 纳米粒(LC‑PLGA,约 200 nm),在大鼠体内 PK 研究中发现该纳米粒可以显著增加所包载紫杉醇的口服生物利用度,而游离 L‑肉碱的吸收受抑制,提示 OCTN2 参与了该纳米粒的吸收;并且 LC‑PLGA 纳米粒的相对口服生物利用度比未经 L‑肉毒碱修饰的纳米粒提高了 3 倍。利用 Caco‑2 细胞作为体外评价模型,证实 LC‑PLGA 纳米粒主要依靠靶向 OCTN2 增加该纳米药物的摄取。进一步研究摄取机制发现 OCTN2 通过网格蛋白和小窝介导的内吞作用协助 LC‑PLGA 纳米粒进入细胞[68]。

此外,有研究以结构和生化功能都类似于人正常小肠上皮细胞的人结肠癌细胞 Caco‑2 细胞为模型,研究苹果汁制备的纳米粒在肠道中对转运体的影响,发现苹果汁制备的纳米粒可调节肠道中的转运体 mRNA 水平,使 ASBT、

OATP2B1、OCTN2 的 mRNA 转录减少，BCRP 的 mRNA 转录增加，并且通过降低 Caco－2 细胞中 OATP2B1 的 mRNA 转录水平来下调 OATP2B1 蛋白的表达，导致 OATP2B1 蛋白质含量和转运活性降低[69]。

（五）纳米药物对肿瘤细胞转运体功能的影响

纳米粒包裹的抗肿瘤药物可以主动或被动地靶向肿瘤细胞，从而提高靶点的治疗效果，减少化疗药物的全身毒性。纳米粒不是外排转运体的底物，因此它们不会受到外排转运体抑制/诱导剂的影响。然而一些纳米粒可以通过内吞作用被细胞摄取，绕过并逃避 ABC 转运体，从而消除底物与外排转运体的相互作用，避免 MDR 的发生。例如，酮康唑可以使 P－gp 对多西他赛的外排增加，而当多西紫杉醇和酮康唑都被加载到 SLN 中时，酮康唑不再增加 P－gp 对多西紫杉醇的外排量。当紫杉醇和多柔比星被纳米载体包裹时也较少受到 P－gp 介导的外排的影响，这增加了细胞内药物的积聚，延长了细胞内药物的停留时间，增强了药物对耐药细胞的细胞毒性。因此，为了克服肿瘤化疗 MDR 现象，人们利用纳米药物作为避开 ABC 转运体外排的有效工具，将脂质体、胶束、聚合物纳米粒、树枝状大分子、磁性材料纳米粒、SLN、二氧化硅纳米粒和细胞穿透肽等作为传递药物的纳米载体引入肿瘤细胞中来抑制 MDR 现象。因此，图 6－2 所示为纳米粒内化进入耐药细胞并递送所载的药物或 miRNA 的示意图。抗肿瘤药物或 miRNA 被自组装成纳米粒并被送入血管。纳米粒表面的肿瘤特异性配体或抗体只识别肿瘤细胞表面的受体，从而触发纳米粒的内吞作用。抗肿瘤药物和 miRNA 由于 pH 的改变（酸性）或肿瘤相关酶的消化而被释放到细胞质中。由纳米粒运输的抗肿瘤药物可避免被 ABC 转运体排出，导致细胞内浓度升高。miRNA 通过阻断翻译过程来沉默 ABC 转运体的表达。这两种策略的结合已被证明是克服 MDR 的一种新策略。与自由扩散的疏水性药物相比，载药纳米粒具有更高的溶解度、体内稳定性、更高的组织分布靶向性和更好的药物控释放能力[70,71]。

目前，可生物降解的有机纳米粒已被广泛应用于靶向肿瘤细胞和逆转 MDR 的药物传递系统。事实上，它们可以最大限度地提高药物疗效，减少化疗药物的毒性。PLGA、PLA、PEG、聚 ε-己内酯（PCL）、壳聚糖是应用于递送抗肿瘤药物的几种常用聚合物[72]。聚丙烯酸树脂是从丙烯酸和甲基丙烯酸酯中提取的共聚物。另有研究利用 Caco－2 细胞模拟人正常小肠上皮细胞，

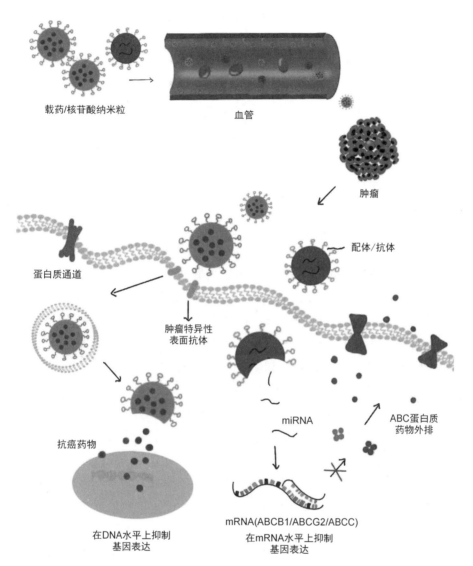

载药/核苷酸纳米粒

血管

肿瘤

蛋白质通道

配体/抗体

肿瘤特异性
表面抗体

抗癌药物

miRNA

ABC蛋白质
药物外排

在DNA水平上抑制
基因表达

mRNA(ABCB1/ABCG2/ABCC)

在mRNA水平上抑制
基因表达

彩图 6-2

**图 6-2 化疗药物和 miRNA 通过与纳米粒共轭在多药耐药
肿瘤细胞中内化和递送的示意图**

通过测定 P-gp 的底物罗丹明 123 的摄取水平以评估聚丙烯酸树脂 S100、
L100 和 RL100 对 Caco-2 细胞中 P-gp 的外排活性,研究发现三种聚丙烯酸
树脂可导致细胞活力急剧下降,聚丙烯酸树脂 S100 可显著增强罗丹明 123 的
摄取,并且聚丙烯酸树脂 S100 是其他聚丙烯酸树脂中最有效的 P-gp 抑制
剂[73,74]。为了克服多柔比星用于癌症治疗中的 MDR,人们研制了一些包载多

柔比星的聚合物纳米粒来降低 ABC 转运体的活性,使多柔比星被有效递送至癌细胞中发挥治疗作用。例如,在耐药的子宫癌和卵巢癌中比较了 HER - 2 抗体结合的包载多柔比星的 PLGA 聚合纳米粒与无 PLGA 结合的游离多柔比星对细胞摄取和毒性方面的差异。结果显示,在 P - gp 介导的人子宫腺癌耐药细胞系(Dx5)中,PLGA 纳米粒的摄取量高于游离药物,并且多柔比星的纳米制剂使 Dx5 癌细胞的存活率降低。聚氰基丙烯酸异丁酯(PIBCA)纳米粒负载多柔比星可以完全抑制 P - gp 的外排泵活性。此外,多柔比星被包载到硬脂胺修饰的葡聚糖纳米粒中导致更多的多柔比星积聚在骨肉瘤耐药细胞系的细胞核中[73]。基于多柔比星传递系统的聚合物胶束 Soluplus® 不仅增加细胞多柔比星的浓度,也可逆转 P - gp 介导的药物外排[55]。

迄今为止,脂质体在对抗 MDR 方面表现出了强大的活性。载药脂质体除了能在肿瘤内维持长时间释放外,还可以克服 ABC 转运体对药物的外排,脂质体药物比游离药物更难诱导 P - gp[75]。有研究表明脂质体能通过与 P - gp 直接的相互作用而抑制药物与 P - gp 的结合[76]。脂质体多柔比星能作为 P - gp 的变构抑制剂,减少 ATP 水解,并与维拉帕米和秋水仙碱竞争 P - gp 结合,从而阻碍了其他药物的结合和流出[77]。通过研究 PEG 化多柔比星脂质体(Doxil®)对小鼠结肠癌(C26)或多柔比星耐药的 C26 亚克隆肿瘤模型的作用表明,多柔比星对 C26 细胞和多柔比星耐药的 C26 细胞均显示出抗肿瘤活性。除 Doxil® 外,其他重要的抗 MDR 的脂质体制剂已被广泛研究。空白脂质体也会抑制 P - gp 的活性和表达,因为它们改变了 P - gp 作用的膜微区(即脂筏)中磷脂和脂肪酸的组成,该抑制作用与纳米粒粒径大小无关[77,78]。在脂质体处理的细胞中观察到的质膜流动性增加可能改变 P - gp 的构象或迫使蛋白质在非最佳环境中发挥作用。有一项研究发现脂质体对 MRP 转运体有抑制作用[75];由于 MRP 也高度嵌入质膜双层中,并且其活性依赖于脂类成分的类型,就像 P - gp 一样,脂质体可能通过破坏细胞膜的结构来降低 MRP 的活性。SLN 给药系统也可以克服 P - gp 外排泵。例如,包载多柔比星的 SLN 随着暴露于 MCF7/ADR 细胞时间的延长而被细胞摄取增加,癌细胞的活力降低,表明 SLN 通过抑制 P - gp 的外排作用增强癌细胞对多柔比星的敏感性,对抗 MDR[79]。在 RNAi 与表面含有抗 CD44 单克隆抗体结合的纳米基因传递系统中,形成一种纳米复合物称为抗 - CD44 - P123 - PPI。将 CD44 单克隆抗体锚定在纳米复合物表面,不仅可以提高转染效率,而且可以降低细胞毒性。体外研究表明,与传统的 PPI/pDNA 纳米粒相比,这种纳米复合物在 mRNA 和蛋白质水平上对 MDR1/P‑gp 表达的抑制作用增强[80]。同样,基于胆甾醇透明质酸(HA)结合物的 CD44 靶向纳米粒也被设计用于将 siRNA 输送到多药耐药的卵巢癌细胞中,P‑gp 的表达和活性被纳米粒显著抑制,使癌细胞凋亡增加[81]。此外,人们还设计了一种鱼精蛋白和羧甲基纤维素聚电解质多层磁性纳米囊,其表面固定有 Fe_3O_4。在磁场的存在下,与其他细胞毒性药物相比,这种装载了多柔比星的磁性纳米囊在细胞中的摄取增强,诱导细胞凋亡的可能性更大[82]。因此,有机纳米载体作为避开 ABC 转运体外排的有效工具,使得纳米药物对治疗耐药肿瘤有潜在的应用价值。

目前尚不清楚抑制 P‑gp 的作用是否由纳米药物的某些特定成分引起。一方面,一些纳米药物被多药耐药癌细胞排出得更少。例如,普朗尼克(pluronic)包被的纳米药物对癌细胞和 BBB 细胞中 P‑gp 的活性抑制作用很强,这与 ATP 耗竭和膜流动性的改变使 P‑gp 不能发挥外排作用的机制不同[83]。研究表明,某些聚合物和表面活性剂如 PEG 和吐温 80 能够调节 P‑gp 的活性[84,85]。PEG 本身可以通过改变质膜的物理化学性质和改变底物与 P‑gp 的结合亲和力来抑制 P‑gp 的活性[86]。负载紫杉醇的 PEG 化的纳米药物能够保护药物免受 P‑gp 介导的外排[87]。目前,仍不清楚纳米药物合成中最常用的表面活性剂之一吐温 80 如何抑制 P‑gp。据报道,吐温 80 调节 P‑gp 的活性,而不会引起任何转运体的构象变化[88]。其他表面活性剂如蓖麻油(Cremophor EL)、聚乙二醇辛基苯基醚(Triton X‑100)、乙基苯基聚乙二醇(Nonidet P‑40)、吐温 20 可以通过增加脂质双层的流动性来抑制 P‑gp 活性[89]。因此,纳米药物的组分-核心化合物的选择、PEG 的修饰、表面活性剂的包裹将有助于优化设计出对 P‑gp 外排不敏感的纳米药物。

很多研究证明无机纳米粒也能够输送抗肿瘤药物来对抗 P‑gp 介导的MDR。有报道介孔二氧化硅纳米粒可以通过功能化的方式同时装载 siRNA 和多柔比星,将两种类型的抗肿瘤分子有效地共递送到耐药癌细胞中,可以有效地抑制 P‑gp 的表达,大大提高细胞内药物浓度,使该纳米粒对耐药癌细胞的化疗敏感性明显超过游离多柔比星[90]。以耐药人慢性髓系白血病细胞系(K562/A02 细胞系)为靶点,合成了油酸和普朗尼克共载柔红霉素和 5‑溴代蓝的氧化铁纳米粒。这些纳米粒可以显著降低肿瘤生长,并通过减少 P‑gp 的表达而使癌细胞内的柔红霉素浓度增加[91]。以聚乙烯亚胺与 PEG 氨基端偶联的氧化铁纳米粒包载多柔比星可抑制大鼠胶质瘤 C6 细胞的 MDR。多柔比星纳米粒对药物外排泵的敏感性较低,可以在耐药细胞中大量积聚。与游离多柔比星相比,多柔比星纳米粒使癌细胞活力降低[92]。

金纳米粒可以克服 MDR 问题,它和外排转运体之间存在表面电荷和细胞类型依赖性的相互作用关系。在肝细胞癌 C3A 细胞中研究发现,40 nm PEG-GNP 可下调(为原来的 9.62%~13.89%)位于基膜中的多个 ABC 家族的药物外排转运体,包括 MRP3、MRP4、胆固醇外排调节蛋白(CERP/ABCA1)。同时位于管腔内的外排转运体中编码 P-gp、MRP2、BCRP 和固醇 2(ABCG8)的基因为之前的 7.25%~11.63%。相反,位于管腔内的多药耐药蛋白(MDR4/ABCB4)和线粒体 ABC 转运体(MTABC3/ABCB6)在线粒体外膜分别被上调 9.8 倍和 5.8 倍(图 6-3)。在药物的摄取转运体中,铜转运体基因(CTR1/SLC31A1)和 OAT7 也分别为之前的 1/18 和 1/15。研究还发现,40 nm 的阳离

彩图 6-3

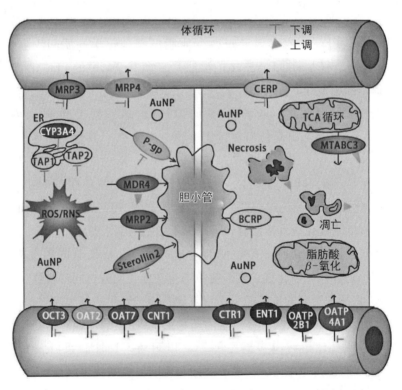

图 6-3 40 nm 的 PEG 化 GNP 治疗肝细胞癌的基本作用机制示意图
图中生物标记和星号途径中绿色条棒表示抑制作用,粉红色三角形表示诱导作用

子支链聚乙亚胺-GNP 下调人肝细胞中的 MDR3,但上调 HUVEC 中的 MRP3。一项在纤维肉瘤细胞中的研究发现,P-gp 抑制剂维拉帕米可通过增加细胞内药物浓度增强谷胱甘肽-GNP 与多西紫杉醇共轭的细胞毒性[93]。用 PEG 修饰的金纳米粒包载多柔比星以评估其对 HepG2-R 细胞系 MDR 的抑制作用,发现多柔比星偶联纳米粒较游离多柔比星具有更高的细胞毒性。共聚焦研究还显示,耐药细胞内纳米粒的摄取量更高,并且多柔比星的剂量超过 15 μmol/L 时能在耐药细胞中大量积聚,比较适合癌症化疗[92]。此外,碳纳米管可以通过"针状穿透"进入细胞并将分子送入细胞质。P-gp 抗体功能化的 SWCNT 负载多柔比星既能识别癌细胞,又能有效地对抗 P-gp,并向靶细胞释放多柔比星,从而抑制人白血病细胞株 K562 的 MDR[73]。以上基于转运体介导的肿瘤靶向纳米粒的相关研究说明转运体是一个非常好的靶点,其介导的纳米制剂的内吞效率相对于未修饰的纳米制剂有显著提高,且明显改善靶向制剂的体内分布,具有非常好的应用前景。

然而,无机纳米药物除了能够输送抗肿瘤药物来对抗外排转运体介导的 MDR 外,对肿瘤治疗也有不利的一面。研究发现二氧化钛纳米粒(TiO_2)能够增加转移性黑色素瘤细胞中与肿瘤的致瘤性、进展和疾病复发密切相关的跨膜蛋白 ABCB5 的转录水平,表明纳米 TiO_2 可能穿透细胞,从而刺激细胞的侵袭性和侵袭性[94]。

（六）基于转运体的纳米药物细胞生物学成像和治疗靶点

由于多种肿瘤细胞表面特异性高表达 LAT1,简单的氨基酸修饰即可达到靶向目的,且氨基酸具有空间位阻小体内稳定性高等优点[95]。因此,利用肿瘤细胞中高表达 LAT1 这一特点,人们合成了一种生物相容性和光稳定性高的甲硫氨酸修饰的荧光金纳米团簇（Met-GNCs）,它具有较高的显像特异性,与肿瘤细胞（包括 A549、Hela、MCF-7、HepG2）共孵育 1 h 后,肿瘤细胞显示出强烈的荧光,而在正常细胞（WI-38 和 CHO）中无荧光,这些显著的差异表明 Met-GNC 上的甲硫氨酸配体对肿瘤细胞上高表达的 LAT1 的特异性识别能力。因此,基于肿瘤细胞上一些特殊表达的转运体可以通过合成制备相应的荧光成像材料应用于肿瘤的早期诊断[96]。在 BBB 上高表达的 LAT1 是治疗中枢神经系统疾病药物有效通过 BBB 的重要靶点[97]。多项研究表明,LAT1 具有协助增强纳米粒进入癌细胞的潜力。体外和体内研究均发现,谷氨酸结合型紫杉醇纳米粒对乳腺癌细胞的抗肿瘤效率比未结合的纳米粒高。同样,谷氨酸结合型多西他赛脂质体较未修饰脂质体相比具有更多的脑部蓄积,在体外表现出更强的细胞毒性[98]。这表明脂质体能够通过其表面修饰的谷氨酸与 BBB 上的 LAT1 相互作用促进其跨越 BBB,提高脑部蓄积量。

鉴于金纳米粒是体内 CT 成像和细胞追踪的理想造影剂,有学者建立了一种基于葡萄糖包被的金纳米粒直接标记脑 MSC 来源的外泌体,葡萄糖包裹的金纳米粒经过葡萄糖转运体 GLUT‐1 及内吞蛋白介导的活性、能量依赖性机制被摄取到 MSC 衍生的外泌体中。该金纳米粒标记的外泌体能进行无创追踪,在缺血性脑卒中小鼠模型中显示出更高的脑蓄积,并在病变区域的能持续存在长达 24 h[99]。

四、核受体介导纳米药物对转运体的影响

NR 家族除了调控 CYP450 活性和表达参与药物的代谢外,也是调控转运体的关键因子之一。NR 主要调控药物转运体基因的核受体包括 PXR、CAR、AhR、FXR、LXR 和 PPXR。当 NR 被药物激活或抑制时,在转录水平调节靶基因药物转运体的表达,引起细胞功能的改变,进而对靶基因的底物在体内的过程及疗效产生重要影响[100]。

PXR、PPAR 和 Nrf2 是外源物信号激活转运体表达的重要调控分子。表 6‐2 已列出核受体 PXR、CAR、AhR、FXR、LXR 和 PPXR 调控的转运体。PXR 在诱导 MRP2、MRP3、OATP1A4、OATP2 和 MDR(P‐gp)的表达过程中起着重要作用[101]。CAR 参与诱导肝小管外排转运体 MRP2、MRP3 和 MRP4 的表达[102]。AhR 可调控 MRP2、MRP4、P‐gp 和 BCRP 的表达[103]。

表 6‐2　核受体 PXR、CAR、AhR、FXR、LXR 和 PPXR 调控的转运体

核受体	调控的转运体
PXR	CYP1A2、CYP2B6、CYP2C9、CYP2C19、CYP3A4、CYP3A5、CYP3A7、MDR1、MRP2、MRP3、OATP1A4、OATP2(OATP1B1)
CAR	CYP2A6、CYP2B6、CYP2C9、CYP2C19、CYP3A4、P‐gp、MRP1、MRP2、MRP3、MRP4、BCRP、OATP1A2
AhR	CYP1A1、CYP1A2、CYP1B1、CYP2S1、P‐gp、MRP2、BCRP、OATP2B1
FXR	CYP3A4、CYP7A、P‐gp、BCRP、OCT1、OATP2B1、MRP2、OATP1B3
LXR	CYP7A、MDR1、MRP2、MRP5、BCRP
PPXR	CYP4A、CYP7A、CYP2E、CYP2A6、CYP2C8、P‐gp、MDR2、MRP1、MRP3、MRP4、BCRP、OATP1A1、OCTN2、OCTN3

一项在斑马鱼胚胎中的研究观察到,巯基丙酸(MPA)-CdTe量子点和MPA-CdS-CdTe量子点处理后斑马鱼胚胎中的ABC转运体和核受体基因表达发生变化,这两种量子点在斑马鱼胚胎中均以浓度和时间依赖的方式诱导核受体的表达,包括PXR、AhR1B和PPAR-β及Nrf2,同时量子点以浓度依赖性方式诱导MRP1和MRP2等转运体表达,并且PXR和Nrf2的变化比MRP更为明显。结果表明,斑马鱼胚胎中P-gp和MRP是参与量子点外排的重要转运体,其调控机制的诱导受到核受体的调控[42]。

由于核受体调控的转运体大多参与肿瘤多药耐药形成,可通过对其靶基因转运体的调控,改变肿瘤细胞内药物转运,从而影响肿瘤患者化疗的敏感性,降低MDR的发生率。因而,核受体成为逆转肿瘤多药耐药的新的药物作用靶点。但是由于多数核受体的拮抗剂都缺少特异性,在抑制核受体的同时也抑制了体内其他物质代谢,如PXR拮抗剂在抑制PXR活性的同时也抑制了胆汁酸在体内清除,极易导致肝硬化,甚至有致癌风险。若在研发中寻找到核受体特异性拮抗剂,并利用纳米粒的独特性质包裹这些配体递送到靶器官,将为克服肿瘤多药耐药提高化疗效果带来新的希望。

第三节　加速血液清除现象

一、概述

基于纳米技术的纳米载体将药物包封于纳米级微观范畴的亚微粒药物载体系统中,可显著提高药物生物利用度。然而普通纳米载体极易与体内的MPS发生融合,被MPS吞噬,而迅速从血液循环中消失,并蓄积在肝、脾等器官,使药物不能到达靶器官发挥作用,从而严重制约了其临床应用。PEG因具有水溶性、柔顺性、无毒、免疫原性低和可生物降解等众多优点,美国FDA将其纳入一般公认安全的聚合物用于脂质体等纳米载体的表面修饰。PEG可以在脂质体表面形成"构象云"和水化膜,为纳米粒提供较大的空间位阻并掩盖其表面疏水性的结合位点,从而提高了纳米粒及包裹物的物理、化学和生物学稳定性[104,105],减少被体内的MPS如肝和脾巨噬细胞的识别及摄取,使药物主要积聚在靶器官,从而明显延长了纳米药物在体内的循环时间;并且能针对肿瘤组织中血管的特殊构造利用 EPR 效应将粒径较小的（<200 nm）的纳米粒被动滞留于肿瘤组织中[106,107]。

尽管 PEG 修饰的纳米药物在临床治疗方面有众多优点，然而临床使用这些药物时需要重复注射。与 PEG 本身无免疫原性和抗原性特点的一般假设相反，多项研究发现，当向同一动物体内（大鼠或恒河猴）间隔几天重复注射 PEG 化纳米粒时会发生异常的 PK 的改变，二次注射的 PEG 化纳米粒在血液中清除速度加快，纳米药物的半衰期明显缩短，丧失长循环特性，并且在肝中的蓄积量和显著增加，在脾的蓄积量适度增加；这一现象被称为"加速血液清除"（accelerated blood clearance，ABC）现象，简称 ABC 现象。有学者采用传统 PK 方法或者免疫学手段均验证了这一现象的产生[108-112]。这种现象在 PEG 化的脂质体、微乳液、聚合物胶束、聚对苯二甲酸乙二醇酯纳米粒及 PEG 化蛋白质重复注射给药时均会被诱导。由于肝是人体最大的解毒器官，脾是人体最大的免疫器官，如果纳米载体包封的药物具有细胞毒性，那么纳米粒在肝巨噬细胞的聚集会导致这些细胞的凋亡和坏死。而肝库普弗细胞的恢复需要 2 周时间，库普弗细胞缺失的这段时间会引起菌血症，这对于癌症患者是致命的。此外，Semple 等[113]的研究表明，重复注射包封寡核苷酸、pDNA 或 RNA 核酶的 PEG - Lip 会诱导强烈的免疫应答，导致制剂血液循环时间缩短和小鼠死亡率显著增加。值得注意的是，重复注射空白 PEG 化纳米载体也会导致 ABC 现象，这种 PK 特性的改变限制了 PEG 化纳米药物的开发。因此，PEG 修饰的纳米载体产生 ABC 现象可能造成药物和基因治疗效率的下降，甚至引起不良反应，这是限制其在临床应用中的重大缺陷[114]。

二、"加速血液清除"现象发生机制

关于 ABC 现象发生的机制有很多，目前研究者多认为 PEG 化纳米粒产生 ABC 现象可能与免疫反应有关，并试图从免疫学角度阐明该现象产生的可能机制。关于 ABC 现象产生的免疫学机制：首次注射的 PEG 化纳米粒到达脾后，结合和交联到脾边缘区反应性 B 细胞的免疫球蛋白表面上，诱导血清因子特异性 IgM（抗- PEG IgM）的产生，该特异性 IgM 选择性结合到再次注射的 PEG 化纳米粒表面的 PEG 上，并随后激活补体系统，诱导补体 C3 片段（C3b）对脂质体的调理作用，从而增强了肝巨噬细胞对 PEG 化纳米粒的摄取，导致了 ABC 现象的发生(图 6 - 4)[111,115]。Mohamed 等[113]最新研究发现,独立于 T 细胞参与的脾 B 细胞产生的抗 PEG IgM 可能在 ABC 现象的诱导中起重要作用。第 2 类胸腺非依赖性抗原(TI - 2 抗原)可通过广泛交联特定 B 细胞的细胞表面免疫球蛋白来诱导免疫反应,导致 B 细胞分泌大量 IgM 和 IgG。一旦第一个剂量的 PEG - Lip 到达脾,它们就会结合并交联到脾边缘区域中反应性 B 细胞上的表面免疫球蛋白上,诱导血清因子特异性 IgM(抗 - PEG IgM)的产生,该特异性 IgM 与再次注射的 PEG - Lip 表面的 PEG 选择性结合,并随后激活补体系统,诱导补体 C3 片段对第二剂量的脂质体的调理作用,由库普弗细胞从体循环中清除,导致了 ABC 现象的发生。TI - 2 抗原可能为 PEG - Lip 诱导的 ABC 现象的机制提供了另外一种解释。

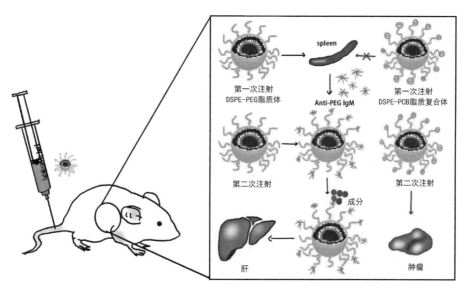

彩图 6 - 4

图 6 - 4　PEG 化和多氯联苯化脂肪复合物诱导 ABC 现象示意图

但是,现有研究的结果尚不能完全诠释上述免疫学机制导致的 ABC 现象。有研究发现,当从小鼠中切除脾减少了抗 PEG IgM 的产生,但是这一方法不能将 PEG - Lip 的快速清除完全恢复至正常水平[116,117]。Laverman 等[107]推测 ABC 现象并不是由 IgM 诱导的,认为 ABC 现象的产生是由于肝脾巨噬细胞分泌的一种不耐热的血清因子导致了巨噬细胞对脂质体的吞噬。值得注意的是,在临床上使用的 PEG 化多柔比星脂质体(Doxil®/Caelyx®/Lipo - Dox®)并没有诱发类似的现象。

据研究报道,ABC 现象的发生并不完全依赖于免疫学机制中抗 PEG－IgM 抗体、补体介导的调理作用和脾的参与[12,17],还有很多其他因素与 ABC 现象的诱导有关,包括蛋白冠(protein corona)、脂蛋白受体等。研究证明,在脂质体等高聚物纳米载体的表面形成的蛋白质电晕可明显加快脂质体在血液循环中的清除速率,增强库普弗细胞对 PEG－Lip 的摄取[118,119]。此外,血清白蛋白和载脂蛋白低密度脂蛋白受体可能也对 ABC 现象有较大的影响[120,121]。最新研究还发现 CYP450 酶尤其是 CYP3A 活性和表达的增加也可能与 PEG－Lip 诱导的 ABC 现象密切相关[122]。进一步研究提示调控参与 ABC 现象的 CYP450 酶的上游核转录因子可能为 PXR[123]。值得注意的是,研究还发现化疗药物拓扑替康和依托泊苷均为 CYP3A1 的代谢底物,将这两种药物进行 PEG 修饰,分别制备成 PEG 化拓扑替康脂质体和 PEG－依托泊苷-聚乳酸-羟基乙酸共聚物后也发生了 ABC 现象[124,125]。相反,多柔比星在体内主要是经过细胞质中阿尔多酮还原酶和羰基还原酶代谢成多柔比星醇,所以研究并未发现 PEG 化多柔比星脂质体产生 ABC 现象[111]。这提示 PEG－Lip 会影响机体 CYP450 酶的表达和活性,若 PEG 化纳米粒所载药物为 CYP450 酶的代谢底物,则可能改变再次进入体内的纳米药物的分布和代谢行为产生 ABC 现象。因此,ABC 现象的发生是一个复杂的过程,涉及多种原因。

三、"加速血液清除"现象的影响因素

ABC 现象的强度受到多种因素的影响,主要包括连续注射间隔时间[109]及注射的脂质剂量的影响[112],不同动物模型的影响[108,109],PEG 的量、PEG 链长度[112]和 PEG 末端官能团的影响,纳米粒的粒径和表面电荷的影响,纳米载体包封药物的影响[126,127]。

(一)连续注射间隔时间及注射脂质剂量的影响

研究表明,PEG－LiP 诱导的 ABC 现象具有时间依赖特性,并且前后两次注射的时间间隔不同则 ABC 现象的强度有显著差异。Dams 等[109]首次报道,当预先向同一动物如大鼠和恒河猴体内注射 PEG－Lip 6~7 天后,再次注射的脂质体在血液中的半衰期明显缩短、肝脾蓄积严重。Ishida 等[128]的研究证明,两次注射间隔为 7 天时 ABC 现象最强。随后一系列的研究证明当两次注射 PEG－Lip 的间隔时间在 3~10 天时,ABC 现象最为明显[124,125];同时,研究

者使用 PEG 修饰的聚乳酸(PLA)-纳米粒作为模型载体也得到了类似的结果[127],发现两次给药间隔时间在 3~7 天时 ABC 现象强度最明显,当连续注射 PEG-纳米粒间隔的时间较长时,ABC 现象强度减弱甚至可能消失,表明,两次注射的间隔时间延长会使 ABC 现象消失,接受 PEG-Lip 的动物不能产生 ABC 作用的免疫记忆[128]。然而,目前一些研究结果并不完全一致。在自发性实体瘤的犬体内连续注射放射性标记的脂质体(^{64}Cu 脂质体)进行 PET 成像,即使在给药间隔长达 35 天的情况下,也可诱发 ABC 现象[129]。而一项在健康比格犬中进行的研究调查了以 7 天、21 天和 28 天为连续注射 PEG 化拓扑替康脂质体的间隔时间,在该研究中,第 7 天和第 21 天诱导产生的 ABC 现象比较明显,但随着间隔时间的延长,ABC 现象强度逐渐减弱,在第 28 天进行第二次注射时未产生 ABC 现象[130]。这些看似矛盾的研究结果,原因可能为 PEG 的分子量和脂质种类、脂质体的理化性质（如粒径和 Zeta 电位）、受试动物及动物模型的疾病状态、脂质体载药的种类及脂质体的剂量等因素的不同。另有研究报道,大鼠间隔 35 天第二次注射 PEG-Lip 后,再间隔 4 天或 7 天进行第三次注射 PEG-Lip,其血液清除速度虽略有增加,但无显著性差异,而在肝、脾的积累量没有变化,说明多次连续注射并不能继续引发 ABC 现象[131]。因此,间隔时间作为连续注射 PEG 修饰的纳米载体诱导 ABC 现象的重要影响因素还有待更深入系统地研究。

（二）不同动物模型的影响

研究人员使用不同的动物模型来研究 ABC 现象,包括恒河猴、大鼠、小鼠和兔子等。Dams 等[106]研究表明,大鼠和恒河猴在反复注射 PEG-Lip 后能均可以产生 ABC 现象,小鼠则不能。Ishida 等[128]的结果表明小鼠体内能够产生明显的 ABC 现象,Tagami 等[132]也采用小鼠为动物模型,验证重复注射包封小干扰 RNA(siRNA)的 PEG-Lip 产生了 ABC 现象。研究发现在小鼠体内两次给药间隔为 10 天时会发生明显的 ABC 现象,这与大鼠的 7 天间隔不同。相比之下,在家兔体内以 6 周为间隔时间重复注射 PEG-Lip 后不再出现 ABC 现象[114]。Suzuki 等[105]用比格犬来研究 ABC 现象,发现比格犬对抗 PEG-IgM 更敏感,更容易引起 ABC 现象:当比格犬接受较高脂质剂量的空白 PEG-Lip (16.7 μmol 磷脂/kg)时,可产生较高水平的抗 PEG-IgM,最终导致 ABC 现象的发生。这些结论和以前的研究相矛盾,后者表明,大鼠经高剂量(大于

5 μmol 磷脂/kg)的空白 PEG‑Lip 预处理后,ABC 现象的诱导作用减弱[133]。因此,不同种属对 ABC 现象的影响是存在的,在临床中应用 PEG‑Lip 时应该考虑不同物种间的差异。

(三) 聚乙二醇的量、聚乙二醇链长度和聚乙二醇末端官能团的影响

研究表明,当给兔子注射包含 5% 甲氧基醚 PEG(mPEG2000)‑DSPE 的 PEG‑Lip 时,尽管很低的脂质量(0.001 μmol/kg)也可明显引起 ABC 现象,然而,在脂质量高于或低于 5% 时,ABC 现象减弱。原因可能是低脂质量不能诱导 B 细胞产生抗 PEG‑IgM,而高脂质量则减弱了 PEG‑Lip 与 B 细胞的反应。相反,抗体中和试验表明,与 3% PEG 修饰的脂质体相比,9% PEG 衍生化的脂质与抗 PEG‑IgM 有更强的亲和力,因而可导致更严重的 ABC 现象。最新研究表明,首剂量中 PEG2000‑DSPE 的含量在 0.025～0.05 μmoL/kg 内对 ABC 现象强度的影响并不明显。这与 Ishihara 等[127] 所报道的增加 PEG 高聚物在首剂量中的比例不改变 ABC 现象强度的结果相似。虽然首剂量中 PEG 高聚物的比例在特定范围内对 ABC 现象的强度影响不大,但是有研究发现当 PEG 高聚物在脂质体中的比例增大到一定程度时会抑制 ABC 现象的强度[125]。而 Ishida 等[134] 早在 2005 年就提出 PEG 高聚物在首次注射给药中的含量与其诱导的 ABC 现象的强度呈负相关。并且 PEG 末端官能团对 PEG‑Lip 免疫原性(诱导抗体分泌的能力)和抗原性(被抗体识别的物质的潜力)的有影响。研究表明,与其他 PEG 末端官能团—OCH_3、—NH_2 或—$COOH$ 相比,—OH(用 HO‑PEG‑DSPE 修饰)诱导的抗 PEG‑IgM 反应最少。此外,不同 PEG‑Lip 诱导的抗 PEG‑IgM 对 HO‑PEG‑DSPE 的亲和力较低[128]。因此首次注射时 PEG 在脂质体中的含量对 ABC 现象的影响尚无统一的结论,这不仅与 PEG 与脂质之间比例有关,还可能与它们之间的连接键(如醚键、酰胺键、二硫键和酯键)、PEG 的末端官能团(如是否含甲氧基、氨基和羧基)、PEG 的分子量和脂质种类(如胆固醇、磷脂酰乙醇胺和二酰甘油)有关。

PEG 链的长度(分子量为 2 000 Da 和 5 000 Da)对 ABC 现象强度的影响没有区别[135],因此认为 PEG 的链长度对诱导 ABC 现象没有影响。然而,另外一项研究的结论恰恰相反:首次注射 PEG5000‑DSPE 修饰脂质体诱导 ABC 现象的程度远远低于首次注射 PEG2000‑DSPE 修饰脂质体,PEG5000‑DSPE 和 PEG2000‑DSPE 修饰脂质体组的肝聚集量分别为 35.3%±3.8% 和 78.7%±8.8%[111],

表明首次注射脂质体中 PEG 链长度的增加可以减弱 ABC 现象。PEG 链长和注射剂量也会显著影响 ABC 现象的程度。有研究测定了不同 PEG_x – DSPE（$x = 350$、550、2 000、5 000、10 000 和 20 000）修饰的胶束（PM_x）对稳定性和 ABC 现象的诱导程度的影响，结果发现，PM2 000 和 PM5 000 比 PM350、PM550、PM10 000 和 PM20 000 具有更大的储存稳定性，PM2 000 和它们诱导了更多的抗 PEG – IgM 分泌，能诱发最强的 ABC 现象，并且 ABC 现象的敏感性与 PM_x 胶束稳定性呈正相关。因此，PM_x 诱导的 ABC 现象受 PEG 链长的影响。以上研究表明，PEG 链长度对 ABC 现象的影响没有统一的结论，亟待对其进行进一步的研究。

（四）纳米粒粒径和表面电荷的影响

PEG 化制剂的大小可能是诱发 ABC 现象的重要因素。研究表明，粒径分别为 100 nm、400 nm、800 nm，表面电荷分别为 13.15 mV、−46.15 mV、−1.51 mV 的 3 种 PEG – Lip 在动物体内第一次注射后可引起相同程度的 ABC 现象[131]。然而，Dams 等[106] 研究表明，ABC 现象与首次注射 PEG – Lip 的粒径、表面性质和放射性标记均无关。Koide 等[126] 报道，小鼠提前注射粒径为 50.2 nm 的聚合物胶束后，随后注射的粒径为 127 nm 的 PEG – Lip 很快被从血液中清除；如果提前注射粒径为 9.7 nm 和 31.5 nm 的聚合物胶束，并不会改变随后注射的 PEG – Lip 的血浆浓度和肝摄取。因此推测，提前注射大粒径的聚合物胶束（50.2 nm）更容易引起 ABC 现象，有可能是因为容易被免疫细胞识别，进而激活免疫系统；相反，小粒径的聚合物胶束（31.5 nm）能够躲避免疫细胞的"监视"。因此，粒径的差异是导致 ABC 现象的另一个重要问题，应通过 PEG 化制剂的临床前研究加以解决。

（五）纳米载体包封药物的影响

许多研究者发现在 PEG 化纳米粒内包封细胞毒性药物，重复注射该类脂质体不会引起 ABC 现象。例如，当首次注射的 PEG – Lip 包载细胞毒性药物时（如多柔比星、米托蒽醌、奥沙利铂），不会在第二次注射 PEG – Lip 时产生 ABC 现象，即使在低磷脂剂量时也能有效抑制抗-PEG IgM 的产生。原因可能是这些细胞毒性药物从纳米粒中释放出来损害脾细胞，减少了抗 PEG – IgM 的产生，进而抑制或杀害 B 细胞，阻止了再次注射 PEG – Lip 的加速清除[111,136]。Koide 等[123]分别对 BALB/c 小鼠注射 PEG 化多柔比星脂质体、空白 PEG - Lip、空白 PEG - Lip 与多柔比星溶液的混合物,3 天后注射 ^{3}H - CHE 标记的 PEG - Lip,发现首次注射空白 PEG - Lip 或者空白 PEG - Lip 与多柔比星溶液的混合物均能导致第二次注射的 PEG - Lip 从血液中清除加速,而首次注射 PEG 化多柔比星脂质体没有观察到明显的 ABC 现象发生。提示首次注射给药时所载药物本身的毒性强弱对 ABC 现象的强度存在一定影响,毒性大的 PEG 化多柔比星脂质体首次给药时可能使体内正常细胞功能受损,导致第二次注射 PEG - Lip 的 ABC 现象的强度减弱或消失。

但是有研究人员[133,137]通过对大鼠或犬连续注射拓扑替康 PEG - Lip 时发现,具有细胞毒性的拓扑替康同样可以引起强烈的 ABC 现象。与细胞周期非特异性药物多柔比星不同,拓扑替康是细胞分裂周期特异性药物,只能影响脾边缘细胞区 S 期的 B 细胞群。此外,注射 24 h 后,包封于脂质体中的拓扑替康和多柔比星保留在血液中的量分别低于 10% 和超过 40%。由于在循环过程中药物泄漏,仅有少部分拓扑替康抑制 B 细胞增殖,不影响 ABC 现象[137]。因此,有人认为当 PEG - Lip 含有细胞周期非特异性细胞毒性药物(以其最大耐受剂量给药)时,重复给药时通常不会观察到抗 PEG - IgM 抗体,但重复注射含有亚治疗剂量和细胞周期特异性细胞毒性药物的 PEG - Lip 时能够产生抗 PEG - IgM 抗体。并且,使用非细胞毒性 PEG - Lip 预处理后,仍然可以通过首次注射诱导产生的 IgM 介导随后注射的含有细胞毒性药物的 PEG - LIP 发生 ABC 现象。Tian 等[138]将米托蒽醌制成 PEG 化热敏脂质体连续注射于大鼠体内,同样诱导产生了典型的 ABC 现象。研究者认为米托蒽醌热敏脂质体在体内释放较快,从而产生的大量空白脂质体接触到免疫细胞时,由于它们没有携带能够抑制或杀死免疫细胞的药物,因此激发了机体的免疫应答,产生了抗 PEG - IgM 抗体,从而在第二次注射给药时产生 ABC 现象。因此,包封细胞毒类药物可能并不能绝对避免 ABC 现象,具体的药物需要进行相应的实验验证。

四、避免"加速血液清除"现象发生的策略

(一)筛选免疫原性/抗原性低的聚乙二醇端基官能团

研究表明,只有具有一定长循环时间的 PEG 化纳米载体才能够诱导机体产生强烈的 ABC 现象,不同末端官能团的 PEG 脂质衍生物修饰的制剂具有不

同的循环时间,与蛋白质的相互作用不同,激活补体系统能力也不同,从而诱导的 ABC 现象强度可能不同。由于 PEG 末端官能团对 PEG - LiP 免疫原性(诱导抗体分泌的能力)和抗原性(被抗体识别的物质的潜力)有影响,因此,开发低免疫原性/抗原性的 PEG 化制剂是避免抗 PEG 抗体产生,阻止诱导 ABC 现象的重要策略。因此 2014 年,美国 FDA 发布了关于治疗性蛋白质产品免疫原性评估的行业指南。在这些指南中,美国 FDA 强烈建议对抗蛋白抗体和抗 PEG 抗体进行筛选。目前,在 PEG 化产品的研发过程中,测定注射 PEG 产品后抗 PEG 抗体的数量和效价的方法已成为一种标准。有研究通过在 PEG 的链端引入了不同的官能团,甲氧基($—OCH_3$)、氨基($—NH_2$)、羧基($—COOH$)和羟基($—OH$),以研究 PEG 对 IgM 诱导的影响。在不同的 PEG 修饰脂质体中,羟基 PEG 修饰脂质体(PL - OH)能有效地抑制 PEG - IgM 的体外反应。此外,与其他 PEG 修饰的脂质体相比,抗 PEG - IgM 对 PL - OH 的亲和力与识别率较低。表明 PL - OH 可以减弱/消除 ABC 现象的可能性。因此羟基 PEG(HO - PEG)潜在的免疫原性较低,可以替代传统的隐形脂质体甲氧基 PEG($CH_3O - PEG$)。世界卫生组织也强调了用 HO - PEG 取代 $CH_3O - PEG$ 的潜在优势,通过降低 PEG 结合蛋白的免疫原性/抗原性。这一发现可能对 PEG 化纳米载体的开发和临床应用具有重要意义。虽然研究证明用 HO - PEG 取代 $CH_3O - PEG$ 可降低 PEG - LiP 的免疫原性和抗原性。然而,在反复给药后,由于抗 PEG - IgM 结合及随后通过替代途径和经典途径大量激活补体,PL - OH 无法避免抗 PEG - IgM 的大量产生诱发的 ABC 现象。因此,除了产生抗 PEG - IgM 和(或)其与 PEG 的亲和力外,补体激活也可能在决定 PEG 化产物的体内行为方面发挥重要作用。因此,在临床应用高分子修饰治疗药物之前,筛选由聚合物修饰产品激活的补体及产生抗聚合物抗体是至关重要的[115]。

（二）采用发挥长循环作用的其他聚合物修饰纳米载体

随着对 ABC 现象的深入考察,研究人员开发了一系列能够消除或减弱 ABC 现象的无 PEG 化的其他聚合物修饰的纳米药物。据报道,聚(羟乙基 L-谷氨酰胺)或聚(羟乙基 L-天冬酰胺)的脂质体与 PEG - Lip 具有相似的隐身性能,并减少了 ABC 的发生。然而,当这些脂质体以低剂量注射时,ABC 现象仍然存在。Wong 等[139]采用一种较 PEG 具有更好的稳定性及多羟基功能性的生物相容性纳米材料超支化聚甘油(HPG),合成了具有疏水核和亲水壳的非 PEG 化超支化聚甘油纳米粒(HPG - C_{10} - HPG),作为抗肿瘤药物全身给药的候选材料以防止 ABC 现象。体外研究表明,HPG - C_{10} - HPG 对人原代细胞具有低毒性,并对所包载的抗肿瘤药物多西他赛具有控释作用。当多西他赛与 HPG - C_{10} - HPG 结合时,对非癌细胞有相对的保护作用。Lila 等[111]用聚甘油(PG)衍生的脂质体代替 PEG 修饰脂质体表面,分别对大鼠重复注射 PEG - Lip 和聚甘油(PG)化脂质体,结果显示 PEG - Lip 产生了 ABC 现象,而 PG 化脂质体未引起抗聚合物免疫反应,也未观察到 ABC 现象;此外他们评估两种负载多柔比星的脂质体的抗肿瘤作用,发现重复注射后,PG 化多柔比星脂质体对肿瘤的抑制作用优于游离多柔比星和 PEG 化多柔比星脂质体。

Zhang 等[125]用毒性小、无免疫原性、生物相容性和生物可降解性的透明质酸(HA)作为修饰脂质体的材料,制备了 HA 修饰脂质体(HA - Lip),并对 HA - Lip 在体内外是否能触发 ABC 现象和补体激活进行了系统研究。他们分别对大鼠重复注射 PEG - Lip 和 HA - Lip,结果显示,PEG - Lip 的反复给药不仅能引起 ABC 现象,还伴随着在大鼠肝中的大量蓄积,而且能使补体激活。相反,HA 表面修饰是一种可行的策略,既不引起 ABC 现象,也不增加肝摄取量,在循环中获得良好的隐身性能。此外,HA - Lip 在体外对人血清和在体大鼠血液中均不能使补体激活。因此,HA 修饰脂质体是一种有效可行的给药策略,它可以大大提高脂质体作为靶向给药载体的体内循环时间。

另有研究开发了一种两性离子聚羧基甜菜碱(PCB)修饰的脂质体给药系统,与 PEG 脂质体不同的是,PCB 的存在可以避免蛋白质吸附,提高脂质体的稳定性。pH 敏感的 PCB 脂质体通过内吞作用内化到细胞内,具有良好的细胞摄取和药物释放能力。并且,PCB 酰化脂质体可避免 ABC 现象,促进载药脂质体在肿瘤组织中积聚从而增强脂质体给药系统的抗肿瘤活性,为肿瘤治疗提供了一种新的途径[106]。

(三)适当调整给药方案

许多研究指出调整 PEG 化纳米载体的给药次数和延长注射间隔时间可以显著降低 ABC 现象的严重程度。Li 等[130]对比格犬首次注射 PEG 化拓扑替康脂质体,分别在间隔 7 天、21 天、和 28 天进行第二次注射,结果显示,随着两次注射时间间隔的延长,诱导产生的 ABC 现象逐渐减弱,当间隔 28 天进行第二次注射时,未产生 ABC 现象。这可能因为接受 PEG - Lip 的动物不能产生 ABC 现象的免疫记忆,第二次注射时间的延长导致首次注射产生的 IgM 抗体被消耗,不能诱发 ABC 现象。Deng 等[137]也发现合理选择 PEG 化制剂的注射间隔时间可以消除或避免 ABC 现象,当两次注射间隔为 30 天、60 天、90 天或 120 天时,ABC 现象有不同程度的减弱或完全消失。因此,延长注射间隔是克服 ABC 现象较好的方法。Ishida 等[126]对大鼠和小鼠静脉注射 PEG - Lip,在第二次注射后 4 天、7 天或 14 天,第三次注射的 PEG - Lip 诱导的 ABC 现象微弱,说明多次连续注射并不能继续引发 ABC 现象,这可能是接受了 PEG - Lip 的动物对注射的 PEG - Lip 获得了免疫耐受性。当脂质剂量小于 1 μmol 磷脂/kg 可能足以激活 PEG(或 PEG - L - LIP)反应性 B 细胞。相比之下,使用更高的脂质剂量(>1 μmol 磷脂/kg)可能导致 B 细胞凋亡,不能抗 PEG 的 IgM 抗体,无法产生 ABC 现象。因此,相对较高的脂质剂量可消除 PEG - L - Lip 的免疫反应。另外,由于脂质体的物理稳定性较低,并且提高被包封药物的给药剂量易引起严重的副作用和(或)影响包封药物的治疗效果,因此,提高被包封药物的给药剂量在技术上和实际治疗中很难实现。

(四) 降低脂质体表面聚乙二醇的密度

ABC 现象是首次注射的 PEG - Lip 作为 TI - 2 抗原诱导的获得性免疫反应,因此适当地改变脂质体表面 PEG 的修饰密度以改变脂质体表面抗原决定簇的密度,能够影响 B 细胞受体对脂质体的识别,有助于减弱 ABC 现象,主要有如下 3 种方法。① 利用可断裂 PEG 脂质。例如,Xu 等[140]利用酯酶敏感的可断裂 PEG 胆固醇脂质对脂质体进行修饰,大鼠体内重复注射该脂质体未见明显的 ABC 现象产生。② 利用 PEG -短链脂质修饰脂质体。采用较小的 C_{14} 脂质锚定物可增加 PEG 从粒子表面的解离,会使 ABC 现象减弱。③ 采用低浓度 PEG -脂质修饰脂质体。Deng 等[141]利用低含量 PEG -脂质修饰脂质体,当 PEG -脂质的摩尔百分比≤1.5%时,经过重复注射仅引起轻微的或不引起 ABC 现象,且低浓度的 PEG 未降低制剂的体外抗肿瘤活性,加入低浓度 PEG -脂质同样能够增加制剂稳定性。但是降低脂质体表面的 PEG 密度势必会对脂质体的长循环性产生影响,特别是 PEG -短链脂质的脂质交换有可能引起脂质体双分子层的膜缺陷。

（五）调整首次注射的磷脂剂量

Ishida 等[108]发现首次注射的 PEG - Lip 中磷脂的剂量与 ABC 现象的诱发程度呈反相关。首次分别注射磷脂剂量为 1 μmol/kg 和超过 5 μmol/kg 的 PEG - Lip,结果表明二次注射 PEG - Lip 产生的 ABC 现象随首次注射剂量的增加而减弱。他们使用免疫印迹分析进一步测定 IgM 和脂质体的结合量,二者的结合与首次注射的 PEG - Lip 量呈相反关系,可能是该剂量的 PEG - Lip 使细胞产生了免疫耐受。Deng 等[141]也证明了诱导 ABC 现象的强弱与首次注射的 PEG - Lip 中磷脂的剂量呈反相关。因此,可以通过增加首次注射剂量避免 ABC 现象的发生。

由于包封多柔比星细胞毒性较大,具有免疫抑制作用,PEG 化多柔比星脂质体(Doxil®/Caelyx®)的连续注射并没有诱发 ABC 现象。用 PEG 化纳米载体携带细胞毒性药物如奥沙利铂、米托蒽醌和拓扑替康观察到相似的结果[111,137,139,142]。因此,将免疫抑制剂包封在 PEG 化纳米载体中,可能是一种阻滞 ABC 现象的有效方法,可以消除反复给药时引起的 ABC 现象。然而,这种策略极大地限制了 PEG 化纳米载体的临床用途,因为除了装载具有免疫抑制活性的药物外,这些载体还将用于包封无免疫抑制活性的其他药物及化学不稳定的药物,如 siRNA。

参考文献

[1] CHOI H S, FRANGIONI J V. Nanoparticles for biomedical imaging: fundamentals of clinical translation[J]. Mol Imaging, 2010, 9(6): 291 - 310.

[2] ALKILANY A M, MURPHY C J. Toxicity and cellular uptake of gold nanoparticles: what we have learned so far[J]. J Nanopart Res, 2010, 12(7): 2313 - 2333.

[3] YU M, ZHENG J. Clearance pathways and tumor targeting of imaging nanoparticles[J]. ACS Nano, 2015, 9(7): 6655 - 6674.

[4] PARK J H, GU L, VON MALTZAHN G, et al. Biodegradable luminescent porous silicon nanoparticles for *in vivo* applications[J]. Nat Mater, 2009, 8(4): 331 - 336.

[5] 王浩. 盐酸多柔比星脂质体注射液的纳米 PK 研究[D]. 长春: 吉林大学, 2016.

[6] CHOI H S, LIU W, MISRA P, et al. Renal clearance of quantum dots [J]. Nat Biotechnol, 2007, 25(10): 1165 - 1170.

[7] CHEHELTANI R, EZZIBDEH R M, CHHOUR P, et al. Tunable, biodegradable gold nanoparticles as contrast agents for computed tomography and photoacoustic imaging[J].

Biomaterials, 2016, 102: 87 – 97.

[8] LIANG X, WANG H, ZHU Y, et al. Short- and long-term tracking of anionic ultrasmall nanoparticles in kidney[J]. ACS Nano, 2016, 10(1): 387 – 395.

[9] SU Y, PENG F, JIANG Z, et al. *In vivo* distribution, pharmacokinetics, and toxicity of aqueous synthesized cadmium-containing quantum dots[J]. Biomaterials, 2011, 32(25): 5855 – 5862.

[10] WANG G, ZHANG X, SKALLBERG A, et al. One-step synthesis of water-dispersible ultra-small Fe_3O_4 nanoparticles as contrast agents for T1 and T2 magnetic resonance imaging[J]. Nanoscale, 2014, 6(5): 2953 – 2963.

[11] LONGMIRE M, CHOYKE P L, KOBAYASHI H. Clearance properties of nano-sized particles and molecules as imaging agents: considerations and caveats[J]. Nanomedicine (Lond), 2008, 3(5): 703 – 717.

[12] BLANCO E, SHEN H, FERRARI M. Principles of nanoparticle design for overcoming biological barriers to drug delivery[J]. Nat Biotechnol, 2015, 33(9): 941 – 951.

[13] HUANG X, ZHANG F, ZHU L, et al. Effect of injection routes on the biodistribution, clearance, and tumor uptake of carbon dots[J]. ACS Nano, 2013, 7(7): 5684 – 5693.

[14] LICCIARDELLO N, HUNOLDT S, BERGMANN R, et al. Biodistribution studies of ultrasmall silicon nanoparticles and carbon dots in experimental rats and tumor mice[J]. Nanoscale, 2018, 10(21): 9880 – 9891.

[15] YANG G, PHUA S Z F, BINDRA A K, et al. Degradability and clearance of inorganic nanoparticles for biomedical applications[J]. Adv Mater, 2019, 31(10): e1805730.

[16] HUANG X, LI L, LIU T, et al. The shape effect of mesoporous silica nanoparticles on biodistribution, clearance, and biocompatibility *in vivo*[J]. ACS Nano, 2011, 5(7): 5390 – 5399.

[17] TOY R, PEIRIS P M, GHAGHADA K B, et al. Shaping cancer nanomedicine: the effect of particle shape on the *in vivo* journey of nanoparticles[J]. Nanomedicine (Lond), 2014, 9(1): 121 – 134.

[18] HE Q, ZHANG Z, GAO F, et al. *In vivo* biodistribution and urinary excretion of mesoporous silica nanoparticles: effects of particle size and PEGylation[J]. Small, 2011, 7(2): 271 – 280.

[19] CHEN H, KIM S, LI L, et al. Release of hydrophobic molecules from polymer micelles into cell membranes revealed by Forster resonance energy transfer imaging[J]. Proc Natl Acad Sci U S A, 2008, 105(18): 6596 – 6601.

[20] SOURIS J S, LEE C H, CHENG S H, et al. Surface charge-mediated rapid hepatobiliary excretion of mesoporous silica nanoparticles[J]. Biomaterials, 2010, 31(21): 5564 – 5574.

[21] ISLAM T, WOLF G. The pharmacokinetics of the lymphotropic nanoparticle MRI contrast agent ferumoxtran – 10[J]. Cancer Biomark, 2009, 5(2): 69 – 73.

［22］KANG H, GRAVIER J, BAO K, et al. Renal clearable organic nanocarriers for bioimaging and drug delivery［J］. Adv Mater, 2016, 28(37): 8162 - 8168.

［23］HAO X, HU X, ZHANG C, et al. Hybrid mesoporous silica-based drug carrier nanostructures with improved degradability by hydroxyapatite［J］. ACS Nano, 2015, 9(10): 9614 - 9625.

［24］CHEN Y, YE D, WU M, et al. Break-up of two-dimensional MnO$_2$ nanosheets promotes ultrasensitive pH-triggered theranostics of cancer［J］. Adv Mater, 2014, 26(41): 7019 - 7026.

［25］ZHANG Y N, POON W, TAVARES A J, et al. Nanoparticle-liver interactions: Cellular uptake and hepatobiliary elimination［J］. J Control Release, 2016, 240: 332 - 348.

［26］FLORCZAK A, MACKIEWICZ A, DAMS-KOZLOWSKA H. Cellular uptake, intracellular distribution and degradation of Her2-targeting silk nanospheres［J］. Int J Nanomedicine, 2019, 14: 6855 - 6865.

［27］BRAET F, TAATJES D J, WISSE E. Probing the unseen structure and function of liver cells through atomic force microscopy［J］. Semin Cell Dev Biol, 2018, 73: 13 - 30.

［28］JOHNSTON H J, SEMMLER-BEHNKE M, BROWN D M, et al. Evaluating the uptake and intracellular fate of polystyrene nanoparticles by primary and hepatocyte cell lines *in vitro*［J］. Toxicol Appl Pharmacol, 2010, 242(1): 66 - 78.

［29］ETAME A B, SMITH C A, CHAN W C W, et al. Design and potential application of PEGylated gold nanoparticles with size-dependent permeation through brain microvasculature［J］. Nanomedicine, 2011, 7(6): 992 - 1000.

［30］PATCHING S G. Glucose transporters at the blood-brain barrier: Function, regulation and gateways for drug delivery［J］. Mol Neurobiol, 2017, 54(2): 1046 - 1077.

［31］XIAO K, LI Y, LUO J, et al. The effect of surface charge on *in vivo* biodistribution of PEG-oligocholic acid based micellar nanoparticles［J］. Biomaterials, 2011, 32(13): 3435 - 3446.

［32］LEVCHENKO T S, RAMMOHAN R, LUKYANOV A N, et al. Liposome clearance in mice: the effect of a separate and combined presence of surface charge and polymer coating［J］. Int J Pharm, 2002, 240(1 - 2): 95 - 102.

［33］SHEN D, YANG J, LI X, et al. Biphase stratification approach to three-dimensional dendritic biodegradable mesoporous silica nanospheres［J］. Nano Lett, 2014, 14(2): 923 - 932.

［34］JAIN R K, STYLIANOPOULOS T. Delivering nanomedicine to solid tumors［J］. Nat Rev Clin Oncol, 2010, 7(11): 653 - 664.

［35］CHASSAUD L F, FRY B J, HAWKINS D R, et al. The metabolism of asiatic acid, -madecassic acid and asiaticoside in the rat［J］. Arzneimittelforschung, 1971, 21(9): 1379 - 1384.

［36］张雅雯,尹丽娜,黄夏樱,等.PEG化脂质纳米粒促进积雪草酸口服吸收研究［J］.中国中药杂志,2017,42(14): 2784 - 2788.

［37］ PEDERSEN J M, KHAN E K, BERGSTROM C A S, et al. Substrate and method dependent inhibition of three ABC-transporters (MDR1, BCRP, and MRP2)［J］. Eur J Pharm Sci, 2017, 103: 70 - 76.

［38］ YIN J, DENG X, ZHANG J, et al. Current understanding of interactions between nanoparticles and ABC transporters in cancer cells［J］. Curr Med Chem, 2018, 25(42): 5930 - 5944.

［39］ CHEN M, YIN H, BAI P, et al. ABC transporters affect the elimination and toxicity of CdTe quantum dots in liver and kidney cells［J］. Toxicol Appl Pharmacol, 2016, 303: 11 - 20.

［40］ TIAN J, HU J, LIU G, et al. Altered gene expression of ABC transporters, nuclear receptors and oxidative stress signaling in zebrafish embryos exposed to CdTe quantum dots ［J］. Environ Pollut, 2019, 244: 588 - 599.

［41］ GILLET J P, GOTTESMAN M M. Mechanisms of multidrug resistance in cancer［J］. Methods Mol Biol, 2010, 596: 47 - 76.

［42］ FANEYTE I F, KRISTEL P M P, MALIEPAARD M, et al. Expression of the breast cancer resistance protein in breast cancer［J］. Clin Cancer Res, 2002, 8(4): 1068 - 1074.

［43］ LI W, ZHANG H, ASSARAF Y G, et al. Overcoming ABC transporter-mediated multidrug resistance: Molecular mechanisms and novel therapeutic drug strategies［J］. Drug Resist Updat, 2016, 27: 14 - 29.

［44］ SHEN D W, POULIOT L M, HALL M D, et al. Cisplatin resistance: a cellular self-defense mechanism resulting from multiple epigenetic and genetic changes［J］. Pharmacol Rev, 2012, 64(3): 706 - 721.

［45］ ZHANG F, ZHANG H, WANG Z, et al. P-glycoprotein associates with Anxa2 and promotes invasion in multidrug resistant breast cancer cells［J］. Biochem Pharmacol, 2014, 87(2): 292 - 302.

［46］ 张淑秋,王建新.生物药剂学与药物动力学［M］.北京:中国医药科技出版社,2016: 19.

［47］ DURMUS S, NAIK J, BUIL L, et al. *In vivo* disposition of doxorubicin is affected by mouse Oatp1a/1b and human OATP1A/1B transporters［J］. Int J Cancer, 2014, 135(7): 1700 - 1710.

［48］ DURMUS S, VAN HOPPE S, SCHINKEL A H. The impact of organic anion-transporting polypeptides (OATPs) on disposition and toxicity of antitumor drugs: Insights from knockout and humanized mice［J］. Drug Resistance Updates, 2016, 27: 72 - 88.

［49］ LIU X D. Transporter-mediated drug-drug interactions and their significance［J］. Adv Exp Med Biol, 2019, 1141: 241 - 291.

［50］ 黄民.临床药理学［M］.广州:中山大学出版社,2017: 12 - 15.

［51］ KOEPSELL H. The SLC22 family with transporters of organic cations, anions and zwitterions[J]. Mol Aspects Med, 2013, 34(2-3): 413-435.

[52] 尼尔·卡普洛维茨.药物性肝病[M].上海:上海科学技术出版社,2017:112.

[53] JIN X, ZHOU B, XUE L, et al. Soluplus(®) micelles as a potential drug delivery system for reversal of resistant tumor[J]. Biomed Pharmacother, 2015, 69: 388-395.

[54] COLE S P, DEELEY R G. Multidrug resistance mediated by the ATP-binding cassette transporter protein MRP[J]. Bioessays, 1998, 20(11): 931-940.

[55] 刘晓东,柳晓泉.药物代谢动力学[M].江苏:江苏凤凰科学出版社,2015:263-276.

[56] CHEN Y, LIU L. Modern methods for delivery of drugs across the blood-brain barrier[J]. Adv Drug Deliv Rev, 2012, 64(7): 640-665.

[57] TRAPANI A, DENORA N, IACOBELLIS G, et al. Methotrexate-loaded chitosan- and glycol chitosan-based nanoparticles: a promising strategy for the administration of the anticancer drug to brain tumors[J]. AAPS PharmSciTech, 2011, 12(4): 1302-1311.

[58] VENISHETTY V K, KOMURAVELLI R, KUNCHA M, et al. Increased brain uptake of docetaxel and ketoconazole loaded folate-grafted solid lipid nanoparticles [J]. Nanomedicine, 2013, 9(1): 111-121.

[59] SPITZENBERGER T J, HEILMAN D, DIEKMANN C, et al. Novel delivery system enhances efficacy of antiretroviral therapy in animal model for HIV-1 encephalitis[J]. J Cereb Blood Flow Metab, 2007, 27(5): 1033-1042.

[60] KOU L, SUN R, GANAPATHY V, et al. Recent advances in drug delivery via the organic cation/carnitine transporter 2 (OCTN2/SLC22A5)[J]. Expert Opin Ther Targets, 2018, 22(8): 715-726.

[61] WANG L, PRASAD B, SALPHATI L, et al. Interspecies variability in expression of hepatobiliary transporters across human, dog, monkey, and rat as determined by quantitative proteomics[J]. Drug Metab Dispos, 2015, 43(3): 367-374.

[62] 吴琪.mPEG$_{2k}$-PCL$_x$聚合物对肝脏摄取转运体OATP和NTCP功能影响的研究[D].武汉:华中科技大学,2018.

[63] 张健,刘克辛.药物转运体介导的小肠吸收、肾脏排泄与药物相互作用的关系[J].药学学报,2010,45(9): 1089-1094.

[64] AL-HAJAJ N A, MOQUIN A, NEIBERT K D, et al. Short ligands affect modes of QD uptake and elimination in human cells[J]. ACS Nano, 2011, 5(6): 4909-4918.

[65] KHATUN Z, NURUNNABI, CHO K J, et al. Oral absorption mechanism and anti-angiogenesis effect of taurocholic acid-linked heparin-docetaxel conjugates[J]. J Control Release, 2014, 177: 64-73.

[66] KOU L F, YAO Q, SUN M C, et al. Cotransporting ion is a trigger for cellular endocytosis of transporter-targeting nanoparticles: A case study of high-efficiency SLC22A5 (OCTN2)-mediated carnitine-conjugated nanoparticles for oral delivery of therapeutic drugs[J]. Adv Healthc Mater, 2017, 6(17): 10.1002/adhm.201700165.

[67] FUJITA D, ARAI T, KOMORI H, et al. Apple-derived nanoparticles modulate expression

of organic-anion-transporting polypeptide (OATP) 2B1 in Caco – 2 cells[J]. Mol Pharm, 2018, 15(12): 5772 – 5780.

[68] KIM C K, GHOSH P, PAGLIUCA C, et al. Entrapment of hydrophobic drugs in nanoparticle monolayers with efficient release into cancer cells[J]. J Am Chem Soc, 2009, 131(4): 1360 – 1361.

[69] ZHANG X Q, XU X, LAM R, et al. Strategy for increasing drug solubility and efficacy through covalent attachment to polyvalent DNA-nanoparticle conjugates[J]. ACS Nano, 2011, 5(9): 6962 – 6970.

[70] MA P, MUMPER R J. Paclitaxel nano-delivery systems: a comprehensive review[J]. J Nanomed Nanotechnol, 2013, 4(2): 1000164.

[71] NIAZI M, ZAKERI-MILANI P, NAJAFI HAJIVAR S, et al. Nano-based strategies to overcome P-glycoprotein-mediated drug resistance[J]. Expert Opin Drug Metab Toxicol, 2016, 12(9): 1021 – 1033.

[72] MOHAMMADZADEH R, BARADARAN B, VALIZADEH H, et al. Reduced ABCB1 expression and activity in the presence of acrylic copolymers[J]. Adv Pharm Bull, 2014, 4 (3): 219 – 224.

[73] ZALIPSKY S, SAAD M, KIWAN R, et al. Antitumor activity of new liposomal prodrug of mitomycin C in multidrug resistant solid tumor: insights of the mechanism of action[J]. J Drug Target, 2007, 15(7 – 8): 518 – 530.

[74] THIERRY A R, DRITSCHILO A, RAHMAN A. Effect of liposomes on P-glycoprotein function in multidrug resistant cells[J]. Biochem Biophys Res Commun, 1992, 187(2): 1098 – 1105.

[75] RIGANTI C, VOENA C, KOPECKA J, et al. Liposome-encapsulated doxorubicin reverses drug resistance by inhibiting P-glycoprotein in human cancer cells[J]. Mol Pharm, 2011, 8(3): 683 – 700.

[76] DONG X, MATTINGLY C A, TSENG M T, et al. Doxorubicin and paclitaxel-loaded lipid-based nanoparticles overcome multidrug resistance by inhibiting P-glycoprotein and depleting ATP[J]. Cancer Res, 2009, 69(9): 3918 – 3926.

[77] KANG K W, CHUN M K, KIM O, et al. Doxorubicin-loaded solid lipid nanoparticles to overcome multidrug resistance in cancer therapy[J]. Nanomedicine, 2010, 6(2): 210 – 213.

[78] GU J, FANG X, HAO J, et al. Reversal of P-glycoprotein-mediated multidrug resistance by CD44 antibody-targeted nanocomplexes for short hairpin RNA-encoding plasmid DNA delivery[J]. Biomaterials, 2015, 45: 99 – 114.

[79] YANG X, IYER A K, SINGH A, et al. MDR1 siRNA loaded hyaluronic acid-based CD44 targeted nanoparticle systems circumvent paclitaxel resistance in ovarian cancer[J]. Sci Rep, 2015, 5: 8509.

[80] ELUMALAI R, PATIL S, MALIYAKKAL N, et al. Protamine-carboxymethyl cellulose

magnetic nanocapsules for enhanced delivery of anticancer drugs against drug resistant cancers[J]. Nanomedicine, 2015, 11(4): 969 – 981.

[81] KABANOV A V, BATRAKOVA E V, MILLER D W. Pluronic block copolymers as modulators of drug efflux transporter activity in the blood-brain barrier[J]. Adv Drug Deliv Rev, 2003, 55(1): 151 – 164.

[82] ALAKHOV V, MOSKALEVA E, BATRAKOVA E V, et al. Hypersensitization of multidrug resistant human ovarian carcinoma cells by pluronic P85 block copolymer[J]. Bioconjug Chem, 1996, 7(2): 209 – 216.

[83] JOHNSON B M, CHARMAN W N, PORTER C J. An *in vitro* examination of the impact of polyethylene glycol 400, pluronic P85, and vitamin E d-alpha-tocopheryl polyethylene glycol 1000 succinate on P-glycoprotein efflux and enterocyte-based metabolism in excised rat intestine[J]. AAPS PharmSci, 2002, 4(4): E40.

[84] LI M, SI L, PAN H, et al. Excipients enhance intestinal absorption of ganciclovir by P-gp inhibition: assessed *in vitro* by everted gut sac and in situ by improved intestinal perfusion [J]. Int J Pharm, 2011, 403(1 – 2): 37 – 45.

[85] ZABALETA V, PONCHEL G, SALMAN H, et al. Oral administration of paclitaxel with pegylated poly(anhydride) nanoparticles: permeability and pharmacokinetic study[J]. Eur J Pharm Biopharm, 2012, 81(3): 514 – 523.

[86] NAGY H, GODA K, ARCECI R, et al. P-Glycoprotein conformational changes detected by antibody competition[J]. Eur J Biochem, 2001, 268(8): 2416 – 2420.

[87] CHEN A M, ZHANG M, WEI D, et al. Co-delivery of doxorubicin and Bcl – 2 siRNA by mesoporous silica nanoparticles enhances the efficacy of chemotherapy in multidrug-resistant cancer cells[J]. Small, 2009, 5(23): 2673 – 2677.

[88] CHENG J, WANG J, CHEN B, et al. A promising strategy for overcoming MDR in tumor by magnetic iron oxide nanoparticles co-loaded with daunorubicin and 5-bromotetrandrin [J]. Int J Nanomedicine, 2011, 6: 2123 – 2131.

[89] GU Y J, CHENG J, MAN C W, et al. Gold-doxorubicin nanoconjugates for overcoming multidrug resistance[J]. Nanomedicine, 2012, 8(2): 204 – 211.

[90] CHOI K, JOO H. Assessment of gold nanoparticles-inhibited cytochrome P4503A4 activity and molecular mechanisms underlying its cellular toxicity in human hepatocellular carcinoma cell line C3A[J]. Nanoscale Res Lett, 2018, 13(1): 279.

[91] ZDRAVKOVIC B, ZDRAVKOVIC T P, ZDRAVKOVIC M, et al. The influence of nano-TiO$_2$ on metabolic activity, cytotoxicity and ABCB5 mRNA expression in WM – 266 – 4 human metastatic melanoma cell line[J]. J BUON, 2019, 24(1): 338 – 346.

[92] HÄFLIGER P, CHARLES R P. The L-Type amino acid transporter LAT1-An emerging target in cancer[J]. Int J Mol Sci, 2019, 20(10): 2428.

[93] PAN Y, LI Q, ZHOU Q, et al. Cancer cell specific fluorescent methionine protected gold nanoclusters for in-vitro cell imaging studies[J]. Talanta, 2018, 188: 259 – 265.

[94] LI L, DI X, WU M, et al. Targeting tumor highly-expressed LAT1 transporter with amino acid-modified nanoparticles: Toward a novel active targeting strategy in breast cancer therapy[J]. Nanomedicine, 2017, 13(3): 987 - 998.

[95] LI L, DI X, ZHANG S, et al. Large amino acid transporter 1 mediated glutamate modified docetaxel-loaded liposomes for glioma targeting[J]. Colloids Surf B Biointerfaces, 2016, 141: 260 - 267.

[96] BETZER O, PERETS N, ANGE A, et al. *In vivo* neuroimaging of exosomes using gold nanoparticles[J]. ACS Nano, 2017, 11(11): 10883 - 10893.

[97] 王晓良.应用分子药理学[M].北京: 中国协和医科大学出版社,2015.

[98] CHAI X, ZENG S, XIE W. Nuclear receptors PXR and CAR: implications for drug metabolism regulation, pharmacogenomics and beyond [J]. Expert Opin Drug Metab Toxicol, 2013, 9(3): 253 - 266.

[99] PETRICK J S, KLAASSEN C D. Importance of hepatic induction of constitutive androstane receptor and other transcription factors that regulate xenobiotic metabolism and transport[J]. Drug Metab Dispos, 2007, 35(10): 1806 - 1815.

[100] MAHRINGER A, BERND A, MILLER D S, et al. Aryl hydrocarbon receptor ligands increase ABC transporter activity and protein expression in killifish (Fundulus heteroclitus) renal proximal tubules[J]. Biol Chem, 2019, 400(10): 1335 - 1345.

[101] OGAWARA K, UN K, TANAKA K, et al. *In vivo* anti-tumor effect of PEG liposomal doxorubicin (DOX) in DOX-resistant tumor-bearing mice: Involvement of cytotoxic effect on vascular endothelial cells[J]. J Control Release, 2009, 133(1): 4 - 10.

[102] IMMORDINO M L, DOSIO F, CATTEL L. Stealth liposomes: review of the basic science, rationale, and clinical applications, existing and potential [J]. Int J Nanomedicine, 2006, 1(3): 297 - 315.

[103] LI Y, LIU R Y, YANG J, et al. Enhanced retention and anti-tumor efficacy of liposomes by changing their cellular uptake and pharmacokinetics behavior[J]. Biomaterials, 2015, 41: 1 - 14.

[104] MAKSIMENKO A, DOSIO F, MOUGIN J, et al. A unique squalenoylated and nonpegylated doxorubicin nanomedicine with systemic long-circulating properties and anticancer activity[J]. Proc Natl Acad Sci U S A, 2014, 111(2): E217 - 226.

[105] SUZUKI T, ICHIHARA M, HYODO K, et al. Accelerated blood clearance of PEGylated liposomes containing doxorubicin upon repeated administration to dogs[J]. Int J Pharm, 2012, 436(1 - 2): 636 - 643.

[106] DAMS E T, LAVERMAN P, OYEN W J, et al. Accelerated blood clearance and altered biodistribution of repeated injections of sterically stabilized liposomes[J]. J Pharmacol Exp Ther, 2000, 292(3): 1071 - 1079.

[107] LAVERMAN P, CARSTENS M G, BOERMAN O C, et al. Factors affecting the accelerated blood clearance of polyethylene glycol-liposomes upon repeated injection[J]. J

Pharmacol Exp Ther, 2001, 298(2): 607 – 612.

[108] ISHIDA T, ATOBE K, WANG X, et al. Accelerated blood clearance of PEGylated liposomes upon repeated injections: effect of doxorubicin-encapsulation and high-dose first injection[J]. J Control Release, 2006, 115(3): 251 – 258.

[109] ISHIHARA T, MAEDA T, SAKAMOTO H, et al. Evasion of the accelerated blood clearance phenomenon by coating of nanoparticles with various hydrophilic polymers[J]. Biomacromolecules, 2010, 11(10): 2700 – 2706.

[110] SEMPLE S C, HARASYM T O, CLOW K A, et al. Immunogenicity and rapid blood clearance of liposomes containing polyethylene glycol-lipid conjugates and nucleic Acid [J]. J Pharmacol Exp Ther, 2005, 312(3): 1020 – 1026.

[111] ABU LILA A S, KIWADA H, ISHIDA T. The accelerated blood clearance (ABC) phenomenon: clinical challenge and approaches to manage[J]. J Control Release, 2013, 172(1): 38 – 47.

[112] SHIMIZU T, ABU LILA A S, FUJITA R, et al. A hydroxyl PEG version of PEGylated liposomes and its impact on anti-PEG IgM induction and on the accelerated clearance of PEGylated liposomes[J]. Eur J Pharm Biopharm, 2018, 127: 142 – 149.

[113] MOHAMED M, ABU LILA A S, SHIMIZU T, et al. PEGylated liposomes: immunological responses[J]. Sci Technol Adv Mater, 2019, 20(1): 710 – 724.

[114] ISHIDA T, ICHIHARA M, WANG X, et al. Spleen plays an important role in the induction of accelerated blood clearance of PEGylated liposomes[J]. J Control Release, 2006, 115(3): 243 – 250.

[115] POZZI D, COLAPICCHIONI V, CARACCIOLO G, et al. Effect of polyethyleneglycol (PEG) chain length on the bio-nano-interactions between PEGylated lipid nanoparticles and biological fluids: from nanostructure to uptake in cancer cells[J]. Nanoscale, 2014, 6(5): 2782 – 2792.

[116] PAPI M, CAPUTO D, PALMIERI V, et al. Clinically approved PEGylated nanoparticles are covered by a protein corona that boosts the uptake by cancer cells[J]. Nanoscale, 2017, 9(29): 10327 – 10334.

[117] BERTRAND N, GRENIER P, MAHMOUDI M, et al. Mechanistic understanding of *in vivo* protein corona formation on polymeric nanoparticles and impact on pharmacokinetics [J]. Nat Commun, 2017, 8(1): 777.

[118] KARI O K, ROJALIN T, SALMASO S, et al. Multi-parametric surface plasmon resonance platform for studying liposome-serum interactions and protein corona formation[J]. Drug Deliv Transl Res, 2017, 7(2): 228 – 240.

[119] WANG F, YE X, WU Y, et al. Time interval of two injections and first-dose dependent of accelerated blood clearance phenomenon induced by PEGylated liposomal gambogenic acid: the contribution of PEG-Specific IgM[J]. J Pharm Sci, 2019, 108(1): 641 – 651.

[120] WANG F, WANG H, WU Y, et al. Activation of pregnane X receptor-cytochrome P450s

axis：A possible reason for the enhanced accelerated blood clearance phenomenon of PEGylated liposomes *in vivo*[J]. Drug Metab Dispos, 2019, 47(8)：785 – 793.

[121] LI C, CAO J, WANG Y, et al. Accelerated blood clearance of pegylated liposomal topotecan：influence of polyethylene glycol grafting density and animal species[J]. J Pharm Sci, 2012, 101(10)：3864 – 3876.

[122] SAADATI R, DADASHZADEH S, ABBASIAN Z, et al. Accelerated blood clearance of PEGylated PLGA nanoparticles following repeated injections：effects of polymer dose, PEG coating, and encapsulated anticancer drug[J]. Pharm Res, 2013, 30(4)：985 – 995.

[123] KOIDE H, ASAI T, HATANAKA K, et al. Particle size-dependent triggering of accelerated blood clearance phenomenon[J]. Int J Pharm, 2008, 362(1 – 2)：197 – 200.

[124] LYASS O, UZIELY B, BEN-YOSEF R, et al. Correlation of toxicity with pharmacokinetics of pegylated liposomal doxorubicin (Doxil) in metastatic breast carcinoma[J]. Cancer, 2000, 89(5)：1037 – 1047.

[125] ZHANG Q, DENG C, FU Y, et al. Repeated administration of hyaluronic acid coated liposomes with improved pharmacokinetics and reduced immune response[J]. Mol Pharm, 2016, 13(6)：1800 – 1808.

[126] ISHIDA T, MASUDA K, ICHIKAWA T, et al. Accelerated clearance of a second injection of PEGylated liposomes in mice[J]. Int J Pharm, 2003, 255(1 – 2)：167 – 174.

[127] ISHIHARA T, TAKEDA M, SAKAMOTO H, et al. Accelerated blood clearance phenomenon upon repeated injection of PEG-modified PLA-nanoparticles[J]. Pharm Res, 2009, 26(10)：2270 – 2279.

[128] ISHIDA T, MAEDA R, ICHIHARA M, et al. Accelerated clearance of PEGylated liposomes in rats after repeated injections[J]. J Control Release, 2003, 88(1)：35 – 42.

[129] BORRESEN B, HENRIKSEN J R, CLERGEAUD G, et al. Theranostic imaging may vaccinate against the therapeutic benefit of long circulating PEGylated liposomes and change cargo pharmacokinetics[J]. ACS Nano, 2018, 12(11)：11386 – 11398.

[130] LI C, ZHAO X, WANG Y, et al. Prolongation of time interval between doses could eliminate accelerated blood clearance phenomenon induced by pegylated liposomal topotecan[J]. Int J Pharm, 2013, 443(1 – 2)：17 – 25.

[131] YANG Q, MA Y, ZHAO Y, et al. Accelerated drug release and clearance of PEGylated epirubicin liposomes following repeated injections：a new challenge for sequential low-dose chemotherapy[J]. Int J Nanomedicine, 2013, 8：1257 – 1268.

[132] TAGAMI T, NAKAMURA K, SHIMIZU T, et al. Effect of siRNA in PEG-coated siRNA-lipoplex on anti-PEG IgM production[J]. J Control Release, 2009, 137(3)：234 – 240.

[133] ICHIHARA M, SHIMIZU T, IMOTO A, et al. Anti-PEG IgM response against PEGylated liposomes in mice and rats[J]. Pharmaceutics, 2010, 3(1)：1 – 11.

［134］ISHIDA T, HARADA M, WANG X Y, et al. Accelerated blood clearance of PEGylated liposomes following preceding liposome injection: effects of lipid dose and PEG surface-density and chain length of the first-dose liposomes［J］. J Control Release, 2005, 105 (3): 305 - 317.

［135］CUI J, LI C, WANG C, et al. Repeated injection of pegylated liposomal antitumour drugs induces the disappearance of the rapid distribution phase［J］. J Pharm Pharmacol, 2008, 60(12): 1651 - 1657.

［136］MA Y, YANG Q, WANG L, et al. Repeated injections of PEGylated liposomal topotecan induces accelerated blood clearance phenomenon in rats［J］. Eur J Pharm Sci, 2012, 45 (5): 539 - 545.

［137］DENG Y H, YU Z N, WANG L, et al. A method to eliminate or reduce the accelerated blood clearance phenomenon: CN, 103169981A［P］. 2013-06 - 26.

［138］TIAN W, ZHANG L, WEI N, et al. Repeated injection of mitoxantrone containing thermosensitive liposomes in rat induced ABC phenomenon［J］. Yao Xue Xue Bao, 2014, 49(2): 256 - 259.

［139］WONG N K Y, MISRI R, SHENOI R A, et al. Design considerations for developing hyperbranched polyglycerol nanoparticles as systemic drug carriers ［J］. J Biomed Nanotechnol, 2016, 12(5): 1089 - 1100.

［140］XU H, WANG K Q, DENG Y H, et al. Effects of cleavable PEG-cholesterol derivatives on the accelerated blood clearance of PEGylated liposomes［J］. Biomaterials, 2010, 31 (17): 4757 - 4763.

［141］DENG Y H, WANG L, ZHAO Y X, et al. Low-concentration polyethylene glycol-lipid (PEG-lipid) derivative and application thereof: CN, 102813929B［P］. 2012 - 12 - 12.

［142］NAGAO A, ABU L A S, ISHIDA T, et al. Abrogation of the accelerated blood clearance phenomenon by SOXL regimen: promise for clinical application［J］. Int J Pharm, 2013, 441(1 - 2): 395 - 401.

纳米药物的理化性质对药代动力学的影响

纳米药物是具有纳米尺寸的微结构,可以改善药物对组织器官的选择性,达到对某些特定组织准确输送药物的目的。纳米药物可以很好地保护在体内易降解和容易被肾清除的小分子药物如肽类及核酸类,或降低其肾清除率,延长药物在体内的生物半衰期,延长药物的在体循环时间。纳米药物还可以增加难溶药物的溶解性,提高药物的稳定性,进而提高药物体内生物利用度,降低不良反应的发生率,最终达到提高患者生活质量的目的。

纳米药物进入体内是一个非常复杂的过程,与生物体系中的成分(如蛋白质和细胞)相互作用,在体内具有独特的吸收、分布、清除、代谢及免疫应答等不同行为。此外,纳米药物自身的体内 PK 特性与其所承载药物的 PK 表现不同,这种体内 PK 方面的差异可能影响到药物递送的效率和药物作用效果[1,2]。

纳米药物的纳米级分散性使其具有特殊的理化性质,而特殊的理化性质是决定其体内 PK 行为的物质基础。因此,详细研究纳米药物的特殊理化性质与体内 PK 行为的相关性是非常有必要的,纳米药物的特殊理化性质包括粒度分布、表面电荷(Zeta 电位)、载药量、包封率、释放度、形态学、功能化修饰、蛋白质电晕(蛋白冠)等方面[3,4]。本章将阐述纳米药物的理化性质对其体内 PK 的影响,旨在为纳米药物体内生物安全性评价提供理论依据。

第一节 纳米药物的粒径对体内药代动力学的影响

一、纳米药物的粒径与粒径分布

纳米药物的粒径大小是在空间范围所占据的线性尺寸,是纳米药物最基本的理化性质,国际上公认的纳米药物的粒径范围一般为 10～1 000 nm。药物经纳米化后,其粒径大小发生改变,药物的 PBPK 与 PK 行为发生改变,最终影响到药物的疗效和不良反应,所以对纳米药物粒径的测定与控制是纳米药物质量标准研究的核心内容。然而,同一纳米药物中并非所有纳米粒都是同一大小的,多数情况是体系的各个粒子的形态、大小不同,而且不规则。粒度分布不仅由粒子平均粒径决定,而且由评估"平均粒径"的方法而定。另外,对于同一组纳米药物来说,粒径的测定方法不同,其物理意义不同,测定值也不同。在实际应用中,一般根据实际粒径范围,合理选择检测方法,而且可采用两种或两种以上的方法分别测定并相互验证。

二、纳米药物粒径测量原理与方法

纳米药物粒径测定有多种方法。Kaye 指出,目前国际上已经使用和正在研究的粒度、颗粒形状与比表面检测的方法,细分起来有 400 多种,主要包括光子相关光谱(photoncorrelationspectroscopy,PCS)法、电子显微镜法、X 射线衍射法(小角 X 射线散射法、吸附比表面测试法、原子力显微镜法、粒子计数法)等[5]。受试样品性质及粒度分布范围不同,所采用的测试方法各异。粒度测定必须根据受试样品的特点及仪器的原理来选择最佳测试方法。

(一)光子相关光谱法

PCS 常称为动态光散射(dynamic light scattering,DLS),以微秒为时间标尺记录散射光强度的变化。其基本原理:被测纳米药物以适当的浓度分散于液体介质中,一单色激光束照射到分散体系,被纳米药物散射的光在某一角度被连续测量。由于纳米药物受到周围液体中分子的撞击做随机布朗运动,检测器探测到的散射光强度将不断随时间变化,从散射光强度的起伏涨落中求得颗粒的平移扩散系数 D_r,再利用斯托克-爱因斯坦(Stokes - Einstein)公式求得颗粒的粒径及其分布。需要注意的是,此方法是建立在假设被测粒子的形状为球形基础之上的。用此方法测定样品的粒径时,还需提供分散介质的黏度、测定温度等参数,且样品分散介质的 pH、样品浓度等都会影响到最后的测定结果[6]。

该方法具有测量粒度范围广、样品用量少和测定结果具有统计意义等优点,缺点是此方法不适用于粒径分布较宽的样品晶体,PCS 法测定结果为测试样品几次粒径的平均值,而测试样品为总样品的一部分,因此如何选取能代表全部样品性质的取样技术也是值得关注的。另外,利用该方法测量纳米药物粒径需要对药物进行稀释以避免干扰,要保证纳米药物制备过程中的洁净度。

(二) 电子显微镜法

电子显微镜(简称电镜)主要分为透射电子显微镜(transmission electron microscope, TEM, 简称透射电镜)和扫描电子显微镜(scanning electron microscope, SEM,简称扫描电镜),两者均属于多功能的电子显微分析仪器[7]。透射电镜法和扫描电镜法是粒度观察测定的直观方法,可靠性高。用电子显微镜可观察纳米给药系统的大小、形状,根据图像的衬度估计颗粒厚度,结合图像分析还可进行统计,给出粒度分布。如果将颗粒进行包埋、镶嵌和切片减薄制样,还可分析颗粒内部的微观结构。在电子显微镜测定中需注意:① 测得的颗粒粒径可能是团聚体的粒径,所以制备纳米粒电子显微镜样品时,要充分分散;② 测量结果缺乏统计性,因为电子显微镜样品量极少,可能导致观察范围内粒子不具有代表性。

Wu 等[8]用 PCS 法和透射电镜法对壳聚糖纳米粒的粒径进行了测定。测定结果发现,用 PCS 法测得的纳米粒的平均粒径为 182 nm,多分散指数为 0.17,而透射电镜观察的结果表明粒径在 20~80 nm。两种方法的测定结果不一致,电子显微镜测试样品制作过程中需要干燥,这会导致粒径减小,但这不足以解释两种方法间的显著差别。进一步研究发现,壳聚糖是一个阳离子多糖,在不同的 pH 下有不同的物理化学性质。当用 PCS 法测定样品时,是在 pH=4 的酸性分散介质中,此时壳聚糖链充分伸展;用透射电镜法测定时,是在中性条件下,此时壳聚糖链压缩。用 PCS 法进一步测定纳米粒在不同 pH 时的粒径,结果表明,在 pH=4 时的粒径是 pH=7 时粒径的 2 倍,这正好印证了上面的解释。

(三) X 射线衍射法

根据 X 射线衍射(X-ray diffraction, XRD)理论,在晶粒尺寸小于 100 nm 时,随晶粒尺寸变小,衍射峰宽化变得显著。考虑样品的吸收效应及结构对衍射线线形的影响,样品晶粒尺寸可用德拜-谢乐(Debye - Scherrer)公式计算:

$$d = 0.89\lambda/(B\cos\ \theta) \tag{7-1}$$

式中,d 为晶粒尺寸,单位为 nm;B 为积分半高宽度,在计算的过程中,需转化为弧度,单位为 rad;θ 为衍射角,单位为°;λ 为 X 线波长,$\lambda = 0.154\,056$ nm。

根据公式可以看出,晶粒尺寸 d 与衍射角 θ 成反比。通过 X 射线衍射实验,有序微结构会产生特征干扰,该方法能够检测干扰的序列,从而可以检测排序的类型。

1. 小角 X 射线散射法

小角 X 射线是指 X 射线衍射中倒易点阵原点(000)结点附近的相干散射现象。散射角为 $10^{-2} \sim 10^{-1}$ rad 数量级。散射光的强度在入射光方向最大,随衍射角增大而减小,在角度 ε_0 处则变为 0,ε_0 与波长 λ 和粒子的平均直径 d 之间近似满足下列关系式:

$$\varepsilon_0 = \lambda/d \qquad (7-2)$$

小角 X 射线散射技术可研究几纳米至几百纳米范围内的各种微粒。分析小角 X 射线散射图样能够得到物质的长周期结构信息,或者亚微粒子(或孔)的形状、尺度和质量信息。所以小角 X 射线散射对于分析漫散性物体的空间相关性是极其有力的技术或工具。

2. 吸附比表面测试法

根据单位质量粉体的比表面积 S_w,可计算纳米药物粒径(假设颗粒呈球形):

$$d = 6/(\rho S_w) \qquad (7-3)$$

式中,ρ 为密度;d 为纳米粒粒径。

S_w 的一般测量方法为吸附比表面测试法(brunauer-emmett-teller method,BET 法)多层气体吸附法。气体吸附法测定固体表面积的原理可以简单地描述为在恒温状态下(通常液氮温度为 77.3 K),让已知分子截面积的气体覆盖(或吸附)在固体颗粒的表面,在固体表面形成单分子层膜,计算被吸附气体的分子数与其单分子截面积之积,即为所测样品的表面积。将表面积除以样品的质量,即可得出样品单位质量的表面积,即比表面。氮气是 BET 法最常使用的吸附剂,比表面积的测定范围为 $0.1 \sim 1000$ m^2/g。BET 法测定粒径的优点是设备简单,测试速度快,但它仅能得到纳米粉末比表面积信息,换算后得到平均粒径,但是无法了解粒度分布。

3. 原子力显微镜法

1986 年,IBM 公司的 G. Binning 和斯坦福大学的 C. F. Quate 及 C. Gerber

合作发明了原子力显微镜(atomic force microscope，AFM)。它是在扫描隧道显微镜基础上为观察非导电物质经改进而发展起来的分子和原子级显微工具。对比现有的其他显微工具，AFM 以其分辨率高、制样简单操作易行等特点而备受关注，已在生命科学、材料科学等领域发挥了重大作用，极大地推动了纳米科技的发展[9]。AFM 是用一端固定而另一端装有纳米级针尖的弹性微悬臂来检测样品表面形貌的，微悬臂的形变是对样品-针尖相互作用的直接反映。其通过微小探针在样品表面扫描，将探针与样品表面间的相互作用转换为表面形貌和特性图像。

AFM 最显著的优点是可提供表面的三维高空间分辨的图像，并且有很高的横向分辨率和纵向分辨率。其放大倍数远远超过以往的显微镜，光学显微镜的放大倍数一般不超过 10^3 倍，电子显微镜的放大极限为 10^6 倍，而 AFM 的放大倍数能高达 10^{10} 倍。高分辨率使 AFM 可直接观察物质的分子和原子，这就为人类对微观世界的进一步探索提供了理想的工具。而且 AFM 的测试对象非常广泛，包括物理材料、化学材料及生物样品，其可对表面软硬不同及状态不同的样品进行测量。相比之下，扫描隧道显微镜只能对表面导电的物质进行表征，电子显微镜也要求对样品进行复杂的预处理。通常，电子显微镜的样品必须进行固定、脱水、包埋、切片染色等一系列处理，因此只能观察死的细胞或组织的微观结构，扫描隧道显微镜要求物质具有表面导电性，否则要进行镀金处理，过程较为烦琐，而 AFM 则只需对样品稍加固定处理即可进行观察。

顾彩香等[10]以纳米碳酸钙粒子作为测量对象，分别采用 X 射线衍射法、透射电镜法及 AFM 法测量其粒径。结果表明，X 射线衍射法测量的纳米粒粒径小于透射电镜法和 AFM 法测量的纳米粒粒径。

4. 粒子计数法

粒子计数法通过逐一测量每个粒子的粒径，最终绘制出反映全部粒子粒度分布的直方图。检测单个粒子的原理因采用的方法不同而有所不同，如光散射效应和不透光度等。因此，不能认为粒子计数法采用的都是同一种方法。这些计数法对粒子整体中微弱的粒径变化都十分敏感，但如果不能检测到足够多的粒子，容易导致统计误差。特别需要注意的是，如果检测过程中检测到样品中存在极少数的大粒子，则将会对测定结果产生巨大的影响。

三、纳米药物粒径限度的确定

纳米药物的粒径限度应该根据具体的药物、载药系统、剂型、给药方式甚至是具体的适应证来确定,而不能用统一的粒径限度对所有的纳米药物进行质量控制。例如,对于同一载药系统同一剂型的抗肿瘤药物来说,口服给药和注射给药的粒径限度就可以不同。对于静脉注射来说,粒径范围可控制在50~250 nm,这是基于生理学与解剖学的考虑,在此粒径范围内时,粒子与机体的一些生理屏障的孔径大小相似;对于口服给药,粒径范围可适当放宽。而对于不同的病症,不同的粒径所起的疗效不一样,即使同一剂型与同一载药系统,对粒径的限度也应不一样,因此具体的纳米药物的粒径限度规定应是建立在大量的文献调研和体外细胞实验及动物实验基础上的,所以体外细胞实验或动物实验应尽量建立纳米药物粒径与药效和安全性的相关性,这也是目前纳米药物的研究当中所欠缺的。

《中华人民共和国药典》(以下简称《中国药典》)(2020年版)和其他国家的药典对纳米药物粒径限度还没有明确的规定,所以质量标准中粒径限度的确定还是要基于安全性、有效性来考虑。有专家指出,对脂质体制剂而言,粒径对产品的药效影响很大,涉及具体品种时,需结合不同粒径对体内行为的影响进行粒径范围的设置,应根据稳定性考察结果及多批产品的实际生产结果,设定平均粒径及粒径分布限度,可通过体外释放度、包封率等参数佐证粒径可能产生的影响。如粒径范围较宽,应验证上下限之间的产品是否生物等效。

例如,VanEtten等研究了包覆两性霉素B的纳米脂质体的不良反应与组织分布行为。小鼠的急性毒性试验结果发现,粒径为40 nm的脂质体在给药剂量为0.6 mg/kg时已发现明显的急性毒性,而粒径为100 nm的脂质体在给药剂量为6 mg/kg时没发现不良反应,结合组织分布的研究结果即药物在肝组织有大量分布分析,可以得出可能是由于粒径较小(≤100 nm)的脂质体容易穿透肝内皮组织细胞间隙而进入肝的实质细胞,产生毒性。

四、纳米药物粒径大小对其体内PK的影响

纳米药物的粒径是影响PK行为和组织分布的重要因素之一。纳米药物经静脉注射后,在体内的分布首先取决于纳米药物粒径的大小。通常粒径在2.5~10 μm时,大部分积集于巨噬细胞;大于7 μm的微粒通常被肺的最小毛

细血管床以机械滤过方式截留,被单核细胞摄取进入肺组织或肺气泡;小于 7 μm 时一般被肝、脾中的巨噬细胞摄取。粒径为 200~400 nm 的纳米粒集中于肝后迅速被肝清除;粒径小于 10 nm 的纳米粒则缓慢积集于骨髓。Liu 等研究了粒径范围在 30~400 nm、经放射性同位素标记的脂质体的组织分布。经静脉注射后,测定给药 4 h 后在小鼠的血、肝、脾、肿瘤组织中的分布情况。结果表明:粒径在 100~200 nm 的脂质体,占给药剂量 60% 的药物分布在血中,而粒径大于 250 nm 或小于 50 nm 的脂质体包覆的药物,只有占给药剂量 20% 的药物分布在血中。对于肝来说,粒径约 100 nm 和 250 nm 的脂质体,分别有 20% 和 25% 的药物在肝富集,而当脂质体的粒径小于 50 nm 时,则有大约 60% 的药物分布在肝,可能的原因是脂质体的粒径(50 nm)小于肝窦的孔径 (100 nm),脂质体容易穿透网状内皮系统而在肝聚集。在脾中,对于粒径小于 100 nm 的脂质体而言,只有少量药物分布在其中,随着粒径的增加,药物在脾中的分布增加,当脂质体的粒径约在 400 nm 时,有 40%~50% 的药物在脾富集。药物在肿瘤组织的分布情况与在血中分布相似,对于粒径在 100~200 nm 的脂质体和粒径大于 250 nm 或小于 50 nm 的脂质体而言,前者在肿瘤组织的分布量是后者的 4 倍。Alen 等也报道了类似的研究结果,发现粒径为 120 nm 的纳米脂质体在肿瘤组织中分布量比 170 nm 的高 10%~20%。但是也有其他相关研究报道,平均粒径为 10 nm 的包覆紫杉醇的胶束并没有体现出 EPR 效应,当胶束被一个靶向抗体修饰后,药物在肿瘤组织的分布量增加。可能的原因是,对于粒径非常小的纳米粒而言,它们很容易穿过肿瘤组织疏松的毛细血管壁,同时也很容易从肿瘤组织返回血液中,所以小粒径的纳米粒具有好的渗透性和弱的保留性。综上所述,对于纳米药物而言,不是粒径越小或越大所起效果越好,关于粒径大小与 PK 行为的相关性,需要对更多形式的纳米药物进一步深入研究。

第二节　纳米药物的电位对体内药代动力学的影响

Zeta 电位(ξ-电位)是表征分散体系稳定性的重要指标,Zeta 电位越高,颗粒间的相互排斥力越大,又称为电动电位或电动电势。Zeta 电位是由纳米药物表面的基团在液体介质中直接电离所产生的。通常纳米药物所带 Zeta 电位的绝对值越大,纳米粒间的相互排斥力也越大,体系越稳定,反之,Zeta 电位(正或负,绝对值)越低,粒子间斥力越小,越倾向于凝结或凝聚。因此,Zeta 电位是纳米药物稳定性的重要指标,它将影响到纳米药物的药效与安全性。另外,纳米药物表面所带电性及电量也影响着细胞对纳米药物的摄取及胞内转运。一般而言,极性微粒不易被吞噬,带正电荷的微粒易被肝吞噬,带负电荷的微粒易被肺吞噬。Zeta 电位的绝对值越大,被吞噬的量越少,所以对纳米药物电位控制也显得尤为必要。

一、纳米药物的 Zeta 电位测定方法

Zeta 电位测定方法有微量电泳法、电渗法、流动电位法和超声波法等,其中最常用的方法是微量电泳法。该方法是将粒子置于电场中,通过观察由粒子在光散射中产生的振动信号来测定 Zeta 电位。现已有专门的仪器测定纳米药物的表面电位,如英国马尔文公司的激光粒度仪 ZS 90 就配有检测表面电荷的部件和程序,其他仪器如 Acousto 8000 是根据电声效应来测定 Zeta 电位的。除了仪器设备之外,还需要考虑合理稀释倍数的问题,因为不同的稀释倍数会显著地影响粒子的表面化学性质,从而影响结果。

二、纳米药物 Zeta 电位的限度确定

同粒径一样,目前各国的药典与指导原则还未对纳米药物 Zeta 电位的限度有明确的规定。此限度的确定通常从纳米药物的稳定性出发,认为纳米药物所带电荷的绝对值越大,纳米药物越稳定,但还应建立在电荷与药效、毒性相关性研究结果的基础之上。有相关研究报道带正电荷的脂质体容易在血中聚集,聚集后的脂质体粒径变大,容易造成脂质体在肺毛细血管的暂时性栓塞,此现象应引起足够重视[11]。

三、表面电荷对纳米药物体内药代动力学的影响

一般认为,细胞膜表面带负电荷,可以很好地结合表面带正电荷的纳米药物,并很快对正电荷纳米药物发生内吞作用[12]。有文献报道,阳离子聚合物(壳聚糖)脂质体(表面 Zeta 电位为 15~30 mV)可通过吸附内吞作用(CME 途径)与 Caco-2 细胞高效结合[13]。Behrens 等[14]研究了黏液分泌的 MTX-E12 细胞系对 PSt 纳米粒和阳离子脂质体的吸收情况。结果表明:MTX-E12 细

胞系中存在的黏液虽构成了对疏水的 PSt 纳米粒吸收障碍,但其对阳离子的壳聚糖脂质体仍有较高的吸收。

纳米药物的表面电荷还影响它们与巨噬细胞之间的吞噬作用,表面带有负电荷和正电荷的纳米药物比中性的脂质体更容易与巨噬细胞结合并被吞噬。这可能是因为:① 细胞表面较高的负电荷密度与正电荷纳米药物相互吸引而结合;② 负电荷纳米药物与非特定受体尤其是 B 型清道夫受体的相互作用,使其易被巨噬细胞吞噬;③ 由于静电吸引作用,高度带电(正电或负电)的纳米药物更容易激活并结合补体蛋白[15]。Chonn 等[16]报道,在人和豚鼠血清中,负电荷的脂质体通过 C1 激活的经典途径激活补体系统,正电荷的脂质体则不通过 C1 激活而直接通过 C3 激活的替代途径激活补体系统。另外,脂质体表面电荷密度越大,激活的补体蛋白越多。周冬梅等研究发现,不同表面电荷的阳离子脂质体均可不同程度地活化人单核细胞,且活化单核细胞的能力与其表面电荷强度成正比。

另外,纳米药物的粒径和表面电荷对其被肝和脾摄取的也有影响。Levchenko[17]制备了粒径为 200 nm 左右不同表面电荷状态的纳米药物,并且研究了该纳米药物在小鼠内的组织分布。结果发现:表面带负电荷的纳米药物(Zeta 电位:−40 mV)的血液药物清除率明显高于表面为中性电位的纳米粒药物(Zeta 电位:±10 mV)。而在肝吸收方面,表面带负电荷的纳米药物则明显高于表面为中性电位的纳米药物。经过分析可以得知,肝中的巨噬细胞更易于吞噬表面带负电荷的纳米药物,从而增加其在肝中的吸收和加快其在血液中的清除时间。表面带正电荷的纳米药物经静脉注射进入血液后,与表面带负电荷的血清蛋白结合后容易发生团聚。而团聚后的纳米药物粒径变大,并且容易在肺组织毛细血管发生短暂性阻塞。阻塞在肺毛细血管的纳米粒解离后,可以重新分布于肝等组织。因此,表面带正电荷的纳米药物在肺和肝的积聚都表现出比较快的血液清除时间。

除此以外,电荷还对纳米药物在组织中扩散和靶向性存在着影响。在研究纳米药物抗肿瘤的 PK 时,静脉注射后,基于几个隔室的毛细血管解剖学结构,以高的生物利用度与低的表观分布容积为指标,可把机体简单地划分为 4 种组织,即内分泌组织、非内分泌组织、脾/淋巴组织和肿瘤组织。药物会在上述 4 种组织的毛细血管与细胞外基质间扩散。可以设想,对于传统的药物,它们的扩散应该是一样的,而对于纳米药物来说,它们的扩散就取决于纳米药物的粒径和各个隔室的解剖学特征。图 7 - 1 所示模型描述了传统药物与纳米药物在各个不同组织的扩散情况与药效和不良反应之间的关系。可以看出，粒径在 1~100 nm、电位在(-40~ -30 mV) 的小粒径纳米药物，更容易选择性地扩散到内分泌组织、脾/淋巴组织和肿瘤组织，但进入非内分泌组织却受到限制。而粒径大的纳米药物在脾/淋巴组织和肿瘤组织的分布增加，但向内分泌组织的扩散程度降低了。

彩图 7 - 1

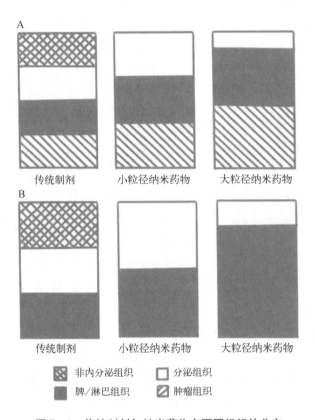

图 7 - 1　传统制剂与纳米药物在不同组织的分布

A. 药物在 4 种组织中的分布(从药效角度出发)；B. 药物在 3 种组织中分布(从安全性角度出发)

阳离子纳米药物与肿瘤细胞表面和肿瘤微血管组织中糖蛋白、蛋白聚糖等阴离子分子的天然静电吸引，使得阳离子纳米药物成为抗肿瘤药物的优良靶向载体。

Joshi 等[18]报道，在荷瘤小鼠模型中，静脉注射 3 h 后，阴离子脂质体即从肿瘤组织中清除,而阳离子脂质体在肿瘤微血管中保留时间长达 6 h,且在分离的肿瘤组织灌流系统中,阳离子脂质体也比中性脂质体有较多的保留。

第三节　纳米药物的外观形貌对体内药代动力学的影响

不同形状的纳米药物对巨噬细胞摄取、血液循环和生物分布、疾病靶向和细胞内吞等多种体内过程有重要影响。因此研究纳米药物不同的外观形貌对体内 PK 的影响是很有必要的。

一、纳米药物外观形貌的确定方法

通常借助透射电镜、扫描电镜和 AFM 对纳米药物的微观结构与外观形貌进行表征,也可借助采用核磁共振技术(NMR)和差热分析技术(DSC)等非直观的方法研究纳米药物外观形貌。

透射电镜法是通过获取穿透物质的直射电子或弹性电子成像,或者用衍射图样来进行微细组织和晶体结构研究,通常是将电子成像的衍射对比转换成明视野或暗视野影像,并配合衍射图案来进行观察。由于透射电镜法通过纳米药物的投影来直接反映形貌与尺寸,故其优点是可直接观察形貌、测定粒径大小,具有一定的直观性与可信性。但是此法是对局部区域观察的结果,所以有一定的偶然性及统计误差,需要通过多幅照片,利用一定数量粒子的粒径测量统计分析,得到纳米药物的平均粒径和外观形貌。

扫描电镜利用聚焦得非常细的高能电子束在纳米药物上扫描,激发出各种物理信息,通过对这些信息的接受、放大和显示成像,获得纳米药物的外观形貌。其是材料显微形貌观察方面最主要、使用最广泛的分析仪器,具有视野宽、景深长、仪器操作方便、试样制备简单的特点,已广泛应用于纳米药物外观形貌的观察。

与透镜电镜相比,扫描电镜具有以下特点：① 能够直接观察样品表面的结构;② 样品制备过程简单,不用切成薄片;③ 样品可以在样品室中进行三维空间的平移和旋转,因此可以从各种角度样品进行观察;④ 景深大,图像富有立体感,扫描电镜的景深比光学显微镜大几百倍,比透射电镜大几十倍;⑤ 像的放大范围广,分辨率也比较高,可放大十倍到几十万倍,基本上包括了从放大镜、光学显微镜直到透射电镜的放大范围,分辨率介于光学显微镜与透射电镜之间;⑥ 电子束对样品的损伤与污染程度小;⑦ 观察外观形貌的同时,还可利用从样品发出的其他信号做微区成分分析。

AFM 是一种新型的纳米显微技术,其利用光学检测法或隧道电流检测法,可测得微悬臂对应于扫描各点的位置变化,从而可以获得样品表面形貌的信息。AFM 与扫描电镜相比,不需要对样品进行金属喷镀,避免了喷镀后可能对样品表面形态造成的破坏。AFM 允许在液态环境下观测样品,而扫描电镜则不行。但是该法也存在一定的局限性,由于观察的范围有限,得到的数据不具有统计性。它适合测量单个纳米粒的表面形貌等细节特征,当纳米粒性质不均一时,不适合考察所有纳米粒的整体统计特征。

除了前面提到的通过透射电镜、扫描电镜、AFM 等对纳米药物的微观结构及外观形貌进行观测外,冷冻透射电镜法也可以直观观察纳米药物外观形貌。采用冷冻透射电镜表征的纳米药物形貌特征主要包括形状、脂质双层膜的厚度、脂质体内水相中规则结构(如纳米晶体)的尺寸。此外,核磁共振分析有时也作为一种辅助方法来观察纳米药物的结构。

二、纳米药物微观结构与外观形貌的要求

虽然目前的药典和指导原则尚未对纳米药物的结构及外观形貌作详细的要求,但研究发现,纳米药物的形状对 PK 行为存在影响,它可以作为辅助指标来控制纳米药物的质量。

三、纳米药物形状对其体内药代动力学的影响

巨噬细胞摄取或吞噬是血管内注射纳米药物后的第一个屏障。Mitragotri 等[19,20]制备了不同形状的聚苯乙烯纳米药物,并研究了纳米药物形状对吞噬功能的影响。研究结果表明,纳米药物形状而不是大小对巨噬细胞的吞噬起主导作用。更具体地说,初始接触点的局部颗粒形状,而不是整体颗粒形状,决定了启动吞噬所需的肌动蛋白结构的复杂性,从而决定了颗粒是被细胞吞噬还是简单地散布在细胞膜上。在后续的研究中,他们进一步证明纳米药物形状分别影响巨噬细胞的黏附和内化。长椭圆形颗粒比扁平椭圆形或球形颗粒更有效地附着在巨噬细胞上。然而,扁球椭圆形颗粒比球形或长椭圆形颗

粒表现出更高的内化效率。

不同形状的纳米药物摄取量存在着差异。Arnida 等[21,22]研究了金纳米棒和金纳米球在肝和脾中的摄取量,结果显示:金纳米棒(尺寸 = 10 nm×45 nm,AR = 4.5)的摄取量小于金纳米球的摄取量。因此,纳米药物的形状在器官特异性摄取中都起着作用。

纳米药物形状的细微变化可能会显著影响纳米药物的生物分布。Huang X 等[23]进行的一项研究中,还发现长棒介孔二氧化硅纳米粒(长径比为 5)和短棒介孔二氧化硅纳米粒(长径比为 1.5)的生物分布与清除率有明显差异。他们发现,短棒状纳米粒主要在肝中积聚,而长棒状纳米粒则较好地积聚在脾。另外,PEG 化后导致两种颗粒在肺部的蓄积增加,并且观察到长棒纳米粒的蓄积更为显著。此外,短棒纳米粒比长棒纳米粒表现出更快的清除速率。Decuzzi 等[24]比较了 4 种不同形状的二氧化硅纳米粒(球形、半球形、圆柱形和盘状)的生物分布。研究结果表明,与所有其他形状的颗粒相比,圆柱形颗粒在肝中的蓄积量最高。相反,盘状颗粒在除肝以外的大多数器官中积聚得更多。尤其是在肺、脾、心脏等血管丰富的器官中,盘状颗粒积聚增强。此外,半球形颗粒的生物分布与球形颗粒相似,不同之处在于它们在脾中蓄积较多,在肺中蓄积较少。

形状对纳米药物的体内循环时间有很大影响。一方面,不同形状的纳米药物可以以不同的速率被吞噬,从而具有不同的血液循环时间;另一方面,与球形纳米载体相比,非球形纳米载体具有不同的流体动力学行为,因此具有不同的循环时间。偏离球形的粒子如丝状胶束、纳米棒、纳米蠕虫和纳米盘,与球形粒子相比循环时间更长。研究发现,丝状胶束在循环中的时间长达一周,是球形胶束的 10 倍。进一步的机制研究表明,循环时间的延长可以归因于其在流动下的取向和随后较少的细胞摄取。

不同形状的纳米药物对肿瘤的靶向性有显著影响,更具体地说,特定形状的纳米药物可能在某些器官中表现出不同的积聚。Ghandehari 和他的同事证明,金纳米棒在肿瘤中的积聚比金纳米球更显著。结果表明,与同一种共聚物的球形胶束相比,负载紫杉醇的丝状胶束更多地聚集到肿瘤部位。形状不仅影响肿瘤靶向,而且对纳米药物在肿瘤内的分布也有潜在影响。Black 等[25]研究了 4 种不同形状的金纳米粒(纳米球、纳米盘、纳米棒和立方形纳米笼)被肿瘤的摄取情况和在肿瘤内的分布。研究结果显示:纳米球和纳米盘在肿瘤中的积聚比纳米棒和立方形纳米笼更显著。然而,纳米球和纳米盘只分布在肿瘤表面,而纳米棒和立方形纳米笼分布在整个肿瘤中。

纳米药物的形状对肿瘤的穿透也起着重要的作用。Jain 等[26]发现,在小鼠原位 E0771 乳腺肿瘤中,注射 1 h 后,纳米棒(NR)的穿透率是相同流体力学直径(33~35 nm)纳米球体积的 1.7 倍。Zhao 等[27]比较了球形量子点和单壁碳纳米管在三种小鼠肿瘤模型(SKOV-3、U87MG 和 LS174T)中的肿瘤穿透性。结果显示:这两种类型的纳米粒只在后两种模型中显示出不同的肿瘤穿透性。在 LS174T 中,量子点的表现优于单壁碳纳米管,而在 U87MG 中则相反。

除此以外,纳米药物的形状决定了纳米药物与细胞膜的相互作用及与黏附细胞的黏附效率已经被证明。

第四节　纳米药物包封率与载药量对体内药代动力学的影响

纳米药物的包封率实际上是指纳米载药系统的包封率。对于纳米载药系统,如聚合物纳米粒、固体脂质纳米粒、微乳/亚微乳、纳米脂质体、聚合物胶束等而言,药物以溶解、分散、包覆、吸附、偶联等方式与载体作用成为纳米分散体。载药量是指单位重量或单位体积微球所负载的药量,其中能释放的药量为有效载药量。除药物与基质发生不可逆结合外,载药量可看成微球的含药量。通常微球的载药量比脂质体高,白蛋白微球中水溶性药物的含量可达冷冻干燥载体重量的 35%,水不溶性药物使用微型混悬或乳化方法也可达到高的载药量。

大多数药物是以物理作用被掺入纳米载药系统的,它们的载入量需要有指标来评价。包封率就是用来评价纳米药物制备工艺和纳米药物制剂稳定性的主要指标,液体介质中未包封的药量或者纳米粒表面吸附的药物越多,包封率越低,可能会引起纳米药物的突释效应,突释效应严重时会引起纳米药物的使用安全性。此外,纳米药物在生物应用方面的价值在很大程度上取决于它的携带药物的能力,只有携带药物量足够维持治疗所需的药物浓度才能起到应有疗效。所以针对纳米药物包封率与载药量的控制对纳米药物的研究和开发具有重要意义。

一、纳米药物包封率的测定方法

药物包载于纳米体系主要有以下 3 种方式：包埋、包封和表面吸附。不同的纳米药物载药方式各异，测定包封率的方法也不同。包封率的测定方法可分为两类：第一类为常规方法，即在包封率测定之前需要进行游离药物与纳米载体的分离；第二类为新型方法，则不需要分离游离药物与载体。第一类方法要求包裹药物稳定，在分离时不再渗漏，分离方法包括透析法、凝胶色谱法、超速离心法、超滤离心法和微柱离心法等。第二类方法主要是荧光猝灭法和电子自旋共振光谱法。目前来说，常规方法仍占主导地位，新方法如微分极谱脉冲法、微分扫描热量测定法及显微镜法的应用由于对样品有一定的要求而受到限制，本章不作论述。

(一) 透析法

透析法也是常用的一种分离纯化方法，即用半透膜分离游离药物，然后测定透析液中的药物浓度。该法的优点是简单、准确、重复性好，缺点是耗时长，要较大量的透析液和较长的时间，并且要不断更换透析液，还需要考虑透析膜对药物的吸附性，不适合难溶性药物的分离。另外，当药物吸附在纳米载体表面时，用透析法容易引起药物突释而导致测得的包封率数值偏低，尤其是水溶性药物，突释效应更明显。此外，该方法对游离药物的稀释性很大，所以在采用间接法测定包封率时有一定的限制，尤其是对一些不易检测出的药物。

例如，王新春等[28]用反透析法测定了包覆白藜芦醇的小麦醇溶蛋白纳米粒的包封率，通过对反相透析时间、反相透析袋内及袋外体积比的考察，确定了反相透析法的实验条件，避免了小麦醇溶蛋白纳米粒与游离药物动态平衡被打破而可能导致的药物渗漏问题，方法的回收率高于 95%。正如上例提示的，在透析过程中，常常伴随着药物从纳米载体释放的过程，如何避免动态平衡被破坏所导致的药物释放(渗漏)是一个值得重视的问题。

(二) 超速离心法

超速离心法利用纳米药物与分散介质密度的不同，或游离药物与纳米药物的重力差异分离来实现分离，是一种有效的分离手段。对于不同的载体，需选择不同的转速来达到分离的目的。该法操作简单，不稀释样品，不造成药物渗漏。但成本高,离心时间较长(1 h 以上),且离心分离在沉降过程中的机械力作用可能造成粒子的聚集和纳米载体中的药物渗漏等,使测定结果出现偏差。

例如,由于脂质体与分散介质密度差别很小,所以离心机转速一般在几万至十几万转每分,而对于聚合物纳米粒而言,其与分散介质密度差别相对较大,所需离心力相对较小。当游离药物所在的分散相与纳米载体的密度非常接近时,分离往往非常困难,在这种情况下,密度梯度超速离心法是一种较为有效的分离手段,即通过改变脂质体分散介质的密度来分离脂质体与游离药物。在测定氯地米松二丙酸盐脂质体的包封率时,在一般的缓冲液中,游离的氯地米松二丙酸盐会随着脂质体一起沉淀下来,若在重水中制备并在重水中分离脂质体,则脂质体上浮,游离药物下沉,这就有效地分离了游离药物和脂质体。

(三) 超滤离心法

超滤离心法与透析法类似,利用微孔膜分离游离药物和载体。将样品加入超滤管中,可将游离药物离心下来,载体保留在滤膜上。应根据游离药物的分子量,选择合适孔径的超滤膜。该法的优点是方便快速,药物不渗漏,对游离药物没有稀释作用,适合检测用药剂量较低的药物,准确率高,重现性较好,有利于纳米药物在分离过程中保持稳定,可以用直接法或间接法测定药物包封率。但是该方法需要用到超滤离心管,并且要考虑在超滤过程中超滤膜对药物的吸附作用及对纳米载体稳定性的影响。一般来说,为了避免可能产生的吸附作用,超滤前需要对超滤膜做润湿处理。死体积问题同样需要考虑,加样量和死体积的比例要适当,而且要确定离心至不再产生滤液的程度,才能保证游离药物与被包覆的药物完全分离。

庄银凤等[29]在实验采用超滤离心法测定紫杉醇纳米脂质载体药物的包封率,由于超滤管的合理设计、选择适当分子截留量的超滤管,超滤离心法有效地实现纳米粒与游离药物的分离,装在内管中的胶体溶液不会漏到外管中,且离心力较小,不会造成纳米粒的破碎,实验表明采用该方法能够很好地测定紫杉醇纳米脂质载体中药物的包封率,有利于下一步对其 PK 的研究。该法较方便、快速,且重现性好,更适于生产中进行质量控制。

杨红艳等[30]采用乙醇注入法制备盐酸莫西沙星脂质体,采用正交试验优选脂质体的最佳处方,并进行方法学考察,对葡聚糖凝胶柱法、超滤离心法分离脂质体与游离药物结果进行比较,优选出测定盐酸莫西沙星脂质体包封率的方法。实验表明,葡聚糖凝胶柱法的加样回收率较低(小于90%),不能有效回收游离药物,影响包封率测定的准确性,而且凝胶柱多次使用会堵塞,耗时长,效率低,容易受洗脱溶剂、柱高、洗脱体积、流速等因素的影响。而超滤离心法对游离药物的加样回收率符合要求(平均回收率为96.33%),能有效分离脂质体与游离药物,且所需样品量少,分离时间短,测定过程中不需要对样品进行稀释,可防止因稀释所带来的药物渗漏。总体来说,超滤离心法是一种快速、简便地分离游离药物与脂质体的方法,适用于盐酸莫西沙星脂质体包封率的测定,为盐酸莫西沙星脂质体处方工艺优选和质量控制提供了有效的方法。

（四）凝胶色谱法

凝胶色谱法仍是目前应用较多的一种用于测定纳米药物包封率的方法。凝胶色谱柱可利用纳米粒和游离药物的体积差异进行分离。纳米药物不进入凝胶微孔,而游离药物由于体积小,进入凝胶微孔中得到保留。常用的凝胶为葡聚糖凝胶和琼脂糖凝胶。该法对纳米粒的稀释效应小,缺点是洗脱时间长。

葡聚糖凝胶色谱法的主要优点是所用的葡聚糖凝胶可重复使用且分离条件温和、稳定,一般不会造成药物泄漏,比较适合水溶性药物纳米粒包封率的测定[31]。

需要注意的是,要根据粒径大小选择型号合适的葡聚糖凝胶柱,有时还要注意流动相的流速对分离结果的影响。对粒径较小的纳米药物,有时用凝胶色谱法不易使纳米载体与游离药物分离,此时可考虑其他方法。

（五）微柱离心法

微柱离心法是利用分子筛的原理,使混合组分依据分子的大小不同而得到分离。该方法结合了葡聚糖凝胶柱的分子筛作用和离心加速分离作用,减少样品稀释,可快速简便地分离脂质体内外相中的小分子药物,即分子量小于7 000的药物,适用于样品量小、小分子渗漏较快的脂质体包封率测定。微柱离心法常用的凝胶有葡聚糖凝胶 G - 50 和葡聚糖凝胶 G - 25。微柱离心法简便快速,不影响药物包封状态,尤其适用于中间过程检测,如药物释放过程、主动载药过程。该法缺点是洗脱过程也有一定稀释,洗脱时间需摸索,防止分离不完全。

该法一般需利用葡聚糖凝胶 G‑50 自制微柱,即去除 2.5 mL 注射器内活塞,在底部放 2 张略小于其内径的圆形滤纸,再称取一定量 SephadexG‑50 用纯化水溶胀 12 h,然后将充分溶胀后的 SephadexG‑50 装入 2.5 mL 注射器的针筒中,排除气泡后,用蒸馏水平衡微柱 2~3 个柱体积,以 1 000 r/min 离心 2 min,除去柱中多余水分,使凝胶体积缩减至 2.4~2.5 mL,将装好的 SephadexG‑50 微柱表面用膜封口,置于 4℃ 冰箱储存备用。在凝胶柱脱水平衡微柱的过程中,要防止气泡产生,以及分层现象的出现,微柱整体要平整均匀[32-34]。制备微柱需要注意转速,转速过高或离心的时间过长会使凝胶溶胀吸收的水分离出来,导致凝胶柱中出现大量气泡甚至断裂,转速过低或离心时间过短会减少洗脱体积,导致纳米粒和游离药物分离效果不好[35]。微柱的高度过高导致洗脱体积增大,稀释倍数增大,给破乳带来不便;微柱的高度过低,分离效果不好,易导致游离药物洗脱。

例如,宫晓菲等[36]采用建立的微柱离心法对紫杉醇脂肪乳初乳工艺研究中制备的初乳样品及调整工艺参数制得的不同粒径样品的包封率进行了测定,结果发现,该方法能区分不同包封情况下的紫杉醇脂肪乳,测定结果准确可靠。因此,微柱离心法可优选作为紫杉醇脂肪乳包封率的测定方法。任翔等[37]为优化脂质体包封率测定的方法,提高脂质体包封率测定结果的准确性,以积雪草苷为模型药,建立高效液相色谱法测定积雪草苷的含量;采用薄膜分散法分别制备空白脂质体与载药脂质体,利用微柱离心法分离脂质体与游离药物。方清影等[38]以高效液相色谱法测定新藤黄酸囊泡溶液中药物的含量及包封率,此法操作简便,洗脱速度快,能够大大减少葡聚糖凝胶的用量和洗脱体积。由洗脱曲线可知,泡囊包封的药物和游离药物分离效果好,从而为新藤黄酸泡囊处方工艺筛选和质量控制奠定了基础。

(六)鱼精蛋白沉淀法

鱼精蛋白沉淀法是指取适量传递体物理混合物,加入等体积的鱼精蛋白溶液,混匀,向混合物中加入一定量的生理盐水,离心后,取上清液即可测定药物的包封率[39]。鱼精蛋白分子中包含大量精氨酸残基,精氨酸是含胍基的碱性氨基酸,带正电荷。带正电荷的鱼精蛋白会与带负电荷或中性的纳米药物产生絮凝。因此,常规离心后可分离纳米药物和游离药物。该法的适用范围广,迅速简便,适用于不同性质的药物和不同粒径大小的纳米药物。缺点是纳米药物的表面电荷对包封率有影响,不适合带正电荷纳米药物的分离,也不适合带负电荷大分子药物的分离。

陈丽萍等[39]考察比较了超速离心法、超滤离心法、鱼精蛋白沉淀法和微柱离心法用于测定传递体包封率的可行性,并从中优选出适用于测定广藿香酮传递体包封率的最佳方法。结果表明,超速离心操作简单,但存在传递体沉降不完全的情况,故测得的包封率比实际的偏低,不建议用于测定传递体的包封率。超滤离心法操作简单,耗时短,可以用于测定传递体包封率,但方法的稳定性一般,且成本较高。微柱离心法操作较为复杂,能将传递体与游离药物分开,但是存在样品渗漏和游离药物死吸附现象,不适用于传递体包封率的测定。而鱼精蛋白沉淀法操作简便,方法稳定性、重复性好,适用于(离子型表面活性剂)传递体、中性或带负电荷脂质体的测定。

总之,无论采用何种方法,首先要确定此种方法可不可用,即验证方法的可靠性。在实际测定工作中,可根据药物与载体的性质,兼顾实验效率与成本消耗,选择合适的包封率测定方法。药物的包封率高,则载药量高,更有利于其在体内的释放。

二、影响纳米药物载药量的因素

纳米药物载体在生物应用方面的价值在很大程度上取决于它的携带药物的能力。影响携带药物能力的因素较多,主要是载体与所携带物质的结合状态,这种状态与材料性质和制备技术有关。材料特性涉及载体材料类型、载体材料晶体化程度(或有序度)、粒径大小、所携带物质的本身特性等。

药物载体为连续的基体,以纳米药物载体为例介绍载体与所携带物质结合方式,如纳米球为核-壳结构,药物富集于载体内核,或药物吸附、富集于载体材料的外部。

影响固体溶液载药量因素有载体的结晶度和药物分子分子量。结晶度越小,载体分子间空隙就越多,就越容易吸附更多的药物分子;分子量越小,越容易固溶于载体中,粒径越大,负载药物剂量越大,影响核壳结构载药量因素主要与核与壳的尺寸有关。

1. 携带物质的本身特性

药物载体一般为非连续层体结构。在脂质体中,药物包封于类脂质双分子形成的薄膜中,或类脂质双分子围成的空腔中,可进一步分为单室脂质体和多室脂质体结构。若为阴、阳离子聚电解质自装多层纳米药载体,药物富集于其中的某一层或几层中。对于多层纳米药物载体而言,层间间距、层数与载药量密切相关。

2. 其他纳米药物载体

聚酰基胺(PAMAM)和聚乙烯基亚胺(PEI)等三维阳离子聚电解质纳米粒,可通过静电作用将核酸挤压至内核,形成一种独特的核-壳结构基因载体,荷负电的核酸位于内核,聚酰基胺和聚乙烯基亚胺三维阳离子聚电解质堆砌于其外。若将纳米粒制成栓塞植入人体,栓塞会在体内逐步释放出纳米药粒。此外,微乳和水溶液体系的载药量与载体中存在的有效空间大小、数目有关。

总之,纳米药物载体一旦分散在液体介质中,含有的部分药物从纳米药物载体中迁移至介质,经一定时间后纳米药物载体中的药物浓度与介质药物浓度形成动态平衡,这有利于纳米药物载药量的积累,为后续 PK 的研究提供了支持依据。

三、包封率与载药量的限度确定

载药量和包封率分别反映药物被包封于纳米粒的百分率及药物与载体之间量的关系。测定包封率、载药量的关键在于包封于纳米粒的药物量或被包裹的药物量的测定。

《中国药典》(四部)要求脂质体包封率一般不得低于80%。这里需要指出的是,用于评价纳米药物制备工艺的包封率和制剂稳定性的包封率是两个不同的概念。前者定义为被包覆的药量与投药量的比值,它反映的是制备过程中药物的损失程度,用于评价制备工艺的优劣;后者则是(系统中的总药量-液体介质中未包封的药量)/系统中的总药量×100%,它作为一个评价指标来控制纳米药物的稳定性。后者应该测定液体介质中纳米粒的药物包封率,冻干品应分散在液体介质后再测定。

四、包封率对药代动力学的影响

载药量与纳米药物的释放有关,而纳米药物释放所携带的物质受多种因素影响,如载体材料类型和性质、制备工艺、粒径大小和密度、携带物质与载体结合方式、携带物质性质和释放环境等。粒径越大,纳米粒药物饱和释放量就越大,药物达到饱和释放量所需的时间随粒径减少而缩短。药物释放还与载药量有关,当载药量大(>30%)时,药物以晶体状态为主,此时晶体的溶解度是确定药物释放速率的关键因素,当载药量较小(<10%)时固体药物随机地分散

在载体中,药物释放是一个受扩散控制的过程。

包封率影响着纳米药物在体内的 PK 行为。铂基聚合物纳米药物,特别是载顺铂聚合物纳米粒(CDDP-NP)已被广泛开发用于实体肿瘤的治疗。然而,目前还不清楚聚合物载体材料的加工工艺和性质对 CDDP-NP 的体内代谢、生物分布和体内药效的影响。Haiyang Yu 等[40] 研究合成了一系列聚(L-谷氨酸)-g-甲氧基聚乙二醇(PLG-g-MPEG)共聚物,制备了 CDDP 负载的 PLG-g-MPEG(CDDP/PLG-g-MPEG)纳米粒,发现顺铂包封率对 CDDP/PLG-g-MPEG 纳米粒的血浆 PK 有显著影响,随着 CDDP 包封率的增加,纳米粒的血液循环时间延长。Petschauer 等[41] 制备了形状大小、表面化学相同,但紫杉醇载量可变的多西紫杉醇载药纳米粒,两种不同剂型的纳米粒多西紫杉醇载药量分别为 9%(9%-NP)和 20%(20%-NP),且多西他赛剂量均为 10 mg/kg,9%-NP 组纳米粒总剂量为 109 mg/kg,而 20%-NP 组仅为 50 mg/kg。通过这两种制剂在不同组织中的 PK 曲线研究发现,与 20%-NP 相比,9%-NP 具有更好的 PK 特征和增强的疗效,它增加了肿瘤多西紫杉醇的暴露,减少了肝、脾和肺的暴露。这可能是与 9%-NP 相关的较高粒子剂量已经饱和了肝和脾的 MPS 有关,导致这些部位的多西紫杉醇蓄积减少,从而比 20%-NP 组肿瘤多西紫杉醇暴露增加。

第五节　纳米药物表面功能化修饰对体内药代动力学的影响

纳米药物表面具有大量可供修饰的基团为靶向提供了施展的空间,药物载体表面经适当修饰后,可将疏水表面由亲水表面代替,减少或避免 MPS 的吞噬作用,延长其在循环系统的滞留时间,有利于靶向肝、脾以外的缺少 MPS 的组织,避免在体液中聚集。利用抗体修饰,可制成定向于细胞表面抗原的免疫靶向给药系统。在纳米药物表面接上某种抗体,使其具有对靶细胞分子水平上的识别能力,可提高药物载体的专一靶向性。将抗体或配体结合在 PEG 的末端,则既可保持长循环,又可保持对靶体的识别。常见的纳米药物表面修饰分类有亲水表面修饰、加入稳定剂、表面包衣、表面偶合等。决定纳米药物靶向能力的因素有颗粒大小、疏水性、表面电荷和改性。

一、纳米药物表面修饰分类

（一）亲水表面修饰，延长体内循环时间

传统的第一代纳米药物在本质上是疏水的，并能被 MPS 中驻留的巨噬细胞迅速调理和清除。为了防止这种现象，纳米药物表面通过添加某些亲水分子进行修饰[42]。通过这种空间屏障的延伸赋予了纳米药物表面的抗黏附性能，最大限度地减少或避免 MPS 的吞噬，从而有利于靶向肝脾以外的组织和器官，并增加了细胞内的渗透。

（二）加入稳定剂，提高纳米药物空间稳定性

在制备纳米药物的过程中，加入糖、磷脂等作为稳定剂，可改变纳米药物的表面电荷及其分布情况。使纳米药物因空间排斥作用而稳定。纳米药物以单个形式存在，可防止其聚集产生沉淀，还能防止蛋白的表面吸附，并改变纳米药物的体内降解及体内分布。

（三）表面包衣，改变纳米药物在消化液中的降解情况

选用人血白蛋白或聚乙烯醇等对纳米药物进行包衣，由于二者被消化酶类的分解情况不同及对消化道酸碱度的稳定性不同。因此，所得纳米药物在消化液中的降解情况也不同。

（四）表面偶合，赋予纳米药物定位释药能力

用表面活性剂、壳聚糖等对纳米药物进行表面修饰，可以改变纳米药物的表面性质，并影响纳米药物被巨噬细胞摄取及体内组织分布。

二、纳米药物表面修饰所用材料

如前所述，对纳米药物进行表面修饰可以改变其表面性质和作用，表面修饰用材料有以下 4 类。

（一）聚乙二醇、PEO、泊洛沙姆

PEG 是应用最广泛的微粒表面修饰材料。实现修饰的方法大多是预先将 PEG 与聚乳酸或磷脂酰胆碱等化学结合，然后再制备纳米药物，也可采用疏水

键吸附或电性结合的方法。PEG 的分子量或包衣厚度及包衣密度对长循环效果有明显影响。以 PEG5000 修饰的 PLA 纳米粒,其衣层厚度约为 4.3 nm,以 PEG2000 修饰的 PLA 纳米粒,其衣层为 7.8 nm,前者可以更有效地避免肝脏巨噬细胞的吞噬,二者的效果均优于泊洛沙姆 188 修饰的纳米微粒。

(二) 壳聚糖、环糊精等多糖

除了这些材料的亲水性质可以延长纳米药物在体内的循环时间和减少巨噬细胞的捕获外,这类物质特别是两亲性的环糊精作为纳米药物表面修饰剂还可以起到增加药物包封率和载药量的效果。壳聚糖的阳离子性质促进了纳米药物与细胞膜的静电相互作用。阴离子多糖类聚合物肝素也可作为亲水性部分与聚甲基丙烯酸甲酯形成两亲性共聚物纳米药物,肝素的抗凝活性作用可以阻止血液成分对纳米药物的黏附及对抗血浆蛋白质对药物的竞争而延长循环时间。

(三) 聚山梨酯等表面活性剂

大量治疗性药物难以透过 BBB,纳米药物本身可因脑内皮细胞的内吞作用而进入 BBB,将纳米药物用吐温 80 等表面活性剂进行修饰可以进一步增加药物对 BBB 的渗透,显著提高脑内药物浓度而减少全身血液循环中的药量。

(四) 无机材料

二氧化硅是磁性纳米药物最常用和使用最广泛的表面改性剂。二氧化硅涂层具有团聚小、稳定性高、降低磁性纳米粒(MNP)的细胞毒性等优点。碳基材料作为一种无机化合物也被用于磁性纳米药物的表面包覆,以提高其稳定性、生物相容性和分散性,甚至提高其溶解性。

三、不同的表面修饰对纳米药物体内药代动力学的影响

纳米药物表面的亲水性/疏水性对纳米药物的体内分布和代谢影响主要是改变纳米药物在体内的分散性和蛋白结合率。为了改善纳米药物体内分布及代谢,有必要对纳米粒进行适当的表面改性。

(一) 聚乙二醇修饰纳米药物对其体内药代动力学的影响

最常用的表面改性是 PEG 改性,可以在纳米粒表面连接亲水基团,提高

纳米粒的亲水性,减少其在体内的蛋白结合率。另外,PEG 改性可以消除纳米粒表面电位,使其趋向于中性电位,提高纳米粒在体内的分散性,从而改善纳米粒的体内分布与代谢。理想情况下,药物载体应该在血液中停留最长时间,避免在组织中高度非特异性蓄积,这有利于提高纳米药物的生物利用度。纳米药物性质是决定其在肿瘤血管中输运的主要因素,对纳米药物递送载体进行表面修饰,如添加 PEG,纳米载体会在很大程度上避免被非肿瘤细胞及网状内皮系统的细胞摄取和免疫系统清除[43]。

Sadzuka 等[44]分别将 PEG 改性和无 PEG 改性的纳米脂质体作为药物载体包裹药物进行体内 PK 研究,结果发现 PEG 改性纳米脂质体的药物生物利用度是无 PEG 改性纳米脂质体的 6 倍,是游离药物的 36 倍。该研究同时也发现,肝对无 PEG 改性纳米脂质体的吸收量是 PEG 改性纳米脂质体的 3 倍,而在肿瘤组织中,PEG 改性纳米脂质体的分布量是无 PEG 改性纳米脂质体的 3 倍。相比无 PEG 改性的纳米脂质体和游离药物,PEG 改性纳米脂质体对肿瘤组织有较强的靶向性,这提示 PEG 改性纳米粒可以提高药物的抗肿瘤性能。

NunesR 等[45,46]利用小鼠模型开发并评价了 PEG 对负载模型药物法那韦伦(EFV)的 PLGA 纳米粒的体内外性能,并研究了 PEG 非共价包衣 PLGA 纳米粒(PEG-PLGA 纳米粒)的黏液扩散行为对小鼠直肠给药 EFV 后 PK 的影响。研究结果显示:与游离药物相比,两种类型的纳米粒在直肠给药后都能提高 EFV 在结肠的利用度。然而,对携带 EFV 的纳米粒进行 PEG 修饰可以在较高浓度下延长药物在低位结肠的滞留时间,这可能会增强对 HIV 传播的保护。研究结果似乎支持黏液扩散纳米载体在工程上的有效性,制备有效和安全的直肠杀菌剂。

多柔比星(adriamycin, ADM)是蒽环类抗肿瘤药物,其抗瘤谱广,是目前临床上最常用的抗肿瘤药物之一。多柔比星主要在肝代谢,不能通过 BBB,其骨髓抑制和心脏毒性较大,长期应用可引起严重的心脏毒性和肝损害。严重的心脏毒性使多柔比星的临床应用受到一定限制,同时多柔比星耐药现象也较为普遍[47,48]。多柔比星脂质体具有明显的缓释效果,但是普通脂质体稳定性较差,易氧化水解、易聚集、易于渗漏,在体内易被细胞快速清除,难以保证给药体系在到达药效部位发挥其作用前的完整性[49-51]。罗盼生等[52]采用亲水性聚合物 PEG 对脂质体进行修饰,PEG 修饰能够改善其表面亲水性从而增加其稳定性,避免脂质体的聚集。与普通脂质体相比,PEG 修饰的长循环脂质体物理、化学及生物稳定性大大提高,能够降低渗漏,减少聚集和融合,增加其再分散性;在体循环中,又能减少血液中不同组分(特别是调理素)对脂质体的结合,屏蔽对脂质体的识别和摄取,延长其在体循环时间,提高半衰期[53,54],从而提高药物的治疗效果,降低用药剂量,降低抗肿瘤药物对正常组织或器官的损害[55]。

(二)聚乳酸-羟基乙酸共聚物和聚乙二醇共同修饰纳米药物对其体内药代动力学的影响

PEG 修饰的 PLGA 纳米粒的摄取率是未修饰状态的 5 倍。用 PEG 和 PLGA 对纳米粒进行表面修饰,避免了蛋白质的吸附和巨噬细胞对蛋白质的识别。因此,这些修饰的纳米粒可以很容易地被癌细胞摄取,从而提供有效和选择性的癌症治疗。

Akbarzadeh 等[56]以不同分子量的 PEG(PEG2000、PEG3000 和 PEG4000)为引发剂,通过 D,L-丙交酯和乙交酯开环聚合,合成了一系列 PLGA:PEG 三嵌段共聚物,并采用改进的化学共沉淀法制备了超顺磁性 Fe_3O_4 纳米粒,然后用乳液法(W/O/W)将 PLGA-PEG 共聚物包覆到纳米 Fe_3O_4 上。结果表明,采用 PLGA-PEG 三嵌段共聚物修饰的负载多柔比星的 Fe_3O_4 磁性纳米粒在 A549 肺癌细胞系中具有明显的时间依赖性的抑制生长作用。

(三)叶酸修饰纳米药物对其体内药代动力学的影响

Zhang[57]等采用溶剂萃取/挥发法制备多柔比星-维生素 E-叶酸(TPGS-FOL)结合物和多柔比星-聚丙交酯-乙交酯-维生素 E-TPGS(DOX-PLGA-TPGS)结合物,将其用于肿瘤靶向化疗。X 射线光电子能谱分析表明,叶酸主要分布在纳米粒表面,而药物分子则被包裹在纳米粒基质中,呈现双相体外释药模式。定量研究了靶向 TPGS-FOL 结合物的含量对荧光纳米粒的细胞摄取率和药物在纳米药物中的细胞活力的影响,发现荧光纳米药物的细胞摄取率与靶向 TPGS-FOL 结合物的含量有关。50% TPGS-FOL 组分的纳米粒与不含 TPGS-FOL 组分的纳米粒孵育 30 min 后,MCF-7 细胞摄取的纳米粒是不含 TPGS-FOL 的纳米粒的 1.5 倍,C6 细胞摄取的纳米粒是不含 TPGS-FOL 的纳米粒的 1.7 倍。371℃、100 mmol/L 药物浓度孵育后,MCF-7 细胞存活率从 50.8%(NO-TPGSFOL)降至 8.2%(50% TPGS-FOL)。培养 24 h 后,后者

的 IC_{50} 值也明显低于 DOX，MCF－7 细胞 IC_{50} 值为 19.4 mmol/L，C6 细胞 IC_{50} 值为 3.3 mmol/L，C6 细胞 IC_{50} 值分别为 43.7 mmol/L 和 4 100 mmol/L。

Chen 等[58]采用 W/O/W 乳化溶剂挥发法制备了叶酸修饰的硫酸长春新碱 PLGA－PEG 纳米粒，用香豆素-6 标记的纳米粒研究其在 MCF－7 人乳腺癌细胞中的内化情况，并用荧光显微镜和激光共聚焦扫描显微镜进行定性分析。结果表明，在 FR 高表达的 MCF－7 细胞中，PLGA－PEG－叶酸纳米粒的细胞摄取率明显高于未经叶酸修饰的 PLGA－MPEG 纳米粒。由于细胞摄取增强，PLGA－PEG－叶酸纳米粒显示出最高的细胞毒性。经表面修饰后的纳米粒经表面修饰后，经 IC_{50} 测定，其治疗效果分别是 PLGA－MPEG 纳米粒和游离硫酸长春新碱的 1.52 倍和 3.91 倍。

（四）叶酸和聚乙二醇共同修饰纳米药物对其体内药代动力学的影响

Wang 等[59]为了提高 FR 的细胞内转运能力，通过 PEG1000/3000 将琥珀酸化肝素与叶酸偶联，制备了肝素-聚乙二醇-叶酸（H－PEG－F），由于共价策略，H－PEG－F 具有两亲性，能够包埋疏水性物质，如紫杉醇，在水溶液中形成肝素-聚乙二醇-叶酸-紫杉醇纳米粒（H－PEG－F－TNP）。疏水剂可以被包埋在核内，而 H－PEG－F 偶联物可以稳定纳米粒，使其表面暴露出叶酸部分。采用流式细胞术的方法，对不同条件下细胞摄取的程度进行了比较评价。细胞摄取结果表明，高表达 FR 的 KB－3－1 细胞对载体和纳米粒的摄取明显高于 A549 细胞；A549 细胞对 H－PEG－F－TNP 的摄取程度远大于对 H－PEG－F 结合物的摄取程度；在叶酸含量不变的情况下，随着 PEG 链长的增加，细胞对载体和纳米粒的摄取程度增加。这说明 FR 介导的内吞作用、纳米药物经叶酸修饰后能影响 H－PEG－F－TNP 和 H－PEG－F 结合物的细胞摄取效率。此外，流式细胞仪分析显示 H－PEG－F－TNP 处理的 KB－3－1 细胞阻滞在 G_2/M 期，其抑制机制与紫杉醇相似。这种基于 H－PEG－F－TNP 形成的策略可以潜在地应用于多种治疗药物的癌细胞靶向递送。

（五）叶酸和透明质酸共同修饰纳米药物对其体内药代动力学的影响

透明质酸（HA）在制药应用中具有来源广泛、生物相容性、生物降解性、无毒、无免疫原性及丰富的官能团（—COOH、—OH）用于修饰或官能化等优点。HA 是激活激酶通路、调节肿瘤血管生成的重要信号。它与细胞特异性表面标志物如糖蛋白 CD44 和 HA 介导的运动性受体(RHAMM)有很强的亲和力,它们在许多类型的肿瘤表面都有大量的过表达。因此,肿瘤细胞对 HA 的结合和摄取增强,HA 及其衍生物被广泛用作肿瘤靶向药物传递的配体。

Liu 等[60]选择 HA 聚合物作为疏水修饰的多糖主链,因为 HA 聚合物通过 CD44 受体特异性靶向肿瘤细胞,进一步将叶酸偶联到 HA－C18 共聚物上,可以实现双重活性靶向。即说他们合成了一系列新型的疏水十八烷基自组装透明质酸衍生物(HA－C18),并进一步合成了双靶向叶酸偶联 HA－C18(FA－HA－C18),体外抗肿瘤活性实验表明,紫杉醇浓度较低时,负载紫杉醇的 HA－C18 和 FA－HA－C18 胶束对 MCF－7 和 A549 细胞的杀伤活性明显高于紫杉醇。细胞摄取实验通过紫杉醇细胞积聚定量分析和香豆素-6 标记的 HA－C18 及 FA－HA－C18 胶束在高表达 FR 的 MCF－7 细胞中进行荧光显微镜成像。通过荧光显微镜成像对叶酸和 CD44 受体竞争抑制的研究表明,HA－C18 和 HA－HA－C18 胶束通过 CD44 受体介导的内吞作用被有效地摄取。与 HAC18 胶束相比,FR 介导的内吞作用进一步增强了 MCF－7 细胞中 FA－HA－C18 胶束的含量。负载紫杉醇的 HA－C18 和 FA－HA－C18 胶束的内化途径可能包括网织蛋白介导的内吞作用、小窝介导的内吞作用和巨噬细胞吞噬作用。

（六）转铁蛋白和 P－糖蛋白共同修饰纳米药物对其体内药代动力学的影响

转铁蛋白(transferrin, TF)是一类大小约 80 kDa 的金属结合糖蛋白,其主要功能是通过转铁蛋白受体与非血红素铁结合并通过血液转运到细胞。由于转铁蛋白受体在恶性肿瘤组织中的表达高于正常组织,因此转铁蛋白作为一种药物靶向配体受到广泛研究。此外,转铁蛋白受体在某些身体组织中过表达,如肝、表皮、肠上皮和脑毛细血管的血管内皮细胞。使用转铁蛋白作为配体的另一个动机是它有可能克服由于 P－gp 等膜相关耐药蛋白而产生的耐药性。

P－gp 是一种高度丰富于肠上皮细胞顶端(管腔侧)膜上的转运体,其表达增多可使细胞产生 MDR,从而导致肿瘤化疗失败[61]。因此,口服给药时,同时服用 P－gp 抑制剂可抑制细胞 MDR,提高药物的口服生物利用度,促进药物在胃肠道的吸收,增强疗效。Shah 等[62]制备 PTX－PLGA－NP,利用普朗尼克 P85 对纳米粒进行表面修饰,以抑制 P－gp。通过将 PTX－PLGA－NP 表面与转铁蛋白偶联,实现了主动靶向。在含 20%乙醇的磷酸盐缓冲液(pH=7.4)中进行体外释药研究,并用 C6 大鼠胶质瘤细胞株进行细胞毒性和细胞内摄取等体外研究,以评价其与普通药物的体外制剂性能,对雄性 SD 大鼠 C6 胶质瘤皮下移植瘤的体内分布进行了研究。结果证明了将纳米粒靶向于特定肿瘤、细胞内化的可行性,并成功克服了 P-gp 介导的紫杉醇外排机制,该机制显示普朗尼克 P85 包被和转铁蛋白结合的纳米粒摄取显著增加。转铁蛋白偶联纳米粒的细胞内化和生物分布增加,这可能证明转铁蛋白在转铁蛋白受体介导的肿瘤靶向递送系统中的应用。Mu 等[63]合成了一种具有 P-gp 抑制作用的新型药物载体槲皮素-壳聚糖偶联物(QT-CS)载药胶束,用于包载多柔比星。研究发现,QT-CS 载药胶束可将多柔比星的细胞摄取量提高到多柔比星溶液的 2.2 倍;同时,还可显著降低人结肠腺癌 Caco-2 单层细胞的跨上皮电阻值(下降约 57%),可使多柔比星的表观渗透系数提高到多柔比星溶液的 10.2 倍。由此可见,该载药胶束能促进多柔比星的跨细胞膜转运,使药物绕过 P-gp 外排泵,从而提高多柔比星的膜渗透性,提高其口服生物利用度。

(七)非离子表面活性剂修饰纳米药物对其体内药代动力学的影响

Sun 等[64]采用非离子表面活性剂吐温 80 修饰 PLA 纳米粒,并用叶绿素铜标记 PLA 纳米粒。分析电子显微镜(analyticalelectronmicroscope,AEM)和荧光显微分析结果表明,PLA 纳米粒通过吐温 80 介导穿越小鼠 BBB,实现了药物的脑靶向输送。

(八)多肽修饰纳米药物对其体内药代动力学的影响

刘洋[65]选用由狂犬病毒糖蛋白衍生的一段 29 个氨基酸序列的多肽(命名为 RVG29)作为脑靶向分子,利用 RVG29 与其 BBB 上受体结合介导的穿细胞作用,将药物从血液转运至脑部,实现脑靶向药物递释。将构建的脑靶向药物递释系统应用于帕金森病的治疗,以下调脑内的 caspase-3 水平作为治疗靶点,因为 caspase-3 的激活不仅可以直接诱导神经细胞凋亡,还可以通过上调脑胶质细胞中炎症因子的水平,产生神经细胞毒作用,间接引起神经细胞的死亡。在鱼藤酮诱导的帕金森病大鼠模型.上,RVG29 修饰的阳离子高分子聚左旋赖氨酸(DGL)脑靶向药物递释系统能够高效地递送干扰 caspase-3 表达的治疗基因进入脑内。通过疾病早期多次给药,降低 caspase-3 酶原的水平,减少 caspase - 3 的激活。

TNYL 多肽能高选择性地与结肠癌上高表达的 EphB4 相结合。宣少燕等[66]构建了一种采用 TNYL 多肽修饰的共载紫杉醇和中空金纳米粒（HAuNS）的聚合物胶束（HP - TCS）。该胶束具备 EphB4 受体特异性识别能力，能实现药物在高 EphB4 受体表达的肿瘤部位靶向累积。在近红外光的照射下，胶束中的 HAuNS 吸收近红外光，将其高效转化为热能并触发胶束中紫杉醇的释放，实现对肿瘤的化疗与光热治疗的联合治疗作用。

樊帆等[67]将 EGFR 靶向多肽（ETP）与聚羟基脂肪酸颗粒表面结合蛋白 PhaP 进行融合表达，构建了 ETP - PhaP 融合蛋白表达的重组工程菌 EscherichiacoliBL21（DE3）（pPI - ETP - P）。经对工程菌株的诱导表达及 ETP - PhaP 融合蛋白的纯化后，通过 PhaP 蛋白介导能够有效地将 ETP - PhaP 融合蛋白修饰于 3 -羟基丁酸- 3 -羟基己酸共聚酯（PHBHH$_x$）纳米微球表面，构建成为具有 EGFR 靶向作用的药物递送载体。研究结果显示，与未经 ETP - PhaP 修饰的纳米粒相比，ETP - PhaP 修饰后的 PHBHH$_x$荧光纳米粒能够更好地被 EGFR 高表达的 SiHa 细胞所摄取。而对 EGFR 低表达的 CaSKi 细胞而言，修饰与否并未对 PHBHH$_x$纳米粒的被动摄取造成明显影响。这一体外结果显示 ETP - PhaP 修饰后的 PHBHH$_x$纳米粒具有针对 EGFR 选择性的肿瘤细胞靶向能力。

（九）基于壳聚糖修饰的纳米药物对其体内药代动力学的影响

壳聚糖（chitosan, CS）是自然界唯一大量存在的高分子碱性氨基多糖，作为一种亲水聚合物，其主链上大量存在的—OH 和—NH$_2$可经修饰由疏水性物质成为两亲性物质，从而形成聚合物胶束。壳聚糖衍生物胶束的临界胶束浓度（CMC）低，能耐受溶剂稀释，且由于聚合物链的"纠缠"，保持了胶束的稳定性，因此其在新型载药系统中的应用具有独特优势[68]。同时，修饰基团的多样性赋予了胶束靶向、长循环、刺激关键信号响应等多种特性。目前，壳聚糖衍生物胶束在给药系统中的应用具有如下作用：稳定或保护药物；促进药物吸收，改善生物利用度；载体靶向；延缓或控制药物释放等。通过壳聚糖衍生物胶束可实现对药物体内过程的针对性改造，改善药物的吸收、分布、代谢、排泄特征，是改善药物传输性能、增强疗效的重要方法和研究方向。

壳聚糖纳米粒的阳离子性质促进了其与细胞膜的静电相互作用，甲壳素脱乙酰制得的壳聚糖在设计带正电的纳米载体方面显示出很高的潜力。Chiu 等[69]通过在纳米粒表面添加棕榈酰基团,可以增加疏水修饰壳聚糖(N-棕榈酰基壳聚糖)对细胞的有效摄取。此外,用 5β-胆酸疏水修饰的壳聚糖纳米粒与未经修饰的纳米粒相比,增加了细胞通过网状蛋白的摄取率。Liang 等[70]采用探针式超声法合成生育酚琥珀酸改性 CS(CS-TOS)胶束,利用胶束的疏水性内核将紫杉醇封装其中,使疏水性药物紫杉醇的包封率和载药量分别达到 90.3% 和 3.8%;细胞研究结果显示,与参比制剂紫杉醇注射液相比,紫杉醇载药胶束展现出更强的摄取效应,且随着摄取时间的延长,该胶束的细胞摄取量逐渐增大,从而使得药物对肿瘤细胞的抑制作用显著增强;该研究还显示,紫杉醇载药胶束对小鼠宫颈癌 U14 细胞的生长抑制率可达 68.0%;同时,该研究还通过观察给药后荷瘤小鼠的状态和体质量变化,发现在一定的给药剂量下,紫杉醇载药胶束的毒性明显低于参比制剂。上述研究表明,疏水性侧链形成的胶束内核可提高壳聚糖衍生物胶束的包封率和载药量,从而改善药物疗效、降低药物的不良反应。

第六节　纳米药物释放度对体内药代动力学的影响

溶出度系指活性药物从片剂、胶囊剂或颗粒剂等普通制剂在溶出介质中溶出的速率和程度,在缓释制剂、控释制剂、肠溶制剂及透皮贴剂等制剂中也称释放度[71]。它是一种模拟口服固体制剂在胃肠道中的崩解和溶出的体外试验方法,也是评价药物制剂质量的内在指标,是制剂质量控制的一个重要指标,缓释制剂、控释制剂、肠溶制剂及透皮贴剂均应进行释放度研究。通俗而言,溶出度与释放度试验就是通过提供尽可能无限接近人体内环境的实验条件,从而来预测药物进入人体后的崩解、溶出和吸收行为。通过考察药物的溶出度或释放度来科学合理精准地预测药物的活性成分在体内的生物利用度和生物等效性。

一、纳米药物溶出度与释放度的测定方法

《中国药典》(2020 年版)共收录了 7 种方法用于释放度测定,其中装置转

篮法、桨法、往复筒法、流池法用于缓释制剂释放度的测定。值得一提的是,桨法用于肠溶制剂释放度的测定,桨碟法用于透皮贴剂释放度的测定。研究药物释放的体外试验方法主要有透析法、反相透析法、篮法和桨法、桨碟法和小杯法、流池法、原位取样测定法、接收介质连续流动法、往复筒法等。

(一) 透析法

膜分离技术包括扩散池法、透析法和反透析法。在使用这些方法时,分散相和连续相是通过一个多孔的半透膜分开的。这些方法的使用往往不能满足漏槽条件,而且在这些方法里释放介质中的药物含量并不是真正的释放量,所以常常不能反映药物释放的真实水平。

例如,在研究 O/W 型纳米乳的药物释放时,由于膜的比表面积是有限的,而纳米级的乳滴具有大的比表面积,导致药物从供给室向接收室的传输速率要远小于药物从油滴到水相的释放速率,而不能满足漏槽条件。在用透析法研究聚合物纳米粒的药物释放时,将盛有纳米粒混悬液的透析袋放入溶出介质中,进行体外释放度的研究,发现当药物的溶出速度大于药物透过透析袋的速度时,测定结果往往偏小。漏槽条件不能满足的原因之一就是接收介质(连续相)的体积不能足够大,而不能充分溶解从纳米载体释放出来的药物。

(二) 反相透析法

反相透析法克服了不能满足漏槽条件这一缺陷,它是将待研究的载药系统直接分散在大体积的接收介质中,同时将多个装有小体积释放介质的透析袋放入其中,在不同时间点取出透析袋测定其中的药物浓度。王懿睿等[72]采用反相透析法研究了伊曲康唑自微乳的体外溶出行为,研究结果发现,从油滴中释放入释放介质仅受到油滴和新的外水相之间的真实浓度梯度的控制,符合无限稀释的条件。由于稀释倍数很大,药物的分配基本上全偏向水相。整个动力学过程受油水间的分配速率所控制,而不受透过界面膜的扩散控制。此法可避免将固态自微乳的分散系统封闭在透析袋内,微乳的巨大比表面积与释放介质直接接触,这与药物口服后到达体内的状态非常相似,因而可以较好地模拟体内环境,反映伊曲康唑自乳化体系的体外释药规律。

（三）篮法和桨法

篮法和桨法是各国药典均有收载的最经典的两个方法，两者使药物在介质中溶出的原理是搅拌和旋转，通过这种方式强制使介质发生对流从而使药物溶出。

篮法自 1970 年被收载为法定检验方法以后已经使用了很多年，它可以把药物控制在一个固定的位置，给被测药物提供一个相对稳定的环境，已被广泛应用在很多药物的各种不同剂型中[73]。但是篮法也存在着不足之处，如筛网易被制剂中的黏性物质或崩解的颗粒堵塞；对介质中的气体较为敏感；颗粒穿过筛网浮于介质时会导致流速的变化；若篮内装有较多药物时在实验过程中会发生只有外层的药物能与介质接触的现象，从而导致实验结果的不客观，无法反映药物的真实情况；实验整个过程中只有一种介质，不能反映药物在消化系统所经历的完整的动态过程等。

桨法是最初由 Poole 建立，由美国 FDA 国家药品分析中心的科学家对其进行了改进。此方法克服了篮法的诸多不足。但是该方法对搅拌桨和溶出杯几何尺寸的精度有较高的要求，搅拌桨运动方向的微小改变都会引起溶出结果的变动，而这些结果的变动是可接受的，桨法具有极易导致样品上浮的缺点。

（四）桨碟法和小杯法

桨碟法是在桨法装置的基础上改进的，比起桨法，该装置就是多了统一规格的网碟，这些网碟可以固定住贴片。

小杯法即《中国药典》收载的第三法，是 2000 年版才开始收载的，其他各国药典均无收载，此法是《中国药典》所特有的。小杯法的设计理念其实来源于桨法，简单来说是将桨法的一套装置按照一定比例浓缩变小，这是一个时代的特定产物，因为当时高效液相色谱仪尚未大规模普及，大部分的实验条件只有紫外分光光度计，但是采用紫外分光光度计对于某些因主成分含量小而溶出少的药物来说，会因为响应值低而难以准确地测出其溶出量，所以小杯法就应运而生了。因为"小"，所以小杯法的不足也变得显而易见了：介质体积太小无法满足溶出度实验的漏槽条件，也没有其他溶出装置所拥有的流体力学特征。

（五）流池法

流池法[74]是将药物放在样品池中，然后通过泵压的作用使介质流过样品池,以实现药物在介质中溶出,这是一个在流体动力学特性上与人体更接近的开放系统。介质在该装置中发生的是自然对流,因而能保证样品一直处于一个均匀无涡流的介质里,并且该装置在实验过程中可以随时改变介质的 pH、成分等,所以,流池法可以满足难溶性药物所需的恒定漏槽条件;也可用于溶出度与释放度测试需改变介质 pH 的药物;另外,也给采用篮法和桨法会出现饱和度问题的药物提供新的选择。

(六)原位取样测定法

此方法的一个优点是不用分离释放出来的药物与被包覆在纳米载体中的药物而直接进行测定,避免了因为分离而可能带来的纳米药物不稳定的问题;另一个优点是,被研究的体系可以充分稀释而达到漏槽条件。此方法是基于释放出来的游离药物与被包覆的药物具有不同的光学性质来实现的。

(七)接收介质连续流动法

有时为了模拟体内环境下药物释放出来后迅速被血液带走的情况,用连续不断流动的接收液来模拟血液循环进而研究药物的释放。与间断性更换接收液相比,此法更能模拟体内的真实情况,但此方法需要大量的接收介质,且连续流动的接收液中包含释放的药物需要连续测定,这些都为其应用增加了困难。通常满足漏槽条件与模拟体内环境是矛盾的,因为对于大多数难溶性药物来说水溶性的体内环境是不能满足漏槽条件的,这也是许多制剂体内外相关性研究结果不一致的一个重要原因。在具体实验中,要根据不同制剂的特点与药物释放特性选择合适的药物释放评价方法,并尽量保证用两种以上的方法来评价制剂之间药物释放行为之间的差异,这样得到的结果更有说服力。

(八)往复筒法

往复筒法的整套装置和崩解仪比较接近,主要包括圆柱状的平底玻璃仪器和可做往复运动的玻璃圆筒。往复筒法具有所需介质体积小、可灵活调节介质 pH、减少死时间等优点,经常被用在缓控释制剂的释放度测定中。

(九)其他

随着新药和新剂型的不断出现,以及科学的不断发展,考察药物溶出度与释放度的测试仪器和试验方法也在不断更新,除了上述已被各国药典收载的溶出度与释放度的测定方法以外,另外还有一些未被收载的方法也已被较为广泛使用,如透析池、立式扩散池、栓剂篮、软膏池等[75],各个方法都有其独具的特色,都可以被很好地用在某一类药物制剂上,溶出度与释放度实验装置的选择一般可以从药物的性质、处方、剂型等和制剂的体外行为这些方面来考虑。

二、体外药物释放度试验影响因素

(一)温度控制

体外药物释放度试验是在模拟体内消化道条件(如温度、介质的 pH、搅拌速率等)下,对制剂进行药物释放速率试验以监测产品的生产过程与对产品进行质量控制,同时也是筛选缓、控释制剂处方的重要手段。缓、控、迟释制剂释放度试验温度一般控制在 37℃±0.5℃以模拟体温,贴剂一般控制在 32℃±0.5℃以模拟表皮温度。

(二)释放介质的选择

《中国药典》(2020 年版)有关指导原则说明,介质应使用各品种项下规定的溶出介质,除另有规定外室温下体积为 900 mL 并应新鲜配制和经脱气处理。如果溶出介质为缓冲液,应根据药物的溶解性能、处方要求、吸收部位使用稀盐酸(0.001~0.1 mol/L)或磷酸盐缓冲液(pH 3~8),对难溶性药物可加少量表面活性剂(如十二烷基硫酸钠等)。当需要调节 pH 时,一般调节 pH 至规定 pH −0.05~+0.05 之内。介质的选择还要视药物制剂释放部位的不同而不同,胃内漂浮制剂的介质只需进行人工胃液的释放度测定,而对肠溶制剂既要测定在胃液中的释放,又要观察在肠道不同部位相应 pH 溶液中的释放。

1. pH

消化道内生理 pH 变化范围为 1~7.8,因此对口服缓、控释制剂来说,理想的释放介质 pH 变化范围应为 1~7.8。试验时释放介质一般先用低 pH 的稀盐酸(0.1 mol/L),再用高 pH 的磷酸盐缓冲液(pH=6.5)。

2. 介质体积

释放介质的体积应符合漏槽条件,漏槽状态即药物所处释放介质的浓度远低于其饱和浓度。实际应用中《美国药典》(USPNF−2021 版)规定为低于饱和浓度的1/3,漏槽状态的生理学解释为药物在体内被迅速吸收,因此,释药系统在体内处于这样的状态。只有吸收较好的药物在体内才会处于这样的状态,对于吸收为限速步骤的药物体内浓度可能会接近于饱和状态,漏槽状态不存在,就是说对于这种类型的药物饱和状态才更接近于体内环境。

三、纳米药物释放度对其体内药代动力学的影响

体外释放度试验通常作为指导缓、控释制剂处方筛选、处方优化的重要手段。释放度研究的对象一般为半衰期相对较短(2～4 h)、首过效应明显、治疗剂量范围较窄、在很广的 pH 内较稳定并经胃肠道充分吸收的药物。将此类药物制成缓、控释制剂,可通过控制释药速率来降低临床不期望的血药浓度高峰,降低峰谷差,避免血药浓度频繁波动起伏,或是控制血药浓度在一个较长的时间内维持在有效浓度以上,从而提高药物疗效,提高患者用药的顺应性。与普通制剂相比较,药物治疗作用持久、不良反应低、用药次数减少,药物缓慢地释放进入体内,血药浓度"峰谷"波动小,药物浓度能保持在有效浓度范围内以维持疗效。

梁苑英竹等[76]以注射用乙酸奥曲肽微球为研究对象,进行了体外释放度测定方法研究和体内外释放相关性初步研究。通过体外加速释放试验方法,探索了影响奥曲肽微球释放的因素,如温度、pH、转速、流速、样品池的种类、膜的排列方式、玻璃珠及样品装填方式等。建立了以流池法测定奥曲肽微球制剂释放度的方法,并比较了与转篮法的适用性。通过对体内外释放相关性的探索性研究,建立了体内释放、体外加速释放的拟合曲线,结果表明体外加速释放与体内释放呈线性相关。不仅为评价奥曲肽微球制剂的体外释放度提供了新的测定方法,还为深入开展肽类缓释注射剂在体内 PK 参数的预测研究积累了技术数据。

蔡燕霞等[77]以羟丙甲纤维、山嵛酸甘油酯为缓释材料,用双层压片及肠溶包衣工艺制备了盐酸帕罗西汀肠溶缓释片,以高效液相色谱法进行体外释放测定,采用 f2 相似因子法评价自制制剂和参比制剂的体外释放曲线,并对两批不同释放速度的自制制剂 T_1、T_2 和参比制剂 R 进行 PK 试验,对 PK 参数进行对比及分析。结果发现,研制的盐酸帕罗西汀肠溶缓释片具有缓释特性,其中一个自制制剂在扩大样本量后可达到和参比制剂生物等效,另一个和参比制剂无法生物等效,纳米药物的体外释放和纳米药物的体内吸收具有一定的相关性。

第七节 纳米药物的蛋白冠对体内药代动力学的影响

"蛋白冠"一词最早由 K. A. Dawson 等在 2007 年提出,用于描述由体液中不同的生物分子形成的涂层[78]。纳米粒进入生物环境后,其表面不可避免地与生物体液中的生物分子结合,从而改变原始纳米粒的生物特性。在蛋白冠被发现之前,纳米粒被认为是直接与活细胞相互作用的,而纳米粒的理化性质被认为是决定其 PK 特征的因素。然而,这种理解与事实相去甚远。在体外细胞培养基或体内人血浆中,蛋白冠可快速且不可避免地在 0.5 min 内于纳米粒表面形成[79]。蛋白冠和纳米粒之间的这种新的生物-纳米相互作用是纳米粒引入生物系统时相互作用的第一步。纳米粒被认为是被 MPS 摄取、降解和清除的外来物质,然而当纳米粒进入人体后,围绕纳米粒的蛋白冠才是真正被 MPS 识别的,而不是纳米粒本身最初的表面。因此,研究蛋白冠是为了更好地了解纳米粒的 PK 特征。

一、蛋白冠的形成与组成

纳米粒表面具有中性和带电表面基团,分为疏水和亲水表面。纳米粒主要通过静电相互作用、疏水相互作用、氢键和一些特定化学作用等与蛋白质发生相互作用。蛋白质的吸附及随后在纳米粒表面形成的蛋白冠是一个快速的事件,发生在纳米粒暴露于生物环境的几秒钟之内。吸附在纳米粒表面上的蛋白质保持着连续的流动状态,因此这些蛋白质的组成可能随时间而变化[79]。在纳米粒表面,最初的蛋白冠由血浆中高结合率和高丰度的蛋白质组成。随着时间的推移,亲和力高、停留时间长的蛋白质会逐渐取代亲和力低、停留时间短的蛋白质,这种现象被称为"Vroman"效应。高亲和力和高结合率的蛋白质吸附在纳米粒表面,构成"硬蛋白冠"。构成硬蛋白冠的蛋白质直接与纳米粒表面相互作用。低亲和力和低结合率的蛋白质与纳米粒表面松散结合,构成了"软蛋白冠"。软蛋白冠中的蛋白质需要由硬蛋白冠介导从而间接地与纳米粒表面发生相互作用[80]。构成软蛋白冠的蛋白质在短时间内与周围环境迅速交换。而硬蛋白冠更稳定,且与纳米粒紧密结合,被认为在纳米粒与其周围细胞的相互作用中起着重要作用[81]。当纳米粒暴露于各种生物环境时,软蛋白冠组成会发生改变,而硬蛋白冠的改变程度较小,并保留了最初暴露时吸附的蛋白质。

在纳米粒表面所形成的蛋白冠由多种血浆蛋白构成,这些蛋白质主要分为以下几类:载脂蛋白、免疫球蛋白、补体因子、凝血因子、急性期蛋白、组织渗漏成分和其他蛋白质[82,83]。其他组成蛋白冠的蛋白包括白蛋白、α_2-巨球蛋白、载脂蛋白 A1、载脂蛋白 A3、载脂蛋白 C3、免疫球蛋白 κ 链、不同形式的免疫球蛋白轻链和重链、补体 C3、补体 C4、结合珠蛋白、α_1-抗胰蛋白酶、激肽原、纤溶酶原、角蛋白、卵黄凝集素等[83]。虽然白蛋白和载脂蛋白的结合有助于纳米粒的递送,但补体蛋白和免疫球蛋白的结合会诱导调理素作用,从而促进纳米粒从循环中被清除[84]。Walkey 和 Chan 已经报道了 2~6 种蛋白质在大多数纳米材料上以高丰度被吸附,其中鉴定出的最丰富的蛋白质(在所有纳米材料中)约占被吸附蛋白质总数的 29%。总体来说,3 种最丰富的蛋白质平均占被吸附蛋白质总数的 56%。通过将占总吸附蛋白质 10% 的阈值定义为“高丰度”,Walkey 和 Chan 已经至少从 1 种纳米材料上的 125 种蛋白质中鉴定出 25 种超过该阈值的蛋白质。这些蛋白质分别是白蛋白、转铁蛋白、纤维蛋白原、结合珠蛋白、血红蛋白、富组氨酸糖蛋白、Igy 链、Ig 轻链、Ig Mu 链、α-胰蛋白酶抑制剂 H_1、甘露糖结合蛋白 C、对氧磷酶-1、抗凝血酶Ⅲ、载脂蛋白 A1、载脂蛋白 A4、载脂蛋白 B100、载脂蛋白 C2,载脂蛋白 C3、载脂蛋白 E、丛生蛋白和补体 C3[80]。

二、蛋白冠的表征技术

纳米粒与人血清蛋白或任何所需蛋白质相互作用时都会形成蛋白冠。对这种蛋白冠的表征是理解其形成机制及其功能方面的关键步骤。蛋白冠的全面表征有很多方法,如紫外-可见吸收光谱法、傅里叶变换红外光谱法、动态光散射法、Zeta 电位法、圆二色谱法、等温滴定量热法和洗涤剂处理法。所有这些技术都被认为是主要的表征技术,它将提示在纳米粒表面存在蛋白质层。在初步鉴定后,可通过电泳、色谱、质谱、NMR 等先进技术实现对蛋白冠的完整分子鉴定。

(一)紫外-可见吸收光谱法

在特定波长下,生物分子如 RNA 和蛋白质可以吸收可见光。蛋白质在

280 nm 波长处有紫外吸收峰[85]。蛋白质由于其存在芳香族氨基酸,即苯丙氨酸、酪氨酸和色氨酸,因此存在紫外吸收。Yadav 等[86]利用紫外-可见吸收光谱法绘制了溶菌酶和牛血清白蛋白(bovine serum albumin, BSA)在带负电荷的 SiO_2 纳米粒上的吸附等温线,并且溶菌酶和 BSA 在 SiO_2 纳米粒上的吸附量在增加。在另一项研究中,天青蛋白吸附在金纳米粒表面会使纳米粒表面等离子共振带发生红移,这是由能量从天青蛋白向纳米表面转移所致[87]。Casals 等[88]报道,10 nm 金纳米粒在与细胞培养基一起孵育时,其等离子共振带会发生从 518 nm 到 526 nm 的红移。利用紫外-可见吸收光谱法,可以监测纳米粒与蛋白质的相互作用,因为等离子共振峰是由金属纳米粒表面电子的集体振荡所产生的,对纳米粒周围环境非常敏感。然而,只用紫外-可见吸收光谱法来表征是不够的,因为它的灵敏度不高,还需要对蛋白质-纳米粒复合物进行进一步的表征。

(二) 傅里叶变换红外光谱

傅里叶变换红外光谱(fourier transformed infrared spectroscopy, FTIR)是一项用于监测固体、液体或气体等物质的技术。这项技术利用化学键的振动能量从纳米粒表面获取蛋白质的信息。Kong 等[89]提出蛋白质的二级结构是利用酰胺键 I、II 和 III 吸收的红外光来鉴定,其中酰胺键 I 的振动是最关键的。傅里叶变换红外光谱已被广泛应用于纳米粒表面的蛋白质涂层的评价,不同的研究者报道了蛋白质包覆纳米粒与未包覆纳米粒振动能量的差异。

(三) 动态光散射和 Zeta 电位

动态光散射(dynamic light scattering, DLS)或光相关光谱利用流体的布朗运动来研究其动态行为。DLS 可以获得纳米粒的流体动力学尺寸分布,该分布可由散射强度测量的时间依赖性来计算。最近,有研究利用 DLS 发现在纳米粒表面形成的蛋白冠使得纳米粒的尺寸与裸纳米粒相比发生了变化[90]。类似地,Casals 等[88]使用 DLS 来测量金纳米粒表面蛋白质的硬蛋白冠。

Zeta 电位是相似带电粒子之间的静电斥力的度量,其数值随着分子或分散粒子大小的变化而变化。它量化了纳米粒的电荷稳定性,更高的 Zeta 电位意味着更强的静电斥力及更高的溶液稳定性。纳米粒表面的电荷量取决于溶液的 pH。Jain 等[90]发现,随着 pH 从酸性变为碱性,氧化铈纳米粒的 Zeta 电位发生显著变化。与 BSA 孵育后，Zeta 电位为正的颗粒吸附更多的 BSA，而 Zeta 电位为负的颗粒吸附 BSA 的量可以忽略不计。他们报告说，细胞对纳米粒的吸收依赖于纳米材料的表面电荷。Zeta 电位可以用来测量蛋白质在纳米粒表面的涂层，因为随着涂层的演变，Zeta 电位会发生变化。

（四）圆二色谱法

由于蛋白质在吸附和结合到纳米粒表面时构象发生了变化，大多数蛋白质，特别是那些形成硬冠的蛋白质表现出二级结构，即 α 螺旋、β 折叠、β 转角和无规则卷曲。用圆二色谱法（circular dichroism，CD）可以准确地评价蛋白冠的二级结构。CD 的工作原理是利用蛋白质的圆二色性及不对称分子对左右圆偏振光吸收的不同来进行结构分析。由于光有两种不同的自旋角动量，这些不同的动量可以分析蛋白质的实际二级结构。Ahmed 等[91]利用 CD 研究了 BSA 在 $CoFe_2O_4$ 纳米粒表面的吸收，结果显示在 208 nm 和 222 nm 附近处有两个宽负峰谱带，对应着 BSA α 螺旋 $\pi - \pi *$ 和 $n - \pi *$ 的电子跃迁。并且由于 BSA 与 $CoFe_2O_4$ 纳米粒相互作用，导致 α 螺旋含量由 55.9% 降低到 48.1%，β 折叠从 37.3% 增加到 39.9%。蛋白质二级结构的变化表明，芳香族氨基酸是蛋白质与纳米粒结合的主要原因。

（五）等温滴定量热法

等温滴定量热法（isothermal titration calorimetry，ITC）是一种物理技术，用来描述小分子（纳米粒）与大分子（蛋白质、DNA 等）热力学方面的相互作用的。ITC 用缔合常数（K_a）、焓（ΔH_b）、自由能（ΔG_b）、熵（ΔS_b）等数值来提供有关分子相互作用的热力学信息。许多研究利用 ITC 来研究蛋白质与纳米粒相互作用的热力学性质。在这项技术中，可以通过将蛋白质滴定到纳米粒溶液中来实现纳米粒表面结合蛋白的定量，同时记录热响应，然后利用等温函数得到热力学测量值。Huang 等[92]使用 ITC 来检查 BSA 与金纳米粒相互作用的热力学曲线，这些纳米粒被涂有不同的试剂：带负电基团 11 -巯基-1 -十一烷磺酸；11 -巯基十一烷磺酸盐（MUS）和 1 -十八硫醇（OT）的 2：1 物质的量比混合物；2：1 物质的量比的 MUS 和 3，7 -二甲基辛烷-1 -硫醇（MUS/brOT）。获得的 ITC 数据表明，BSA 在 MUS/OT 上的吸附曲线与其他两类金纳米粒的热交换曲线有很大不同。他们观察到 BSA 与 MUS/brOT 的复合物是一直放热,而 MUS/OT 是先放热,但后来成为吸热和消耗热量稳定的 BSA－AuNP 复合物。这种热力学分布的变化是由于不同种类的静电相互作用引起的,而静电相互作用是由于纳米粒表面涂层的不同而发生的。

(六) 洗涤剂处理

洗涤剂是一种化学分子,能够调节生物实体(DNA、蛋白质等)的疏水-亲水性。在蛋白质-纳米粒复合物中,洗涤剂可以作为一种裂解剂将蛋白质层从纳米粒表面分离出来。据报道,蛋白质的分解速率随着洗涤剂浓度的增加而增加。市场上有许多洗涤剂,如 Triton X－100、吐温 20、吐温 60、C8POE、β－OG、SDS 等,可用于纳米粒-蛋白冠复合物中蛋白质的表征。一般来说,洗涤剂的使用是基于其比活度,如对膜蛋白、可溶性蛋白等的特异性。Winzen 等[93] 使用 SDS－PAGE 评估暴露于人类血浆中的差异功能化(羧基和胺基)羟乙基淀粉 (hydroxyethyl starch, HES)纳米胶囊表面的硬蛋白冠。纯血浆蛋白作为阳性对照。结果表明,SDS 成功地从纳米粒表面分离出蛋白冠,并使其功能化。

有学者还研究了用 SDS 作为洗涤剂从蛋白质-复合物中提取蛋白质的方法。为了分离纳米粒表面的蛋白质,将纳米粒悬浮在 1% SDS 中,在水浴中煮沸,然后离心。再用一维凝胶电泳法对含有蛋白冠的上清液进行分析。除上述方法外,可通过其他先进技术,如快速蛋白质液相色谱法(fast protein liquid chromatography, FPLC)、X 射线晶体学,对纳米粒-蛋白冠复合物中存在的蛋白质进行进一步评估。

三、蛋白冠形成的影响因素

(一) 纳米粒的尺寸及形状

纳米材料的尺寸决定其表面曲率,也影响其表面积。因此,尺寸是决定吸附在纳米粒表面的蛋白质的种类和数量的一个重要因素。虽然一些研究表明结合蛋白的数量只随颗粒大小和表面曲率的变化而变化[94],但其他研究显示蛋白冠的种类和数量随着纳米粒的尺寸变化而变化[82,83]。研究者发现低至 10 nm 的差异会显著影响纳米粒蛋白冠的成分。在对金纳米粒的研究中,金纳米粒与蛋白质的结合常数随纳米粒的大小而变化,其中金纳米粒-蛋白质的结合度逐渐增加[95]。关于血浆蛋白在不同粒径的二氧化硅纳米粒上吸附的研究表明,大约 37% 的蛋白冠的结合会被纳米粒大小显著影响[83]。Lundqvist

等[82]报道了在具不同表面功能的 50 nm 和 100 nm 聚苯乙烯纳米粒上形成蛋白冠的比较。虽然两种尺寸的普通聚苯乙烯纳米粒在蛋白冠的组成上显示出80%的相似性,但是对于两种尺寸的羧基改性的纳米粒,尺寸效应更明显,其仅有 50% 的相似性。

纳米材料的形状也会影响蛋白冠的形成。Madathiparambil 等[96]研究了球形和棒状纳米粒上所形成蛋白冠的差异。研究的两种类型的介孔二氧化硅纳米粒除了形状差异外,具有相同的化学性质、孔隙率、表面电位和尺寸。研究结果表明,与球形介孔二氧化硅纳米粒相比,血浆和血清中附着在棒状颗粒上的蛋白质数量显著增加。除此之外,研究者还通过 LC - MS 和 SDS - PAGE 对蛋白冠组成成分进行分析,结果发现纳米粒从血清和血浆中吸附免疫球蛋白和白蛋白具有形状依赖性差异。这项研究指出,当纳米粒被应用于人体时有必要考虑纳米粒的形状,因为它会对纳米粒的命运和治疗潜力产生重大影响。

（二）纳米粒的表面性质

纳米粒上蛋白冠的形成也受到纳米粒的表面性质如表面电荷、疏水性/亲水性等影响。一般来说,带负电的纳米粒会吸引带正电的蛋白质,反之亦然。$pI>5.5$ 的蛋白质表现出对带负电荷（含酸性官能团的纳米粒）纳米粒的偏好,而 $pI<5.5$ 的蛋白质则表现出对带正电荷（含碱性官能团的纳米粒）纳米粒的偏好。在这种情况下,蛋白质在纳米粒表面的吸附主要由库仑相互作用驱动。然而,由于大多数血浆蛋白在生理条件下都带负电荷（大多数血浆蛋白的 pI 在 6~8 内）,因此血浆蛋白与带负电荷的纳米粒之间基于电荷的相互作用要复杂得多。在这种情况下,库仑相互作用发生在蛋白质的特定表面区域之间,这些区域具有与纳米粒表面电荷互补的电荷。由于库仑相互作用是在相互靠近的分子之间实现的,这种基于电荷的相互作用预计将涉及蛋白质和纳米粒表面上的单个/特定区域,而不是整个表面。通过研究 3 种不同的蛋白质,血清白蛋白、载脂蛋白 A1 和载脂蛋白 E4 在带负电（羧基化）铁铂（FePt）纳米粒上的吸附,可以观察到纳米粒的流体动力学半径随蛋白质浓度的增加而增大,表明形成蛋白冠。平衡离解系数的研究表明蛋白质和纳米粒之间存在静电相互作用。结构研究表明,蛋白质表面存在带正电的区域,在这些区域上,蛋白质分子可以与纳米粒表面产生静电相互作用[97]。对纳米粒表面电荷密度效应的研究揭示了表面电荷与蛋白质吸附之间的直接关系。较高的表面电荷会

导致血浆蛋白吸附增加,但血浆蛋白的质量分布没有太大差异。

　　一般来说,带电纳米粒比具有中性表面的纳米粒吸附更多的蛋白质。这种吸附差异性进一步导致纳米粒的调节作用不同。与带电纳米粒相比,带中性电荷的纳米粒显示出缓慢的调理作用速率,这表明蛋白冠成分和纳米粒吸收之间存在直接关系。Roser 等[98]研究了白蛋白纳米粒基于电荷的细胞摄取,发现与表面带净正电荷或表面带净负电荷的白蛋白纳米粒相比,具有中性表面的白蛋白纳米粒的吞噬能力降低。

　　除了表面电荷,纳米粒的亲水性/疏水性也会影响纳米粒表面吸附蛋白质的种类和数量。受表面疏水性影响的蛋白质主要包括白蛋白、纤维蛋白原和载脂蛋白。例如,将吸附在疏水性较差的85∶15 N-异丙基丙烯酰胺/N-叔丁基丙烯酰胺(NIPAM/BAM)共聚物粒子和疏水性较强的50∶50 共聚物粒子上的蛋白质进行比较,可以发现结合蛋白质的种类和数量存在明显差异。疏水性较差的85∶15 NIPAM/BAM 共聚物颗粒几乎不与蛋白质(微量白蛋白)结合,而但疏水性较强的50∶50 共聚物粒子优先结合载脂蛋白 A1、载脂蛋白 A2、载脂蛋白 A4、载脂蛋白 E、人血清白蛋白、纤维蛋白原和各种其他蛋白质[94]。如前所述,吸附在纳米粒上的血浆蛋白数量和类型的差异导致其调节作用的变化。因此,具有疏水表面的纳米粒由于增强了对血浆蛋白的吸附而显示出较高的调节作用。

（三）暴露时间

　　蛋白质吸附在纳米粒表面所表现出的 Vroman 效应可分为"早期"和"晚期"两个阶段。早期阶段的特点是高流动性,但低结合亲和力。此后,低结合亲和力蛋白质逐渐被具有较高结合亲和力的蛋白质取代。低结合亲和力蛋白质的最初相互作用是纳米粒部分降低其表面功能的一种尝试,随后在较短时间内从可扩散到表面的蛋白质组进行蛋白质交换。大量研究表明,蛋白冠暴露时间对其数量和组成有重要影响。虽然蛋白冠的吸附是由纳米粒组成和表面功能化决定的,但曝光时间也是一个重要因素。正如 Tenzer 等所证明的那样,具有不同表面功能化类型的纳米粒上的蛋白冠以完全不同的方式演化[79]。商业化的 30 nm 二氧化硅纳米粒(AmSil30)蛋白冠上的蛋白质数量随着时间的推移而减少,而带负电和带正电荷的聚苯乙烯纳米粒(nPsNP 和 PPsNP)蛋白冠上的蛋白质数量却随之增加。除了数量上的变化外,不同纳米粒表面蛋白冠随着暴露时间增加,其组成也会发生变化。有研究表明,在初始时间点(1 h),金纳米粒表面会吸附高分子量(HMW)和低分子量(LMW)蛋白质,而中分子量(MMW)蛋白质吸收较少。但是,经过长时间的孵育(48 h)后,中分子量蛋白质浓度增加,低分子量蛋白质浓度下降。鉴定出的蛋白质主要为中分子量蛋白质和一些低分子量蛋白质,这些蛋白质参与重要的生物学过程,如转运(载脂蛋白 A1、转铁蛋白、维生素 D 结合蛋白等)、凝血(蛋白 C 抑制剂、抗凝血酶Ⅲ、凝血因子 V 等)和组织发育(fibulin‐1,骨膜蛋白、血栓反应蛋白‐1、半乳糖凝集素 3 结合蛋白等)。然而,高分子量蛋白质的浓度并没有随时间发生显著变化。通过数学模型研究了血浆蛋白在 NIPAM/BAM 纳米粒上的吸附。对于这些纳米粒,其初始阶段的特征是吸附高丰度和快速解离的蛋白质,如白蛋白和纤维蛋白原,其次是高亲和力和慢交换的载脂蛋白 A1、载脂蛋白 A2、载脂蛋白 A4 和载脂蛋白 E[94]。血清中蛋白质的相对丰度在决定初始结蛋白种类中也起着重要作用。首先被吸附在纳米粒上的蛋白质是白蛋白、IgG 和纤维蛋白原,这些蛋白质后来可能被载脂蛋白和凝血因子所取代。虽然蛋白冠形成的初始阶段可能是一个以几秒到几分钟的时间范围内发生的快速事件,但后期可能需要几个小时到几天。然而,特定进化阶段和特定时刻的蛋白冠,对纳米粒的生理反应可能有所不同。

(四) 温度

在不同的条件下,生理温度在 35~41℃ 波动和变化。因此,探索这些细微的温度变化对纳米粒表面蛋白质吸附的影响就变得至关重要。Mahmoudi 等研究了温度对聚合物包被铁铂(FePt)纳米粒吸附白蛋白和载脂蛋白转铁蛋白(Apo‐Tf)的影响。在较低的温度(13~23℃)下,白蛋白和 Apo‐Tf 一直吸附持续到形成单层膜,之后浓度再增加对蛋白冠没有影响。然而,在较高的温度(43℃)下,可以观察到 HSA 和 Apo‐Tf 的蛋白冠厚度减小,这是由于:① 蛋白质分子的构象变化;② 吸附在纳米粒表面的蛋白质分子数量减少;③ 纳米粒表面聚合物涂层的柔韧性增加,导致蛋白质分子插入聚合物外壳。Mahmoudi 等[99]在模拟体外(10% 血清)和体内(100% 血清)两种不同血清条件下,研究了金纳米棒(AuNR)经等离子加热和热加热后的蛋白冠组成的变化。在等离子体加热和热加热之后,观察到了金纳米棒的 Zeta 电位的细微变化,这表明由于温度的变化而产生了一些成分差异。与在 10% 血清中孵育的金纳米棒相比,在100%血清中孵育的金纳米棒表面电荷的减少更显著。对蛋白质组成的分析表明,与37℃下培养的样品相比,在等离子加热10%血清模型中一些重要的蛋白质的数量增加了,如血清白蛋白、α_2-HS-糖蛋白前体、载脂蛋白 A2 前体和载脂蛋白 C3 前体。而载脂蛋白 A1 前体蛋白水平有所降低。就吸附蛋白质的分子量而言,10%血清模型热处理对低分子质量蛋白质(<50 kDa)的吸附没有显著影响。然而,高分子质量蛋白质(50~100 kDa)的数量增加。相反,在体内模型中,低分子质量蛋白质(<30 kDa)的数量在等离子加热而不是热加热时显著减少。而高分子质量蛋白质(>30 kDa)在经等离子或热加热处理后的体内模型中,未观察到发生显著变化。

据报道,温度升高会导致血清成分的变化,最显著的是补体蛋白和免疫球蛋白的聚集及耗竭。热灭活血清与 100 nm 聚苯乙烯纳米粒的结合后纳米粒尺寸在生理温度下增大,表明蛋白冠层较厚。然而,较小的纳米粒(40 nm)中没有观察到这种差异。吸附在纳米粒上的蛋白质数量的差异影响了它们在 A549 细胞中的摄取,与热灭活血清相比,较小尺寸(20 nm 和 40 nm)的纳米粒在非热灭活血清中的细胞摄取量更高。另外,更大尺寸(100 nm 和 200 nm)的纳米粒表现出复杂的生物学行为,其中纳米粒与血清的比率起着重要作用。低浓度热灭活血清和高浓度非热灭活血清的细胞摄取率较高。

(五) 生物环境

纳米粒上形成的蛋白冠也可能随生理环境的变化而变化。纳米粒与正常血清和高脂血症血清孵育时,其蛋白冠成分存在差异,与高脂血症血清孵育导致胆固醇在 Fe_3O_4 纳米粒上的吸附量增加。在这项研究中,研究者除发现脂类成分的差异外,还发现了蛋白冠上蛋白质组成的差异。在富含脂质的培养基中,共发现 29 种与纳米粒相关的特异性蛋白质。与正常血清孵育后形成的具有蛋白冠的纳米粒相比,在富含脂质的培养基中孵育后的纳米粒上形成的蛋白冠会导致大鼠主动脉内皮细胞(rat aortic endothelial cells, RAEC)炎症和细胞黏附相关基因的上调。

体外蛋白冠形成和纳米粒摄取研究通常在常用的细胞培养基中进行,如 RPMI 和 DMEM 培养基。在对金纳米粒颗粒的研究中,发现蛋白冠的形成与 RPMI 培养基中的纳米粒尺寸有关。然而,在 DMEM 培养基,没有观察到这种纳米粒尺寸的相关性。与在 RPMI 培养基中培养的纳米粒相比,DMEM 培养基中的纳米粒中硬蛋白冠的数量更多,从而导致在 RPMI 培养基中纳米粒的毒性增加。

培养基中的纳米粒蛋白冠变化也有可能是由于血浆或血清作为蛋白质来源而产生的。血浆或血清的使用也被证明可以确定纳米粒的蛋白冠成分和最终归宿。在一项研究中,将银和二氧化硅纳米粒分别与血浆和血清孵育,结果显示在这些纳米粒上吸附的蛋白质数量相似。而与血清中孵育的纳米粒相比,血浆中孵育的纳米粒表现出更高的活力和更低的细胞摄取。这种差异是由于两种培养基中孵育后吸附在纳米粒上的载脂蛋白 J(簇蛋白)的浓度不同造成的[100]。

静态(非条件)培养基,即人血浆(human plasma, HP)、人血清(human serum, HS)、游离白蛋白、游离纤维蛋白原。动态(条件)培养基,即细胞暴露后获得的培养基。由于细胞可以分泌出各种生物分子,细胞条件培养基的组成与从特定来源获得的培养基的组成有很大的不同。与在动态体外细胞条件培养基中孵育相比,在富含蛋白质的静态培养基中孵育的纳米粒表面可以吸附更多的蛋白质,并导致表面电荷(中和)的大幅降低。一般来说,硬蛋白冠的组成、纳米粒的组成和细胞表型决定了纳米粒与细胞的相互作用。例如,LoVo 细胞的条件培养基被发现比 HeLa 或 THP-1 细胞的条件培养基更大程度上抑制了纳米粒与未分化和分化的 THP-1 细胞的结合,这表明条件培养基是影响纳米粒上形成的蛋白冠层的重要因素。来源于 HP、HS,以及 HeLa、LoVo 和 THP-1 细胞条件培养基的纳米粒上形成的蛋白冠层也会影响靶细胞产生细胞因子。而来源于 FBS、HP 和 LoVo 条件培养基的纳米粒上形成的蛋白冠层增加了 IL-1 抑制蛋白的生成,减少了 MCP-1 的分泌。来源于 HS 及 HeLa 和 THP-1 条件培养基的纳米粒上形成的蛋白冠层会导致 IL-1 的生成减少和 MCP-1 的分泌增加。

(六)血浆浓度

当一个纳米粒暴露于各种微环境时,它会遇到不同浓度的血浆蛋白。为了模拟这种情况,研究者研究了梯度浓度血浆对纳米粒蛋白冠组成的影响,并与在确定浓度的血浆体中孵育形成的蛋白冠进行了比较。可以观察到,两者在蛋白冠的数量和组成方面有显著的差异。暴露于梯度浓度血浆中的纳米粒的蛋白冠成分的主要差异是低分子量蛋白质的消耗,包括载脂蛋白前体 A1、载脂蛋白前体 A2、载脂蛋白前体 C1、载脂蛋白前体 C2、载脂蛋白前体 C3、血浆视黄醇结合蛋白前体、转甲状腺素前体、结合珠蛋白相关蛋白前体异构体 1、β_2-微球蛋白前体和血清淀粉样蛋白 A 蛋白前体。在低血浆浓度下亲水性二氧化硅和疏水性磺化聚苯乙烯($PSOSO_3$)纳米粒对低分子量蛋白质的选择性富集也有类似的结果。

一般来说,血浆蛋白质浓度的增加会导致蛋白质在纳米粒上的吸附增加,直到形成蛋白冠[101]。虽然吸附的蛋白质的量取决于血浆浓度,但增加血浆浓度会减少纳米粒蛋白冠中存在的蛋白质数量。例如,对于沸石纳米粒,在100%血浆浓度下观察到载脂蛋白 C3 和纤维蛋白原(FIBA、FIBB 和 FIBG)的选择性吸附增加,而暴露在低血浆浓度(10%)下会导致免疫球蛋白 γ(IGHG1、IGHG2 和 IGHG4)的选择性富集。

四、蛋白冠对纳米粒理化性质及生物安全性的影响

(一) 理化性质

蛋白冠的形成会对纳米粒自身性质产生影响。血浆蛋白的吸附导致纳米粒表面形成一层厚膜。不同类型的纳米粒,其蛋白冠层厚度为 20~40 nm。由于大多数血浆蛋白的流体动力学直径在 3~15 nm 内,因此纳米粒上形成的蛋白冠厚度表明存在多层吸附蛋白。最内层吸附的蛋白质可以是直接与纳米粒表面相互作用的蛋白质。外层吸附的蛋白质可能通过蛋白质-蛋白质相互作用与纳米粒发生相互作用。因此可以假设内层吸附蛋白构成硬蛋白冠,外层蛋白构成软蛋白冠。硬蛋白冠和软蛋白冠对蛋白冠总厚度的贡献尚不清楚。但是,由 Monopoli 等[102]对 $PSOSO_3$ 进行的研究结果表明,硬蛋白冠层比软蛋白冠层厚。

除了增加纳米粒的尺寸,蛋白质在纳米粒表面的吸附也导致了其 Zeta 电位的变化。在大多数血浆蛋白生理电中性(pH = 7.4)下的蛋白冠的 Zeta 电位表现为 -20~-10 mV。这种负的 Zeta 电位与纳米粒的物理化学性质无关。

(二) 生物安全性

1. 血液相容性

纳米粒的血液生物相容性是其在生物医学领域应用的关键。HSA 蛋白冠可以减弱血小板诱导的裸羧基化多壁碳纳米管(CNT - COOH)聚集。当纤维

蛋白原使 CNT－COOH 凝集时,其作用也会减弱。而 IgG 蛋白冠则会促进血小板破裂,导致血小板聚集和血小板膜微粒的释放。当人红细胞和血小板暴露于原始二氧化硅纳米粒时,可以通过快速形成人血浆蛋白冠,从而有效地防止溶血和血小板活化。血浆中的凝血因子Ⅻ有助于二氧化硅纳米粒介导的凝血级联的异常激活。总体来说,所有证据表明,蛋白冠会降低纳米材料(二氧化硅纳米粒、PEG 化金纳米粒、氧化石墨烯)或官能团的溶血活性。除了表面化学,纳米粒中的阳离子对蛋白冠对凝血功能的影响也至关重要。当沸石颗粒与血浆相互作用时,分子筛颗粒的表面立即被凝血酶的蛋白冠修饰。与 Na^+、K^+、NH_4^+、Fe_3^+、Cu_2^+、Zn_2^+ 相比,钙分子筛表面表现出钙依赖的抗凝血酶失活行为。

纳米粒摄取是纳米病理学的一个重要决定因素。蛋白冠的形成增加了内皮细胞中二氧化硅纳米粒的细胞摄取。内皮细胞为纳米药物提供了强大的屏障,因为静脉注射纳米药物需要离开病变部位的血管。某些具有特定特性的纳米粒能够在内皮细胞之间产生微米大小的间隙,从而导致内皮细胞的渗漏,这种效应被称为"纳米粒诱导的内皮细胞渗漏"(nanoparticle-induced endothelial leakiness,NanoEL)。阐明蛋白冠对血管系统完整性的影响,不仅是为了揭示生物安全问题,也是为了调节纳米药物的内皮渗漏。

2. 纳米粒的毒性

纳米粒的毒理学特征是生物医学临床试验的一个重要障碍。了解不同生物环境中的生物分子如何影响纳米粒的毒性是至关重要的。Ge 等[103]已经证明,血液蛋白(牛纤维蛋白原、γ 免疫球蛋白、转铁蛋白和牛血清白蛋白)与碳纳米管结合可减轻对人类急性单核细胞白血病细胞(human acute monocytic leukemia cells,THP－1)和人类脐静脉内皮细胞(human umbilical vein endothelial cells,HUVEC)的细胞毒性。键合作用依赖于碳纳米管与芳香族残基之间的 π－π 堆积作用。碳纳米管表面结合的蛋白质越多,细胞毒性越小。与一维碳纳米管相比,二维碳基纳米材料氧化石墨烯表现出更强的血液蛋白结合能力。因此,氧化石墨烯的细胞毒性明显低于原始氧化石墨烯和蛋白涂层碳纳米管的细胞毒性。这种涉及"天然功能化"的血液蛋白质吸附通过抑制过量自由基的生成来减轻细胞毒性。除了抑制活性氧(reactive oxygen species,ROS),较慢的凝聚速率也会降低纳米粒诱导的细胞毒性。蛋白冠还可以减少表面活性剂引起的细胞死亡。模板剂类的表面活性剂,如十六烷基三甲基溴化铵是金纳米粒诱导细胞毒性的主要原因。金属离子是诱导细胞毒性的重要组成部分，因此，来源于软蛋白冠的蛋白质辅助去除 Ag^+ 可防止 AgS_2 纳米粒的细胞毒性。大多数研究表明，蛋白冠降低纳米粒的细胞毒性可通过以下 4 种途径：① 抑制 ROS；② 降低团聚率；③ 降低表面活性剂诱导的细胞毒性；④ 生物降解金属离子对细胞毒性的保护作用。

3. 免疫反应

纳米材料的潜在毒性及引发过敏和炎症的风险一直是生物医学中应用纳米材料的一个重要的问题。Deng 等[104]研究表明，带负电荷的聚丙烯酸包覆金纳米粒与人血浆中的纤维蛋白原结合，并诱导该蛋白展开。未折叠的纤维蛋白原与整合素受体 MAC－1 结合，从而通过激活 NF－κB 信号通路触发炎症反应。

免疫球蛋白和补体是在蛋白冠中检测到的两个主要成分。与 PEG－SWCNT 结合的免疫球蛋白以剂量和时间依赖的方式诱导中性粒细胞活化。补体系统是先天性免疫的重要组成部分，是抵御入侵者（包括外来纳米粒）的第一道防线。Salvador Morales 等[105]已经证明 C1q 与碳纳米管的结合是高度选择性的。多臂碳纳米管的共价功能化通过经典途径极大地改变了补体系统的激活程度。然而，参与替代途径的补体因子 H 与多臂碳纳米管的化学性质呈负相关。所有证据表明，补体与纳米粒的结合取决于纳米粒的化学性质，人 C1q 的球状区域，而不是因子 H，增强巨噬细胞对 CNT 的摄取并调节促炎性免疫反应。补体成分 3（complement component 3，C3）与右旋超顺磁性氧化铁表面形成的蛋白冠结合，在静脉注射纳米粒后在体内进行动态交换。富含 C3 的蛋白冠增加了人白细胞的细胞摄取量。C3 激活的聚丙烯硫化物纳米粒可以诱导抗原特异性适应性免疫反应。氮化石墨烯吸附大量血清蛋白，并诱导参与局部免疫反应的 C3 激活。纳米粒-蛋白冠复合物与免疫级联之间的相互作用的联系还没有被揭示。在临床中，纳米药物与蛋白冠的相互作用还会引发伪过敏反应。

总之，蛋白冠的毒理学影响与免疫反应效果不一致。已有研究表明，蛋白冠降低了松香诱导的细胞毒性，但它诱导蛋白质错误折叠或展开，这与一些疾病的发展有关。基于目前对蛋白冠-纳米粒复合物的病理生理学特性的了解，蛋白冠对基于纳米粒治疗的不利方面：① 多磺酸黏多糖的快速清除；② 靶向能力的丧失；③ 由于吸附蛋白质的构象变化而触发免疫反应。这种发生在生物环境中的"生物转化"可能为更合理的纳米药物设计提供新的策略，以优化其有效性并减少潜在的纳米危害。

五、蛋白冠对纳米粒药代动力学特征的影响

（一）对纳米粒摄取的影响

生物分子与纳米粒表面结合方式不同，MPS 对纳米粒的摄取也有所不同。对于疏水性的金纳米粒，巨噬细胞对纳米粒的摄取依赖于吸附的补体因子。免疫球蛋白对巨噬细胞的摄取有负调节作用。不同类型的细胞以完全不同的方式与纳米粒相互作用。例如，在 A549 细胞对二氧化硅纳米粒的细胞摄取研究中，无论有无形成蛋白冠，无血清培养基中二氧化硅纳米粒的内在化程度远高于预形成蛋白冠层的纳米粒。从细胞表面回收的纳米粒也形成了一个主要由膜和细胞骨架蛋白及膜脂组成的蛋白冠层。此外，与在血清中培养的纳米粒蛋白冠层中鉴定的蛋白质总量（约 300 个）相比，在这些回收的纳米粒的蛋白冠层中鉴定出的蛋白质数量（约 800 个）更多。这可能是由于无蛋白冠层纳米粒更容易发生细胞损伤。研究发现，无蛋白冠层纳米粒的细胞摄取率更高，并且观察到这些纳米粒定位于细胞的胞质和溶酶体中，而具有蛋白冠层的纳米粒仅在细胞的溶酶体中被观察到[106]。

PEG 作为一种隐形分子来防止非特异性纳米粒的摄取已经得到了很好的证实。而且这种现象并非只依赖于 PEG 聚合物，PEG 化或聚乙基乙烯磷酸酯 [poly(ethyl ethylene phosphate)，PEEP]偶联形成的蛋白冠也可以防止非特异性纳米粒的摄取。PEG 化和 PEEP 偶联的二氧化硅纳米粒上的蛋白冠层富含载脂蛋白 J（一种丛生蛋白）。据报道，载脂蛋白 J 与 PEG 及 PEEP 的结合可抑制巨噬细胞的摄取，并提供一种隐形效应。

Aoyama 等[100]已经证明了丛生蛋白在阻止巨噬细胞摄取非 PEG 化银和二氧化硅纳米粒中的作用。纳米粒与血浆或者血清孵育后，其蛋白冠组成和巨噬细胞摄取量发生变化。丛生蛋白虽然在血清和血浆中培养的纳米粒的蛋白冠中均存在，但在血浆中孵育的纳米粒表面的蛋白冠中存在更多。因此，在血浆中孵育的纳米粒显示出更少的细胞摄取。基于 PEG 密度的纳米粒摄取也被研究[107]。研究发现，随着 PEG 在金纳米粒上的密度增加，一些蛋白质的吸附量降低。因此推测包括 C3、转铁蛋白、凝集素、α_2-巨球蛋白等在内这些蛋白在抑制巨噬细胞摄取中起着重要作用。

蛋白质与纳米粒表面结合的构象对于介导它们与细胞的相互作用也很重要。研究表明脂质纳米粒表面形成的蛋白冠富含补体蛋白、脂蛋白和免疫球蛋白,而二氧化硅纳米粒表面形成的蛋白冠富含凝血蛋白和急性期蛋白。虽然在这项研究中鉴定的蛋白质已被证明能通过清道夫受体促进巨噬细胞的摄取,但这些蛋白质的功能基序可能不适合通过这些受体进行识别。还有一种可能性是,存在于这些颗粒上的调理素蛋白被更丰富的蛋白质(如白蛋白和脂蛋白)的结合所屏蔽,而且这些蛋白质可抑制巨噬细胞的摄取。

（二）对纳米粒生物分布的影响

纳米粒通过血液循环被输送到 MPS 所需要的组织和器官中去,包括肝和脾。因此,结合在纳米粒表面的蛋白质也会影响纳米药物的生物分布,这是影响纳米药物在医学应用中的一个关键问题。相比于与柠檬酸结合,与血液蛋白(如白蛋白和载脂蛋白 E)结合,能够显著降低金纳米粒在肝中的滞留。由白蛋白包被的金纳米粒(15 nm)比柠檬酸-金纳米粒和载脂蛋白 E-金纳米粒在肺和脑中分布得更多。然而,对于粒径为 80 nm 的金纳米粒来说,血液蛋白结合对生物分布的影响消失了,因此纳米粒的理化性质对血液蛋白的吸附行为至关重要。此外,载脂蛋白 A1 也显示了脑靶向性潜能的调理作用降低。Pochert 等[108]已经证明,当中空介孔二氧化硅纳米粒装载作为 MRI 造影剂的氟化合物,结合在纳米粒表面的载脂蛋白 A1 和载脂蛋白 A2 的数量增加导致中空介孔二氧化硅纳米粒在肝中的排他性分布,而在其他 RES 器官(如脾或肺)中没有分布。

（三）对纳米粒靶向效率的影响

将纳米粒靶向恶性组织以提高诊断和治疗水平是一个很有前途的概念,但实际上,只有不到注射剂量 0.7% 的纳米粒被递送到实体肿瘤。因此,揭示生物流体如何影响纳米药物靶向能力对于提高其疗效至关重要。叶酸(folic acid,FA)、转铁蛋白和针对特定受体的抗体通常用于靶向给药。Salvati 等[109]首先研究了蛋白冠对靶向能力的影响,他们证明转铁蛋白功能化后的二氧化硅纳米粒在蛋白冠吸附到纳米粒上时失去了靶向能力。同样的现象也在转铁蛋白功能化的小聚合物包被的铁铂纳米粒中得到证实。此外,当超小型超顺磁性氧化铁(ultrasmall superparamagnetic iron oxide,USPIO)纳米粒与单克隆抗体结合时,它们在体外保持其靶向能力,但在体内失去这种能力,这可能是由于它能吸附具有调节作用的蛋白质而不是白蛋白。

尽管纳米粒表面的靶向配体可能被蛋白冠屏蔽,但由于蛋白质吸附是动态,因此它们的靶向能力可以得以保持。而纳米粒靶向能力的保持主要取决于靶向配体的共轭方式。共价共轭配体会在蛋白冠存在的情况下失去靶向能力,但非共价共轭配体的靶向能力仍有部分保留。此外,蛋白冠对靶向效率的影响还涉及靶向配体的亲和力。例如,小骆驼类单域抗体(single-domain antibodies, sdAb)功能化的纳米粒在牛血清和人血清中也能有效地靶向 EGFR。因此,为了获得最佳的靶向性,需要精确地考虑包括蛋白结合模式、靶向配体及其偶联方法在内的影响参数。

(四)对纳米粒释放的影响

Abraxane 是唯一上市的紫杉醇白蛋白类药物。Behzadi 等[110]发现蛋白冠可以通过降低 Abraxane 的突释效应从而改变其药物释放曲线。此外,在完全培养基中形成的蛋白冠可以抑制喜树碱(一种疏水性抗肿瘤药物)从介孔二氧化硅纳米粒的孔中释放。然而,另一种重要的基于脂质的纳米药物 Doxove,它与商业产品 Doxil® 含有相同的脂质成分,可用于多柔比星的递送,而暴露于人体血浆中可能会干扰形成的蛋白冠的完整性,从而导致部分多柔比星泄漏。蛋白质结合降低了 MCF - 7 和 MDA - MB - 435S 人乳腺癌细胞中 Doxove 的内化,这可能是因为调理素,如补体和免疫球蛋白的富集程度较低,而载脂蛋白却得到了很好的富集。Pozzi 等[111]也证实了脂质体纳米载体更倾向于吸附载脂蛋白。癌细胞的内化主要依赖于蛋白冠组成。如果通过血清热失活使蛋白冠中的补体被耗尽,则 A549 细胞对羧基化修饰的 PS -纳米粒的内化会由于补体的调理作用的降低而降低。蛋白冠组成是动态的,会受多种因素影响。磁场会使超顺磁性氧化铁对载脂蛋白的吸附量增加,从而导致 $HepG_2$ 细胞对 SPIO 的吸收增加。除了蛋白冠成分外,细胞的摄取行为还与纳米粒结合的蛋白质数量有关。另外,纳米粒的内吞途径也会受到蛋白冠的影响,蛋白冠可以将细胞吞噬机制从微胞吞转变为网格蛋白依赖性内吞作用。蛋白冠的关键作用是作为一个固有的触发器触发特定的纳米粒与细胞相互作用,为合理利用蛋白冠来制备有效的纳米药物提供了基础。

（五）对纳米粒生物降解的影响

蛋白冠的形成是纳米药物的"内源性生物转化"，而蛋白冠也影响纳米药物的生物转化。例如，蛋白冠对银纳米粒的生物转化有很强的调节作用。强吸附的蛋白冠可以充当硫化位点，而弱吸附的蛋白冠以血清浓度依赖性方式减少纳米晶体的形成。血清中形成的蛋白冠可以诱导硫化，从而降低银纳米粒的毒性。此外，HSA 修饰的单壁碳纳米管在中性粒细胞中具有更高的生物降解率，它们刺激 MPO 释放和 OCl⁻ 生成，从而促进纳米管的降解。这表明 HSA 与单壁碳纳米管的结合可能是 MPO 介导的 SWCNT 生物降解的重要决定因素。

六、基于蛋白冠的纳米药物精准设计

（一）基于蛋白冠设计长循环载药系统

开发新的表面改性和纳米结构的药物是一个重要的研究领域，其目的是防止 MPS 分离和清除，从而提高药物靶向性和递送效率。PEG 修饰是目前减少药物载体非特异性细胞摄取的金标准[112]。然而，PEG 的抗蛋白防污性能取决于 PEG 链的密度，并不能完全阻止蛋白质吸附。此外，最近的研究揭示了 PEG 的不良影响，即补体激活引起的超敏反应及重复给药后生物循环时间缩短。这突出了进一步开发新的隐形聚合物来调节蛋白冠的迫切需要，这对纳米医学来说是一个新的挑战。聚磷酸酯作为 PEG 的潜在替代物用于修饰纳米药物有着独特的优势。聚磷酸酯是可降解的，并且对丛生蛋白有着极高的亲和力。PEEP 修饰的聚苯乙烯纳米载体表面形成的蛋白冠中包含大量的丛生蛋白，导致其非特异性细胞摄取减少。另一种隐形聚合物，聚 2－乙基-2－噁唑啉的蛋白质吸附极低，而且哌氧化纳米粒可以显著降低非特异性细胞摄取，尤其是巨噬细胞样细胞摄取。此外，刷状磷酰胆碱（brushed phosphorylcholine，bPC）是 PEG 的一种仿生替代物，可用于制造隐形纳米结构。PEG 的另一个潜在替代物是两性材料，它可以延长无免疫反应的纳米粒的循环时间。然而，两性离子涂层会阻碍纳米粒与肿瘤细胞的相互作用，从而导致癌细胞对纳米粒的摄取减少。

另一个重要的策略是利用内源性血浆蛋白（如白蛋白）来调节纳米粒的生物学特性。预成型白蛋白-纳米粒复合物能够减少细胞毒性和巨噬细胞摄取，提高生物稳定性和延长循环时间，并提高肿瘤靶向性和渗透性。这种策略广泛应用于纳米医学,一些白蛋白修饰的纳米药物也早已应用于临床,但对蛋白质免疫原性的担忧仍然存在。上述内源性丛生蛋白则被认为是白蛋白的潜在替代物。

(二)蛋白冠促进药物载药量的研究

蛋白冠也可以通过自组装来装载药物。在金纳米棒上预先形成血清蛋白冠再装载小分子,其载药量远高于共价结合策略所能达到的容量[113]。这种"天然功能化"也有助于装载 DNA 寡核苷酸和多柔比星,表明带负电荷或正电荷的药物蛋白冠都可以装载。增加的载药量也不依赖于治疗癌症的药物是亲水的还是疏水的。蛋白冠部分同时载有多柔比星和美洛昔康的二氧化硅纳米粒其抗增殖效果最好。因此,蛋白冠可装载多种药物,以达到治疗目的。

(三)蛋白冠促进药物靶向性

靶向性是纳米药物最重要的特征之一。如前所述,蛋白冠的形成可以改变纳米药物的靶向能力。因此,许多研究致力于消除蛋白冠对纳米药物的影响。为了解决这个问题,诱导形成具有保护靶向能力的蛋白冠已经成为一种新策略。预涂内源性蛋白质或抗体已被证明能够保护纳米药物的靶向能力。Dai 等[114]设计了一种抗体功能化的聚丙烯酸甲酯聚合物纳米载体,在蛋白冠的存在下,其靶向能力保持在 70%~90%。Tonigold 等[115]证明,预吸附抗单核细胞来源的树突状细胞的 CD63 抗原或 T 细胞的 CD3 抗原的抗体促进药物靶向性,证明特定抗体的预吸附是靶向给药的一个可行的策略。

另一种改善靶向分子屏蔽的方法是吸附具有内在靶向能力的血浆蛋白。例如,Mirshafiee 等[116]用 γ 免疫球蛋白预涂二氧化硅纳米粒,产生富含免疫球蛋白的蛋白冠层。此外,细胞膜包裹的纳米粒在过去几年得到了发展。Rao 等[117]已经证明,红细胞膜包裹的纳米粒可以通过抑制蛋白冠结合以增强肿瘤成像效果。

除了预吸附特定生物分子外,纳米粒的结构设计也是提高靶向能力的另一种策略。Dittrich 等[118]设计了一种装载 Flutax-2 的肽纳米粒,其包裹在转铁蛋白蛋白冠中,结果显示该膜不渗透的物质可以通过转铁蛋白受体被中国仓鼠卵巢细胞通吸收。在球形核酸(spherical nucleic acid,SNA)设计中,相对于由聚胸腺嘧啶 DNA 组成的 SNA,富含 G-四链体的 SNA 可以诱导补体丰富的蛋白冠的产生,从而导致富含 G-四链体的 SNA 比体内的聚胸腺嘧啶 SNA 在肝和脾中的积累更多。这一结果表明,寡核苷酸三级结构可以显著改变 SNA 蛋白冠的化学组成,并且调整结构从而提高纳米药物的靶向性。

(四)利用蛋白冠调节抗菌活性

银纳米粒是美国 FDA 批准的可用于抗菌敷料的材料。纯化色氨酸酶与银纳米粒结合后失去酶活性。银纳米粒上的蛋白冠会引发蛋白质的构象变化,并降低纳米粒的杀菌潜力。而使用防污材料(如 PEG)进行功能化后,这种下降可能会大幅降低。

(五)蛋白冠在神经纳米治疗中的应用

将载脂蛋白 E4 吸附到吐温 80 稳定的纳米粒上所产生的蛋白冠,可以使脑血管内皮细胞具有特定的靶向性。这种策略增加了纳米粒进入脑实质的可能性,并促进了脑部纳米粒的积累。作为神经退行性疾病的病原体,β 淀粉样蛋白(Aβ)的原纤维形成过程可通过提取的 Aβ 肽的芳香残基和石墨烯表面之间的强 π-π 堆积而被石墨烯及氧化石墨烯抑制。此外,蛋白冠的存在减少了 Aβ 进入纳米粒的途径,从而减弱了 Aβ 原纤维形成的抑制。防污表面改性是未来抗纤维化应用的需要。纳米药物可以被设计用来纠正未折叠或错误折叠的蛋白质,并防止它们聚集,这可能有助于治疗神经退行性疾病。

(六)蛋白冠在组织工程领域的应用

近年来,纳米粒在组织工程领域得到了广泛的应用。然而,纳米结构多孔组织工程支架中的蛋白冠结构却很少被表征。骨髓 MSC 对纳米粒的内化率主要取决于血清蛋白的存在。载脂蛋白 A4 或载脂蛋白 C3 预涂于聚苯乙烯纳米粒表面可显著降低 MSC 的摄取。然而,在聚苯乙烯纳米粒上预涂载脂蛋白 H 可增加细胞摄取量。据报道,磁性纳米粒渗透透明质酸制成的支架改变了蛋白冠的组成,最终导致与 Ca^{2+}、G 蛋白偶联受体和 MAPK/ERK 级联相关的蛋白质浓度增加。Serpooshan 等[119]已经报道,在工程化胶原支架的纤维上形成的蛋白冠复合物显示出特殊、独特和可重复的成分,这些成分是组织微环境的标志。因此,蛋白冠在组织工程中的应用取决于支架的生物材料。

（七）蛋白冠的个性化

蛋白冠最重要的特性之一是它高流动性，其组成取决于所涉及的生物流体。因此，正如预期的那样，在健康人和不同临床症状的患者中，其蛋白冠组成有所不同。蛋白冠的组成差异为我们提供了一条思路：蛋白冠可用于设计个性化诊断和治疗的纳米药物。Colapichoni 等[120] 已经证明，胰腺癌患者的硬蛋白冠比其他类型的癌症患者的硬蛋白冠含有更丰富的 IgA 和 IgG，而丰富的 IgA 和 IgG 的产生可能与肿瘤自身抗体的产生有关。此外，Hajipour 等[121] 也报道了源于不同疾病和治疗方案的蛋白冠的组成具有显著差异。这些个性化、疾病特异性的蛋白冠诱导不同程度的细胞毒性、摄取、ROS 生成、脂质过氧化和炎症反应。因此，个性化的蛋白冠可以通过开发针对特定疾病的纳米药物来加速临床精准治疗的发展。

第八节　纳米药物精准设计对体内药代动力学的影响

分子靶向药物即精准药物设计，是实现精准医疗的物质基础。精准药物设计首先要确证可用于治疗的药敏调控蛋白，然后通过结构生物学解析靶点三维结构，运用虚拟筛选、全新药物设计等基于结构的计算机辅助药物设计技术发现对靶蛋白具有亲和力的配体（包括化学小分子、多肽、寡聚核酸、寡糖和其他生物大分子等），进而通过初步的生物活性筛选进行确证，从而对上述配体进行结构优化及成药性评价发现具有临床开发前景的候选药物[122,123]。也就是说，靶标-配体精准相互作用为基于靶标的合理药物设计提供理论基础，化合物成药所具备的首要前提之一是与靶标的结合力够强，作用时间持久。药物与靶标间的分子间作用力除了常见的范德瓦耳斯力、氢键和静电作用外，还包括阳离子-芳香体系(π)、胍基-精氨酸、卤键、脂肪烷 C—H$\cdots$X 氢键等作用。这些作用既可用于提高化合物和靶标间的结合力，也可用于优化药物的体内 PK 行为。

而基于 PK 的纳米药物的精准设计，与纳米药物的物理化学性质息息相关，设计分子靶向药物要考虑纳米药物血液循环、生物分布、肿瘤穿透和肿瘤细胞摄取等方面对肿瘤药物释放的影响。其他重要因素也值得关注，如纳米药物机械特性在利用 EPR 效应调节肿瘤血管外渗和肿瘤组织滞留中的作用，以及它们与肿瘤微环境（细胞外基质、肿瘤相关细胞和肿瘤基质细胞）的相互作用。

一、基于靶标结构的精准药物设计

（一）靶点特异性抑制剂设计

蛋白激酶是重要的药物靶标。即便不同家族的激酶仍具有很高的结构及序列的同源性，特别是保守的 ATP 结合位点，由于靶点的杂泛性导致结合配体的选择性较低。为了发现选择性较高的激酶抑制剂用于探针或药用治疗分子，双位点结合，即同时设计靶向 ATP 结合位点及旁侧位点的抑制剂，成为人们接受的有效策略。与单位点抑制剂相比，多位点结合抑制剂由于形成多重作用力，因此与靶标的亲和力及选择性大大提高。例如，通过蛋白激酶组学研究发现，脾酪氨酸激酶（spleentyrosinekinase, Syk）的 ATP 结合位点存在特殊的 Pro455－Asn457 序列组合，这两个氨基酸残基在空间上接近，可以通过设计同时作用于这两个残基的配体分子来发现 Syk 激酶选择性抑制剂。基于该认识，Lucas 等[124,125]通过对咪唑并吡嗪类苗头化合物的结构改造，发现了噻吩并嘧啶类 Syk 选择性抑制剂，晶体复合物结构解析验证了最初的设计思路。

（二）靶点亚型选择性精准药物设计

靶点特异性及亚型选择性调控分子可用于研发具有应用前景的临床药物，也可作为研究靶标作用机制的小分子探针。但是，由于激酶、表观遗传调控蛋白等蛋白家族中每个亚型之间氨基酸序列及空间结构的相似性，尤其是催化位点或配体结合口袋的高度类似性，使合理设计选择性调控分子成为当前药物发现领域的难点。

亚型选择性磷脂酰肌醇三激酶（phosphoinositide3－kinases, PI3K）抑制剂具有很好的临床应用前景。例如，PI3Kα 亚型上存在一个特有的半胱氨酸残基（Cys862），该残基在其他亚型中均不存在，它是抗肿瘤药物研究的重要靶标，靶向 Cys862 是发现 PI3Kα 亚型选择性抑制剂的有效途径。Nacht 等[126]以 GDC－0941 为先导化合物，运用基于结构的合理药物设计，发现了新型的 PI3Kα 亚型选择型共价抑制剂。需要指出的是，生物体内绝大多数成分不含亲电性基团，受体、酶、核酸、脂质及辅酶则含有亲核性基团或片段，因而可发生共价结合的药物分子中都含有一定的亲电性基团。药物与靶标通过稳固的共价键不可逆结合会呈现持久的药理作用,因此利用特异性共价作用已经成为设计亚型选择性抑制剂的重要策略。

(三) 提高化合物抗耐药性的精准药物设计

异常的酪氨酸(RET)激酶信号在多种人癌细胞如甲状腺癌细胞中发挥关键作用,RET 的突变对目前临床应用的 RET 抑制剂如卡博替尼和凡德他尼均产生了耐药。HIV 具有遗传异质性和基因组的高度变异性,会使病毒对现有的抗艾滋病药物极易产生耐药性,临床应用受到很大限制。这迫使研究者不断开发新型、高效、抗耐药性的 HIV 抑制剂。与吡咯并苯环庚烷酮类(pyrrolobenzoxazepinone,PBO) HIV 非核苷类逆转录酶抑制剂相比,C6 - 延伸的 PBO 衍生物对多种常见的突变株如 K103N、Y181I、L100I、V179D 和 Y188L 等具有较高的抑制作用[127,128]。分子模拟研究发现,C6 - 延伸的 PBO 衍生物的第二个苯环可以特异性靶向 β_{12} - β_{13} 发夹中高度保守的残基(Phe227、Trp229 和 Met230),这与该类化合物的高效抗耐药性密切相关。

二、基于靶向药物递送策略的精准药物设计

药物设计的主要目标之一就是发现对机体最需要部位靶向给药的途径。这不仅可以优化药物传输、提高治疗效果,同时还可以降低药物的不良反应。靶向药物递送策略通常分为两类:主动靶向与被动靶向。主动靶向常被称为生物导弹,是指将药物与靶部位能够识别的分子(针对器官、组织、细胞膜上的特定受体、抗原、凝集素、叶酸或转运体等)连接进而使非特异性药物与靶部位主动识别并特异性结合,触发细胞内吞,使药物在疾病组织、细胞中选择性富集。例如,由于肿瘤细胞生长迅速,其细胞表面的多种受体表达显著高于正常细胞,如转铁蛋白受体、FR 和葡萄糖转运体等,因此这些特异性生物标志物的相应的配体经常用作肿瘤细胞递药的靶向分子[129]。

利用这些生物标志物构建靶向药物递送系统,可以将抗肿瘤药物特异性地递送到肿瘤组织,且能降低正常组织对抗肿瘤药物的摄取,降低其副作用,提高临床疗效。被动靶向系指依靠肿瘤部位的生理、病理特点(癌变组织的组织间液的低 pH 等体内某些部位或某些病变区的特殊生化环境)及递药系统本身的性质,使递药系统能够有效地在病变部位释放并蓄积,可以通过设计功能

化的抗肿瘤前药响应肿瘤的微环境或直接调节肿瘤微环境,以达到较好的靶向递送效果,近几年受到较多的关注。

(一) 叶酸为导向载体的抗肿瘤药物分子设计

利用细胞表面特异性受体及蛋白标志物,识别并捕捉特定组织及特定生理病理状态下的细胞,从而实现对纳米药物的特定功能修饰,对于靶向治疗及疾病诊断都有非常重要的意义[130]。

叶酸是人体必需的维生素,其主要功能是提供原发性(denovo)合成核酸碱基和甲硫氨酸的一碳单元的供体[131]。肿瘤细胞增殖旺盛,需要更多的叶酸摄入。叶酸依赖与 FR 结合并转运进入细胞,FR 是细胞膜受体,其在许多上皮源性和非上皮源性恶性肿瘤细胞呈现高表达,具有组织特异性。人体有三种 FR 亚型即 FRα、FRβ 和 FRγ。其中 FRα 在体内呈选择性表达,在肿瘤细胞中高表达,而正常细胞表达少,这是因为肿瘤细胞的快速增殖更多依赖叶酸的缘故。抗叶酸药物是重要的抗肿瘤药物,如甲氨蝶呤、培美曲塞等为二氢叶酸还原酶抑制剂。此外,FR 通过受体介导的内吞效应,促进细胞摄取叶酸,具有亲和力高、特异性强的优点,以及良好的药物靶向转运应用价值。

另一个应用叶酸的药物设计途径是利用肿瘤细胞高表达 FRα 受体识别与结合叶酸的功能,将叶酸共价连接某些抗肿瘤活性成分,使抗肿瘤活性成分浓集并进入肿瘤细胞中[132]。叶酸片段作为载体和导向装置,将分子选择性地靶向结合于肿瘤细胞表面的 FRα 受体,摄入胞内后,经特异性裂解释放出抗肿瘤成分,呈现杀伤作用。

(二) 生长抑素为导向载体的抗肿瘤药物分子设计

肿瘤放射治疗引起的副作用是射线难以聚焦于肿瘤部位,照射脱靶到正常组织所致。因而若将放射源(如核素)以分子的形式只分布在肿瘤组织,则能提高射线杀伤肿瘤的选择性,这需要有导向装置将带有核素的药物分子传输并聚集于肿瘤部位。而且,在到达作用部位之前,核素应牢固地结合于分子内,不被泄漏。2018 年美国 FDA 批准上市的用于治疗胃肠胰腺神经内分泌瘤的 177Lu – dotatate 就是这类药物。

促生长素抑制素又称为生长抑素,是由 14 个氨基酸组成的环肽,其受体 SSR 在许多肿瘤中具有高密度表达,如脑、乳腺和肺等器官。生长抑素对于

SSR 有特异性结合作用,因而可作为载体,将结合了核素的分子输送并结合于肿瘤细胞上。

(三) 抗体药物偶联物

抗体药物偶联物(antibody-drugconjugates,ADC)也是将药理活性与成药性相结合的范例。抗体与抗原分子的特异性识别与结合是生物医药的治疗基础。抗体对细胞表面抗原的特异性识别与结合,把 ADC 引向拟杀伤的肿瘤部位,履行了输送、定位和被吞噬摄入的功能;细胞毒药物作为杀伤性弹头,释放于肿瘤细胞中,对靶标起杀伤作用。在这里单抗的主要功能是靶向输送、履行药物的特异性分布,起主要药效作用的是细胞毒药物。

三、基于肿瘤微环境的精准药物设计

与正常组织相比,EPR 效应一直被认为是促进纳米药物在肿瘤组织中优先积累的关键机制,使药物能够特异性地在肿瘤组织释放,以减少在正常组织器官的释放,这是靶向药物设计的关键科学问题。药物主要通过环境响应性,而非特定分子间相互作用实现特异性释放,属于被动靶向。肿瘤细胞通过对特定蛋白的自身调节和异常的能量代谢,形成和维持一个不适宜正常细胞生存的微环境,在理化性质方面与人体正常内环境存在着诸多不同,以促进肿瘤细胞发生、增殖、侵袭与转移。

肿瘤微环境比较显著的特征是具有较高浓度的活性氧、低 pH、缺氧等。利用酸性微环境是提高抗肿瘤药物选择性的一个有效的途径。Park 等[133]报道了具有酸触发药物释放能力的生物素导向型多柔比星前药,结构中包括荧光猝灭基团(硝基苯)、酸敏感基团(酰腙)和肿瘤靶向基团(生物素),可通过测定荧光强度的变化实时监测药物的释放。通过荧光共聚焦显微技术和 MTT 评价发现,该前药的细胞摄取及抗肿瘤活性在 HepG2 细胞中的敏感性高于 WI-38 细胞。

对疾病微环境的认识会深刻改变治疗肿瘤的理念。如何高效地将抗肿瘤药物递送并富集于病灶靶器官、组织,降低在正常组织中的浓度,选择性杀伤肿瘤细胞成为制药领域研究富有挑战性的课题。其中的关键是要考虑肿瘤的异质性和微环境的特殊性。随着研究的深入,肿瘤组织与正常组织越来越多的精细差异被确定,如缺氧,为基于肿瘤微环境的精准药物设计提供了新的理论依据。

四、基于前药策略的精准药物设计

前药可改善药物理化性质、增强化学及代谢稳定性、延长作用时间、提高生物利用度、增强 BBB 渗透性及减轻不良反应等,成为一种被广泛接受的有效策略。近年来,靶向前体药物的研究和应用日益受到研究者的青睐。

(一)基于多肽前药的精准药物设计

肽类药物具有高活性和特异性,是由于它与受体产生了肽-蛋白相互作用。人体许多激素是内源性多肽,在执行完生理功能后迅速被代谢失活以避免持续作用而引起不良反应,体内的生理和生化特征可作为修饰蛋白质或多肽结构的依据,以在保持生物活性的同时,改善 PK 和体内的稳定性,在一些领域中比研发肽模拟物或简化为有机小分子更有效率,如用化学方法对天然多肽 PEG 化或对某(些)氨基酸非天然化,已是熟知的策略。

生物体内广泛存在的蛋白质特异识别的多肽是构建多肽探针的最佳来源。Chowdhury 等[134]报道了基于底物结构的组织蛋白酶 B 探针分子,肽底物被组织蛋白酶 B 选择性降解后(酰胺键断裂),释放出自降解链和荧光分子,相对于其他半胱氨酸组织蛋白酶,对组织蛋白酶 B 具有很好的选择性。

(二)基于二硫键裂解机制的精准药物设计

基于二硫键裂解机制的荧光探针的结构包含原药、含有二硫键的连接基团、能发出荧光信号的分子及肿瘤靶向配体。缀合物在肿瘤靶向配体的导向作用下,经通过受体介导的内吞进入细胞,然后经巯基激发的二硫键的断裂,释放出原药及荧光信号分子。

典型的缀合物包括以喜树碱及吉西他滨为原药的荧光探针分子。He X 等[135]开发了一种用于三阴性乳腺癌(TNBC)治疗的二聚体前体药物自我递送纳米粒,该纳米粒具有增强的载药量和生物还原反应性,通过构建含有二硫键的喜树碱二聚前药(CPTD),从而实现了细胞内氧化还原电位控制药物释放。

五、纳米药物精准设计与药代动力学的关系

药物进入体内后,需要经历一个复杂的过程才能到达其作用部位,与靶点相互作用而发挥药效,相应会产生复杂的 PD、PK 和毒理学效应。药物发挥治

疗作用的强度和持续的时间在很大程度上取决于药物在体内被代谢的方式及速度。因此,在药物设计中我们不仅需要考虑设计出的分子与靶点是否具有高亲和力,同时更要在药物设计的早期考虑药物的 PK 性质,以期发现高效低毒的治疗药物,提高新药研发的成功率。

（一）基于代谢的药物精准设计

一般来说,基于代谢的药物设计大多是在了解药物代谢途径和相关代谢特征的基础上,针对先导化合物或老药进行合理的改进和修饰,以达到增强疗效、提高生物利用度、提高靶向选择性和降低不良反应等目的。基于代谢的药物设计主要有以下策略。

1. 研究药物的活性代谢产物

药物活性代谢产物有时比原药具有更强的药理活性或具有更佳的 PK 性质,因此可以通过研究药物的活性代谢产物以发现新的候选药物。

2. 前药设计

前药设计将已知有生物活性的分子连接到载体基团,使之成为没有活性的前体药物,然后在体内经酶促代谢释放出母药以发挥其治疗作用。

3. 硬药设计

硬药设计对先导化合物进行结构修饰使之在体内不被代谢,避免其产生有毒代谢产物,以原型药排出体外,大大降低不良反应。但事实上体内代谢酶分布广泛,功能强大,而且具有刚性结构的活性化合物种类稀少,因此使得硬药很难开发成功。目前仅有治疗骨质疏松药物二磷酸盐等极少数的成功实例。

4. 软药设计

软药设计本身具有药理活性,在体内以可预料的和可控的方式一步代谢为无毒的无活性的代谢产物,迅速排出体外,实现药物的活性与毒性分离。

（二）药物精准设计中的药代动力学

药物能否顺利地到达作用靶部位主要取决于它的物理和化学性质,包括化学及代谢稳定性、亲水/亲脂特性、离子化及药物分子的粒径大小与表面修饰等。

药物要具有活性必须具有较高的化学稳定性,在水中不易分解。口服的药物还须能耐受胃酸的强酸性环境。有些临床常用的药物结构中存在胃酸中易于水解的官能团,如青霉素结构的内酰胺环、拟胆碱药中的酯键等,解决对酸敏感官能团的方法之一是制成注射剂避免经过胃肠道;另一种可行方法就是将敏感的官能团转变成对酸较稳定的官能团。

药物除了应具备一定的化学稳定性外,还应对可能遭遇的多种消化及代谢酶有一定的稳定性。由于多数药物在体内首先要面临的就是首过效应。因此,药物对肝中的代谢酶的稳定性尤为重要。

药物必须有适当的亲水及亲脂性平衡,例如,药物的极性太大时易于经肾排泄而不易透过细胞膜的脂质屏障,另外,若药物亲脂性太大时,则水中的溶解度很差,并且由于易于与脂蛋白结合而使胃肠道的吸收很差,即使它们进入血液,也很易进入并储存于脂肪组织。因此,最好的药物通常具有适当的亲水及亲脂性平衡[136]。

很多药物结构中含有氨基,因为氨基可与受体产生相互作用。这可以用亲水亲油平衡来解释:氨是弱碱,人们发现有效的胺类药物的 pK_a 值通常在 $6\sim8$。换句话来讲,这些药物在血液 pH 条件下(pH=7.4)部分离子化,很容易达成离子化和非离子化形式的平衡。这就允许它们以非离子化形式透过细胞膜,而以离子化形式增加水溶性并和受体很好地结合[137]。

通常情况下,大多数有效药物的分子量都在 500 以内,当分子量增大时,其吸收率降低,而分子量小于 200 的分子能从细胞的缝隙间挤进组织而不需通过细胞,因此高效极性的分子,只要它们的分子量低于 200,则无须通过细胞就能到达组织。此外,一个分子中氢键基团越多,则它越不容易被吸收。

六、药代动力学对纳米药物精准设计影响

纳米技术的进步促进了纳米药物的合成、表征和在癌症治疗中的应用。各种以纳米载体为基础的药物递送系统被设计用来将治疗药特异性地输送到实体肿瘤,以提高抗癌治疗的效果,同时将全身毒性降至最低。

纳米药物大小、形状、表面化学及其他物理化学性质等在调节其生物学性能方面起着重要作用,包括血液循环、肿瘤聚集/穿透和癌细胞内化等,这在很大程度上是因为许多细胞甚至病毒可以调节它们的机械特性来实现某些生物功能。

纳米药物的血液循环时间与其在肿瘤组织中的积聚呈正相关,因此可设

计纳米药物以延长循环时间,这通常是通过合理设计纳米药物的物理化学性质,如大小、形状和表面电荷来实现的[138,139]。此外,纳米药物的机械性能也被证明是一个重要的参数,可以用来调节它们的血液循环时间。杨氏模量是描述固体材料抵抗形变能力的物理量,Anselmo 等[140]检测了杨氏模量为 10 kPa和 3 000 kPa 的水凝胶纳米粒(0~200 nm)在小鼠体内的循环时间,发现软质纳米粒在血管系统中的持久性显著高于硬质纳米粒,尤其是在前 2 h。软质和硬质纳米粒不同的血液循环性能归因于其不同的吞噬特性。在体外 12 h 内,J774 巨噬细胞摄取硬质纳米粒的能力是软质纳米粒的 3.5 倍,并且越高的巨噬细胞对硬质纳米粒的捕获程度越高,清除越快。巨噬细胞也存在类似优势,RAW264.7 小鼠巨噬细胞对未经修饰和 PEG 化的硬质 SNC(9.7 GPa)的摄取显著高于软质纳米粒,这可能是由于它们对巨噬细胞所施加力的变形的能力[141]。总体而言,软质纳米粒比硬质纳米粒表现出更长的血液循环时间,这是因为它们的巨噬细胞捕获率较低,具有一定变形能力,可避免生物学系统消除。血液中的大多数内源性物质(如健康的红细胞)具有很低的硬度,而病理细胞(如患病和老化的红细胞)和异物(如病毒)的硬度相对较高,这一特征在一定程度上反映了对外来物质和病理组织的防御机制。

基于 PK 设计纳米药物,需要了解其在血液中如何被清除,以及其生物分布。纳米药物在实体肿瘤中的积聚是在生物分布范围内的,了解纳米药物在不同器官和组织中的分布情况有助于阐明它们被 MPS 从血液中清除的机制,这反过来又决定了它们的肿瘤靶向能力。因此,研究纳米药物的物理化学性质对其生物分布的影响有助于促进纳米药物的肿瘤靶向递送,同时减少其非靶向沉积。

基于 PK 设计纳米抗肿瘤药物还需考虑肿瘤穿透能力。大部分纳米药物聚集在肿瘤周围,由于许多生理障碍的存在,穿透实体肿瘤的深层对纳米药物来说非常容易,与正常组织相比,肿瘤组织由于胶原和赖氨酸氧化酶含量高,通常具有致密的细胞外基质,若细胞快速增殖和淋巴引流受损,肿瘤内的间质流体压力也会增加,这些屏障阻止纳米药物扩散到肿瘤间质[142,143]。因此,需要通过优化纳米药物的物理化学性质来提高纳米粒的渗透性。例如,具有亲大脑内皮细胞功能的短肽短肽 angiopep‐2,能够与位于大脑内皮细胞上的低密度脂蛋白受体相关蛋白‐1 特异性结合,通过特异性受体介导的吞饮作用可跨越 BBB 到达脑组织。将它与载药胶束连接后,能够赋予纳米胶束亲大脑内皮细胞的功能,使得胶束具有通过特异性受体介导的吞饮功能。靶向胶束进入脑组织后,因为 HER – 2 阳性的乳腺癌细胞上同样存在 LRP – 1,能够以相同的方式进入肿瘤组织,进而发挥抗肿瘤的作用,达到改善 HER – 2 阳性乳腺癌脑转移预后的目的[144]。其他研究表明,经 angiopep – 2 修饰的纳米粒具有比普通纳米粒更强的穿越 BBB 的能力[145]。例如,王国伟等以抗肿瘤药紫杉醇为模型药,拟制备了 angiopep – 2 修饰的核–壳结构介孔二氧化硅脂质囊纳米粒,该递药载体具有良好的生物相容性、抗肿瘤效果和 BBB 穿透能力,为脑胶质瘤的治疗提供实验参考[146]。

此外,肿瘤细胞对载药纳米粒的有效内化也是成功给药的关键前提,因此人们致力于探索具有增强肿瘤细胞摄取功能的纳米粒的设计原理。大多数相关研究报道,硬质纳米粒比软质纳米粒表现出更强的巨噬细胞内在化作用。

参考文献

[1] 谢广平,孙皎.纳米颗粒的体内药代动力学及其影响因素[J].口腔材料器械杂志,2010,19(1):23 – 25,33.

[2] ZHOU C, YANG Z, TENG L. Nanomedicine based on nucleic acids: pharmacokinetic and pharmacodynamic perspectives[J]. Curr Pharm Biotechnol, 2014, 15(9): 829 – 838.

[3] WEI Y, QUAN L, ZHOU C, et al. Factors relating to the biodistribution & clearance of nanoparticles & their effects on *in vivo* application[J]. Nanomedicine (Lond), 2018, 13(12): 1495 – 1512.

[4] JI X, LU W, WU K, et al. Influencing factors of the pharmacokinetic characters on nanopharmaceutics[J]. Pharm Nanotechnol, 2017, 5(1): 24 – 31.

[5] PATEL P, BAROT T, KULKARNI P. Formulation, characterization and *in-vitro* and *in-vivo* evaluation of capecitabine loaded niosomes[J]. Curr Drug Deliv, 2020, 17(3): 257 – 268.

[6] 孙森,黄鹭,高思田,等.多角度动态光散射法的纳米颗粒精确测量[J].计量学报,2020,41(5):529 – 537.

[7] 邢化朝,刘俊杰,许潇,等.纳米颗粒的粒径测量方法[J].中国粉体技术,2016,22(5):54 – 57.

[8] WU Y, YANG W, WANG C, et al. Chitosan nanoparticles as a novel delivery system for ammonium glycyrrhizinate[J]. Int J Pharm, 2005, 295(1 – 2): 235 – 245.

[9] 梁志辉,陈舰.原子力显微镜在纳米材料表面形貌及粒度的研究[J].广东化工,2011,38(4):103 – 105.

[10] 顾彩香,李庆柱,李磊,等.几种测量纳米粒子粒径方法的比较研究[J].机械设计,2008,(5):12 – 14.

[11] ZHANG J S, LIU F, HUANG L. Implications of pharmacokinetic behavior of lipoplex for its inflammatory toxicity[J]. Adv Drug Deliv Rev, 2005, 57(5): 689 - 698.

[12] CHEN T, WANG R T, WANG Z, et al. Construction and evaluation of non-specific targeting cationic polymer lipid liposomes[J]. Yao Xue Xue Bao, 2010, 45(3): 359 - 364.

[13] MAO S, GERMERSHAUS O, FISCHER D, et al. Uptake and transport of PEG-graft-trimethyl-chitosan copolymer-insulin nanocomplexes by epithelial cells[J]. Pharm Res, 2005, 22(12): 2058 - 2068.

[14] BEHRENS I, PENA A I V, ALONSO M J, et al. Comparative uptake studies of bioadhesive and non-bioadhesive nanoparticles in human intestinal cell lines and rats: the effect of mucus on particle adsorption and transport[J]. Pharm Res, 2002, 19(8): 1185 - 1193.

[15] 杨艳芳,谢向阳,杨阳,等.粒径与表面电荷影响脂质体体内药物靶向递送的研究进展[J].药学学报,2013,48(11): 1644 - 1650.

[16] CHONN A, CULLIS P R, DEVINE D V. The role of surface charge in the activation of the classical and alternative pathways of complement by liposomes[J]. J Immunol, 1991, 146 (12): 4234 - 4241.

[17] LEVCHENKO T S, RAMMOHAN R, LUKYANOV A N, et al. Liposome clearance in mice: the effect of a separate and combined presence of surface charge and polymer coating [J]. Int J Pharm, 2002, 240(1 - 2): 95 - 102.

[18] JOSHI M D, UNGER W J, STORM G, et al. Targeting tumor antigens to dendritic cells using particulate carriers[J]. J Control Release, 2012, 161(1): 25 - 37.

[19] SHARMA G, VALENTA D T, ALTMAN Y, et al. Polymer particle shape independently influences binding and internalization by macrophages[J]. J Control Release, 2010, 147 (3): 408 - 412.

[20] CHAMPION J A, MITRAGOTRI S. Role of target geometry in phagocytosis[J]. Proc Natl Acad Sci U S A, 2006, 103(13): 4930 - 4934.

[21] ARNIDA, JANAT-AMSBURY M M, RAY A, et al. Geometry and surface characteristics of gold nanoparticles influence their biodistribution and uptake by macrophages[J]. Eur J Pharm Biopharm, 2011, 77(3): 417 - 423.

[22] ADRIANI G, DE TULLIO M D, FERRARI M, et al. The preferential targeting of the diseased microvasculature by disk-like particles[J]. Biomaterials, 2012, 33(22): 5504 - 5513.

[23] HUANG X, LI L, LIU T, et al. The shape effect of mesoporous silica nanoparticles on biodistribution, clearance, and biocompatibility *in vivo*[J]. ACS Nano, 2011, 5(7): 5390 - 5399.

[24] DECUZZI P, GODIN B, TANAKA T, et al. Size and shape effects in the biodistribution of intravascularly injected particles[J]. J Control Release, 2010, 141(3): 320 - 327.

[25] BLACK K C, WANG Y, LUEHMANN H P, et al. Radioactive 198Au-doped nanostructures with different shapes for *in vivo* analyses of their biodistribution, tumor

uptake, and intratumoral distribution[J]. ACS Nano, 2014, 8(5): 4385-4394.

[26] JAIN P K, LEE K S, EL-SAYED I H, et al. Calculated absorption and scattering properties of gold nanoparticles of different size, shape, and composition: applications in biological imaging and biomedicine[J]. J Phys Chem B, 2006, 110(14): 7238-7248.

[27] ZHAO Z, UKIDVE A, KRISHNAN V, et al. Effect of physicochemical and surface properties on *in vivo* fate of drug nanocarriers[J]. Adv Drug Deliv Rev, 2019, 143: 3-21.

[28] 王新春,侯世祥,李文,等.白藜芦醇小麦醇溶蛋白纳米粒包封率测定方法研究[J].中国中药杂志,2007,(13): 1355-1357.

[29] 庄银凤,陈燕霞,陈立宇,等.紫杉醇纳米脂质载体包封率的测定[J].广东化工,2017,44(8): 65-67.

[30] 杨红艳,陈子明,黄丽平,等.盐酸莫西沙星脂质体的制备及包封率测定方法研究[J].中国医院药学杂志,2018,38(10): 1051-1055.

[31] 陈召红,刘皈阳,魏亚超.脂质体包封率测定方法研究进展[J].解放军药学学报,2011,27(1): 79-82.

[32] 徐缓,韩东,汪晓婵,等.葡聚糖微柱离心法测定多西紫杉醇脂质体包封率影响因素考察[J].辽宁师范大学学报(自然科学版),2017,40(3): 342-348.

[33] 黄霞,朱婷婷,罗晴,等.新藤黄酸纳米脂质载体制备及其药剂学性质研究[J].中草药,2013,44(11): 1400-1406.

[34] 李静,姚亮,陈伟,等.自制葡聚糖凝胶微型柱测定新藤黄酸聚乳酸-羟基乙酸共聚物纳米微球包封率[J].安徽中医学院学报,2013,32(6): 77-80.

[35] 魏曼,张宇佳,陈谕园,等.微柱离心-HPLC法测定载左旋多巴聚乙二醇化固体脂质纳米粒的包封率[J].医药导报,2017,36(7): 797-800.

[36] 宫晓菲,徐佳茗,夏学军,等.微柱离心法测定紫杉醇脂肪乳的包封率[J].药物分析杂志,2017,37(11): 1967-1972.

[37] 任翔,张莉,陈静怡,等.优化微柱离心法提高脂质体包封率测定的准确性[J].解放军药学学报,2017,33(2): 134-137.

[38] 方清影,林彤远,赵雲飞,等.HPLC法测定新藤黄酸囊泡溶液中药物的含量及包封率[J].西南国防医药,2013,23(4): 360-362.

[39] 陈丽萍,吴智敏,杨畅,等.广藿香酮传递体包封率测定方法的筛选研究[J].中南药学,2019,17(11): 1864-1868.

[40] YU H, TANG Z, ZHANG D, et al. Pharmacokinetics, biodistribution and *in vivo* efficacy of cisplatin loaded poly (L-glutamic acid)-g-methoxy poly (ethylene glycol) complex nanoparticles for tumor therapy[J]. J Control Release, 2015, 205: 89-97.

[41] PETSCHAUER J S, MADDEN A J, KIRSCHBROWN W P, et al. The effects of nanoparticle drug loading on the pharmacokinetics of anticancer agents[J]. Nanomedicine (Lond), 2015, 10(3): 447-463.

[42] SUFI S A, PAJANIRADJE S, MUKHERJEE V, et al. Redox nano-architectures: Perspectives and implications in diagnosis and treatment of human diseases[J]. Antioxid

Redox Signal, 2019, 30(5): 762 - 785.

[43] 高岩,史岩彬,李翔,等.肿瘤微环境中纳米粒输运效率影响因素的研究进展[J].药物生物技术,2019,26(6): 541 - 546.

[44] SADZUKA Y, HIROTSU S, HIROTA S. Effect of liposomalization on the antitumor activity, side-effects and tissue distribution of CPT - 11[J]. Cancer Lett, 1998, 127(1 - 2): 99 - 106.

[45] NUNES R, ARAÚJO F, BÁRTOLO L, et al. Noncovalent PEG coating of nanoparticle drug carriers improves the local pharmacokinetics of rectal anti-HIV microbicides[J]. ACS Appl Mater Interfaces, 2018, 10(41): 34942 - 34953.

[46] NUNES R, ARAUJO F, BARREIROS L, et al. Correction to "noncovalent PEG coating of nanoparticle drug carriers improves the local pharmacokinetics of rectal anti-HIV microbicides"[J]. ACS Appl Mater Interfaces, 2019, 11(4): 4701.

[47] 朱梁,裴茂炜,沈栋,等.多柔比星心脏毒性发生机制及其防治的研究进展[J].健康研究,2013,33(2): 102 - 105.

[48] ZHAO W J, WEI S N, ZENG X J, et al. Gene expression profiling identifies the novel role of immunoproteasome in doxorubicin-induced cardiotoxicity[J]. Toxicology, 2015, 333: 76 - 88.

[49] MOGHIMI S M, HUNTER A C. Recognition by macrophages and liver cells of opsonized phospholipid vesicles and phospholipid headgroups[J]. Pharm Res, 2001, 18(1): 1 - 8.

[50] RAWAT M, SINGH D, SARAF S, et al. Nanocarriers: promising vehicle for bioactive drugs[J]. Biol Pharm Bull, 2006, 29(9): 1790 - 1798.

[51] WOODLE M C, NEWMAN M S, COHEN J A. Sterically stabilized liposomes: physical and biological properties[J]. J Drug Target, 1994, 2(5): 397 - 403.

[52] 罗盼生,贾莉.多柔比星长循环脂质体的理化性质及体内药动学研究[J].菏泽医学专科学校学报,2019,31(4): 1 - 3,10.

[53] GALMARINI C M, WARREN G, SENANAYAKE M T, et al. Efficient overcoming of drug resistance to anticancer nucleoside analogs by nanodelivery of active phosphorylated drugs [J]. Int J Pharm, 2010, 395(1 - 2): 281 - 289.

[54] BLUME G, CEVC G. Molecular mechanism of the lipid vesicle longevity *in vivo*[J]. Biochim Biophys Acta, 1993, 1146(2): 157 - 168.

[55] SCHIFFELERS R M, STORM G. Liposomal nanomedicines as anticancer therapeutics: beyond targeting tumor cells[J]. Int J Pharm, 2008, 364(2): 258 - 264.

[56] AKBARZADEH A, MIKAEILI H, ZARGHAMI N, et al. Preparation and *in vitro* evaluation of doxorubicin-loaded Fe(3)O(4) magnetic nanoparticles modified with biocompatible copolymers[J]. Int J Nanomedicine, 2012, 7: 511 - 526.

[57] ZHANG Z, HUEY LEE S, FENG S S. Folate-decorated poly(lactide-co-glycolide)-vitamin E TPGS nanoparticles for targeted drug delivery[J]. Biomaterials, 2007, 28(10): 1889 - 1899.

[58] CHEN J, LI S, SHEN Q, et al. Enhanced cellular uptake of folic acid-conjugated PLGA-PEG nanoparticles loaded with vincristine sulfate in human breast cancer[J]. Drug Dev Ind

Pharm, 2011, 37(11): 1339 - 1346.

[59] WANG Y, WANG Y, XIANG J, et al. Target-specific cellular uptake of taxol-loaded heparin-PEG-folate nanoparticles[J]. Biomacromolecules, 2010, 11(12): 3531 - 3538.

[60] LIU Y, SUN J, CAO W, et al. Dual targeting folate-conjugated hyaluronic acid polymeric micelles for paclitaxel delivery[J]. Int J Pharm, 2011, 421(1): 160 - 169.

[61] 郑勇军,周辉良.细胞间P糖蛋白转移在肿瘤耐药中的作用[J].肿瘤研究与临床, 2019,(5): 351 - 354.

[62] SHAH N, CHAUDHARI K, DANTULURI P, et al. Paclitaxel-loaded PLGA nanoparticles surface modified with transferrin and Pluronic((R))P85, an *in vitro* cell line and *in vivo* biodistribution studies on rat model[J]. J Drug Target, 2009, 17(7): 533 - 542.

[63] MU Y, FU Y, LI J, et al. Multifunctional quercetin conjugated chitosan nano-micelles with P-gp inhibition and permeation enhancement of anticancer drug[J]. Carbohydr Polym, 2019, 203: 10 - 18.

[64] SUN W, XIE C, WANG H, et al. Specific role of polysorbate 80 coating on the targeting of nanoparticles to the brain[J]. Biomaterials, 2004, 25(15): 3065 - 3071.

[65] 刘洋.RVG29修饰脑靶向纳米药物递释系统的研究[D].上海:复旦大学,2013.

[66] 宣少燕.TNYL多肽修饰的胶束—金纳米—药物复合系统在原位结肠癌中的热疗与化疗联合治疗研究[D].杭州:浙江大学,2018.

[67] 樊帆,马建岗,卢晓云,等.PhaP介导EGFR靶向多肽修饰的肿瘤靶向PHBHHx纳米药物递送载体的构建[J].生物工程学报,2017,33(6): 1028 - 1036.

[68] 杨坛,奉建芳,张倩,等.壳聚糖衍生物胶束的功能化修饰及其在不同给药系统中的应用进展[J].中国药房,2020,31(6): 763 - 768.

[69] CHIU Y L, HO Y C, CHEN Y M, et al. The characteristics, cellular uptake and intracellular trafficking of nanoparticles made of hydrophobically-modified chitosan[J]. J Control Release, 2010, 146(1): 152 - 159.

[70] LIANG N, SUN S, HONG J, et al. *In vivo* pharmacokinetics, biodistribution and antitumor effect of paclitaxel-loaded micelles based on alpha-tocopherol succinate-modified chitosan [J]. Drug Deliv, 2016, 23(8): 2651 - 2660.

[71] 吕长淮.药物释放度研究概述[J].安徽医药,2007,(1): 76 - 78.

[72] 王懿睿,杜光.伊曲康唑自微乳化释药系统体外释放的评价方法[J].中国医院药学杂志,2008,(11): 877 - 880.

[73] 魏农农,王霞,苏敏.药物溶出度试验方法研究进展[J].中国新药杂志,2013,22(10): 1119 - 1124.

[74] 胡昌勤,潘瑞雪.溶出度试验评价/预测固体口服制剂生物等效性的研究进展[J].中国新药杂志,2014,23(1): 44 - 51.

[75] 付莉娜,陈丽珍,贾飞,等.软胶囊溶出度试验方法研究策略[J].中国药学杂志,2018, 53(14): 1234 - 1238.

[76] 梁苑英竹,袁松,郭宁子,等.注射用醋酸奥曲肽微球体内外释放度分析[J].药物分析

杂志,2020,40(6):955－963.

[77] 蔡燕霞,程刚.盐酸帕罗西汀肠溶缓释片的研制及体外释放度和体内药物动力学评价[J].中国药剂学杂志,2020,18(3):153－164.

[78] CEDERVALL T, LYNCH I, LINDMAN S, et al. Understanding the nanoparticle-protein corona using methods to quantify exchange rates and affinities of proteins for nanoparticles [J]. Proc Natl Acad Sci U S A, 2007, 104(7):2050－2055.

[79] TENZER S, DOCTER D, KUHAREV J, et al. Rapid formation of plasma protein corona critically affects nanoparticle pathophysiology[J]. Nat Nanotechnol, 2013, 8(10):772－781.

[80] WALKEY C D, CHAN W C W. Understanding and controlling the interaction of nanomaterials with proteins in a physiological environment[J]. Chem Soc Rev, 2012, 41(7):2780－2799.

[81] MAIOLO D, BERGESE P, MAHON E, et al. Surfactant titration of nanoparticle-protein corona[J]. Anal Chem, 2014, 86(24):12055－12063.

[82] LUNDQVIST M, STIGLER J, ELIA G, et al. Nanoparticle size and surface properties determine the protein corona with possible implications for biological impacts[J]. Proc Natl Acad Sci U S A, 2008, 105(38):14265－14270.

[83] TENZER S, DOCTER D, ROSFA S, et al. Nanoparticle size is a critical physicochemical determinant of the human blood plasma corona: a comprehensive quantitative proteomic analysis[J]. ACS Nano, 2011, 5(9):7155－7167.

[84] OWENS D E 3RD, PEPPAS N A. Opsonization, biodistribution, and pharmacokinetics of polymeric nanoparticles[J]. Int J Pharm, 2006, 307(1):93－102.

[85] GILL S C, VON HIPPEL P H. Calculation of protein extinction coefficients from amino acid sequence data[J]. Anal Biochem, 1989, 182(2):319－326.

[86] YADAV I, ASWAL V K, KOHLBRECHER J. Size-dependent interaction of silica nanoparticles with lysozyme and bovine serum albumin proteins[J]. Phys Rev E, 2016, 93(5):052601.

[87] DELFINO I, CANNISTRARO S. Optical investigation of the electron transfer protein azurin-gold nanoparticle system[J]. Biophys Chem, 2009, 139(1):1－7.

[88] CASALS E, PFALLER T, DUSCHL A, et al. Time evolution of the nanoparticle protein corona[J]. ACS Nano, 2010, 4(7):3623－3632.

[89] KONG J, YU S. Fourier transform infrared spectroscopic analysis of protein secondary structures[J]. Acta Biochim Biophys Sin (Shanghai), 2007, 39(8):549－559.

[90] JAIN N, BHARGAVA A, RATHI M, et al. Removal of protein capping enhances the antibacterial efficiency of biosynthesized silver nanoparticles[J]. PLoS One, 2015, 10(7):e0134337.

[91] AHMAD F, ZHOU Y, LING Z X, et al. Systematic elucidation of interactive unfolding and corona formation of bovine serum albumin with cobalt ferrite nanoparticles[J]. Rsc Advances, 2016, 6(42):35719－35730.

[92] HUANG R, CARNEY R P, IKUMA K, et al. Effects of surface compositional and structural heterogeneity on nanoparticle-protein interactions: different protein configurations [J]. ACS Nano, 2014, 8(6): 5402 – 5412.

[93] WINZEN S, SCHOETTLER S, BAIER G, et al. Complementary analysis of the hard and soft protein corona: sample preparation critically effects corona composition [J]. Nanoscale, 2015, 7(7): 2992 – 3001.

[94] CEDERVALL T, LYNCH I, FOY M, et al. Detailed identification of plasma proteins adsorbed on copolymer nanoparticles [J]. Angew Chem Int Ed Engl, 2007, 46(30): 5754 – 5756.

[95] LACERDA S H, PARK J J, MEUSE C, et al. Interaction of gold nanoparticles with common human blood proteins [J]. ACS Nano, 2010, 4(1): 365 – 379.

[96] VISALAKSHAN R M, GARCIA L E G, BENZIGAR M R, et al. The influence of nanoparticle shape on protein corona formation [J]. Small, 2020, 16(25): e2000285.

[97] MAFFRE P, NIENHAUS K, AMIN F, et al. Characterization of protein adsorption onto FePt nanoparticles using dual-focus fluorescence correlation spectroscopy [J]. Beilstein J Nanotechnol, 2011, 2: 374 – 383.

[98] ROSER M, FISCHER D, KISSEL T. Surface-modified biodegradable albumin nano- and microspheres. II: effect of surface charges on *in vitro* phagocytosis and biodistribution in rats [J]. Eur J Pharm Biopharm, 1998, 46(3): 255 – 263.

[99] MAHMOUDI M, LOHSE S E, MURPHY C J, et al. Variation of protein corona composition of gold nanoparticles following plasmonic heating [J]. Nano Lett, 2014, 14 (1): 6 – 12.

[100] AOYAMA M, HATA K, HIGASHISAKA K, et al. Clusterin in the protein corona plays a key role in the stealth effect of nanoparticles against phagocytes [J]. Biochem Biophys Res Commun, 2016, 480(4): 690 – 695.

[101] ROCKER C, POTZL M, ZHANG F, et al. A quantitative fluorescence study of protein monolayer formation on colloidal nanoparticles [J]. Nat Nanotechnol, 2009, 4(9): 577 – 580.

[102] MONOPOLI M P, WALCZYK D, CAMPBELL A, et al. Physical-chemical aspects of protein corona: relevance to *in vitro* and *in vivo* biological impacts of nanoparticles [J]. J Am Chem Soc, 2011, 133(8): 2525 – 2534.

[103] GE C, DU J, ZHAO L, et al. Binding of blood proteins to carbon nanotubes reduces cytotoxicity [J]. Proc Natl Acad Sci U S A, 2011, 108(41): 16968 – 16973.

[104] DENG Z J, LIANG M, MONTEIRO M, et al. Nanoparticle-induced unfolding of fibrinogen promotes Mac – 1 receptor activation and inflammation [J]. Nat Nanotechnol, 2011, 6(1): 39 – 44.

[105] SALVADOR-MORALES C, FLAHAUT E, SIM E, et al. Complement activation and protein adsorption by carbon nanotubes [J]. Mol Immunol, 2006, 43(3): 193 – 201.

[106] SAHA K, RAHIMI M, YAZDANI M, et al. Regulation of macrophage recognition through the interplay of nanoparticle surface functionality and protein corona[J]. ACS Nano, 2016, 10(4): 4421 − 4430.

[107] WALKEY C D, OLSEN J B, GUO H, et al. Nanoparticle size and surface chemistry determine serum protein adsorption and macrophage uptake[J]. J Am Chem Soc, 2012, 134(4): 2139 − 2147.

[108] POCHERT A, VERNIKOUSKAYA I, PASCHER F, et al. Cargo-influences on the biodistribution of hollow mesoporous silica nanoparticles as studied by quantitative (19)F-magnetic resonance imaging[J]. J Colloid Interface Sci, 2017, 488: 1 − 9.

[109] SALVATI A, PITEK A S, MONOPOLI M P, et al. Transferrin-functionalized nanoparticles lose their targeting capabilities when a biomolecule corona adsorbs on the surface[J]. Nat Nanotechnol, 2013, 8(2): 137 − 143.

[110] BEHZADI S, SERPOOSHAN V, SAKHTIANCHI R, et al. Protein corona change the drug release profile of nanocarriers: the "overlooked" factor at the nanobio interface[J]. Colloids Surf B Biointerfaces, 2014, 123: 143 − 149.

[111] POZZI D, COLAPICCHIONI V, CARACCIOLO G, et al. Effect of polyethyleneglycol (PEG) chain length on the bio-nano-interactions between PEGylated lipid nanoparticles and biological fluids: from nanostructure to uptake in cancer cells[J]. Nanoscale, 2014, 6(5): 2782 − 2792.

[112] WANG M, GUSTAFSSON O J R, SIDDIQUI G, et al. Human plasma proteome association and cytotoxicity of nano-graphene oxide grafted with stealth polyethylene glycol and poly(2-ethyl-2-oxazoline)[J]. Nanoscale, 2018, 10(23): 10863 − 10875.

[113] KAH J C, CHEN J, ZUBIETA A, et al. Exploiting the protein corona around gold nanorods for loading and triggered release[J]. ACS Nano, 2012, 6(8): 6730 − 6740.

[114] DAI Q, YAN Y, ANG C S, et al. Monoclonal antibody-functionalized multilayered particles: targeting cancer cells in the presence of protein coronas[J]. ACS Nano, 2015, 9(3): 2876 − 2885.

[115] TONIGOLD M, SIMON J, ESTUPINAN D, et al. Pre-adsorption of antibodies enables targeting of nanocarriers despite a biomolecular corona[J]. Nat Nanotechnol, 2018, 13(9): 862 − 869.

[116] MIRSHAFIEE V, KIM R, PARK S, et al. Impact of protein pre-coating on the protein corona composition and nanoparticle cellular uptake[J]. Biomaterials, 2016, 75: 295 − 304.

[117] RAO L, MENG Q F, BU L L, et al. Erythrocyte membrane-coated upconversion nanoparticles with minimal protein adsorption for enhanced tumor imaging[J]. ACS Appl Mater Interfaces, 2017, 9(3): 2159 − 2168.

[118] DITTRICH C, BURCKHARDT C J, DANUSER G. Delivery of membrane impermeable cargo into CHO cells by peptide nanoparticles targeted by a protein corona [J].

Biomaterials, 2012, 33(9): 2746-2753.

[119] SERPOOSHAN V, MAHMOUDI M, ZHAO M, et al. Protein corona influences cell-biomaterial interactions in nanostructured tissue engineering scaffolds[J]. Adv Funct Mater, 2015, 25(28): 4379-4389.

[120] COLAPICCHIONI V, TILIO M, DIGIACOMO L, et al. Personalized liposome-protein corona in the blood of breast, gastric and pancreatic cancer patients[J]. Int J Biochem Cell Biol, 2016, 75: 180-187.

[121] HAJIPOUR M J, RAHEB J, AKHAVAN O, et al. Personalized disease-specific protein corona influences the therapeutic impact of graphene oxide[J]. Nanoscale, 2015, 7(19): 8978-8994.

[122] 展鹏,王学顺,刘新泳."精准医疗"背景下的分子靶向药物研究——精准药物设计策略浅析[J].化学进展,2016,28(9): 1363-1386.

[123] 谭小芹,熊嘉诚,朱亭霏,等.中国药物分子设计40年发展成就[J].中国科学:生命科学,2019,49(11): 1375-1394.

[124] LUCAS A T, WHITE T F, DEAL A M, et al. Profiling the relationship between tumor-associated macrophages and pharmacokinetics of liposomal agents in preclinical murine models[J]. Nanomedicine, 2017, 13(2): 471-482.

[125] LUCAS M C, GOLDSTEIN D M, HERMANN J C, et al. Rational design of highly selective spleen tyrosine kinase inhibitors[J]. J Med Chem, 2012, 55(23): 10414-10423.

[126] NACHT M, QIAO L, SHEETS M P, et al. Discovery of a potent and isoform-selective targeted covalent inhibitor of the lipid kinase PI3Kalpha[J]. J Med Chem, 2013, 56(3): 712-721.

[127] BUTINI S, BRINDISI M, COSCONATI S, et al. Specific targeting of highly conserved residues in the HIV-1 reverse transcriptase primer grip region. 2. stereoselective interaction to overcome the effects of drug resistant mutations[J]. J Med Chem, 2009, 52(4): 1224-1228.

[128] ZANOLI S, GEMMA S, BUTINI S, et al. Selective targeting of the HIV-1 reverse transcriptase catalytic complex through interaction with the "primer grip" region by pyrrolobenzoxazepinone non-nucleoside inhibitors correlates with increased activity towards drug-resistant mutants[J]. Biochem Pharmacol, 2008, 76(2): 156-168.

[129] JARACZ S, CHEN J, KUZNETSOVA L V, et al. Recent advances in tumor-targeting anticancer drug conjugates[J]. Bioorg Med Chem, 2005, 13(17): 5043-5054.

[130] 郭宗儒.生物学导向协调药效和药代的药物设计[J].中国药物化学杂志,2019,29(3): 167-174.

[131] YANG Z, KANG S G, ZHOU R. Nanomedicine: de novo design of nanodrugs[J]. Nanoscale, 2014, 6(2): 663-677.

[132] DOSIO F, MILLA P, CATTEL L. EC-145, a folate-targeted vinca alkaloid conjugate for

the potential treatment of folate receptor-expressing cancers[J]. Curr Opin Investig Drugs, 2010, 11(12): 1424 – 1433.

[133] PARK S, KIM E, KIM W Y, et al. Biotin-guided anticancer drug delivery with acidity-triggered drug release[J]. Chem Commun (Camb), 2015, 51(45): 9343 – 9345.

[134] CHOWDHURY M A, MOYA I A, BHILOCHA S, et al. Prodrug-inspired probes selective to cathepsin B over other cysteine cathepsins[J]. J Med Chem, 2014, 57(14): 6092 – 6104.

[135] HE X, CAI K, ZHANG Y, et al. Dimeric prodrug self-delivery nanoparticles with enhanced drug loading and bioreduction responsiveness for targeted cancer therapy[J]. ACS Appl Mater Interfaces, 2018, 10(46): 39455 – 39467.

[136] NARINGREKAR V H, STELLA V J. Mechanism of hydrolysis and structure-stability relationship of enaminones as potential prodrugs of model primary amines[J]. J Pharm Sci, 1990, 79(2): 138 – 146.

[137] MCELNAY J C, AL-FURAIH T A, HUGHES C M, et al. Buccal absorption of enalapril and lisinopril[J]. Eur J Clin Pharmacol, 1998, 54(8): 609 – 614.

[138] BLANCO E, SHEN H, FERRARI M. Principles of nanoparticle design for overcoming biological barriers to drug delivery[J]. Nat Biotechnol, 2015, 33(9): 941 – 951.

[139] ZHANG S, GAO H, BAO G. Physical principles of nanoparticle cellular endocytosis[J]. ACS Nano, 2015, 9(9): 8655 – 8671.

[140] ANSELMO A C, ZHANG M, KUMAR S, et al. Elasticity of nanoparticles influences their blood circulation, phagocytosis, endocytosis, and targeting[J]. ACS Nano, 2015, 9(3): 3169 – 3177.

[141] HUI Y, WIBOWO D, LIU Y, et al. Understanding the effects of nanocapsular mechanical property on passive and active tumor targeting[J]. ACS Nano, 2018, 12(3): 2846 – 2857.

[142] BARUA S, MITRAGOTRI S. Challenges associated with penetration of nanoparticles across cell and tissue barriers: A review of current status and future prospects[J]. Nano Today, 2014, 9(2): 223 – 243.

[143] ZHANG Y R, LIN R, LI H J, et al. Strategies to improve tumor penetration of nanomedicines through nanoparticle design [J]. Wiley Interdiscip Rev Nanomed Nanobiotechnol, 2019, 11(1): e1519.

[144] 陆恒.脑靶向复方纳米胶束治疗 HER – 2 阳性乳腺癌脑转移的实验研究[D].上海: 第二军医大学,2017.

[145] 熊志勇,王旋,张志平,等.Angiopep – 2 修饰纳米颗粒穿越血脑屏障的能力[J].华中科技大学学报(医学版),2014,43(3): 304 – 306,310.

[146] 王国伟,费伟东,张蓉蓉,等.Angiopep – 2 修饰核-壳介孔二氧化硅脂质囊纳米粒的制备及体外评价[J].中国药学杂志,2015,50(9): 775 – 783.

纳米药物代谢动力学的不同分析方法

纳米是一种长度单位,通常人们将尺度在 1~100 nm 的物质体系称为纳米体系。纳米技术(也称毫微技术)是研究结构尺寸在纳米范围内材料的性质和应用的一种技术,是一门交叉性很强的综合学科,其研究内容涉及现代科技的各个领域。由于小尺寸效应、量子效应和巨大比表面积等,纳米材料具有特殊的物理化学性质,能与生命体相互作用表现化学及生物学特性,因此在生物医学领域显示出巨大的应用前景。随着科学技术的发展,纳米技术开始应用于药物研究领域,纳米药物的研究已取得飞速发展。

PK 是定量研究药物在生物体内吸收、分布、代谢和排泄规律,并运用数学原理和方法阐述血药浓度随时间变化的规律的一门学科。即借助先进仪器设备,利用动力学原理,用数学模型反映药物在体内过程的定量化科学。随着药物化学的发展及人类健康水平的不断提高,对药物的 PK 性质的要求越来越高。判断一个药物的应用前景特别是市场前景,不单纯是疗效强,不良反应小;更要具备良好的 PK 性质。纳米药物作为近年来兴起的重要剂型,用 PK 研究成分复杂或有效成分尚未明确的纳米药物,对纳米药物的进一步发展有着重要作用。

纳米药物具备很多优点:① 增强疏水药物的水溶性,有利于其在体内的定向运输;② 保护易被降解药物使其不被体内环境破坏,进而增强药物在体内的稳定性;③ 较小尺寸的纳米药物载体通过 EPR 效应[1]延长在肿瘤部位滞留时间,提高靶向性;④ 高载药量,可减弱药物与机体环境的相互作用,提高药物吸收率,降低其在正常组织中的浓度,减少副作用;⑤ 促进药物渗透的各种生物屏障(如 BBB、细胞膜屏障等)等。目前已经开发出各种生物相容高、可生物降解的纳米载体,包括微球、脂质体、胶束、水凝胶等,但如何实现纳米载体高效靶向肿瘤细胞及实现药物在肿瘤部位的有效释放是目前存在的一个挑战。因此,研究人员制备了生物响应性纳米材料,以保证药物在肿瘤区域可控释放。然而,随着研究的深入,亦发现现有纳米药物载体存在着很多不足之处,如靶向性低、渗透性差、药物释放位置无选择性、释放速度不受控制等,从而阻碍了纳米载体的进一步发展和应用。为了纳米载体的发展,急需对于体内纳米药物质量评价建立新的分析方法。

因此,本章列举了纳米药物在研究体内 PK 过程的主要分析方法的原理及其应用,以期为读者的纳米药物研究提供借鉴。

第一节　放射性同位素标记法

自然界中的物质由分子和原子构成。分子保持着物质的基本属性和化学性质,由原子组成。目前已知的原子(也称元素)有 109 种,其结构不尽相同。了解原子的结构对于我们认识放射线的产生及其与物质的相互作用是十分必要的,因为这些过程都发生在原子的范围内。

原子由原子核和核外电子组成。原子的中心是带正电荷的原子核,核外是带有等量负电荷的电子,这些电子沿着一定的轨道绕着原子核高速旋转。早在 1913 年英国物理学家卢瑟福用散射实验证实原子的结构类似太阳系。带负电的电子围绕带正电的原子核转动,正像行星绕着太阳旋转一样。原子是很小的结构,其直径约为 10^{-8} cm。

核内质子数相同而中子数不同的核素,彼此称为同位素。以氢为例,在元素周期表中占同一位置的氢,有 3 种质量不同的原子。它们的质子数相同,但中子数不同,所以氕、氘是氢的同位素。同位素可为两大类:① 稳定同位素,这类同位素原子核不会自发衰变,能够稳定地存在,稳定同位素是指原子核结构稳定,不会发生衰变的同位素,如 ^{15}N、^{18}O 等稳定同位素不具有放射性;② 放射性同位素,这类同位素的原子核自发地衰变而转变为另一种元素的原子核,同时放出能量,如 ^{3}H、^{14}C、^{32}P、^{35}S、^{131}I、^{42}K 等。放射性同位素的原子核很不稳定,会不间断地、自发地放射出 α 射线、β 射线或 γ 射线等,直至变成另一种稳定同位素。

近年来,放射性同位素示踪技术在药物研究中得到了广泛的应用,已成为药物代谢研究中不可缺少的研究手段。利用放射性同位素及其标志物作为示踪剂来研究药物在生物体中吸收、分布、代谢、排泄规律具有准确、可靠、灵敏度高、专属性强、适用范围广、操作简单等优点。本文将对近年来放射性同位素在生物体内外 PK 研究中的原理及实际应用进行概述。

一、放射性同位素标记法的原理

放射性同位素标记法也称放射性同位素示踪法,是利用放射性核素作为示踪剂对研究对象进行标记的微量分析方法,同位素用于追踪物质运行和变化过程时,称为示踪元素。用示踪元素标记的化合物,化学性质不变。人们可以根据这种化合物的性质,对有关的一系列化学反应进行追踪。这种科学研究方法称为同位素标记法。示踪实验的创建者是 Hevesy。Hevesy 于 1923 年首先用天然放射性^{212}Pb 研究铅盐在豆科植物内的分布和转移。随后 Jolit 和 Curie 于 1934 年发现了人工放射性,建立了生产方法(加速器、反应堆等),为放射性同位素示踪法的更快发展和广泛应用提供了基本的条件与有力的保障[2]。

(一)核衰变的类型

不稳定核素自发地放出射线,转变为另一种核素,这种现象称为放射性。这个过程称为放射性衰变,这种核素称为放射性核素。发出的射线种类可能有 α 射线、β 射线、γ 射线,还可能有正电子、质子、中子等其他粒子。发生衰变前的核称为母核,发生衰变后的核称为子核,衰变过程中释放的能量称为衰变能。放射性核素转变为稳定核素时往往需要多次衰变才能完成,这种衰变称递次衰变,衰变过程中形成的核素系列称衰变系列。核衰变不依外界条件变化而改变。在整个衰变过程中,完全遵守电荷守恒、质量守恒、能量守恒定律。不同类型放射性核素的衰变方式不尽相同。

1. α 衰变

不稳定的原子核自发地从核内放射出 α 粒子即氦原子核(He)而变成另一个核的过程称为 α 衰变,衰变后的质量数减少 4,电荷数减少 2。其反应式可表示为

$$^A_Z X \longrightarrow {}^{A-4}_{Z-2} Y + \alpha + Q \tag{8-1}$$

如 $^{238}_{92}U \longrightarrow ^{234}_{90}Th + ^4_2He + 4.897\ MeV$，式中，X 是母核，Y 是子核，α 是 α 粒子，Q 是衰变过程中放出的能量，大部分成为 α 粒子的能量。重核易发生 α 衰变。发生衰变后原子核的质子数和中子数都将减少 2。镭($^{226}_{88}Ra$)是典型的 α 衰变核素。

2. β 衰变

放射性核素的原子核释放 β 粒子转变为原子序数增加 1，但质量数不变的子体核素过程称为 β 衰变。β 衰变包括 3 种类型：β 衰变、$β^+$ 衰变、电子俘获。

β 衰变：由母核中放出负电子 e^- 的衰变过程即 β 衰变。其反应式如下：

$$^A_ZX \longrightarrow ^A_{Z+1}Y + β + υ + Q \tag{8-2}$$

如 $^{32}_{15}P \rightarrow ^{32}_{16}S + β + υ + Q$，式中，υ 是一种质量为 $υ_1$ 的中微子，其质量至今尚未测出，β 粒子即为电子。

$β^+$ 衰变：由母核中放出正电子 e^+ 的衰变过程即 $β^+$ 就变。其反应式如下：

$$^A_ZX \longrightarrow ^A_{Z-1}Y + β^+ + υ + Q \tag{8-3}$$

如 $^{18}_9F \longrightarrow ^{18}_8Y + β^+ + υ + Q$，$β^+$ 是正电子，质量和电子相同，带一个单位的正电荷。

电子俘获：母核俘获了核外的一个电子的过程即电子俘获。其反应式如下：

$$^A_ZX + e \longrightarrow ^A_{Z-1}Y + υ + Q \tag{8-4}$$

3. γ 衰变和内转换

α 衰变和 β 衰变后的核很可能处于激发态(原子核处在能量较高的状态称为激发态)，这种状态往往是不稳定的，它通过放出 γ 光子从激发态回到较低的能态或基态，这种变化过程称为 γ 衰变或 γ 跃迁。在 γ 衰变过程中，原子的质量和原子序数均没有发生改变，而只是原子核的能量状态发生了改变，故又称为同质异能跃迁。其反应式如下：

$$^A_ZmX \longrightarrow ^A_ZX + γ + Q \tag{8-5}$$

放疗中常用的 ^{60}Co 源、^{137}Cs 源和 ^{192}Ir 源均既具有 β 放射性，又具有 γ 放射性。原子核能级的间隔一般在 $10^{-3}\ MeV$ 以上。故 γ 射线能量低限是

10^{-1} MeV，高端可达到 MeV 能量级。

处于激发态的原子核还有另外一种释放能量的方式，即将跃迁的能量直接转移给一个轨道电子面使后者发射出原子，这种现象称为内转换。发射出的电子称为内转换电子。根据能量守恒定律，内转换电子的动能等于跃迁的能量减去轨道电子的结合能。由于 K 层电子最靠近原子核。因此只要能量足够，K 层内转换的概率最大。

无论是电子俘获过程还是内转换过程。由于原子的内壳层缺少了电子而出现空位，外层电子将填充这个空位，因此两个过程都会伴随着特征 X 线和俄歇电子的发射。

4. 裂变

由一个重核分裂成两个轻核而改变原子核不稳定状态的过程即裂变。其反应式为

$$_Z^A X \longrightarrow _{Z_1}^{A_1} Y_1 + _{Z_2}^{A_2} Y_2 + N + Q \tag{8-6}$$

如铀裂变 $\qquad ^{235}U + {}^1n \Longrightarrow {}^{137}Ba + {}^{97}Kr + 2{}^1n$。

药物的吸收、分布、代谢和排泄过程决定了药物分子在体内的过程和命运。作为常规生物样本检测技术的有效补充，放射性同位素标记示踪技术如今也被广泛应用于药物发现和开发过程中的各个阶段。特别是其高灵敏性、适用范围广的特点使其具有不可比拟的优势。同时，放射性核素通过衰变释放可被检测的射线信号进行物质定量和定位，可以避免生物基质的干扰。在国家药品监督管理局发布的《药物非临床药代动力学研究技术指导原则》中也指出了放射性同位素示踪技术在 PK 研究过程中的应用价值和优势。随着放射性标记技术的迅速发展，其在药物发现和开发阶段中的应用也越来越广泛。

二、放射性同位素标记法在纳米药物代谢动力学中的应用

在放射性标记示踪中，除了放化纯度和比活度外，选择合适的放射性核素和标记位置至关重要。常用的核素有 ^{14}C、^3H、^{125}I、^{32}P、^{35}S 等。

（一）^{14}C 与 ^3H 标记

^{14}C 与 ^3H 是 PK 研究中最常用的放射性核素，其特点首先是它发出的是很安全的低能 β 射线，易于防护并可用液闪技术测得，实验操作及结果检测十分

方便,特别是^{14}C。由于其半衰期长(5 730 年),在实验中测得的数据结果计算时不需要作物理半衰期的矫正。^{14}C 主要应用于小分子药物的示踪研究,在标记位点的选择时,一般应首先考虑对分子结构中的芳香环或脂环上的 C 原子进行标记[3]。

^{3}H 特点与^{14}C 有些相似(发射低能 β 射线,半衰期为 12.35 年),与^{14}C 比其缺点是标志物容易与环境中的^{1}H 原子发生交换,因此稳定性较差。^{3}H 的优点是标志物的合成较为方便廉价,因此在标志物能够满足实验需求的情况下,也常选用^{3}H 标志物作为示踪剂。此外,^{3}H 不仅能用于小分子药物吸收、分布、代谢、排泄研究,还可以用于某些大分子药物(如多糖)的示踪剂。

(二) ^{125}I 标记

主要用于蛋白质/多肽类药物研究的核素是^{125}I,它可以用化学合成法共价结合到酪氨酸或组氨酸的侧链上。^{125}I 发射 γ 射线,可以用 γ 计数仪检测,由于 γ 射线穿透性较强,样品检测几乎不受基质效应影响。另外,^{125}I 半衰期较短(59.6 天),放射性废物在存放一定时间后,待放射活度降低至环境本底水平,即可按普通废物进行处理,相较于其他核素来说对环保的负面影响较少。

(三) 双标记

常规实验多采用一种放射性同位素标记待测的药物,但有时原型药物在代谢过程中因化学键断裂同时生成 2 个重要代谢产物,这时可采取双标记技术的放射性示踪剂,此时最好选用不同能量或发射不同类型射线的核素,如^{14}C/^{3}H、^{14}C/^{125}I 等。

含有治疗药物的放射性标记脂质体的临床应用首次由 Koukourakis 等于 1999 年和 2000 年发表[4,5]。这些试验性研究旨在评估脂质体多柔比星(Caelyx®)与放射治疗的结合。在第一项研究中,9 名非小细胞肺癌(non-small cell lung carcinoma, NSCLC)患者和 7 名 HNC 患者接受了用^{99m}Tc 标记的 Caelyx® 放射性核素显像。NSCLC 者给药后 2 h 可观察到肿瘤部位脂质体的蓄积,10 h 后肿瘤与血液的比值增加,肿瘤内脂质摄取与肿瘤微血管形成程度相关,证明存在 EPR 效应。第二项研究描述了在 7 名出现局部晚期肉瘤的患

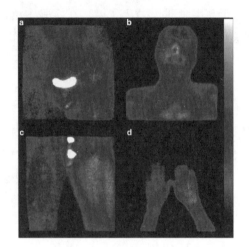

彩图 8-1

图 8-1　4 例肉瘤患者[99m]Tc 标记多柔比星
脂质体(Caelyx®)的平面显像[5]

者中进行的相同实验[5](图 8-1),其中 4 名患者出现了脂质体药物相关毒性的明显消失和高反应率,尽管受试者数量很少,而且没有对照组,并且没有通过成像或活组织检查测量多柔比星水平,但闪烁扫描技术显示原先由 CT 或骨扫描确定的肿瘤部位有[99m]Tc 的积累,平均比邻近正常组织多 2.8 倍。这再次证明了在人类肿瘤中脂质体摄取量的增加。另一项研究描述了用[99m]Tc 标记的脂质体 Mepact 放射性标记,并给予 4 名癌症患者进行 PK 分析,显示在两名患者肺转移中有积累[6]。

　　Lee 等[7]应用正电子发射断层扫描/计算机断层扫描(PE/PT)对使用[64]Cu 标记的 HER2 靶向 PEG 化多柔比星脂质体(^{64}Cu-MM-302)患者的 EPR 效果进行了评估。对 HER2 阳性的转移性乳腺癌患者在使用[64]Cu-MM-302 后进行了 2~3 次 PET/CT 扫描(图 8-2),发现[64]Cu-MM-302 在肝和脾中有明显的摄取。[64]Cu-MM-302 在 24~48 h 内的肿瘤蓄积变化 35 倍(0.52%~18.5% ID/kg),包括在骨和脑病变中的沉积,并且与全身血浆暴露无关。计算分析量化了沉积和洗脱的速率,表明脂质体沉积在 24~48 h 达到峰值。根据[64]Cu-MM-302 病变沉积使用与临床前研究中的反应阈值相当的切入点对患者进行分类。这些发现为 EPR 效应在人类转移瘤中的作用提供了重要的证据和量化,并支持在肿瘤中以沉积纳米粒成像作为一种潜在的手段来识别适合使用治疗纳米粒治疗的患者。

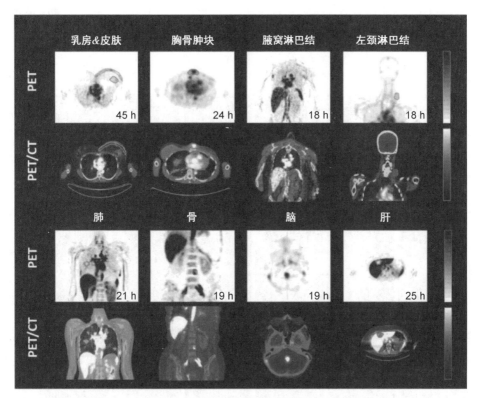

彩图 8-2

图 8-2　[^{64}Cu]-MM-302 PET 和融合 PET/CT 图像在
不同解剖部位病中的代表性研究[7]

[^{64}Cu]-MM-302 区显示为蓝色或青绿色轮廓

^{89}Zr(半衰期=78.4 h)是一种发射正电子的金属,由于其相对较长的衰变时间和简便的标记过程,已被用于抗体的 PET 研究。Seo 等[8]使用^{89}Zr 来评价长循环脂质体在 168 h(1 周)内的 PK。首次建立了一种使用异硫氰酸苄基去铁胺(DF-BZ-NCS)和 DF-PEG1000-DSPE 的脂质体标记方法。^{89}Zr 与 DF、DF-PEG1000 和 DF-PEG2000 脂质体孵育 1 h,衰变校正产率大于 68%。脂质体在 50% 人血清中孵育 48 h 后,在 3 种制剂中^{89}Zr 标记的丢失率在 1%~3%。3 种脂质体制剂在荷瘤小鼠的尾静脉给药结果表明,PEG2000 末端的^{89}Zr 标记在肿瘤、肝、脾和全身的滞留时间比 PEG2000 末端的^{89}Zr 标记保留的时间间隔更长。所有 3 种脂质体制剂的血液清除率都是相似的。总体而言,结果表明,^{89}Zr 标记的不同改变了细胞内捕获的放射性的清除率,DF-PEG1k-DSPE 在较长时间内为脂质体或基于脂质的颗粒研究提供了稳定的螯合位点。全身

影像(图 8-3)和生物分布研究表明,放射性主要通过肝和脾清除。后期(48 h和 168 h)结肠、小肠和尿液摄取较高,说明^{89}Zr 脂质体是通过肝胆系统加工的。

彩图 8-3

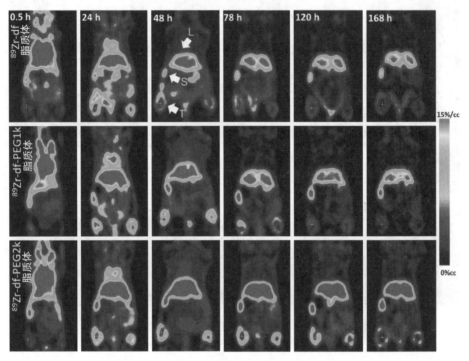

图 8-3 注射^{89}Zr - DF 脂质体(左)、^{89}Zr - DF - PEG1000 脂质体(中)和^{89}Zr - DF - PEG2000 脂质体(右)后指定时间点的小动物冠状 PET 图像时间序列[8]

侧翼交叉表明左侧有肿瘤,图像经过衰减校正,并以注射剂量的% ID/cc 表示。白色箭头表示脾(S)、肝(L)和肿瘤(T)

Goel 等[9]借助亲氧锆-89(^{89}Zr,半衰期为 78.4 h)放射性核素系统地研究了可生物降解介孔二氧化硅纳米粒(bMSN)的体外和体内行为,该纳米粒被设计用于携带多种货物(包括小分子和大分子药物),并随后在其有效载荷释放后自毁。对合成的 bMSN 进行放射性标记后,通过 PET 跟踪其体内 PK(图 8-4),显示出介孔二氧化硅纳米粒(bMSN)的体内肿瘤靶向能力。

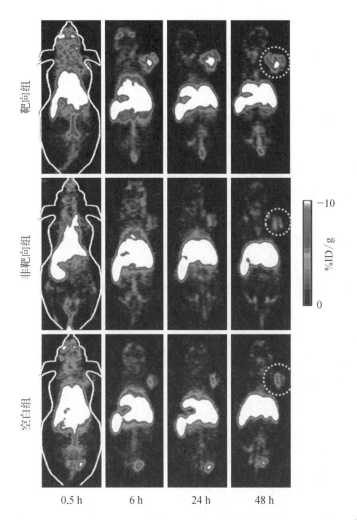

图 8 - 4　PET 系列扫描中有代表性的体内肿瘤血管靶向的带瘤冠状切片[9]

靶向组：$[^{89}Zr]$ bMSN - PEG5000 - TRC105，非靶向组：$[^{89}Zr]$ bMSN - PEG5000，空白组：$[^{89}Zr]$ bMSN - PEG5000 - TRC105（注射前阻断剂量为 TRC105）。黄色圆圈表示 4T1 乳腺肿瘤的位置

三、放射性同位素标记法的特点

（一）优点

1. 灵敏度高

放射性示踪法可检测到 $10^{-18} \sim 10^{-14}$ g 水平，即可以从 10^{15} 个非放射性原子中检测出一个放射性原子。它比目前敏感的重量分析天平还要敏感 $10^7 \sim 10^8$ 倍。

2. 方法简便

放射性测定不受其他非放射性物质的干扰，可以省略许多复杂的物质分离步骤。体内示踪时，能在体外通过测量射线而获得结果，这就大大简化了实验过程，做到非破坏性分析。

3. 定位、定量准确

放射性同位素示踪法能准确定量地测定代谢物质的转移和转变，与某些形态学技术相结合（如病理组织切片技术，电子显微镜技术等），可以确定放射性示踪剂在组织器官中的定量分布，定位准确度可达细胞水平乃至分子水平。

4. 符合生理条件

在放射性同位素实验中，所引用的放射性标记化合物的化学量是极微量的，它对生物体内的生理过程影响甚微，生理过程仍保持正常状态，故获得的实验结果符合生物的生理条件。

（二）缺点

放射性同位素示踪技术也存在一些缺陷，主要包括以下几项。

1. 有些元素无同位素

个别元素（如氧、氮等）还没有合适的放射性同位素。

2. 放射效应

放射效应是指放射性同位素释放的射线虽利于追踪测量，但射线对生物体的作用达到一定剂量时，会改变生物的生理状态。

四、放射性同位素检测应用

在放射性同位素检测应用中，液体闪烁分析（liquid scintillation counting，

LSC)、流动液体闪烁分析(flow scintillation analyzer,FSA)和微孔液体闪烁分析(microplate liquid scintillation counting,MSC)通常作为在线或离线检测器与传统分析方法联用进行代谢产物分析、结构确证和定量分析。而 PET 技术包括 PET/CT 和 PET/MRI,作为一种高灵敏的非侵入式成像技术,PET 正在被大量应用于药物开发的临床和非临床研究阶段。PET 通过给予受试者或者动物 ^{11}C、^{13}N、^{15}O、^{18}F 等缺中子的同位素,基于这些元素衰变同时释放正电子的特性,并结合湮灭反应过程中产生光子强度不同的特点通过计算机处理放大进行影像重建,进而从分子水平反映组织器官病理生理、生化代谢、功能性改变或体内受体分布。除 PET 技术外,另一种近些年来被广泛应用的放射性同位素检测技术是加速器质谱技术(accelerator mass spectrometry,AMS)。作为传统放射性检测技术的补充和替代方法,AMS 现在多与液相或液质联用进行生物样本的定量分析。AMS 通过测量样本中碳同位素的比例($^{14}C/^{12}C$)进而对含 ^{14}C 标记的待测物进行定量[10]。

第二节　荧　光　标　记　法

荧光标记技术起源于 20 世纪 40 年代,最初用于标记抗体以检测相应的抗原。随着现代医学、生物学技术的不断发展,新型荧光标记试剂的发现及各种先进荧光检测技术和仪器[如流式细胞仪(FCM)、激光扫描共聚焦显微镜(LSCM)等的应用],荧光标记技术作为一种非放射性的标记技术开始受到重视并得到发展。荧光标记具有非放射性、操作简便、稳定性高、灵敏度高和选择性高等特点,可广泛应用于细胞内外物质检测、组织及活体动物标记成像、药物分析、病理模型研究及疾病早期诊断等,在生物医学研究领域里发挥着重要的作用。

近年来,荧光标记技术在活体组织及动物成像中发挥了重要的作用。例如,量子点探针不影响细胞的正常活性和功能,存活时间持久,非常稳定;此外,荧光探针在细胞内外物质检测及疾病诊断研究中也发挥了重要的作用。本文将对近年来荧光标记技术在生物体内外 PK 研究中的原理及实际应用进行概述。

一、荧光标记法基本原理

荧光，又称为"萤光"，是光致发光中最重要及最常见的发光现象。当某些常温的物质经过某种波长入射光的照射之后，吸收光能跃迁到激发态，然后通过振动弛豫、内转化等现象达到第一激发态，随即在激发态停留 8~10 s 之后，能够跃迁至基态，常常伴随光的辐射，这里发出的光也就是荧光。利用荧光标记分子，将其共价结合在一些分子识别物质（如酶、抗原/抗体、DNA、适配体、多肽等）上作为探针，分子识别物质与被检测的对象（如蛋白质、多肽等）进行反应之后，根据荧光标记分子在反应前后的荧光强度变化，对被检测对象进行各种定量的分析。

非侵入性成像方法常用于监测纳米药物的生物分布和靶位点的累积，如PET、单光子发射 X 射线计算机断层成像（SPECT）、MRI，由于荧光标记法的推广应用，也产生了荧光成像（FI）技术。FI 的理论基础是荧光物质被激发后所发射的荧光信号的强度在一定的范围内与荧光素的量呈线性关系。常用仪器：荧光分光光度计——主要用于得到荧光激发和发射光谱、荧光寿命、量子产率等数据；激光共聚焦显微镜——主要用于细胞荧光成像；活体成像系统——主要用于动物体内荧光成像。

（一）荧光的产生

荧光的产生涉及光子的吸收和再发射两个过程。

1. 激发过程

分子吸收辐射使电子从基态能级跃迁到激发态能级，同时伴随着振动能级和转动能级的跃迁。在分子能级跃迁的过程中。电子的自旋状态也可能发生改变。应用于分析化学中的荧光物质几乎都涉及 $\pi - \pi^+$ 跃迁的吸收过程，它们都含有偶数电子。根据 Pauli 不相容原理，在同一轨道上的两个电子的自旋方向要彼此相反，即基态分子的电子是自旋成对的，净自旋为零，这种电子都配对的分子电子能态称为单重态（singlet state），具有抗磁性。当分子吸收能量后，在跃迁过程中不发生电子自旋方向的变化，这时分子处于激发的单重态；如果在跃迁过程中还伴随着电子自旋方向的改变，这时分子便有两个自旋不配对的电子，分子处于激发三重态（triplet state），具有顺磁性，如图 8-5 所示。

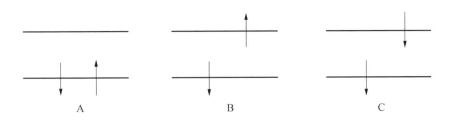

图 8-5　单重态及激发三重态示意图
A. 基态单重态;B. 激发单重态;C. 激发三重态

2. 发射过程

处于激发态的分子是不稳定的,通常以辐射跃迁或无辐射跃迁方式返回到基态,即激发态分子的失活(deactivation)。辐射跃迁的去活化过程,发生光子的发射,即产生荧光;无辐射跃迁的去活化过程则是以热的形式失去其多余的能量,它包括振动弛豫、内转换、系间跨越及外转换等过程。如图 8-6 所示,S_0、S_1、S_2 分别表示分子的基态、第一和第二激发单重态;T_1、T_2 分别表示第一和第二激发三重态。

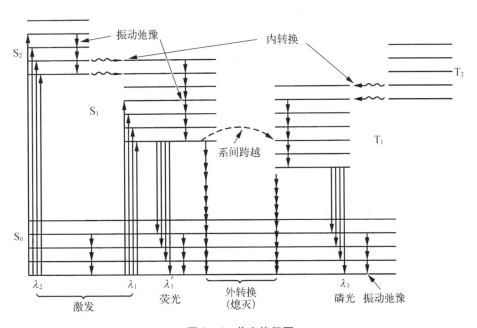

图 8-6　荧光能级图

（1）振动弛豫（vibration relaxation，VR）：振动弛豫即由于分子间的碰撞，振动激发态分子由同一电子能级中的较高振动能级转移至较低振动能级的无辐射跃迁过程。发生振动弛豫的时间约为 10^{-12} s。

（2）内转换（internal conversion，IC）：内转换指在相同多重态的两个电子能级间，电子由高能级转移至低能级的无辐射跃迁过程。当两个电子能级非常靠近以致其能级有重叠时，内转换很容易发生。两个激发单重态或两个激发三重态之间能量差较小，并且它们的振动能级有重叠，显然这两种能态之间易发生内转换。

（3）荧光发射：激发态分子经过振动弛豫降到激发单重态的最低振动能级后，如果是以发射光量子跃迁到基态的各个不同振动能级，又经振动弛豫回到最低基态时就会发射荧光。从荧光发射过程明显地看到：荧光从激发单重态的最低振动能级开始发射，与分子被激发至哪一个能级无关；荧光发射前、后都有振动弛豫过程。因此，荧光发射的能量比分子所吸收的辐射能量低。所以溶液中分子的荧光光谱的波长与它的吸收光谱波长比较，荧光的波长要长一些。

（4）外转换（external conversion，EC）：外转换是指激发分子通过与溶剂或其他溶质分子间的相互作用使能量转换，而使荧光或磷光强度减弱甚至消失的过程。

（5）磷光发射：第一激发单重态的分子有可能通过系间跨越到达第一电子激发三重态，再通过振动弛豫转至该激发三重态的最低振动能级，然后以无辐射形式失去能量跃迁回基态而发射磷光。激发三重态的平均寿命为 $10^{-4} \sim 10$ s，因此，磷光在光照停止后仍可维持一段时间。

（二）荧光物质的分类

荧光标记所依赖的化合物称为荧光物质。荧光物质是指具有共轭双键体系化学结构的化合物，受到紫外光或蓝紫光照射时，可激发成为激发态，当从激发态恢复基态时，发出荧光。荧光标记技术指利用荧光物质共价结合或物理吸附在所要研究分子的某个基团上，利用它的荧光特性来提供被研究对象的信息。利用荧光标记试剂与被研究对象（核酸、蛋白质、多肽等）吸附或共价结合后其荧光特性发生改变，从而反映出有关研究对象性能的信息。荧光标志物质具有无放射物污染，操作简便等优点，在许多研究领域的应用日趋广泛[11]。

1. 荧光素类

荧光素类的标记试剂,包括有标准荧光素及其衍生物,如荧光素类的衍生物,有异硫氰酸荧光素(FITC)、四氯荧光素(TET)、羟基荧光素(FAM)等。其中 FITC 是应用最为广泛的一种荧光素的衍生物,它广泛应用于杂交的探针、降解蛋白质的测序及抗体标记中。FAM、TET 等荧光素衍生物,主要在标记技术当中,应用于核酸探针和 DNA 的自动测序等。荧光素类标记试剂的主要结构之中,因为苯环上有比较大的羧基,使得芳香环保持于和生色团垂直的一个位置,使得荧光量子的产率有所提高。但是荧光素类衍生物也存在一些共同的缺点,如 pH 的敏感性较强、光猝灭率较高、发射波谱较宽等。

2. 罗丹明类

罗丹明类的标记试剂,也是标准荧光素的衍生物之一,主要包括有 R101、四乙基罗丹明、羧基四甲基罗丹明等。罗丹明类试剂的主要结构中 R2、R3 均为活性基团,主要包括—NCS、—SO_2X 等基团。在标记反应当中,活性基团大多将与—NH_2 结合。与荧光素类的衍生物相比而言,罗丹明类的荧光素光稳定性更强、荧光的产量更高,而且 pH 敏感性更低。

3. 其他荧光标记试剂

还有一些荧光标记试剂包括多环芳烃吲哚、萘、蒽、芘等,芳香杂环化合物吖啶、香豆素、菲锭类等,镧系稀土的螯合物,藻红素 N、哌洛宁、色霉素 A_3 等。其中吲哚、哌洛宁、色霉素 A_3 主要用于标记生物核酸。

4. 新型荧光试剂

以上传统的荧光试剂一直以来应用很广,但也存在着或多或少的缺陷,如光漂白现象(可能导致了荧光的信号不稳定)。另外,传统生物分子的荧光标记法,只能连接少数几个荧光分子于生物分子的活性基团之上,分析的灵敏度很有限。近年来,纳米级荧光探针的问世,为生物标记打开了新的发展领域。纳米荧光具有激发的光谱宽、连续的分布、发射光谱分布对称而且宽度窄、颜色可调节等优点[12]。

二、荧光标记法在药物代谢动力学中的应用

系统目前应用于基础研究及临床前发展的是二维荧光反射成像(FRI)[13],即一般的摄影技术在荧光模式下用于非侵入性地捕获细胞、球状体和整个动

物的表面及次表层荧光活性。通过使用合适的滤光片,高灵敏度的感光偶合组件摄像机(CCD)将发射光收集在暴露于光源的同一侧。使用基于放射性成像技术的 SPECT 和 PET 的示踪剂半衰期很短,通常只能够在几个小时到几天内可视化生物分布。相反,FI 依赖于荧光物质,不存在成像时间问题,因此成为非侵入性成像的最常用方式。基于时间和成本效益及其长期、高通量和简单分析的能力,FI 近年来得到了广泛的应用,并将在药物释放领域的临床前发展中超越核医学和基于 MRI 的成像技术。

体外荧光检测用于确定药物载体在细胞内活性药物释放后的过程可以改进药物类型设计合适的剂型及 DDS,以便在目标组织内高效地递送诊断剂或药物。已知的几种抗肿瘤药物具有荧光特性,如多柔比星,可作为外源性荧光染料。拥有结合治疗和诊断功能的药物可以直接研究实时药物分布因素,如定位、蓄积和时间和剂量依赖性的细胞死亡。而大部分不带自身荧光效果的药物则需要借助荧光标记技术利用共价结合或物理吸附的方式与荧光物质结合,利用它的荧光特性来提供药物的信息。

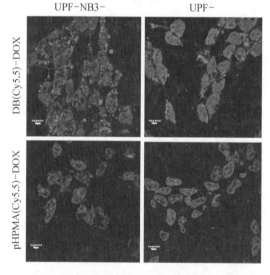

彩图 8-7

图 8-7 在 37℃和 5%二氧化碳条件下,亲代人神经母细胞瘤 NB3 或耐药的 NB3/DOX 细胞系与荧光标记的聚合物结合物[胶束 DB(Cy5.5)-DOX(上排)和线性 pHPMA(Cy5.5)-DOX(下排)]孵育 4 h 后,摄取荧光染料 Cy5.5(红色)标记的聚合物结合物,细胞核用 Hoechst 33342(蓝色)染色[14]

Braunová[14] 等设计了由 N-(2-羟丙基)甲基丙烯酰胺共聚物和疏水性聚环氧丙烷嵌段(PPO)组成的两嵌段两亲性聚合物,将多柔比星通过 pH 敏感的腙键结合到双嵌段聚合物上,在水溶液中自组装成聚合物胶束。设计、合成了同时作为药物释放系统和多药耐药抑制剂的新型两亲性双嵌段聚合物纳米治疗剂,并对其理化和生物学特性进行了评价。与线性结合物相比,DB-DOX 在 NB3 或 NB3/DOX 细胞与用 Cy5.5 染料、DB(Cy5.5)-DOX 和 pHPMA(Cy5.5)-DOX 荧光标记的聚合物-DOX 偶联物孵育后的摄取速度要快得多(图 8-7)。

因此,DB-DOX 在非耐药细胞系和耐药细胞系中都能极大地增加自身的摄取,从而增加携带药物进入癌细胞系的能力。发现新的双嵌段胶束载体和相应的通过 pH 敏感的腙键与多柔比星共价键合的聚合物偶联物是基于 MDR 抑制、刺激敏感性(药物对 pH 敏感的激活)、改善的 PK 和增加细胞摄取的独特性质的结合,是潜在的药物输送系统的很好的候选研究对象。

Yating 等[15]应用荧光标记介孔二氧化硅纳米棒和纳米球比较不同形状的纳米粒体内生物途径和 PK 特点(图8-8)。介孔二氧化硅纳米棒的生物分布与给药途径有关。例如,在口服给药之后,纳米棒和纳米球都倾向于在肝和肾中产生更高的硅含量,而静脉注射后,介孔二氧化硅纳米棒主要分布在脾[16]。无论是口服还是静脉注射纳米级二氧化硅纳米材料,都表明纳米棒的血液循环时间明显长于纳米球[15,16]。例如,在给药2 h 和24 h 后,纳米球在所有器官中的含量较高(图8-8D~E),而纳米棒在7 天时在所有器官中的含量较高(图8-8F)。这表明纳米棒在体内有更长的血液循环。此外,与纳米球相比,介孔二氧化硅纳米棒有更好的能力克服网状内皮系统的快速清除。介孔二氧

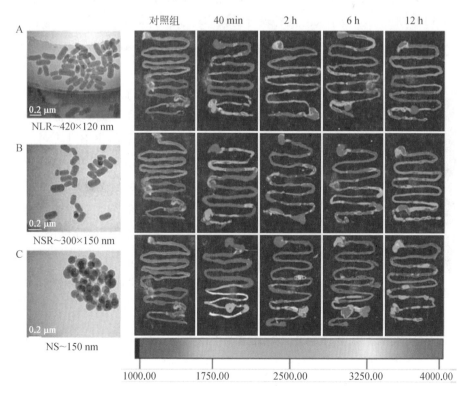

彩图 8-8

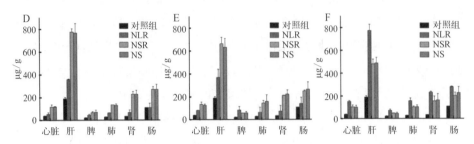

图 8-8 昆明种小鼠口服 Cy5.5 标记的介孔二氧化硅纳米棒和纳米球[15]

口服 A~C 后不同时间点的胃肠光学图像。口服 2 h（D）、14 h（E）和 7 天（F）后荧光介孔二氧化硅纳米棒和纳米球的生物分布

化硅纳米棒的相对生物利用度明显高于纳米球的部分原因是棒状的血液循环时间较长，因此介孔二氧化硅纳米棒可以携带和释放更多的药物到靶细胞。

　　Hoffmann 等[17]应用非侵入性多光谱光学成像合成和表征 pH 敏感药物释放被动肿瘤靶向的双荧光 HPMA 基共聚物在小鼠体内的分布和肿瘤堆积。图 8-9 显示了使用 Maestro™ 体内荧光成像系统对健康无毛 SKH-1 小鼠进行 DDS PK 研究的典型结果。两种聚合物载体均以合成水溶性聚合物为基础，并用近红外染料 Dyomics DY-752 进行标记。在给药后 6 h 的选定时间点显示小鼠的伪彩色图像。就分子量的影响而言，较大的星形共聚物 B 比七倍小的线形共聚物 A 显示出更强的荧光信号。与共聚物 B 相比，共聚物 A 在肾中的荧光强度显著增加（黄色），表明肾清除更快。

彩图 8-9

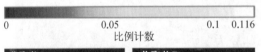

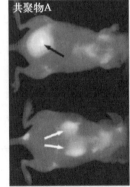
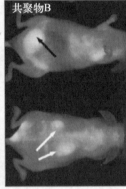

图 8-9 HPMA 基共聚物在健康 SKH-1 小鼠静脉注射 1 mg 线性 HPMA（30 kDa，共聚物 A）或星形 HPMA（200 kDa，共聚物 B）后 6 h 的背部和腹部图像中的分布[17]

箭头标记膀胱（黑色）和肾（白色）

　　然后，两种聚合物在携带两种不同人结直肠癌异种移植瘤（DLD-1 和 HT-29）的裸鼠身上进行了类似的肿瘤蓄积测试。由于 FRI 显示出被动的肿瘤聚集（数据未显示），随后对身体

器官/肿瘤的体外分析提供了有关 DDS 在体内的生物分布的信息(图 8-10、图 8-11)。很明显,这两种聚合物都积聚在肿瘤和肾内,证实了通过肾滤过增强了肿瘤的积聚和清除。

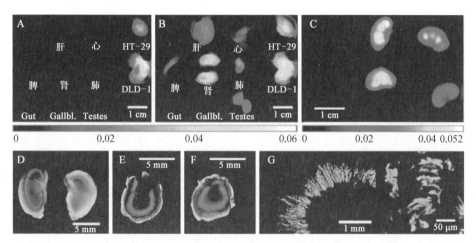

图 8-10　器官和肿瘤的体外荧光图像[17]

模型药物 DY-676(A)和 HPMA 共聚物(B)经星形 HPMA(共聚物 B)处理的小鼠的二维荧光成像图像(C);肾切片的伪彩色荧光图像。模型药物:蓝色,HPMA 聚合物;黄色(D~F)(线性 HPMA:D 和 E,星形 HPMA:F);注射 1.5 mg 线性 HPMA(聚合物 A)后 24 h 肾模型药物分布的共聚焦显微图像(G)

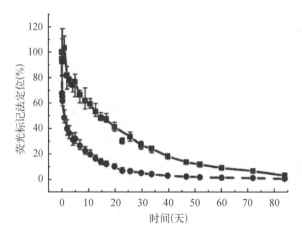

图 8-11　体内给予 1 mg 高分子后 HPMA 基
共聚物的总体荧光强度降低过程[17]

●为线性共聚物,分子质量为 30 000 g/mol;■为星形共聚物,分子质量为 200 000 g/mol

　　整个小鼠的相对总荧光强度随时间的变化显示了不同的聚合物从小鼠体内清除的差异。高分子量星形聚合物 B 在小鼠体内的检测时间超过 10 周,明显长于线性聚合物。同样,此种方法可以比较选定器官或肿瘤的荧光强度。

　　水溶性近红外染料 Cyanine 7 标记的 HPMA 聚合物-多柔比星结合物治疗各种非霍奇金淋巴瘤已有许多研究。如图 8-12 所示,Etrych 等[18] 标记的聚合物-多柔比星结合物能够同时评估高度治疗有效的治疗药物的动态生物分布和抗淋巴瘤疗效。星形聚合物药物载体系统显示出在注射后至少一个月内治疗和可视化淋巴瘤的潜力,循环时间较长,初步认为是用作治疗药物的最佳候选药物。由于 FRI 在深度定位肿瘤中的应用有局限性,此研究比较了皮下注射肿瘤的情况。

　　然而,FRI 方法的显著缺点与深度分辨率的基本限制有关,该方法无法解决从周围组织中检测到的传播信号的非线性依赖性。虽然基本荧光强度线性地依赖于荧光色素的浓度,但是荧光强度与光线通过的组织的光学性质和组织的深度有很强的非线性关系。在肿瘤组织中,两个相似的肿瘤在两个不同的组织深度具有相同的荧光含量,将有显著不同的荧光强度。同样,两个肿瘤在同一深度,相同的荧光素浓度,但不同的血管,将报告不同的强度。肿瘤血

彩图 8-12

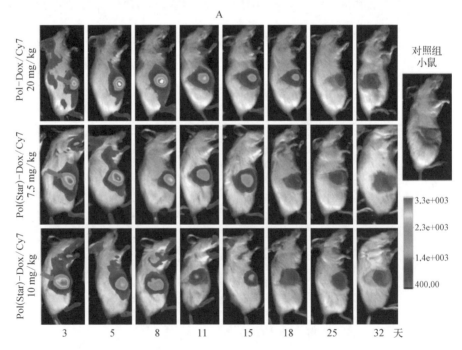

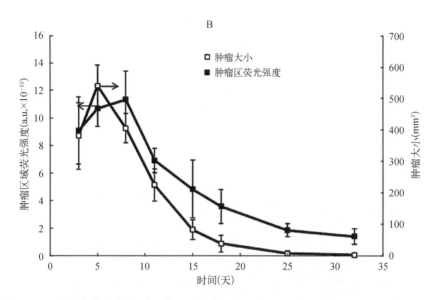

图 8 - 12 活体光学成像分别于第 3 天、5 天、8 天、11 天、18 天、25 天和 32 天腹腔注射
　　　　　线性聚合物 Pol－DOX/Cy7(剂量 20 mg 多柔比星 eq./kg)、星形聚合物 Pol
　　　　　(Star)－DOX/Cy7(剂量 7.5 和 10 mg 多柔比星 eq./kg),对小鼠淋巴瘤细胞
　　　　　进行连续体内光学成像(A);用卡尺测量肿瘤区域(左轴)和肿瘤大小(右轴)
　　　　　的荧光强度,比较 Cyanine7 标记的星形 HPMA 聚合物结合物与剂量
　　　　　7.5 mg/kg 的多柔比星治疗淋巴瘤的荧光强度和肿瘤大小(B)[18]

管化程度越高(即血红蛋白浓度越高),由于血管腔吸收光子的增加,荧光强度
明显降低。虽然体内 FRI 结果非常重要,但与其他非侵入性成像技术(如基于
放射性核素的方法或 MRI)相比,FRI 仍是较好的选择。基于其缺点,近年荧
光分子层析(FMT)技术得到进一步发展。

　　FMT 基于在组织边界收集的光测量对组织中荧光团分布的三维重建。近
年来,越来越多的研究集中在先进的重建方法和单像素检测上[19,20]。在 FMT
中,组织在不同的位置或投影处暴露在光线中,收集到的荧光光线与复杂的数
学计算相结合,详细描述了光子在组织中的传输。激光在多达 120 个空间位
置激发实验动物的近红外荧光团,因此平面探测器可以探测动物体内漫反射
光传播的激发和发射图像。最后,先进的数学算法重建被检测动物体内光学
成像剂浓度的三维图像。FMT 能够克服平面 FRI 相关的缺点,并能够对非表
浅组织中的 NIR 标记的 DDS 进行更定量和更深入的分析。

　　但 FMT 也有一些主要的局限性。主要的缺点是它不能准确地将重建的
荧光信号分配到给定的器官。这一缺点可以通过组合 FMT 和 μCT 来克服,从

而将 3D 荧光信号与 X 线信号相结合,以用于分子成像目的[21,22]。Vonwil 等[23]基于从与肿瘤成像、骨重建和纳米粒的生物分布分析相关的模型获得的 FMT/μCT 重建数据集的组合,对大鼠的 FMT 性能进行了评估,并使用 FMT 结合骨靶向成像剂 Osteosense 750 成功地识别了新骨形成区。最后,测定纳米粒的 VT750 -白蛋白偶联物在 2 周内 11 个不同时间点肝的累积/清除情况的 DDS PK(图 8 - 13),作为 FMT/CT 联用技术成功应用的证明。

彩图 8 - 13

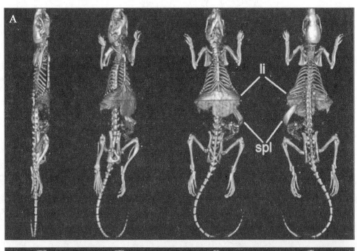

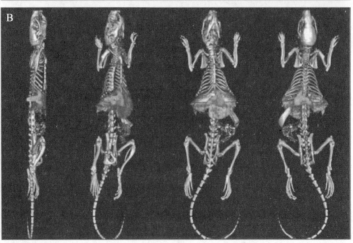

图 8 - 13　同时注射 ExitronNano 1200 BSA_VT750 6 h 后肝靶向显像剂的蓄积[23]

动物在两种模式下都进行成像,扫描基于基准标记进行联合配准。3D 渲染体积显示在围绕前后轴旋转的四个不同视图中(倒数第二个视图为腹面,最后一个视图为背部)。A. Micro - CT,纳米粒聚集在肝(LI)和脾(SPL),导致 X 线对比度增强;B. Micro - CT 与 FMT 合并

三、荧光标记法的特点

(一) 优点

化学稳定性高、毒性低、荧光寿命长、荧光性能好、成本较低,灵敏度高,可以做多色成像,操作较简单。

(二) 缺陷

活体生物荧光成像和其他光学显像技术中,可见光的穿透能力差,组织异质性及光线在组织中散射,从而导致光学成像技术的灵敏度和空间分辨率比较低,组织渗透性较差,一般只能做到表层。

第三节　核磁共振成像法

近几十年来,随着合成纳米科技的迅速发展,纳米粒因其独特的体积、表面和量子尺寸等效应及表面易修饰等优点,被广泛地应用到医学、药学、化学及生物检测、制造业、光学及国防等行业。近年来,磁性纳米材料发展非常迅速,尤其是磁性氧化铁(Fe_3O_4)纳米粒因其特殊的磁学性质及在生物医学方面的重要应用而备受关注,广泛地应用到了载药、催化、生物分离和 MRI 等领域。MRI 技术,是利用核磁共振原理,通过外加梯度磁场检测所发射出的电磁波,绘制成物体内部的结构图像进行检测的成像技术,具有无创伤性、快速、对比度高、成像参数多等优点,是当今医学诊断方面的重要手段之一。

MRI 技术理论基础源自 20 世纪初核自旋现象,直到 20 世纪 70 年代,在 Lauterbur[24] 的努力下,成功地获得了氢质子(H^+)的二维核磁共振图像,标志着氢-1 核磁共振波谱法($^1H - NMR$)成像的开始。紧接着,Mansfield[25] 完成了 MRI 老鼠实验并应用于人体。20 世纪 80 年代初,MRI 技术开始用作临床医学诊断工具,加之快速变化的梯度磁场的出现,推动了 MRI 应用的速度。尤其是近些年来,随着科学技术的迅速发展,MRI 技术不断地成熟和完善,极大地推动了医学的进步。从核磁共振现象发现到 MRI 技术成熟这几十年期间,有关核磁共振的研究曾在 3 个领域(物理学、化学、生理学或医学)内获得了 6 次诺贝尔奖,足以说明此领域及其衍生技术的重要性。

MRI 在化学领域,如高分子领域、金属陶瓷领域、石油化学等方面发挥了重要作用,但由于技术上的难题及成像材料上的困难,不如其在医学领域应用广泛。在医学领域,MRI 被广泛地用于确定分子结构,用于对生物在组织与活体组织的分析、病理分析、医疗诊断、产品无损检测等诸多方面,还可以用来观测机体吸收、分布、代谢、排泄的变化。本文将对近年来 MRI 在生物体内外 PK 研究中的原理及实际应用进行概述。

一、核磁共振成像法原理

核磁共振波谱是指位于外磁场中的原子核吸收电磁波后从一个自旋能级跃迁到另一个自旋能级而产生的吸收波谱。检测电磁波被吸收的情况就可得到核磁共振波谱。根据波谱图上共振峰的位置、强度和精细结构可以研究分子结构。其中,核磁共振中"核"是指的原子核,而"磁"是指外磁场。核磁共振现象不是自然界中原来就存在的一种现象,而是人为强加外磁场所致,研究的是强磁场中,原子核的自旋运动。在微观世界中,与电子运动和分子振动具有量子化的能级相类似,处于强磁场中的原子核的自旋运动也存在一个量子化的能级。这个能级差非常小,恰与无线电波的电磁辐射能量相当,因此产生核磁共振现象的时候就会吸收无线电波电磁辐射的吸收[26]。

MRI 是一种利用核磁共振原理的影像检测技术,利用原子核自旋运动的特点,在外加磁场内,经过射频脉冲后产生信号,用探测器检测然后输入计算机,经过数据处理转换在可视化设备上显示图像。人体组织细胞内含有非常丰富的水,不同的组织,水的含量也各不相同,如果能够探测到其分布信息,就能够绘制出一幅比较完整的人体内部结构图像,MRI 技术就是通过识别水分子中氢原子信号的分布,推测水分子在人体内的分布,进而探测人体内部结构的技术[27]。

MRI 时,主要检测质子(如 ^1H 质子)的合成总磁矩即磁化矢量 M。

$$M = \sum \mu_i \propto {}^1H \tag{8-7}$$

式中,^1H 为质子密度。

无外加磁场时,质子的磁矩是无序排列的,所以,由各质子的自旋磁矩合成的,总磁矩为零,如图 8-14 所示。

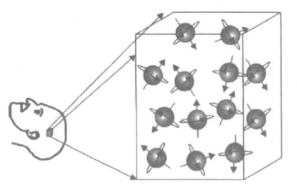

无外加磁场

$M = \Sigma \quad = 0$

图 8-14　无外场时磁矩合成

在超导线圈中加入电流产生一个强大的主磁场 B_0，在主磁场的作用下，人体中 ^1H 质子的自旋磁矩会沿着主磁场的方向排列（按照低能状态的顺磁和高能状态的逆磁排列），但顺磁排列的数目多于逆磁排列的数目，因而总的合成磁矩即磁化矢量 M 不为零。

有外加磁场时，各质子的自旋磁矩合成的总磁矩（磁化矢量）不为零，如图 8-15 所示。

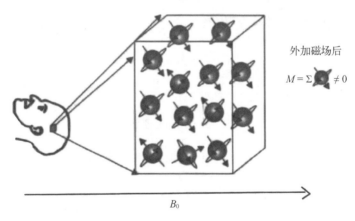

外加磁场后

$M = \Sigma \quad \neq 0$

B_0

图 8-15　有外加磁场时磁矩合成

在 xoy 平面放置一个接收线圈，此时 M 沿 z 轴方向，通过线圈的磁通量没有变化，线圈中无任何信号。

频率为 ω_0 的激发脉冲将磁矩 M 从 z 轴偏转到 xoy 平面（即在 xoy 平面）产生分量 M_{xy}，此时 M_{xy} 会绕 $B_0(z$ 轴)进动，通过线圈的磁通量发生变化，产生电流信号。

磁化矢量在无激发脉冲的情况下无横向分量,在检测线圈中的磁通量无变化,不产生电流,如图 8 - 16 所示。

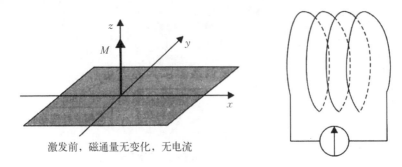

激发前,磁通量无变化,无电流

图 8 - 16　激发前的磁通量与电流

激发脉冲后产生横向磁化矢量,在检测线圈中的磁通量因横向磁化矢量的进动而变化,在线圈中产生电流,如图 8 - 17 所示。

彩图 8 - 17

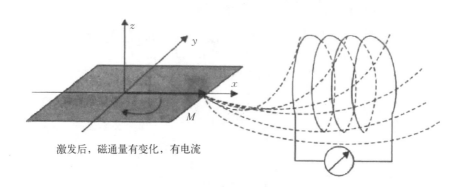

激发后,磁通量有变化,有电流

图 8 - 17　激发后的磁通量与电流

在线圈中产生的感应电动势,大小由法拉第定律给出。

$$\phi(t) = \int_{\text{object}} B(r) \cdot M(r, t) d_r \qquad (8-8)$$

$$V_t = \frac{\partial \phi(t)}{\partial t} = -\frac{\partial}{\partial t} \int_{\text{object}} B(r) \cdot M(r, t) dr \qquad (8-9)$$

$$\propto N \cdot \omega_0 \cdot S \cdot M_{xy} \qquad (8-10)$$

式中,V_t 为磁通量变化率;$B(r)$ 为激发脉冲时的磁场强度;N 为线圈匝数;S 为线圈的截面积;ω_0 为进动频率;M_{xy} 为 $\propto {}^1H$ 质子数量。

通过测量线圈中的电流或电压,就可以检测到 ^{1}H 质子数的相对多少。选择 ^{1}H 质子是因为它在人体里的密度很大,同时磁化率也高,因而信号强。MRI 测量的主要是人体里自由水中的 ^{1}H 质子,大分子结构中的 ^{1}H 质子因 T_2 太小 (<1 ms)很难探测到信号。

核磁共振信号检测的流程如图 8 – 18 所示,图中,S 代表线圈检测到的信号,I 代表图像。

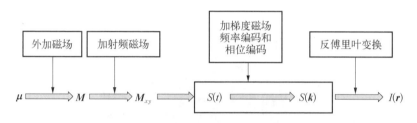

图 8 – 18　核磁共振信号检测流程

用梯度磁场进行频率编码和相位编码来实现傅里叶变换,从而得到横向磁化矢量 M_{xy} 在 xoy 平面上与位置有关的信息,反傅里叶变换就能得到图像[2]。

二、磁共振成像法在纳米药物药代动力学的应用

MRI 通常是研究纳米药物 PK 的选择的方式,因为它具有高分辨率,侵入性最小,没有辐射。在纳米药物的研究中,主要是将 MRI 造影剂(主要包括超顺磁性造影剂、顺磁纳米粒造影剂、顺磁性金属离子和配体组成的造影剂)掺入纳米药物,依据造影剂的位置对在患者体内的药物进行追踪,并确认肿瘤的定位。Li 等[28]过简易的水热法制备得到平均粒径为 15 nm 超顺磁性氧化铁纳米粒,先后修饰荧光分子(FI)和 PEG 化的叶酸合成多功能化的氧化铁 (Fe$_3$O$_4$ – PEI – Ac – FI – PEG – FA)纳米粒,实现对纳米粒在 FR 高表达的癌细胞内的示踪,并通过活体肿瘤 T_2 加权成像发现肿瘤组织信号强度明显降低 (图 8 – 19),从而实现了对肿瘤的诊断。

Peller 等[29]利用热敏脂质体(TSL)作为药物载体,通过控制靶体积内的温度来实现靶向。将 TSL 将造影剂和多柔比星同时封装在同一 TSL 中,利用 MRI 进行化学剂量测定。研究者提出了一种新的方法,使用负载多柔比星或 MRI 造影剂(CA)的 TSL 混合物。在静脉注射 DOX – TSL 和 CA – TSL 后,肿瘤部位在 40℃以上用激光加热 1 h,可获得高选择性的多柔比星摄取。加热

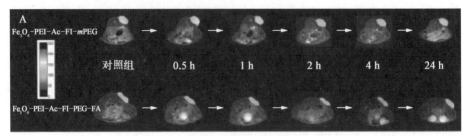

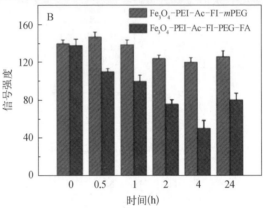

图 8－19 尾静脉注射 Fe_3O_4－PEI－Ac－FI－mPEG 和 Fe_3O_4－PEI－Ac－FI－PEG－FA 纳米粒（Fe 的质量为 500 μg）到荷瘤鼠体内后不同时间点肿瘤部位的 T_2 加权 MR 成像图片（A）和相应的 MRI 信号值变化（B）[28]

的肿瘤组织中的多柔比星浓度比非加热的肿瘤组织中的多柔比星浓度增加了近 10 倍。T_1 和其他 MRI 替代参数（如信号相位变化）与肿瘤内多柔比星浓度相关。在化学剂量学的意义上展示了多柔比星传递的可视化。虽然基于相位的 MRI 测温受到 CA－TSL 的影响，但相位信息适用于多柔比星浓度评估。肿瘤内多柔比星浓度的局部差异提示需要可视化药物释放以进一步提高靶向性。

Ramanathan 等[30]利用阿魏酸甘油（一种长循环时间和对巨噬细胞有亲和力的羧基葡聚糖包被的超顺磁性氧化铁纳米粒[31]）的肿瘤沉积作为拓扑异构酶 I 抑制剂伊立替康的纳米脂质体制剂 NaL－IRI（MM－398，Onivyde®）的肿瘤沉积的替代标志物。鉴于阿魏酸甘油酯和 NaL－IRI 都是临床批准的产品，其主要思想是，到达肿瘤的纳米药物的量将更多地取决于肿瘤部位的血管通透性和粒子平均粒径大小，而不是纳米药物的特定成分，因此具有相似 PK 的铁纳米粒和脂质体可以到达肿瘤的相同部位（图 8－20）。

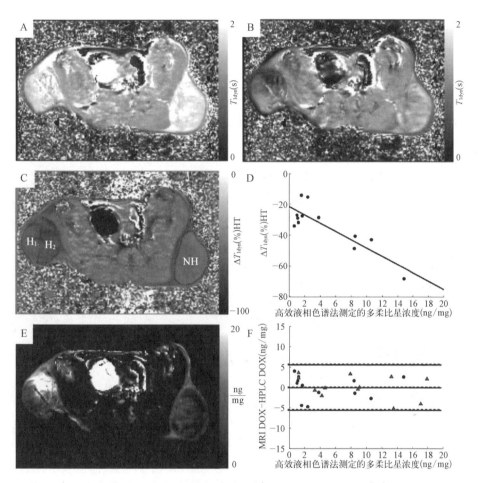

彩图 8-20

图 8-20　显示了两个肿瘤的仰卧位大鼠的轴向横截面[30]

A. 注射前 T_{1dyn} 图;B. 热疗(HT)结束时的 T_{1dyn} 图;C. T_1 改变引起的变化,(H_1 和 H_2)表示肿瘤暴露于 HT,而蓝色 ROI(NH)表示非热肿瘤;D. 以所有动物的肿瘤体积为指标,用平均△T_{1dyn}[%]结合高效液相色谱法对多柔比星浓度进行线性回归分析;E. 使用 C 和 D 计算的多柔比星浓度图;F. 改良的 Bland-Altman 图比较了整体肿瘤(圆形、全线)和分割肿瘤(三角形、虚线)的 HPLC 和 MRI 测定的多柔比星浓度(ng/mg)

　　将符合条件的实体瘤患者在注射铁氧化物纳米粒(ferumoxytol,FMX)之前和之后(1 h、24 h 和 72 h)进行 FMX-MRI 扫描。MRI 采集后,R2* 信号被用来计算血浆、参考组织和肿瘤病变区域中的 FMX 水平,并与基于体模的标准曲线进行比较。在 FMX 或 NaL-IRI 后 72 h,从选定的肿瘤病灶中收集两个经皮穿刺活检的核心组织(图 8-21),在 15 例合格患者中,13 例通过 FMX-MRI 检测血浆、参考组织和肿瘤病变中的铁粒子水平。在机械 PK 模型的基础上，FMX 组织通透性与 FMX 早期信号在 1 h 和 24 h 相关，而 FMX 组织结合参与了 72 h 肿瘤病灶中 FMX 水平。较高的 FMX 水平（相对于 9 例多发病灶的中位数值）与早期时间点的病灶大小有关（1 h $p<0.001$，24 h $p<0.003$，单因素方差分析）。肿瘤组织中 FMX 水平与 NaL－IRI 活性之间的相关性表明，通透性病变对 FMX 的渗透性及随后的肿瘤摄取可能是实体肿瘤患者外周血白细胞免疫反应的一个非侵袭性和预测性的生物标志物。

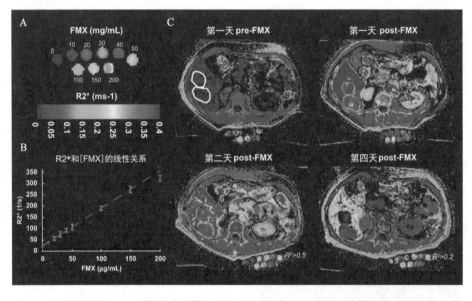

彩图 8－21

图 8－21　患者使用 FMX 的前后的典型的假彩色弛豫 R2* 图像，剂量前的图像中的白线表示大约的病灶位置（A）。外推给药后 24 h 个别患者的 FMX 浓度（B）。FMX 给药前后患者彩色弛豫图 R5* 图（C）[30]

　　基于成像的技术使非侵入性成像与诸如光热疗法（PTT）等微创干预措施直接集成，以提高治疗的精确度。Zhou 等[32]研究了在 PET 和磁共振温度成像（MRTI）的指导下，使用硫化铜纳米粒（CuS NP）进行卵巢癌（OVC）PTT 的可行性。首先使用高灵敏度、可定量的 PET 成像评估全身给药后 CuS 纳米粒的肿瘤分布。再使用无创 MRTI 用两种波长的近红外（NIR）激光——808 nm 和 980 nm，实时监测进行了 PTT 测试（图 8－22）。体内实验表明，980 nm 的近红外激光比 808 nm 的近红外激光具有更好的光热效应。这些结果与组织学结果一致。在皮下（$p=0.007$）和原位（$p<0.001$）模型中，使用 CuS 纳米粒联合 980 nm 激光照射的 PTT 与不治疗对照相比，在坏死损伤的

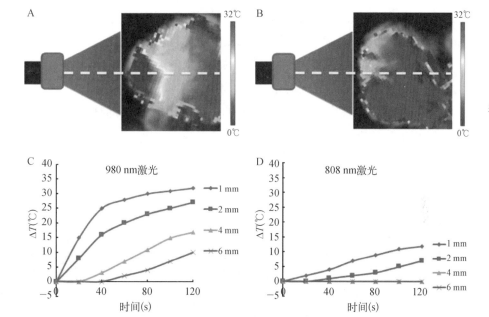

彩图 8-22

图 8-22　磁共振温度成像(MRTI)引导的实时肿瘤温度升高与激光照射在皮下 HeyA8
卵巢肿瘤荷瘤小鼠模型。测量的温升作为深度的函数绘制。在 980 nm(A,C)
和 808 nm(B,D)激光治疗下,测量肿瘤皮肤下不同深度(1 mm、2 mm、4 mm
和 6 mm)的感兴趣区域的温升[32]

百分比方面取得了显著的肿瘤消融效果。结果表明,实时监测 PTT 的准确
性是这一新兴热消融技术未来临床推广的一种有前途的方法。

三、磁共振成像法的优缺点

(一) 优点

(1) MRI 技术对于机体不会产生电离辐射,因此不会造成机体损伤。

(2) MRI 技术能够获取原始三维断面成像,不需要再进行多方位图像
建立。

(3) 能够清晰地对于机体的软组织进行图像绘制和观测,对气管、支气
管、大血管、肺门淋巴结和各组纵隔淋巴结的显示均优于 CT。

(4) 能够实现多序列成像,提供多种图像类型。

(二) 不足之处

(1) 体内有金属异物不能做核磁共振,由于在核磁共振中存在非常强大

的磁场,因此,体内有金属异物严禁作核磁共振检查,否则,由于金属受强大磁场的吸引而移动,将可能产生严重后果以致生命危险。

（2）与其他分子影像技术相比,MRI 具有有限的灵敏度,这个问题主要是由于高能态与低能态原子之间的差异较小导致的。

（3）MRI 功能成像需要注射造影剂,而大多数 MRI 造影剂具有一定的毒性,会对生物体产生一定程度的不良反应。

第四节　质谱分析法

质谱分析法(mass spectrometry，MS)是通过将被测样品分子裂解为分子离子和各种离子碎片的集合,然后按质荷比(m/z)[离子的质量(m)和所带电荷(z)的比值]的大小,对离子进行分离和检测,以确定样品分子量信息、分子式或元素组成、分子结构及裂解规律的一种分析方法。质谱既不属于光谱,也不属于波谱,是定性、定量分析的有力工具。

我国质谱分析起步于 20 世纪 50 年代末,快速发展于 20 世纪 80 年代。目前质谱分析在我国的应用领域越来越广泛。

质谱分析法具有分析速度快、灵敏度高及图谱解析相对简单的优点,是测定分子量、分子的化学式或分子组成及阐明结构的重要手段,广泛应用在原子能、地质学、合成化学、药物化学及代谢产物、天然产物的结构分析及石油化工、环境科学等领域。近年来质谱分析法已进入生命科学的应用领域,了解质谱分析的基本原理和基本分析方法是工科学生必不可少的一个环节。

从质谱分析的对象可以将质谱分析分为原子质谱法(atomic mass spectrometry)和分子质谱法(molecular mass spectrometry)两类。原子质谱法又称为无机质谱法(inorganic mass spectrometry),是将单质离子按质荷比进行分离和检测的方法,广泛应用于元素的识别和浓度的测定。几乎所有元素都可以用原子质谱法测定,原子质谱图比较简单,容易解析。分子质谱法又称为有机质谱法(organic mass spectrometry),是研究有机和生物分子的结构信息及对复杂混合物进行定性与定量分析的方法。一般采用高能粒子束使已气化的分子离子化或使试样直接转变成气态离子,然后按质荷比(m/z)的大小顺序进行收集和记录,得到质谱图。分子质谱图比较复杂,解析相对比较困难。

随着近年来研究的深入,质谱分析在医学成像、植物学中分析代谢产物、甚至司法鉴定中字迹真伪及痕量毒品的分析中都有应用。而其最主要的应用在于药学领域,质谱分析可以得到药物在体内的各组织器官的空间分布及含量信息,可为药物的 PK、药理学、毒理学提供有力的依据。因此,本文将对近年来质谱在生物体内外 PK 研究中的原理及实际应用进行概述。

一、质谱分析的基本原理

(一) 质谱分析

质谱和紫外光谱(UV)、红外吸收光谱(IR)、NMR 并称为有机化合物结构分析的四谱。质谱虽被列入其中,但它的原理与其他三谱不同。紫外光谱、红外吸收光谱和 NMR 是吸收波谱,是以分子吸收辐射所引起的能量跃迁为基础的;而质谱不是吸收波谱,是以一定能量的电子流轰击或用其他适当方法打掉气态分子(M)的一个电子,形成带正电荷的离子,这些正离子在电场和磁场的共同作用下,按离子的质量与所带电荷比值(m/z)的大小排列成谱,对离子进行分离和检测的一种分析方法。

$$M + e \longrightarrow M^+ \cdot + 2e \qquad (8-11)$$

式中,M^+·代表分子离子(可简写成 M^+),右上角的"+"表示带一个正电荷;"·"表示带一个未成对的孤电子。分子离子是带有孤电子的正离子,这种离子被称为奇电子离子。

轰击样品的高能粒子束的能量大大超过典型有机化合物的解离能,因此,在一般情况下所生成的分子离子能获得足够的能量,很快会进一步从一个或几个地方发生键的断裂,生成不同的碎片离子。在这些碎片离子中,有正离子、中性分子、自由基和极少数的负离子。大多数质谱只研究正离子,采用排斥电位吸引负离子,而中性分子和自由基被真空泵抽走,在质谱图中均没有反映。带正电荷的离子在电场中被加速而进入电分析器。电分析器的功能是滤除由初始条件有微小差别导致的动能差别,挑出一束由不同的质量(m)和速度(u)组成的、具有几乎完全相同动能的离子。这束动能相同的离子被送入磁分析器,沿着磁分析器的弧形轨道作弧形运动。只要连续改变磁感应强度(磁场扫描)或连续改变电压(电压扫描),就能够使质荷比不同的正离子按质荷比值的大小顺序先后打到离子收集器片上,每一个正离子在此得到一个电子以中和所带正电荷,这样就在离子收集器线路上产生一个电流,将此电流放大并记录,即可得到质谱图。离子收集器狭缝中每通过一种离子,在质谱图上就出现一个峰,峰的高度取决于该种离子的数量。在所生成的不同离子中,只有比较稳定的、寿命比较长的离子才能在质谱中出峰。

(二) 质谱成像

质谱成像(imaging mass spectrometry, IMS)是最新原位分析技术,主要利用质谱直接扫描生物样品,分析分子在细胞或组织中的“结构、空间与时间分布”信息。简单而言,质谱成像技术就是借助于质谱的方法,在专门的质谱成像软件控制下,使用一台通过测定质荷比来分析生物分子的标准分子量的质谱仪来完成的。但是随着这项技术的不断发展,也陆续出现了许多针对各种问题的新技术。

1. 挑战高分子量蛋白——基质辅助激光解吸电离质谱分子成像技术

在对组织或生物体进行成像,分析小分子构成时,由于多肽体积十分大,要想对它们进行分子成像十分困难,来自范德堡大学的质谱方法专家 Richard Caprioli 博士因此发明了基质辅助激光解吸电离质谱分子成像技术,这项技术不局限于特异的一种或者几种蛋白质分子,它可在组织切片中找到每一种蛋白质分子,并提供这些蛋白质分子在组织中的空间分布的精确信息,而事先无须知道所检测蛋白质的信息。同时,可对这些蛋白质分子含量进行相对定量。

2. 无须样品处理实时成像——电喷雾电离技术

一般质谱成像方法由于体积庞大,质量重,需要冗长的样品准备阶段,因此,并不适用于即时成像。电喷雾电离(desorption electrospray ionization, DESI)技术的质谱成像技术解决了这个问题。这种方法的原理是带电液滴蒸发,液滴变小,液滴表面相斥的静电荷密度增大。当液滴蒸发到某一程度,液滴表面的库仑斥力使液滴爆炸。产生的小带电液滴继续此过程。随着液滴的水分子逐渐蒸发,就可获得自由徘徊的质子化和去质子化的蛋白质分子。电喷雾电离技术于 2004 年首次提出,由于这一方法具有样品无须前处理就可以在常压条件下,从各种载物表面直接分析固相或凝固相样品等优势而得到了迅速的发展。一般质谱和高效液相色谱分析,样品必须经过特殊的分离流程才能够进行分析检测,使得一次样品检测常常需要约 1 h,而电喷雾电离系列产品可将固体样品直接送入质谱,只需 3 min 左右即可完成。

3. 活体成像——APIR MALDI/LAESI 技术

了解细胞的内部成分是理解健康细胞不同于病变细胞的关键,但是,直到目前为止,唯一的方法是观察单个细胞的内部,然后将其从动物或植物中移除,或者改变细胞的生存环境。如此会使细胞发生变化。

来自华盛顿大学 Akos Vertes 教授应用两种方法来进行活细胞分析。APIR MALDI 质谱分析:其原理是将分析物分散在基质分子中并形成晶体,当用激光照射晶体时,由于基质分子经辐射所吸收的能量,导致能量蓄积并迅速产热,从而使基质晶体升华,致使基质和分析物膨胀并进入气相。APIR MALDI/LAESI 质谱分析:这种方法能捕捉大量带电微滴的微粒,然后重新电离化。通过对整个样品进行处理,复合这两种方法,就能覆盖更多的分子,分析质量更高。

二、质谱分析法在纳米药物代谢动力学中的应用

近年来,MSI 作为一种新型的分子成像技术,在医学、药学等领域的应用备受关注。与其他技术相比(如 PET、MRI 等),MSI 无须标记或分子印染即能够获得多点、多维、高通量、可视化的分子空间信息,实现对肿瘤类型、标志物、药物代谢等方面的研究。

Gao 等[33]成功研制了一种具有肿瘤酸性条件敏感的 TAT 靶向配体的聚合物纳米粒,它包裹了光敏剂氯化物 e6(Ce6)和螯合造影剂 Gd^{3+},用于荧光/磁共振(MR)双模式成像。有明确的证据表明,得到的纳米粒[DA]TAT - NP 有效地避免了通过屏蔽 TAT 肽而被网状内皮系统(RES)快速清除,从而显著延长了血液循环时间。MRI 系统结合用于小动物的线圈获得 T_1 加权图像。在所有动物中,在冠状位和轴位获得了具有常规 k 空间读数的 T_1-涡轮自旋回波(TSE)图像。肿瘤组织中[DA]TAT - NP 积聚最高时,肿瘤组织中的 Gd^{3+} 浓度升高,可显著提高 MRI 效果。为证实这一点,在静脉注射上述制剂后的不同时间点进行了体内 MRI,并以小分子 DTPA - Gd 复合物作为对照。正如图 8 - 23 所示,用[DA]TAT - NP 治疗的小鼠的肿瘤中,T_1 加权的 MRI 信号逐渐出现,并且在注射后 24 h 与[SA]TAT - NP 或 TAT - NP 组相比,MRI 信号最强。MRI 结果表明[DA]TAT - NP 能够提高体内肿瘤的 MRI 性能。

Machalkova 等[34]使用 MALDI 微型基体辅助激光解吸电离质谱成像(MALDI MSI)和激光扫描共聚焦显微镜(LSCM)建立一个简单易行的方法来

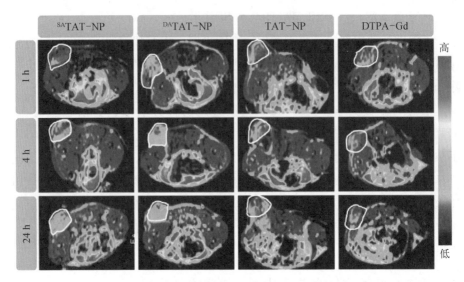

图 8-23　静脉注射^{DA}TAT-NP、^{SA}TAT-NP、TAT-NP 和
游离 DTPA-Gd 后,肿瘤 T_1加权增强[33]

肿瘤部位用白色圆圈表示

分析来自 3D 细胞培养(球体)的组织切片。选择 MALDI MSI 检测目标药物的分布,荧光免疫组织化学(IHC)和激光共聚焦显微镜(LSCM)对具有活性、增殖、凋亡和转移特异性标志物的细胞进行定位。MS 和 IHC 球体图像的重叠,通常没有任何形态学特征,需要基于基准的配准。MALDI MSI 方案在基准组成和抗原表位保存方面进行了优化,以允许进行 MALDI MSI,并在完全相同的球体切片上直接进行 IHC 分析。一旦 MS 和 IHC 图像被联合配准,MS 和 IHC 信号的量化通过一种算法来执行,该算法评估沿椭圆形边界到其中心的等距层的信号强度。这种 MS 和 IHC 信号的精确共定位表明,经临床试验的药物哌立福新在 24 h 内对细胞的渗透有限,显示了在无瘤区域存在的增殖和前迁移/前侵袭细胞的部分,减少了其在哌立福新游离区域的丰度,并区分了缺氧/营养剥夺和药物暴露导致的细胞凋亡(图 8-24)。

化学交换饱和转移(CEST)MRI 是磁共振波谱(MRS)和 MRI 的混合体,在过去的一个世纪里已经从化学台式发展到小动物成像研究,再到临床放射学研究。Liu 等[35]利用胞磷胆碱固有的化学交换饱和转移(CEST)MRI 信号作为一种治疗药物,该信号可以直接作为胞磷胆碱药物输送的 MRI 指导。为了促进胞二磷胆碱向缺血区的靶向给药,制备了胞二磷胆碱脂质体(CDPC-

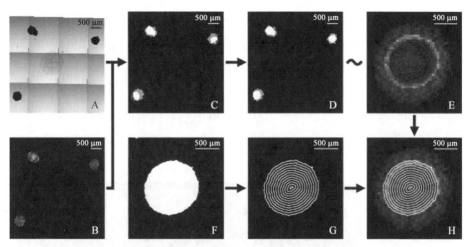

图 8－24　基准点(A) LSCM 传输模式和(B) MALDI MSI(C)中的基准点通过匹配二值化图像质心来预先配准(D) LSCM 基准点注册到 MALDI MSI 基准点和(E) 由此产生的转换应用到 LSCM TO－PRO(蓝色)荧光匹配哌立福新的 **MALDI MSI(绿色)图像。(F)** 将荧光 **TO－PRO** 球体图像分割得到二值球体掩模,(G) 基于二值掩模的距离变换生成掩模,(H) 与注册图像相结合生成掩模进行分析[34]

LIPO),并对其颗粒特性和 CEST MRI 特性进行了表征。在大脑中动脉闭塞 2 h 诱导的单侧短暂性脑缺血大鼠模型中,进行脂质体胞二磷胆碱的 CEST MRI 检测。结果表明,CEST MRI 可以监测和定量 CPDC－lipo 向缺血区的输送。当动脉内注射时,CDPC－lipo 清楚地显示出 2 ppm* 的 CEST MRI 对比度。CEST MRI 显示脂质体优先聚集在 BBB 受损的缺血区。此外,还使用 CEST MRI 来检测针对血管细胞黏附分子(VCAM)－1 的 CDPC－lipo 在相同动物模型中对药物释放的改善。用荧光显微镜对 MRI 表现进行了验证。因此,脂质体胞二磷胆碱代表了一种治疗系统的原型,在这种系统中,治疗剂可以通过 CEST MRI 以无标记的方式直接检测。

　　Huang 等[36]提供一种潜在的策略,同时提供 T_1 和 T_2 加权 MRI 功能,从而实现成像引导的药物输送和靶向治疗。制备并表征了 Mn－卟啉和 Fe_3O_4@ SiO_2@PAA－cRGD 纳米复合材料(Mn－IOSP NCs),并将其有效地应用于 T_1、T_2 加权 MRI 和 pH 敏感性药物释放。中性(pH 7.4)时 r_2/r_1 值为 20.6,酸性(pH 5.0)时 r_2/r_1 值降至 7.7,提示 NCS 在肿瘤酸性环境下可作为理想的 T_1/T_2

---

　　*　1 ppm＝1 mg/kg。

双模造影剂。对于活体 MRI,静脉注射纳米复合材料后肿瘤的 T_1 和 T_2 弛豫分别显著加速到 55% 和 37%。合成的纳米复合材料通过协同增强正负磁共振成像信号,无论在溶液中、在细胞中还是在体内都表现出高灵敏度的磁共振造影剂功能。纳米复合材料显示出巨大的潜力,可以将成像诊断和药物控制释放集成到一个组合物中,并在靶向治疗期间提供大大提高诊断准确性的实时成像(图 8 - 25)。

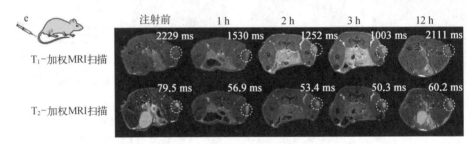

图 8 - 25　在活体内,静脉注射前后分别进行 T_1 和 T_2 加权 MRI 扫描。注射 Mn - IOSP NCs 后,肿瘤部位大致用白虚线圈出[36]

三、质谱分析法的特点

(一) 优点

与其他技术相比(如 PET、MRI 等),MSI 无须标记或分子印染即能够获得多点、多维、高通量、可视化的分子空间信息,实现对肿瘤类型、标志物、药物代谢等方面的研究。通过 MSI 分析,可以将肿瘤样本的分子信息、等级等可视化,有助于肿瘤的诊断、治疗;并可通过可视化筛查潜在分子标志物、相关药物研究等。此外,MSI 技术在术中肿瘤切除、边界确认等方面具有潜在的应用价值。

(二) 不足

(1) 随着 MSI 的快速扩展,迫切需要改进样品制备水平的重现性。

(2) 高空间分辨率会降低检测灵敏度,可能使得某些物质信号丢失,需要优先考虑高空间分辨率还是高灵敏度。

(3) MSI 检测的通量及时效性需进一步提升。

(4) 肿瘤细胞变化复杂,给筛选有效标志物带来困难,对于新发现的标志物和药物需要进行更深层次的探究及临床验证。

第五节　计算机体层摄影术成像法

计算机体层摄影术(CT)是 Hounsfield G. N. 1969 年设计成功的。CT 是用 X 线束对人体某部一定厚度的层面进行扫描,由探测器接收透过该层面的 X 线,转变为可见光后,由光电转换变为电信号,再经模拟/数字转换器转为数字,输入计算机处理。CT 图像是层面图像,常用的是横断面。为了显示整个器官,需要多个连续的层面图像。通过 CT 设备上图像的重建程序的使用,还可重建冠状面和矢状面的层面图像,可以多角度查看器官和病变的关系。

CT 成像在许多领域都有应用,如在考古行业还原文物的原貌、在地质与石油行业,快速准确得出油路及其孔隙率的分析报告等。CT 的高分辨力可使器官和结构清楚显影,能清楚显示出病变,因此,也应用于医药学领域,依据 CT 图像的改变可以推断出药物在机体吸收、分布、代谢、排泄的变化过程,因此,本文将对近年来 CT 成像在生物体内外 PK 研究中的原理及实际应用进行概述。

一、计算机体层摄影术测定法基本原理

(一) 基本原理

CT 是用 X 线束环绕人体对检查部位一定厚度的层面进行扫描,X 线束通过人体时,经人体组织的吸收,其能量被衰减,衰减后带有人体组织信息的 X 线透过人体并由探测器接收,探测器接收的 X 线信号通过光电转换器转变为电信号后,再经模拟/数字转换器转为数字信号,输入计算机进行图像重建,形成人体的数字化图像;最后,经数字/模拟转换器把数字化图像转变为由黑到白不等灰度的二维人体断面解剖图,呈现在显示器上,供临床诊断使用[37]。

CT 的本质就是利用人体组织对 X 线衰减特性的差异(衰减系数)作为成像依据,以数据重建为成像方式的 X 线成像技术。

X 线穿过人体后的衰减,遵循指数规律:

$$I = I_0 e^{-\mu d} \tag{8-12}$$

式中，I_0 是入射 X 线强度，I 是衰减后的 X 线强度，d 是物体厚度，μ 是组织的衰减系数。

不同的组织，有不同的衰减系数。如果已知 I_0 和 d，测出 I 后，就能求出所对应的衰减系数。

然而，一幅 CT 图像是由很多具有不同衰减特性的组织结构组成的，对于 n 个未知的衰减系数，不可能由一次 X 线透射而获得，必须环绕人体从不同方向进行多次透射，收集足够多的数据，建立足够数量的方程式联立成方程组（图 8-26），通过计算机运算，才能获取。

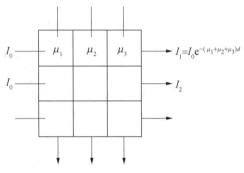

图 8-26 CT 成像重建原理

（二）计算机体层摄影术设备的基本结构

CT 设备的基本结构主要包括数据采集系统、计算机系统、图像显示和存储系统等三大部分（图 8-27）。

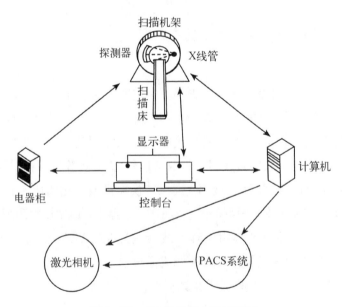

图 8-27 CT 设备基本成像简图

1. 数据采集系统

由 X 线发生装置、滤过器、准直器、探测器、数据处理装置、扫描机架和扫描床等组成。CT 扫描时,由 X 线发生装置产生 X 线,通过滤过器、准直器后,锥形分布的 X 线变成具有一定厚度、能量分布均匀的扇形 X 线束,对人体进行扫描。带有人体组织信息的 X 线透过人体并由探测器接收后,经数据处理装置放大、积分、模拟/数字转换等处理成为数字信号,送至计算机进行图像重建。

2. 计算机系统

由主控计算机和阵列处理机组成。主控计算机控制整个 CT 扫描系统的运行。其主要功能:① 指挥、协调设备运行并监控扫描期间的各类事件;② CT 值的校正和进行插值处理;③ 控制图像的重建及进行图像后处理;④ 设备故障诊断。阵列处理机专门用于图像重建的运算。CT 图像重建的运算量非常庞大,普通计算机难以完成,必须由专用的数据处理设备——阵列处理机来完成,它本身不能独立工作,在主控计算机的控制下专门进行图像重建的运算。

3. 图像显示和存储系统

由图像显示器、激光打印设备、硬盘、刻录光驱等组成。它负责图像数据的呈现、保存等工作。

二、计算机体层摄影术成像法在药代动力学中的应用

CT 作为一种成熟的影像学检查技术,目前已被广泛地应用于临床及科研中。随着科学技术的不断发展,也成为纳米药物的重要分析方法。

Moss 等[38]开发了一种体外微型计算机断层扫描(μCT)成像方法,以可视化加载造影剂的 PEG 化脂质体在肿瘤内的分布。使用这种半定量方法,在 4 个 PDX 模型中,以 17 μm 的分辨率测定了整个三维(3D)肿瘤脂质体的分布。脂质体在不同血管类型和密度、间质含量和微环境形态的 4 种模型中的肿瘤内分布存在显著差异。静脉给药后,周细胞支持的血管密度最高的模型显示出最大的脂质体积累,而血管出现在高 α-平滑肌肌动蛋白(αSMA)含量区域的模型显示出很大比例的脂质体位于肿瘤外围以外的深处(图 8-28)。

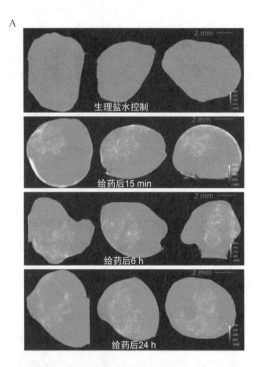

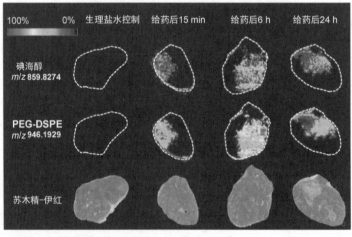

图 8-28　使用成熟的 2D 空间检测技术 DESI - MSI 来验证用于肿瘤内纳米药物分布的三维可视化的体外 μCT 成像。在瘤内注射药物后 15 min、6 h 和 24 h 采集肿瘤,通过体外 μCT 成像生成三维信息。然后立即快速冷冻肿瘤,通过 DESI - MSI 进行切片和分析,以评估碘海醇和脂质体在成像肿瘤 2D 切片中分布的相关性。A 为从三维 CT 可视化中心提取的 x -、y -和 z -平面图像中碘海醇的分布(从左到右)。B 为用 DESI - MSI 在肿瘤中心 2D 组织切片上检测到碘海醇和脂质体组分 DSPE - PEG 在成像肿瘤中的分布及每个肿瘤的苏木精-伊红染色[38]

Zhu 等[39]为解决现有的成像方式组织穿透深度低(对于 FI)或者难以量化释放率和与噪声源的信号卷积(对于 MRI)的特点,使用生物相容性聚合物包覆的氧化铁纳米复合材料,利用超顺磁性纳米粒作为造影剂和唯一的信号源实现磁粒子成像(MPI),可以实现大的组织穿透和可量化的信号强度。设计了一种超顺磁性 Fe_3O_4 纳米簇@聚丙交酯-乙交酯酸核-壳纳米复合材料,负载化疗药物(多柔比星),作为双重药物传递系统和 MPI 定量示踪剂。所制备的纳米复合材料可以在温和的酸性微环境(pH=6.5)下降解,导致多柔比星的持续释放和 Fe_3O_4 纳米簇的逐渐分解,导致 MPI 信号的变化。发现纳米复合材料诱导的 MPI 信号变化与多柔比星的释放率随时间呈线性相关(R^2 = 0.99)。利用这一现象,成功地建立了对细胞培养中释放过程的定量监测。然后,对小鼠乳腺癌模型注射纳米复合材料并在癌症治疗环境中进行体内药物释放监测(图 8-29),监测药物释放,并评估诱导的肿瘤细胞杀伤。与其他可用监测策略相比,本研究为体内药物释放监测提供了一种改进的解决方案,这种的翻译策略在未来的临床应用中将是很有前途的。

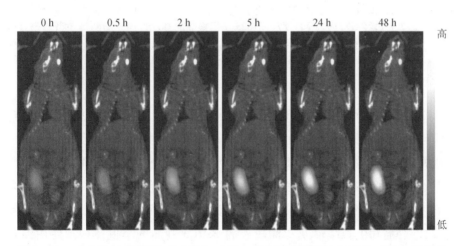

彩图 8-29

图 8-29 瘤内注射 SPNCD 的 **MDA-MB-231** 荷瘤裸鼠的 **MPI** 和 **CT** 合并图像(**CT** 用于将动物的解剖结构覆盖在 **MPI** 图像上)。**MPI** 信号以假彩色显示。小鼠注射 SPNCD 后,肿瘤内 MPI 信号强度随时间逐渐增强[39]

Nilubol 等[40]应用细胞色素 T-21625 制备一种新型的、一流的金纳米药物,旨在专门输送 rhTNF 和紫杉醇前药来靶向肿瘤血管和癌细胞。转移性 FTC-133 和 8505C 异种移植小鼠和 MEN1 条件基因敲除小鼠每周接受细胞色素 T‐21625 和金纳米粒加 rhTNF(细胞色素 T‐6091)治疗;对照组为应用紫杉醇或生理盐水治疗的小鼠。用体内荧光素酶活性评价其对肿瘤生长的影响。应用 18‐氟代脱氧葡萄糖(^{18}F‐FDG)PET/CT 用于研究胰岛素分泌型胰腺神经内分泌肿瘤(PNET)小鼠的肿瘤选择性(图 8‐30)。发现细胞色素 T‐21625 对患有 PNET 和转移性人类甲状腺癌的小鼠有效,没有毒性。

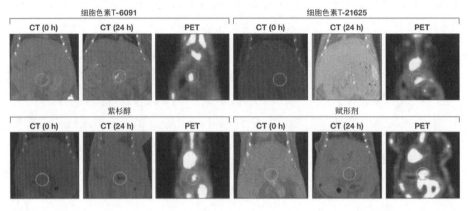

图 8‐30 **PET 和^{18}F‐FDG PET 评价细胞色素 T‐21625 的体内生物分布。注射后 24 h(上),经 CYT6091 和 CYT‐21625 基因敲除的多发性内分泌肿瘤 1 型基因敲除小鼠胰腺区(圆)金纳米粒密度增加,而紫杉醇和赋形剂对照组(下)无明显改变。^{18}F‐FDG PET 图像显示胰腺神经内分泌肿瘤位于中腹区域,与金纳米粒沉积区域相对应**[40]

与本章第一节中荧光标记法中 Vonwil 等的设计类似,研究者使用混合 FMT‐μCT 成像方法评估了由含有 RGD 或 NGR 序列的寡肽主动靶向血管生成相关表面受体的水溶性 HPMA 聚合物,并与非靶向聚合物载体进行了比较[41]。合成了粒径为 10 nm 的高分子纳米载体,分别用 Dyomics‐676(靶向 DDS)或 Dyomics‐750(非靶向 DDS)标记,共注射到荷有快速生长及高度渗漏的 CT26 肿瘤和生长缓慢及渗漏较差的 BxPC3 肿瘤的小鼠体内。使用混合 FMT‐μCT 测定,作者得出结论,血管靶向是有效的,并导致快速有效的早期结合肿瘤血管。Giddabasappa 等[42]也应用 FMT‐μCT 来确定抗 5T4 单克隆抗体(MAb)‐药物结合物的生物分布和靶向能力(图 8‐31)。结果表明,荧光染料 VT680 与 5T4‐mAb 或 5T4‐mAb‐药物结合物的偶联不会改变天然生物的行为,FMT‐μCT 可以作为了解抗体、mAb‐药物结合物和其他生物体的生物分布和肿瘤靶向动力学的有用工具。

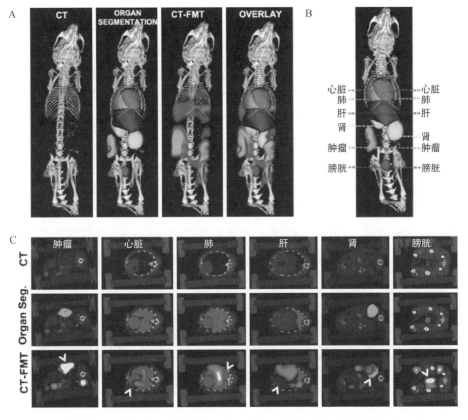

彩图 8-31

图 8-31 基于 CT 的器官分割和 CT-FMT 混合成像[42]

A. 携带 CT26 结肠癌的裸鼠的高分辨率 μCT 扫描,显示高电子密度解剖结构(即骨骼)、预着色器官,以 FMT 为基础的生物分布数据覆盖在高电子密度的解剖结构上,以及以 FMT 为基础的生物分布数据覆盖在预着色器官上。基于 FMT 的生物分布数据覆盖在高度电子密度的解剖结构上,以及基于 FMT 的生物分布数据覆盖在预先分割的器官上。B、C 代表单个器官的二维平面。B 和这些器官横截面上 pHPMA-Dy750 累积。C 通过融合 μCT 和 FMT 数据集进行分析

三、计算机体层摄影术成像的特点

(一)优势

(1)断层图像:CT 通过准直器的准直,可消除人体内组织、器官间的相互重叠影像,获得无层面外组织结构干扰的横断面图像,能准确地反映横断面上组织、器官的解剖结构;可以分辨人体组织内微小的差别,使影像诊断的范围扩大。此外,可经 CT 图像处理技术处理,将横断面图像重建成诊断所需的矢状、冠状等各种断层图像。

（2）密度分辨力高：CT 的 X 线束是经过严格的准直后到达探测器，从而减少了散射线。此外，CT 还利用软件对灰阶的控制，扩大了人眼的观测范围。一般来说，CT 的密度分辨力比常规 X 线检查高 20 倍。

（3）可做定量分析：CT 能够准确地测量各组织的 X 线吸收衰减值，通过各种计算进行定量分析，如 CT 值。在老年骨质疏松患者中，利用 CT 值可测量出人体某一部位的骨矿物质含量的情况。测量心脏冠状动脉的钙化，有助于临床冠心病的诊断。

（4）可进行各种图像的后处理：CT 软件可提供常规的各种标尺和距离测量等工具。借助各种图像处理软件，可对病灶的形状及结构进行分析，获得高质量的三维图像和多平面图像，如利用 CT 的三维成像软件制成颌面部和颅骨三维图像，为外科制订手术方案和选择手术路径提供直观的影像学资料。此外，CT 还可通过后处理软件进行放射治疗方案的制订和治疗效果的评价。

（二）不足之处

（1）CT 扫描可以得到高分辨率的解剖学成像结果，但是 CT 难以发现密度变化小的病变而且会产生电离辐射，与其他仪器联用如 PET/CT、SPECT/CT 等可以起到良好的互补作用。

（2）对部分脏器的检查有局限性，CT 对于空腔脏器如胃肠道的显示，由于其无规则的蠕动，还不能替代常规 X 线检查。CT 对于血管造影的图像质量也不及血管减影血管造影术（DSA）。

（3）目前不能实现功能成像。目前，CT 图像主要反映的还是解剖学结构，对于脏器功能和生化方面成像尚处于研究中[37]。

第六节　正电子发射断层成像法

PET 是当今世界最高层次的核医学技术，也是当前医学界公认的最先进的大型医疗诊断成像设备之一，已成为肿瘤、心、脑疾病诊断的不可缺少的重要方法。其基于正电子核素标记的放射性示踪剂发射出的湮灭光子来计算生物体的三维分布数据，可以在不影响生物体正常代谢和功能过程下成像，具有可视化和可量化的优点。PET 是一种有较高特异性的功能显像和分子显像仪,除显示形态结构外,它主要是在分子水平上提供有关脏器及其病变的功能信息,适合于快速动态研究,具有多种动态显像方式。

PET 分子成像表达了生物学过程细胞分子水平上在活体中的显示和测量,能分析生物系统且不扰乱生物系统,还能对与疾病有关的分子改变进行量化后成像。PET 用核谱学方法探测湮没辐射光子,可以得到有关物质微观结构的信息,作为一种无创的核医学成像方法,可以区分出人体正常组织和病变组织的生理功能代谢的变化,具有重要的诊断和治疗的临床价值[43]。

PET 成像中,将放射性同位素标记在药物上可以用来示踪药物在生物体内代谢分布、发生的变化等[44]。从而可以对药物在体内的适用剂量、浓聚部位进行评估,同时对不良反应作出前瞻性的判断,同时观察药物在靶器官或组织的作用能力,推断药物在靶点的作用机制,还可以根据靶点 PET 同位素信号强度作到达靶点的药物浓度随时间的变化曲线。本文将对近年来 PET 成像在生物体内外 PK 研究中的原理及实际应用进行概述。

一、正电子发射断层成像法的主要原理

正电子断层扫描仪将人体代谢所必需的物质如葡萄糖、蛋白质、核酸、脂肪酸等标记上具有正电子放射性的短寿命核素,制成显像剂(如氟代脱氧葡萄糖)注入人体后进行扫描成像。因为人体不同组织的代谢状态不同,所以这些被核素标记了的物质在人体的各种组织中的分布也不同,如在高代谢的恶性肿瘤组织中分布较多,这些特点能通过图像反映出来,从而可对病变进行诊断和分析。

经过标记了正电子放射性核素的药物注射入人体,它衰变时产生的正电子在人体组织中运动很短距离后(一般<1 mm)和电子相遇而湮没,产生两个能量为 511 keV 的相反方向发射的 γ 光子。根据人体不同部位吸收标记化合物能力的不同,同位素在人体内各部位的浓聚程度不同,湮没反应产生光子的强度也不同,测量两个 γ 光子就可以确定电子对湮没的位置、时间和能量信息。由于恶性肿瘤组织新陈代谢旺盛,吸收放射性药物比一般组织多,PET 通过测量放射性药物的密度分布就可以确定恶性肿瘤组织的分布情况。

许多疾病在解剖结构发生改变之前早已出现功能变化。此时在以解剖结

构改变为基础的 CT、MRI 上尚不能发现任何病变,而 PET 采用了一些有特殊物理和生化特性的同位素如 ^{11}C、^{13}N、^{15}O、^{18}F 等,其特点是能够释放正电子、与体内代谢产物结合、与生命过程密切相关、半衰期短、代谢快、对人体无损伤。将这些发射正电子的放射性同位素标记在示踪化合物上,再注射到研究对象体内,这些示踪化合物就可以对活体进行生理和生化过程的示踪,显示在生物中物质的分布、数量及时间变化,以达到研究人体病理和生化过程的目的。PET 是在分子水平上利用影像技术研究人体心脏和受体功能的最先进的手段,它在新药开发、研究等领域中已显示出卓越的性能。

目前常用于标记影像探针的放射性核素有 ^{18}F、^{11}C 及 ^{64}Cu 等,^{18}F 标记方法主要有亲电反应和亲核反应,亲电反应在合成过程存在反应复杂和分离纯化困难等问题,亲核取代是 ^{18}F 标记的主要方法。^{11}C 标记探针是将目标分子中稳定的 C 用 ^{11}C 取代,该过程不改变目标分子的生物化学性质,但是由于 ^{11}C 的半衰期比较短,要求标记反应必须快速高效。而 ^{64}Cu 标记则主要利用化合物如 DOTA 进行螯合,但是 ^{64}Cu 不易获取,成本高,也限制了它在临床中的应用。

二、正电子发射断层成像法在纳米药物代谢动力学中的应用

Chen 等[45]将不规则形状的 SPION 与放射性砷混合,开发了一种新型的双模 PET/MRI 试剂 *AS‐SPION。与目前报道的大多数 PET/MRI 试剂相比,不需要使用任何螯合剂,适用于标记两种稳定氧化态的放射性砷。条件优化后发现,*AS 标记 SPION 具有快速、铁浓度依赖、高度特异等特点。应用 PET 成像结合 MRI 的方法研究了纳米粒在体内的 PK 情况(图 8‐32)。结果表明纳米粒的生物分布模式和新的 PET/MRI 试剂用于体内双模式成像和淋巴结标测具有可行性。

Min Zhou 等[32]研究了在 PET 和 MRTI 的指导下,使用硫化铜纳米粒(CuS NP)进行卵巢癌(OVC)的光热疗法(PTT)的可行性。使用高灵敏度、可定量的 PET 成像评估全身给药后 CuS 纳米粒的肿瘤分布(图 8‐33)。发现在皮下($p = 0.007$)和原位($p < 0.001$)模型中,使用 CuS 纳米粒联合 980 nm 激光照射的 PTT 与不治疗对照相比,在坏死损伤的百分比方面取得了显著的肿瘤消融效果。结果表明,实时监测 PTT 的准确性是这一新兴热消融技术未来临床推广的一种有前途的方法。

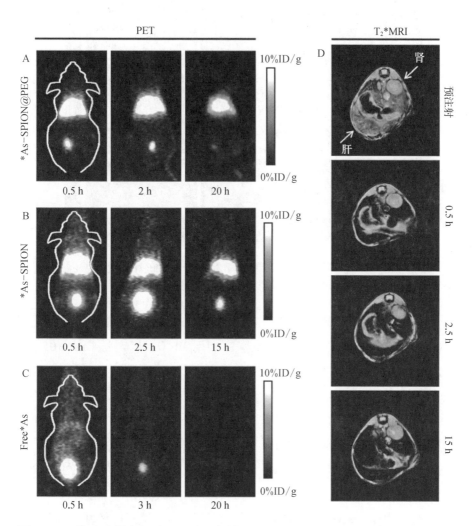

图 8 - 32　静脉注射小鼠后不同时间点的 PEG 化 *AS - SPIONs（A）、非 PEG 化的
　　　　　*AS - SPION（B）和游离 *As（C）的系列活体 PET 图像。D 为小鼠静脉注
　　　　　射 Spion@PAA 前后的活体 T₂ 加权磁共振图像（PBS）。横断面图像显示肝
　　　　　摄取 SPION@PAA[45]

彩图 8-33

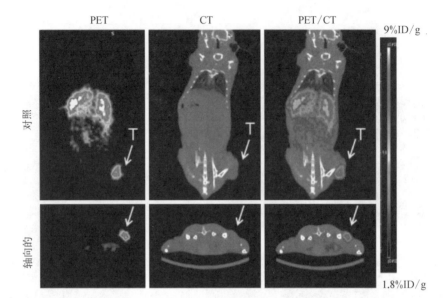

图 8-33　静脉注射^{64}Cu-CuS 纳米粒 24 h 后在 HeyA8 OVC
荷肿瘤小鼠皮下体内获得的 PET/CT 图像[32]

锰氧化物纳米粒(Mn_3O_4 NP)作为一种新型的高效 T_1 造影剂,在生物医学成像领域引起了广泛的关注。Zhan 等[46]利用 Mn_3O_4 NP 与抗 CD-105 抗体 TRC105 和放射性核素铜-64(^{64}Cu,半衰期为 12.7 h)结合,在小鼠体内进行肿瘤血管靶向显像。Mn_3O_4 共轭纳米粒^{64}Cu-NOTA-Mn_3O_4@PEG-TRC105 在体内外均表现出足够的稳定性。系列正电子发射断层扫描(PET)和磁共振成像(Mri)研究评价药物动力学,并证实了^{64}Cu-NOTA-Mn_3O_4@PEG-TRC105 相对于^{64}Cu-NOTA-Mn_3O_4@PEG 对 $4T_1$ 小鼠乳腺肿瘤的体内靶向性,通过体内外实验证实了^{64}Cu-NOTA-Mn_3O_4@PEG-TRC105 对血管标志物 CD105 的特异性。由于 Mn_3O_4 结合的纳米粒具有较好的 T_1 增强成像性能和较低的毒性,研究报道的肿瘤特异性 Mn_3O_4 结合的纳米粒可以作为一种很有前途的多功能纳米晶,用于肿瘤的精确成像和诊断(图 8-34)。

Chen 等[47]研究了有无螯合剂的锆-89(^{89}Zr,半衰期为 78.4 h)标记对放射性碘化(^{124}I,半衰期为 100.2 h)标记的共轭荧光二氧化硅纳米粒体内 PK 的影响。有螯合剂的^{89}Zr 标记的 cRGDY-PEG 在静脉注射后立即在小鼠心脏中有显著的活性(图 8-35),无螯合剂的^{89}Zr 标记的 cRGDY-PEG 注射后

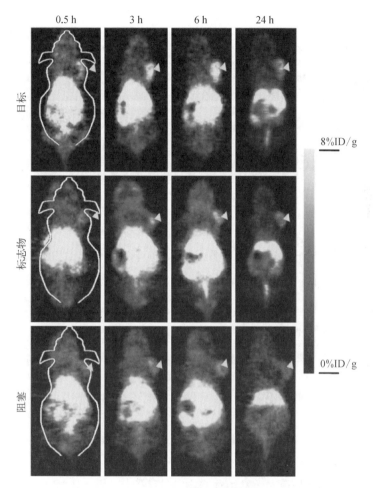

**图 8-34　在预先注射 TRC105 阻断剂量后,分别注射^{64}Cu-NOTA-Mn$_3$O$_4$@
PEG-TRC105、^{64}Cu-NOTA-Mn$_3$O$_4$@PEG 和预先注射阻断剂量
TRC105+^{64}Cu-NOTA-Mn$_3$O$_4$@PEG-TRC105**[46]

箭头指示肿瘤部位

彩图 8-34

60 min 在小鼠中的总活动浓度估计 20.5% ID/g(图 8-35C),有螯合剂的^{89}Zr
标记的 cRGDY-PEG 注射后在小鼠中的总活动浓度估计为 19.3% ID/g
(图 8-35D)。肝的摄取趋势相似,注射后 60 min 的摄取值估计约为 6.5% ID/g,
肾和膀胱的摄取早在注射后 5 min 就可观察到,在医学影像物理(MIP)图和时
间活动曲线上都观察到明显的摄取,清楚地突出了^{89}Zr 标记的 cRGDY-PEG
探针的肾清除能力。

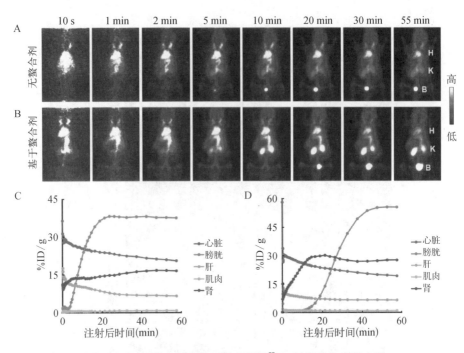

图 8-35 无螯合剂和基于螯合剂的[89]Zr 标记的纳米粒小鼠
体内的动态 PET 显像结果比较[47]

A. 无螯合剂的[89]Zr 标记的 cRGDY-PEG；B. 基于螯合剂的[89]Zr 标记的 cRGDY-PEG。H 为心脏，K 为肾，B 为膀胱；C. 无螯合剂的[89]Zr 标记的 cRGDY-PEG 和有螯合剂的[89]Zr 标记的 cRGDY-PEG 静脉注射后小鼠主要器官（即心、膀胱、肝、肌肉和肾）的前 60 min-活性曲线。面板 A 和 B 中的所有图像都是冠状 MIP PET 图像。对于每组，使用具有代表性的鼠来获取动态 PET 数据

三、正电子发射断层成像法的特点

（一）优点

（1）灵敏度与分辨力高：PET 不需要准直器，MRI、CT 还不能明确诊断时，PET 检查可清楚发现病灶所在还能进行定量分析。

（2）PET 检查可以根据恶性肿瘤高代谢的特点而作出诊断。

（3）放射性损伤小。正电子同位素的半衰期短，对患者的辐射剂量很少，在短时间内可重复使用，也可大剂量使用以获取清晰影像。

（二）不足

由于正电子放射性寿命短，有的只有十几分钟，来不及异地运输。必须就

地建造加速器和快速制备这些短半衰期标记放射性药物的实验室。整个系统复杂,价格高,运行维护成本高,且标记也不容易。因此,它的普及受到了很大的限制。

　　抗肿瘤纳米粒的纳米尺度效应依赖于体内的微环境,极大地改变了纳米粒的体内动力学行为和分布特征。纳米粒给药后,在体内的吸收、分布、代谢和排泄每个动力学过程都存在着纳米粒动态释放游离药物的过程[48,49]。因此,无法准确地阐明纳米粒释放的游离药物在靶器官、靶组织的动力学特征,就无法为抗肿瘤纳米粒提供有力的 PD、毒理学支撑,抗肿瘤纳米粒的有效性和安全性评价就会有很大的不确定性。因此急需创建纳米药物的 PK 分析方法及仪器。除了本书提及的几种方法外,还有许多其他的分析方法,如光热成像(photothermal imaging, PTI)、拉曼成像(raman imaging, RI)、超声成像(ultrasound imaging, USI)、光声成像(photoacoustic imaging, PAI)等。另外,在实际研究中也要结合实际情况,充分发挥分析方法联合应用的优点,如 PET/CT/MRI 三模态成像,一方面,PET 图像以高灵敏度提供关于疾病的功能信息;另一方面,CT和 MRI 提供解剖信息的高分辨率图像。因此,这些不同成像模式的组合可以同时具有高灵敏度和高分辨率,并提供关于目标疾病的更详细的解剖学或生物学信息,预期这些组合能够比单一成像技术提供更准确和详细的信息。

参考文献

[1] ENGLAND C G, IM H J, FENG L Z, et al. Re-assessing the enhanced permeability and retention effect in peripheral arterial disease using radiolabeled long circulating nanoparticles[J]. Biomaterials, 2016, 100: 101 – 109.

[2] 周菊英.肿瘤放射治疗学[M].3 版.北京:中国原子能出版社,2014.

[3] 张明如,李国权,丁莉坤,等.放射性同位素示踪技术在生物药临床研究中的应用[J].药物不良反应杂志,2021,23(10):508 – 516.

[4] KOUKOURAKIS M I, KOUKOURAKI S, GIATROMANOLAKI A, et al. Liposomal doxorubicin and conventionally fractionated radiotherapy in the treatment of locally advanced non-small-cell lung cancer and head and neck cancer[J]. J Clin Oncol, 1999, 17(11): 3512 - 3521.

[5] KOUKOURAKIS M I, KOUKOURAKI S, GIATROMANOLAKI A, et al. High intratumoral accumulation of stealth liposomal doxorubicin in sarcomas — rationale for combination with radiotherapy[J]. Acta Oncol, 2000, 39(2): 207 - 211.

[6] MURRAY J L, KLEINERMAN E S, CUNNINGHAM J E, et al. Phase I trial of liposomal muramyl tripeptide phosphatidylethanolamine in cancer patients[J]. J Clin Oncol, 1989, 7 (12): 1915 - 1925.

[7] LEE H, SHIELDS A F, SIEGEL B A, et al. ^{64}Cu - MM - 302 positron emission tomography quantifies variability of enhanced permeability and retention of nanoparticles in relation to treatment response in patients with metastatic breast cancer[J]. Clin Cancer Res, 2017, 23(15): 4190 - 4202.

[8] SEO J W, MAHAKIAN L M, TAM S, et al. The pharmacokinetics of Zr - 89 labeled liposomes over extended periods in a murine tumor model[J]. Nucl Med Biol, 2015, 42 (2): 155 - 163.

[9] GOEL S, CHEN F, LUAN S, et al. Engineering intrinsically zirconium - 89 radiolabeled self-destructing mesoporous silica nanostructures for in vivo biodistribution and tumor targeting studies[J]. Adv Sci (Weinh), 2016, 3(11): 1600122.

[10] SEYMOUR M A. Accelerator MS: its role as a frontline bioanalytical technique [J]. Bioanalysis, 2011, 3(24): 2817 - 2823.

[11] 杨红兵.仪器分析[M].2 版.武汉: 华中科技大学出版社,2014.

[12] 张静.荧光标记技术的研究进展分析[J].科技视界,2018,(25): 85 - 86.

[13] LICHA K, OLBRICH C. Optical imaging in drug discovery and diagnostic applications[J]. Adv Drug Deliv Rev, 2005, 57(8): 1087 - 1108.

[14] BRAUNOVÁ A, KOSTKA L, SIVAK L, et al. Tumor-targeted micelle-forming block copolymers for overcoming of multidrug resistance[J]. J Control Release, 2017, 245: 41 - 51.

[15] ZHAO Y, WANG Y, RAN F, et al. A comparison between sphere and rod nanoparticles regarding their in vivo biological behavior and pharmacokinetics[J]. Sci Rep, 2017, 7 (1): 4131.

[16] HUANG X, LI L, LIU T, et al. The shape effect of mesoporous silica nanoparticles on biodistribution, clearance, and biocompatibility in vivo[J]. ACS Nano, 2011, 5(7): 5390 - 5399.

[17] HOFFMANN S, VYSTRCILOVA L, ULBRICH K, et al. Dual fluorescent HPMA copolymers for passive tumor targeting with pH-sensitive drug release: synthesis and characterization of distribution and tumor accumulation in mice by noninvasive multispectral

optical imaging[J]. Biomacromolecules, 2012, 13(3): 652－663.

[18] ETRYCH T, DAUMOVÁ L, POKORNÁ E, et al. Effective doxorubicin-based nano-therapeutics for simultaneous malignant lymphoma treatment and lymphoma growth imaging [J]. J Control Release, 2018, 289: 44－55.

[19] FAVICCHIO R, PSYCHARAKIS S, SCHONIG K, et al. Quantitative performance characterization of three-dimensional noncontact fluorescence molecular tomography[J]. J Biomed Opt, 2016, 21(2): 26009.

[20] SHI J, LIU F, PU H, et al. An adaptive support driven reweighted L1-regularization algorithm for fluorescence molecular tomography[J]. Biomed Opt Express, 2014, 5(11): 4039－4052.

[21] ALE A, ERMOLAYEV V, HERZOG E, et al. FMT-XCT: *in vivo* animal studies with hybrid fluorescence molecular tomography-X-ray computed tomography[J]. Nat Methods, 2012, 9(6): 615－620.

[22] PANIZZI P, NAHRENDORF M, FIGUEIREDO J L, et al. *In vivo* detection of staphylococcus aureus endocarditis by targeting pathogen-specific prothrombin activation [J]. Nat Med, 2011, 17(9): 1142－1146.

[23] VONWIL D, CHRISTENSEN J, FISCHER S, et al. Validation of fluorescence molecular tomography/micro-CT multimodal imaging *in vivo* in rats[J]. Mol Imaging Biol, 2014, 16 (3): 350－361.

[24] LAUTERBUR P C. Image formation by induced local interactions. Examples employing nuclear magnetic resonance. 1973[J]. Clin Orthop Relat Res, 1989, (244): 3－6.

[25] MANSFIELD P. Multi-planar image formation using NMR spin echoes[J]. J Phys C, 1977, 10(3): L55－L58.

[26] 刘娟,陈志文,廖苏,等.核磁共振波谱基本原理教学设计[J].广东化工,2020,47 (12): 222－225.

[27] 侯超.对核磁共振的成像原理及临床应用研究[J].影像研究与医学应用,2017,1(9): 25－26.

[28] LI J, ZHENG L, CAI H, et al. Polyethyleneimine-mediated synthesis of folic acid-targeted iron oxide nanoparticles for *in vivo* tumor MR imaging[J]. Biomaterials, 2013, 34(33): 8382－8392.

[29] PELLER M, WILLERDING L, LIMMER S, et al. Surrogate MRI markers for hyperthermia-induced release of doxorubicin from thermosensitive liposomes in tumors[J]. J Control Release, 2016, 237: 138－146.

[30] RAMANATHAN R K, KORN R L, RAGHUNAND N, et al. Correlation between ferumoxytol uptake in tumor lesions by MRI and response to nanoliposomal irinotecan in patients with advanced solid tumors: a pilot study[J]. Clin Cancer Res, 2017, 23(14): 3638－3648.

[31] DALDRUP-LINK H E, GOLOVKO D, RUFFELL B, et al. MRI of tumor-associated

macrophages with clinically applicable iron oxide nanoparticles[J]. Clin Cancer Res, 2011, 17(17): 5695 - 5704.

[32] ZHOU M, MELANCON M, STAFFORD R J, et al. Precision nanomedicine using dual PET and MR temperature imaging-guided photothermal therapy[J]. J Nucl Med, 2016, 57 (11): 1778 - 1783.

[33] GAO M, FAN F, LI D D, et al. Tumor acidity-activatable TAT targeted nanomedicine for enlarged fluorescence/magnetic resonance imaging-guided photodynamic therapy [J]. Biomaterials, 2017, 133: 165 - 175.

[34] MACHALKOVA M, PAVLATOVSKA B, MICHALEK J, et al. Drug penetration analysis in 3D cell cultures using fiducial-based semiautomatic coregistration of MALDI MSI and immunofluorescence images[J]. Anal Chem, 2019, 91(21): 13475 - 13484.

[35] LIU H L, JABLONSKA A, LI Y G, et al. Label-free CEST MRI detection of citicoline-liposome drug delivery in ischemic stroke[J]. Theranostics, 2016, 6(10): 1588 - 1600.

[36] HUANG X, YUAN Y, RUAN W, et al. pH-responsive theranostic nanocomposites as synergistically enhancing positive and negative magnetic resonance imaging contrast agents [J]. J Nanobiotechnology, 2018, 16(1): 30.

[37] 谭理连.心脏三维影像学 320 排 CT 成像技术[M].广州:广东科技出版社,2015.

[38] MOSS J I, BARJAT H, EMMAS S A, et al. High-resolution 3D visualization of nanomedicine distribution in tumors[J]. Theranostics, 2020, 10(2): 880 - 897.

[39] ZHU X J, LI J F, PENG P, et al. Quantitative drug release monitoring in tumors of living subjects by magnetic particle imaging nanocomposite[J]. Nano Lett, 2019, 19(10): 6725 - 6733.

[40] NILUBOL N, YUAN Z Q, PACIOTTI G F, et al. Novel dual-action targeted nanomedicine in mice with metastatic thyroid cancer and pancreatic neuroendocrine tumors[J]. J Natl Cancer Inst, 2018, 110(9): 1019 - 1029.

[41] KUNJACHAN S, POLA R, GREMSE F, et al. Passive versus active tumor targeting using RGD- and NGR-modified polymeric nanomedicines[J]. Nano Lett, 2014, 14(2): 972 - 981.

[42] GIDDABASAPPA A, GUPTA V R, NORBERG R, et al. Biodistribution and targeting of anti - 5T4 antibody-drug conjugate using fluorescence molecular tomography[J]. Mol Cancer Ther, 2016, 15(10): 2530 - 2540.

[43] 李月卿.医学影像成像原理[M].2 版.北京:人民卫生出版社,2009.

[44] 蒋宁一,胡莹莹.PET 在药物研究中的应用[J].现代医学仪器与应用,2007,(1): 60 - 63.

[45] CHEN F, ELLISON P A, LEWIS C M, et al. Chelator-free synthesis of a dual-modality PET/MRI agent[J]. Angew Chem Int Ed Engl, 2013, 52(50): 13319 - 13323.

[46] ZHAN Y, SHI S, EHLERDING E B, et al. Radiolabeled, antibody-conjugated manganese oxide nanoparticles for tumor vasculature targeted positron emission tomography and

magnetic resonance imaging[J]. ACS Appl Mater Interfaces, 2017, 9(44): 38304 – 38312.

[47] CHEN F, MA K, ZHANG L, et al. Target-or-clear zirconium – 89 labeled silica nanoparticles for enhanced cancer-directed uptake in melanoma: a comparison of radiolabeling strategies[J]. Chem Mater, 2017, 29(19): 8269 – 8281.

[48] ÖZTÜRK K, ESENDAĞLı G, GÜRBÜZ M U, et al. Effective targeting of gemcitabine to pancreatic cancer through PEG-cored Flt – 1 antibody-conjugated dendrimers[J]. Int J Pharm, 2017, 517(1 – 2): 157 – 167.

[49] WICHITNITHAD W, NIMMANNIT U, CALLERY P S, et al. Effects of different carboxylic ester spacers on chemical stability, release characteristics, and anticancer activity of mono-PEGylated curcumin conjugates[J]. J Pharm Sci, 2011, 100(12): 5206 – 5218.

结合药物和游离药物
药代动力学的研究方法

为了发挥所需的生物学作用,活性药物成分(active pharmaceutical ingredient,API)必须从纳米载体中释放出来,并到达其靶位点。尽管纳米药物递送系统被用作药物载体已有20多年,但是PK研究一直集中在总药物浓度上,而释放的游离药物常被忽略。传统药理学认为未结合的药物是生物活性形式。因此,仅依靠测定总药物浓度可能会在解释药物输送机制和PK/PD关系时产生重大错误。因此,为了了解和预测脂质体药物在体内的作用和(或)毒性,需要建立可靠的方法来确定血浆中结合药物和游离药物的量。

第一节　结合药物和游离药物的药代动力学研究的目的与意义

众所周知,纳米药物应被视为不同于游离药物的新实体,因为与非纳米药物相比,纳米载体的包封会显著改变药物的PK。改变的PK特性在治疗效果和毒性中起重要作用,并与静脉注射后体内循环的纳米药物、蛋白结合药物和游离药物3种形式的处置密切相关。静脉注射后纳米药物的分布和清除主要取决于增强的EPR效应及MPS。MPS未清除的纳米药物通过EPR效应表现出更长的循环半衰期和更好的肿瘤蓄积。与常规剂型不同,纳米药物的清除是通过3个过程以不同的消除速率进行的:① 组织摄取和消除被包裹的药物;② 药物从纳米载体中泄漏;③ 代谢和消除游离药物。尽管药物被封装在纳米载体中,但是其PK行为取决于载体的物理化学特征,直到药物从载体中释放出来。相反,药物本身的 PK 特性决定了未包裹药物部分的 PK。通常认为纳米药物的活性取决于被包裹的药物的循环水平,该水平随后被纳米载体递送到肿瘤中。而毒性与纳米载体释放的血浆游离药物水平有关。因此,仅限于分析总药物血浆浓度的常规剂型的 PK 研究是不合适的,甚至可能误导纳米药物 PK 研究。对于纳米药物的 PK 研究和安全性评估,必须追踪脂质体包裹和游离(或非脂质体)药物的血浆或组织分布。

一、正确评估药物的药代动力学/药效学

从药物释放的角度来看,纳米药物可大致分为增溶制剂、调释制剂和平衡制剂。顾名思义,增溶制剂不稳定,注射后立即释放出整个药物。调释制剂起循环储库的作用,如脂质体能够以受控方式释放活性药物。平衡制剂是提供增溶制剂和调释制剂共同特征的一种独特制剂。类似于常规的调释制剂,平衡制剂平台是稳定的。但是,与传统的缓释制剂不同,未包裹药物与制剂处于动态平衡状态。所以,尽管该药物具有 100% 的生物利用度(类似于简单的增溶剂),但未结合药物组分的改变(由于药物与平衡制剂的结合)可能具有不同于经典小分子的治疗意义。未结合的药物具有与某些纳米药物递送系统(如胶束、脂质体)缔合的潜力,从而以与血浆蛋白结合相似的方式与制剂短暂结合,可能潜在地影响未结合药物暴露在组织和血浆的速率与程度。紫杉醇的聚氧乙烯氢化蓖麻油纳米胶束制剂(Taxol®),具有治疗实体瘤的作用。Taxol® 的 PK 被描述为剂量依赖性(即非线性的),同时具有饱和分布和饱和消除[1,2]。重要的是,这种非线性是根据血浆中的总药物(即包封的、结合的和未结合的药物)确定的。作为一种紫杉醇 PK 模型一部分的未结合药物与聚氧乙烯氢化蓖麻油纳米胶束的结合不仅解释了总血浆药物的非线性,还解释了全血和未结合血浆药物的线性[3,4]。在这些模型中,总血浆药物浓度的非线性是聚氧乙烯氢化蓖麻油纳米胶束结合的结果。

除了对 PK 的考虑外,还可能需要从 PK/PD 的角度重新定义生物活性药物部分。对于纳米药物而言尤其如此,其中由于直接转移至靶细胞,活性药物的递送绕过了未结合的形式。在纳米载体将活性药物直接递送至靶细胞(如肿瘤)的情况下,未结合药物对于功效的重要性大大降低,尽管其对脱靶暴露-毒性关系仍然很重要。因此,为了准确描述某些纳米药物的 PK/PD 关系,需

要了解包裹、未包裹和未结合形式的药物靶组织暴露如何与细胞内作用部位的药物浓度相关。实际上,对于某些纳米药物,药物的生物活性形式可能是被包裹的药物,而不是未包裹的和未结合的药物。

二、正确评估药物和载体的毒性

最早的纳米疗法基于相似的疗效而被批准,但是其毒性低于游离药物。第一个获得临床批准的纳米药物是盐酸多柔比星脂质体注射剂(doxorubicin HCl liposome injection)。盐酸多柔比星脂质体注射剂于 1995 年获得美国 FDA 的批准,用于治疗与艾滋病有关的卡波西肉瘤,此后也已获批准用于其他癌症,如多发性骨髓瘤。与游离多柔比星相比,盐酸多柔比星脂质体注射剂的主要优势是降低了心脏毒性。从本质上讲,纳米粒可以通过改善疾病组织中药物的积累来减少副作用,从而减少达到治疗功效所需的剂量。所以,为了正确评估纳米药物的毒性,应分别测定各组织或血浆中的游离药物和纳米载体包裹的药物。

两性霉素 B 是一种由结节链霉菌产生的大环多烯抗真菌抗生素,广泛用于治疗系统性真菌感染。两性霉素 B 的抑真菌和杀菌作用取决于各种体液中药物的浓度和特定真菌的敏感性。两性霉素 B 通过与麦角固醇(真菌细胞膜的固醇成分)结合而起作用,从而导致细胞通透性的改变并促进其他细胞物质的泄漏和随后的细胞死亡。虽然两性霉素 B 对真菌细胞膜的麦角固醇成分具有更高的亲和力,但也可以与哺乳动物细胞的胆固醇成分结合,从而导致许多毒性作用。大多数接受两性霉素 B 静脉注射的患者会出现与急性输注相关的毒性反应,如发热、发冷、低血压、恶心、呕吐、头痛和血栓性静脉炎。现已证明,使用两性霉素 B 脂质体可以降低毒性作用。在脂质体制剂中包裹两性霉素 B 可使患者接受更高剂量的有效治疗,而常规两性霉素 B 由于其毒性在治疗上受到限制。未包裹在脂质体中的游离两性霉素 B 会增加制剂的毒性,因此,有必要分别测定脂质体中包裹的两性霉素 B 和游离的两性霉素 B 的量来正确评估两性霉素 B 脂质体的作用及毒性。

三、增加纳米药物的临床转化

在过去的几十年中,纳米技术的飞速发展已经改变了生物医学研究的许多领域,包括组织工程、药物发现和疾病诊断。值得注意的是,纳米药物递送系统(nano－DDS)的开发和利用已显著增长。例如,在1995年,第一个抗癌nano－DDS药物盐酸多柔比星脂质体注射剂被美国FDA批准,并成为轰动性的肿瘤疗法。10年后,首个基于蛋白质的nano－DDS(称为Abraxane®)获得了美国FDA的批准。这种涂有白蛋白的紫杉醇递送系统已广泛用于肿瘤治疗,尤其是针对乳腺癌和胰腺癌。最近,在2018年8月,美国FDA批准的脂质纳米复合物Onpattro™成为世界上第一个小干扰核糖核酸(siRNA)nano－DDS药物。多年来,在临床前和临床试验中,许多类型的nano－DDS药物(如基于纳米晶体、胶束、纳米粒、脂质体和纳米乳剂的nano－DDS药物)都变得可用[5]。nano－DDS药物的研究与开发引起了全球关注。美国国家卫生研究院下属的美国国家癌症研究所,每年投资约1.5亿美元,用于开发新的nano－DDS药物。此外,欧盟提出了针对纳米医学的"欧盟委员会第六框架计划",并已投资6.5亿欧元用于临床前和临床试验。但是,只有少数的nano－DDS药物可以转化为临床使用的药物。截至2014年,美国FDA和欧洲药品管理局仅批准了175种纳米药物产品。这种效率低下的临床过渡可能是由于nano－DDS药物的PK研究不足所致。实际上,由于常规PK方法并不总是适合研究nano－DDS药物,nano－DDS药物的吸收、分布、代谢、排泄和毒性(ADMET)特性在体外和体内仍然难以捉摸。

国家和国际监管机构在建立生物等效性(PK等效性)的背景下,引入了通用的纳米医学指导,重点是评估包裹和未包裹的PK谱。对于常用的纳米药物Abraxane®的通用版本,美国FDA指南还包括对未包裹、未与蛋白结合的药物概况的评估。对于一些有特殊属性及可能根据疾病而发生蛋白质结合的潜在变化的纳米制剂,不能简单通过API本身的体外蛋白质结合信息来直接转化为与药物递送系统相关的游离浓度与结合浓度,这只会进一步放大疾病对血浆蛋白结合特征的潜在影响。在测量药物浓度时,如果不考虑总(结合+未结合)药物浓度和未结合药物浓度之间的关系,则可能会在PK和PK/PD数据解释中引入实质性误差[6]。传统上,当药物具有高提取率、低分布容积且经肠胃外给药的特征时,蛋白质结合的变化只会影响未结合药物的暴露程度。但是,当药物的分布容积较小或肠胃外给药且提取率较高时,未结合C_{max}值可能因蛋白质结合改变而有所不同。所以,在尝试预测PK/PD关系时,基于总药物浓度的评估会产生误导,因为它可能暗示与临床无关的药物暴露变化(基于未结合药物浓度的相应变化)。

第二节 结合药物和游离药物药代动力学的研究方法

目前对纳米药物的 PK 的研究主要是通过测定目标组织或血浆中的总药物浓度来实现的。但是,药物必须从纳米载体中释放出来才能变得有效或有毒,并且血液、肿瘤和健康组织中的游离药物浓度应与纳米药物浓度区分开来。这种单独的浓度曲线可以进一步优化 nano‐DDS,并提高功效和(或)减少副作用。迄今,已经开发了多种测定组织或血浆中纳米药物和游离药物的方法,具体包括固相萃取法、NMR、双标记法、微透析法等。现将目前常用的分析方法分别介绍如下。

一、固相萃取法

固相萃取法(solid phase extraction,SPE)作为一种常见的生物样品制备方法,广泛用于分离游离和包封的药物。使用亲水亲油平衡(hydrophile-lipophilebalance,HLB)柱能够分离亲脂和亲水化合物。常见的 SPE 程序如下:① 样品加载;② 水洗(具有亲水表面的脂质体不会保留在 SPE 色谱柱上);③ 疏水性溶剂洗涤(吸附的释放药物将被洗脱)(图 9‐1)。

彩图 9‐1

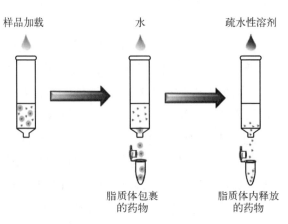

样品加载　　　　　水　　　　　疏水性溶剂

脂质体包裹　　　　脂质体内释放
的药物　　　　　　　的药物

图 9‐1　固相萃取血浆样品中脂质体内释放和包裹的药物的程序[7]

Deshpande 等[8]已利用 SPE 分离方法对两性霉素 B 脂质体在体内的 PK 行为进行了分析。该方法利用固相萃取 Oasis HLB 药筒,第一步是从药筒中洗脱脂质体两性霉素 B 并保留了游离药物。第二步是将药筒用 1.0 mL 的水和 1.0 mL 的 5%甲醇水溶液洗涤(以除去肝素血浆和其他干扰物质)。然后将保留在药筒上的游离两性霉素 B 用 2.0 mL 甲醇洗脱。使用 2%的二甲基亚砜乙腈溶液,通过蛋白质沉淀法从脂质中提取洗脱的脂质体两性霉素 B。分离和提取后,通过 HPLC – MS/MS 技术对两性霉素 B 的游离和脂质体包裹部分进行定量分析。结果发现游离两性霉素 B 的回收率约为 96%,脂质体包裹的两性霉素 B 的回收率约为 92%。Xie 等[9]结合 SPE 技术开发了一种快速灵敏的 LC – MS/MS 方法,并验证了该方法可用于血浆中多柔比星脂质体和游离多柔比星的分离及测量。该方法已成功应用于评估静脉输注 Doxil® 后,犬中的多柔比星脂质体和游离多柔比星的 PK 参数。尽管在 SPE 分离过程中多柔比星脂质体的泄漏(0.4%)可能会干扰游离多柔比星的测定并随后导致游离多柔比星的 AUC 被高估,但泄漏似乎并不影响游离多柔比星的 C_{max}。Thies 等[10]利用了由弱阳离子交换剂和疏水相组成的固相萃取柱快速准确地从血浆中的多柔比星脂质体中分离出游离多柔比星。另外,血浆中或存在血浆蛋白(如 BSA)的脂质体会直接通过带有水性洗涤液的色谱柱,同时保留游离药物。随后将游离药物用甲醇洗脱。

二、磁分离技术

功能化的磁珠由于具有高灵敏度、高特异性和易于定量分析的多种优势,已被广泛用于分离和纯化细胞、核酸、外泌体、病毒或其他物质。该方法利用磁珠外层的不同功能方式来选择性纯化目标物质,并通过用缓冲液洗涤除去未结合的杂质。磁分离主要取决于抗原-抗体的特异性结合、生物素与链霉亲和素(streptavidin, SA)的特异性结合或适体的特异性结合。Chen 等[11]通过使用成熟的 SA 修饰的 Fe_3O_4@ 聚多巴胺(polydopamine, PDA)作为分离纳米探针开发了一种快速有效的方法。简而言之,脂质体首先用生物素标记的 1,2 –二硬脂酰基-甘氨酸-3 –磷酸乙醇胺-聚乙二醇 2000(biotin – DSPE – PEG2000)标记。然后通过在水溶液中共沉淀亚铁离子和铁离子来制备 Fe_3O_4 纳米粒,并用 PDA 将 Fe_3O_4 纳米粒改性为 SA 的缀合物(SA – Fe_3O_4@ PDA)。通过生物素与 SA 的特异性结合从血浆中提取分离脂质体包裹的多西他赛

（docetaxel，DTX）。最后，脂质体药物和游离药物的浓度可以直接通过LC‐MS/MS测定。结果发现，磁分离技术可以在磁场存在下从血浆中有效分离超过 75% 的生物素标记的脂质体，分离过程仅需 20 min（图 9‐2）。

彩图 9‐2

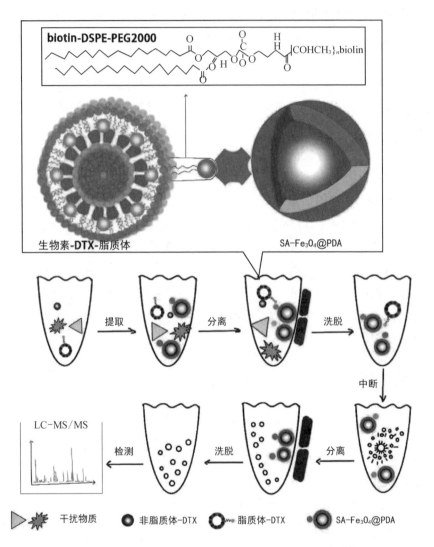

图 9‐2　SA‐Fe₃O₄@PDA 分离脂质体方法的示意图[11]

三、超滤离心法

超滤离心法被认为是脂质体释放和包封药物的分离方法。Krishna 等[12]

为了确认长春新碱的脂质体包裹与非脂质体药物的有害水平无关,并且更好地了解长春新碱 PK 参数与毒性/功效行为之间的关系,开发了一种超滤离心法,该方法可在平衡条件下将游离药物与血浆中的脂质体包裹药物和蛋白结合药物区分开。具体如下,将血浆样品转移到 Microcon - 30 储罐中,并在微量离心机中于 10 000 r/min,4℃下离心 15 min。将含有游离长春新碱的等分试样的 50~75 μL 超滤液进行液体闪烁计数。该方法在几个数量级的药物浓度范围内测得蛋白质结合的长春新碱约占血浆中非脂质体(游离加蛋白质结合的长春新碱)总量的 40%。因此,游离长春新碱的值约占血浆中非脂质体长春新碱的 60%。

四、凝胶排阻色谱法

凝胶排阻色谱法在于通过适当的凝胶、增溶分子或分散的分子聚集体的尺寸依赖性渗透。Druckmann 等[13]应用了两种方法来分离脂质体包裹和非脂质体包裹(蛋白质结合和游离)的盐酸多柔比星。① 按大小分离:除了小的单层囊泡,脂质体可以通过凝胶排阻色谱法从大多数高分子量血浆成分中分离出来。② 按电位分离:过量的酸性磷脂的存在会给脂质体带来净负电荷。相反,游离多柔比星在其 pK 以下(pH = 8.25)带正电。因此,携带药物和游离药物的脂质体具有相反的电荷,可以通过离子交换色谱法分离。但是,这种方法的一个关键未知因素是蛋白质结合药物的命运及血浆成分对该分离的影响。

五、毛细管电泳

一些包裹金属基药物的纳米载体可以采用毛细管电泳-电感耦合等离子体质谱法(CE - ICP - MS)分别测定纳米药物和游离药物。Nguyen 等[14]开发了一种有效的 CE - ICP - MS 方法,用于表征人血浆中含顺铂的 PEG 化脂质体制剂,成功分离包封在 PEG 化脂质体制剂中的游离顺铂和与人血浆成分结合的顺铂,同时,监测铂(顺铂)和磷(磷脂)可提供有关释放的顺铂及脂质体制剂命运的信息。此方法适用于体外释放测试方法,可提供体内环境中药物行为的早期指示。另外,该方法的优点是样品制备量少、样品消耗少、分析时间短和自动化程度高。而且,该方法可以扩展到分析不同的脂质组成、含有金属基药物的脂质体制剂及来自体内研究的样品,并且可以在药物制剂设计和开发中广泛应用。Kim 等[15]开发了一种基于毛细管电泳和激光诱导荧光检测的方法,并验证了同时分离多柔比星和脂质体包裹的多柔比星的方法。使用熔融石英毛细管(全长 60 cm,内径 75 μm)以磷酸钾缓冲液(12.5 mmol/L,pH 7.4)作为运行缓冲液完成分离。此外,使用最少的样品制备步骤即可分析人血浆中的脂质体包裹的多柔比星,并且只需用运行缓冲液稀释血浆即可,从而最大限度地减少了脂质体制剂破坏的可能性。

六、微透析

微透析是一种体内采样技术,用于研究血液与各种组织及肿瘤细胞外液中的 PK 和药物代谢。利用微透析方法评估抗癌剂在肿瘤中的位置是一种相对较新的技术。微透析是基于非蛋白质结合药物从组织液中穿过微透析探针的半透膜的扩散。微透析允许在组织和肿瘤的细胞外液中重复采样药物。由于微透析探针的半透膜的分子截留值为 20 kDa,因此可以回收释放且未与白蛋白结合的药物。但是,这种方法无法分离游离药物和纳米药物。Zamboni 等[16]采用微透析技术评估携带 A375 人黑色素瘤异种移植物的雌性 SCID 小鼠中S－CKD602和非脂质体 CKD－602 的血浆、组织和肿瘤分布。

七、荧光标记法

荧光标记法是在体内追踪和测量纳米药物的常用方法,因为它具有成本效益和非侵入性的特性,并且可以直观地反映纳米药物 PK 行为。满足荧光标记的要求:① 在 650~900 nm 的近红外窗口中吸收/发射用于减少组织的吸收和扩散;② 具有很高的荧光量子产率,可用于灵敏度检测;③ 当进行时间分辨成像时,其在 1~5 ns 内具有合适的荧光寿命;④ 具有合适的 PK,以进行信号选择性和成像后消除探针。常用的荧光染料有花青素示踪剂、羧基荧光素等。

在近红外窗口(650~900 nm)具有吸收/发射波长,组织穿透力强且荧光量子产率高,因此满足了体内应用的重要标准。Hagtvet 等[17]用亲脂性花青素示踪剂 DiD 标记多柔比星脂质体,并用于荷瘤小鼠。随后,随着时间的流逝,通过荧光光学成像追踪标记脂质体的体内分布。结果显示肿瘤荧光逐渐增加,表明脂质体的积累在注射后 48 h 达到平台水平。但是,由于在循环过程中脂质体上的染料损失,加上体内荧光信号的大量散射和吸收,因此无法获得标记脂质体和多柔比星的生物分布图之间的可靠定量相关性。Rip 等[18] 使用了一种荧光示踪剂——羧基荧光素(CF),它在脂质体的核心自动猝灭。这种方法可以对血液和组织匀浆中完整的脂质体进行直接、快速的定量。

与常规的有机光染料相比,量子点(quantum dot, QD)具有光稳定性和半衰期长的优点,而传统有机染料光不稳定且半衰期短。而这些性质在量子点中是理想的,因为它们可以保留其亮度,并具有成像、监视和跟踪药物途径的潜力。Zhang 等[19] 通过结合氨基官能化的 $pSiO_2$($pSiO_2-NH_2$)纳米粒、薄的聚丙烯酸层及 ZnO 量子点设计和构建 pH 敏感型控释系统的。$pSiO_2$ 纳米粒具有易于接近的大孔用于载药,孔壁中的氨基作为结合聚丙烯酸分子的结合位点。聚丙烯酸层作为"守门员"响应细胞内 pH 的变化而改变药物的释放。荧光 ZnO 量子点用作分子探针以监测药物释放。此外,加盖的 ZnO 量子点还可用作"守门员"以阻断药物分子,其溶解也可用于调节药物释放。

八、放射性标记

PET 对于检测和成像肿瘤、炎症、新陈代谢、神经病和肌肉骨骼系统中的多种疾病状态已变得越来越重要。PET 成像具有高灵敏度和低检测阈值。如下有几种形成 PET 活性纳米粒的方法。一种方法是在颗粒组装过程中将 PET 放射性核素掺入纳米粒中。在以往的方法中,放射性核素要么掺杂在金属纳米粒核中,要么嫁接到聚合物主链上,然后将其封装到纳米粒核中。最后,可以将靶向部分与 PET 活性纳米粒缀合。然而,该过程需要使用放射性材料形成和组装纳米粒,随后进行纳米粒形成后的结合反应。制备 PET 活性纳米粒的第二种方法是放射性核素在纳米粒表面上反应或螯合。在此过程中,将螯合剂(如 DOTA、DFO、酞菁或其他螯合剂)与放射性核素一起孵育。该过程具有使用预先形成纳米粒的优点,使得纳米粒可以在没有放射性示踪剂的情况下组装。最常用的放射性标记是 ^{99m}Tc,但是目前已经广泛研究了用正电子衰变发射元素(如 ^{68}Ga、^{66}Ga、^{18}F、^{86}Y 和 ^{64}Cu)标记的结构。

氧化铈纳米粒(CONP)具有独特的表面化学性质,具有类似于催化剂的抗氧化性能,目前研究已将表面改性的 CONP 用于这种研究,但缺乏全面的生物分布和 PK 数据。McDonagh 等[20] 开发了几种涂覆 CONP 的单罐合成方法,并使用临床 PET 同位素 ^{89}Zr 对 CONP 进行了有效的内在核标记,从而可以进行详细的 PET 成像和离体生物分布。与未涂覆的相比,所有涂覆的 $[^{89}Zr]$-CONP 在生物分布方面均显示出优势,同时保留了固有的抗氧化性能。Lu 等[21]介绍了使用自组装技术 Flash Nano Precipitation 将大于 50%(w/w)的酞菁封装到水分散的、PEG 修饰的纳米粒的核心中,产生 70~160 nm 的颗粒。酞菁纳米粒在温和条件下快速自发地螯合金属,并且可以充当 PET 放射性核素(如^{64}Cu)的沉池,从而产生 PET 活性的纳米粒。纳米粒在 pH 6 和 37℃下以 1 845 M^{-1} h^{-1} 的特征速率螯合铜(Ⅱ),在 1 h 内产生> 90%的放射性核素螯合。另外,可以通过调节纳米粒的物理性质,如核心组成、核心流动性和大小,以调节螯合动力学。即使在强螯合剂 EDTA 存在下,这些纳米粒仍保留^{64}Cu。^{68}Ga的半衰期为 68 min,通过发射正电子(89%)和通过电子捕获(11%)而衰减,通常用于 PET 成像。Al-Qahtani 等[22]开发了一种使用^{68}Ga标记两种纳米粒的方法。第一种是地塞米松的超小聚合物纳米粒,粒径范围为 10~12 nm。第二种为来自单克隆抗体贝伐单抗的规则纳米粒,粒径范围为 200~210 nm。这两种方法都基于^{68}Ga特性使用了直接标记过程(简单掺入)。结果显示,两种纳米粒都可以用^{68}Ga标记,标记效率均超过 90%,并具有可接受的放射化学收率和高放射化学纯度。同样,结合测试的血浆稳定性证实了用^{68}Ga标记的纳米粒的应用和稳定性。Mukai 等[23]通过结合 PET 成像和 LC-MS/MS 分析来评估核酸纳米粒的 PK。^{64}Cu标记的脱氧核苷酸的动态 PET 成像和时间活性曲线分析显示出肿瘤蓄积和肝蓄积。LC-MS/MS 分析结果显示完整的脱氧核苷酸含量在肿瘤中为 1.62% ID/g,在肝中为 1.70% ID/g。

九、酶联免疫吸附法

酶联免疫吸附法(ELISA)属于固相测试,是一种酶免疫测定法,它使用与抗体偶联的酶的显色反应。该技术的基础是将抗原固定在固相表面上,并引入生物材料,该材料包含与抗原共价连接的特定抗体。抗原与抗体形成免疫复合物,抗体也因此与底物结合。引入底物后,酶催化反应,生成一种产物,通常是有色产物。该产品的浓度可以通过分光光度法确定,从而可以进行定量和定性分析。形成的产物量对应于抗体-抗原复合物的浓度,该浓度是根据使用特定标准确定的标准曲线计算得出的。产物的数量等于抗体-抗原复合物的浓度,与样品中给定物质的数量成比例或成反比(取决于测试的类型)。ELISA 有多种类型,如直接反应(非竞争性、与捕获抗体的竞争性、与捕获抗原的竞争性)、间接反应(正常,与抗生物素蛋白-生物素系统,酶-抗酶复合物)、"三明治"型测试和竞争性或非竞争性反应。ELISA 及其许多变异形式是最流行和常用的技术之一,因为它具有多种优势,如多功能性、高灵敏度(取决于方法)、选择性、反应特异性、多次重复的可能性、相对较短的分析时间短、执行简单且成本低廉,这使得该技术无论从实用角度还是从经济角度而言都是值得推荐的。

Wang 等[24]首先通过自组装制备壳聚糖寡糖/肝素纳米粒。然后使用交联的壳聚糖、琼脂糖和明胶通过凝胶技术合成壳聚糖-琼脂糖-明胶(CAG)支架,并通过壳聚糖寡糖/肝素纳米粒对其进行修饰。使用 ELISA 对基质细胞衍生因子 1(SDF-1)和骨形态发生蛋白 2(BMP-2)的包封效率和释放动力学进行了定量。Bode 等[25]将标记的报告肽连接到纳米粒中。然后,使用了一种基于 ELISA 的方法来检测与纳米粒结合的报告肽,从而可以在体内注射后定量分析血浆中的这些纳米粒。ELISA 能够从 1 ng/mL 的血浆中测量与纳米粒结合的肽。同时,对相同样品进行 LC-MS 分析,以测定随时间推移大鼠中装有报告肽的丙烯酰胺基纳米粒的血浆浓度。但是,LC-MS 测得的血浆中肽浓度高于 ELISA 测得的血浆中肽浓度。造成这种差异的原因有多种。例如,ELISA 检测到附着在纳米粒上的肽,并且由于空间位阻,并非所有的肽都可接近。相反,LC-MS 方法通过还原二硫键来检测从纳米粒释放的肽。可以解释 ELISA 和 LC-MS 测量之间差异的另一个因素是制备标准品或样品所需的方法不同。

PEG 化是广泛使用的以 PEG 分子对纳米粒进行修饰的一种方法,可以提高纳米药物的稳定性、生物相容性和半衰期。但是,对 PEG 化纳米药物 PK 的评估需要在高效液相色谱、质谱等分析之前先分解纳米粒并纯化铅化合物。因此,需要一种直接定量未分解 PEG 化纳米粒的方法。针对这项研究,Hsieh 等[26]开发了抗 PEG 生物粒子并将其与抗 PEG 抗体结合使用以进行定量 ELISA,无须化合物纯化即可直接测量 PEG 化纳米粒。抗 PEG 生物颗粒定量 ELISA 可直接定量 PEG 量子点(PEG-QD)、PEG 修饰的超顺磁性氧化铁(PEG-SPIO)、Lipo-DOX 和 PEGASYS,检测限分别为 0.01 nmol/L、0.1 nmol/L、15.63 ng/mL 和 0.48 ng/mL。此外,这种基于抗 PEG 生物颗粒的 ELISA 耐受样品中含有高达 10% 的小鼠或人血清。通过抗 PEG 生物颗粒的 ELISA 和传统的伽马计数器方法测定的放射性标记的 PEG 化纳米粒的 PK 研究没有显著差异。这些结果表明,基于抗 PEG 化生物颗粒的 ELISA 在无须样品制备下即可定量任何完整 PEG 化纳米粒的直接有效方法。

十、磁共振成像

基于 NMR 原理开发的 MRI 是广泛用于无创分子和细胞成像的最强大的工具之一。MRI 具有出色的空间分辨率和组织对比度,可提供软组织的解剖图像,被认为是对大脑、软骨、心脏、血管成像和肿瘤检测最重要的诊断方式之一。不同于其他成像平台,如计算机轴向断层扫描(CAT)、PET 和单光子发射计算机断层扫描(SPECT),MRI 技术不需要使用放射性试剂和电离辐射。

利用超顺磁性纳米粒作为造影剂的 MPI,已被用于监测纳米药物的生物分布。磁性流体是 Fe_3O_4 纳米粒的胶态分散体,在示踪剂和 MRI 造影剂中引起广泛关注。通常,Fe_3O_4 纳米粒用作 r_2/r_1 至少为 10 的阴性(T_2)造影剂,并在 T_2 加权图像中显得较暗。然而,产生的暗信号经常与出血、钙化或金属沉积物信号混淆,这可能会误导临床诊断并限制 Fe_3O_4 纳米粒在 MRI 中的应用。因此,重要的是开发阳性(T1)造影剂,这些造影剂显示出信号强度的增强并在 T_1 加权图像中显得明亮。小于 6 nm 的超小尺寸的 Fe_3O_4 纳米粒具有良好的 T_1 或 T_1+T_2 对比能力。但是,裸露的 Fe_3O_4 纳米粒由于其固有的强磁偶极相互作用和较大的表面能而在分散体中具有较差的稳定性。为了有效应用于生物医学,需要改善 Fe_3O_4 纳米粒的胶体稳定性和生物相容性,这将有利于其在人体的长期循环。用聚合物对这些 Fe_3O_4 纳米粒进行表面改性是提高磁性 Fe_3O_4 纳米粒的稳定性和生物相容性的常用方法。这些聚合物壳赋予 Fe_3O_4 纳米粒强大的抗重力稳定性,并且还为纳米粒引入了新功能。Zhu 等[27]设计了一种超顺磁性 Fe_3O_4@ PLGA 核壳纳米复合材料,其中载有化疗药物(多柔比星),可作为双重药物递送系统和 MPI 定量示踪剂(图 9 - 3)。制备的纳米复合材料可在温和的酸性微环境(pH = 6.5)下降解,诱导多柔比星的持续释放和 Fe_3O_4 纳米簇的逐渐分解,从而引起 MPI 信号变化。结果表明,纳米复合物诱导的 MPI 信号变化与多柔比星的释放速率随时间呈线性关系($R^2 = 0.99$)。利用这种现象,成功建立了细胞培养释放过程的定量监测。然后,通过使用鼠类乳腺癌模型在癌症治疗环境中进行体内药物释放监测,方法是注射纳米复合材料,监测药物释放并评估诱导的肿瘤细胞杀伤力。

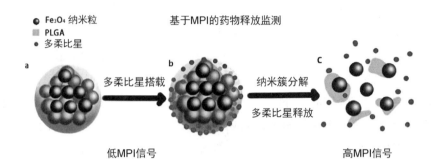

图 9-3 MPI 监测纳米复合材料的药物释放示意图[27]

Fe_3O_4@PLGA 核壳纳米复合材料（图 9-3a，Fe_3O_4 纳米粒：棕色球。PLGA：蓝色层）通过扩散（多柔比星，小红色球）装载了多柔比星，用作双重药物递送系统和 MPI 定量释放示踪剂（图 9-3b）。当 Fe_3O_4@PLGA 暴露于酸性环境下（如被细胞吸收时），PLGA 壳层逐渐降解，同时导致簇状 Fe_3O_4 核的分解和多柔比星释放（图 9-3c）。簇状的 Fe_3O_4 核显示出较低的 MPI 信号强度，并且由于布朗松弛率的提高，其逐渐分解可稳步增强 MPI 信号。因此，可以通过监测 MPI 信号变化来定量测量药物分子的释放过程

十一、计算机体层成像

CT 造影剂（如碘和钡）是非放射性的，具有高原子序数并提供高 X 线衰减。因此，基于 CT 的评估适用于涉及长循环纳米粒系统的研究，以及监测缓慢的生理过程。此外，体积 CT 成像可在亚毫米各向同性体素中实现极快的数据采集。与 3D 图像分析工具结合使用时，可以在目标器官或组织内对信号分布进行体积量化，这使其能够执行全身质量平衡计算并量化器官内异质性。此外，CT 是目前最快、应用最广泛的全身容积成像方法，因此对于高通量生物分布研究非常有吸引力。在各种具有高原子序数（Z）的纳米粒 CT 造影剂中，金纳米粒由于其低化学反应性和出色的生物相容性而受到越来越多的关注。金具有比碘更高的 X 线吸收系数，可以提供出色的 CT 对比度，以在体内构建高分辨率 3D 图像。金纳米粒在尺寸控制和表面工程方面具有出色的灵活性，以实现有效的细胞标记和多功能的治疗潜力。

Kreyling 等[28]研究了吸入的 20 nm 金纳米粒在 7~90 天大鼠中的沉积模式及其在 60 天大鼠中的生物动力学。Wistar-Kyoto 大鼠在 2 h 内通过负压通气气管吸入 20 nm ^{195}Au 放射性标记的金纳米粒。之后立即切除肺，充气并微波干燥。通过单光子发射计算机断层扫描、CT 和放射自显影分析金纳米粒沉积。吸入后 1 h 至 28 天分析主要器官和所有组织中完全平衡的定量生物分布

及总排泄量。气管内吸入主要在尾肺中引起金纳米粒沉积,与年龄无关。约30%的金纳米粒沉积在气道上皮并通过黏膜纤毛迅速清除。沉积在肺泡中的金纳米粒约有80%在24 h内从上皮移入间质,无法被支气管肺泡灌洗。

CT可提供高时空分辨率和深层组织成像,但由于组织对比度较低,因此仅限于生物材料降解的体外成像。可生物降解的聚合物和磷酸钙分别表现出与软组织及矿化组织相似的X线衰减。然而,造影剂增强的CT可以用来克服这一局限性。由于金纳米粒表现出高的X线衰减、生物相容性和易于生物共轭的表面功能性,因此,已成为临床前研究中广泛研究的X线造影剂。Perets等[29]基于经典X线CT的卓越可视化能力,结合金纳米粒作为标记剂,开发了一种对外泌体进行纵向和定量体内神经成像的方法。通过使用这项技术来追踪鼻内给药的骨髓MSC衍生的外泌体(MSC-exo)在不同脑部疾病(包括脑卒中、孤独症、帕金森病和阿尔茨海默病)中的迁移和归巢模式。结果发现,MSC-exo在给药后96 h内即可特异性靶向并在病理相关的鼠模型大脑区域中蓄积,而在健康对照鼠中,它们在24 h内显示出弥漫性迁移模式和清除。

X射线荧光计算机断层扫描(XFCT)被认为是一种有前途的无创成像技术,可用于获得包括高原子序数元素[如钆(Gd)或金(Au)]纳米粒的生物分布。Zhang等[30]使用台式XFCT装置进行了一组小鼠Gd纳米粒定量成像的实验。将由20 mg/mL NaGdF$_4$组成的Gd纳米粒溶液注入裸鼠和两只荷瘤小鼠中。然后用常规X线管产生的锥形束X线源照射每只小鼠,并将带有单个针孔准直器的线性阵列光子计数检测器放在光束线的一侧以记录X线荧光光子强度和空间信息。将具有散射校正和衰减校正方法的最大似然迭代算法应用于XFCT图像的定量重建。结果表明,XFCT可以很好地重建每个目标切片(包含肝、肾或肿瘤)中Gd纳米粒的分布,并定量估计每个组织中沉积的Gd纳米粒的浓度。

十二、Förster 共振能量转移

Förster共振能量转移(FRET)也称荧光共振能量转移,在1950年左右出现,已大大提高了荧光检测的传感能力。它的特点是即使在小样本量中也具有快速响应和多路复用的能力。FRET是一种非辐射能量转移过程,发生在发射器(供体)和吸收剂分子(受体)之间的纳米级分离(最高达10 nm)上,通常

被称为"FRET对"。如果该供体-受体对正确取向并且供体的发光光谱与受体的吸收光谱重叠，则能量可以非辐射地转移。当受体是发光的时，这种能量转移导致来自供体和FRET敏化的受体对发射的发光猝灭。

Gayre等[31]为了制备荧光FRET纳米粒，合成了两种新的亲脂性5.5和7.5菁染料并将其连接到角鲨烯上（SQCy5.5和SQCy7.5）（图9-4）。在水中用两种染料（即SQCy5.5和SQCy7.5）对角鲨烯与吉西他滨（SQGem）的乙醇溶液进行纳米沉淀，然后在真空下蒸发有机溶剂。供体（SQCy5.5）在640 nm激发后收集受体（SQCy7.5）的发射信号随配方中染料的总含量（SQdye重量/SQGem重量）的增加而增加。纳米粒在有机溶剂中的稀释用于模拟纳米粒的完全分解。它导致SQCy7.5发射消失并出现强SQCy5.5信号，该信号与染料浓度成正比。这表明，只有当纳米粒与两种染料在近距离保持完整时，才能观察到能量转移信号。因此，该FRET对可用于监测纳米粒的完整性状态。

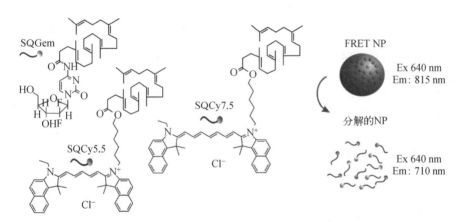

图9-4 用于配制**FRET**纳米粒的角鲨烯生物共轭物的结构，以及使用**FRET**信号监测纳米粒完整性状态的示意图[31]

十三、聚集引起的猝灭荧光团

可光活化的（或笼状的）荧光团是在光照射后显示出荧光转换的分子，被广泛用作化学、材料和生物学中的官能团和探针。不幸的是，大多数荧光团，如常规的荧光素或罗丹明染料，都经历了聚集引起的猝灭（ACQ）。当分散在溶液中时，ACQ荧光团具有出色的荧光性能。如果荧光团聚集并形成稳定的π-π堆积，可以通过荧光猝灭来关闭荧光。ACQ荧光团通常是具有强疏水性的共轭芳族体系,易于在亲水性溶剂(如水)中聚集。基于此特性,ACQ 探针被封装在纳米载体的疏水核中。荧光发射表明 ACQ 处于分散状态,代表完整的纳米载体。纳米载体解离后,荧光立即消失,ACQ 探针在水性介质中聚集。微小的聚集体可以分散在溶剂中,呈均相溶液,不会沉淀。这种聚集过程是可逆的。此外,ACQ 的应用仅限于疏水性纳米药物递送系统。

从游离药物中区分整体载体的体内行为有助于证明纳米载体对整体功效或毒性的贡献。He 等[32]采用了一种简便而准确的策略来可视化整体甲氧基 PEG(mPEG)–聚(*D*,*L*-丙交酯)(PDLLA)聚合物胶束(PM)的体内命运。为了执行实时成像以可视化纳米载体的体内命运,将 PM 用水猝灭环境敏感型荧光染料标记。这种染料具有 BODIPY 或 aza – BODIPY 的母体结构,具有高度疏水性,并显示出适合实时成像的良好物理化学性质,如化学稳定性高、高量子产率和近红外范围内的荧光发射。该荧光探针的独特之处在于其能够在疏水域(如 PM 的核心)中以良好分散状态发射荧光,并且由于 ACQ 效应的结构破坏而从载体释放后立即完全消失。因此,记录的信号代表完整的纳米载体,并可以准确地用于解释体内行为。

十四、聚集诱导发射荧光团

Luo 团队报道了具有聚集诱导发射(AIE)特性的新型荧光团,AIE 荧光团的诞生可以追溯到 2001 年[33]。当在溶液中达到较高的局部浓度并形成聚集体时,传统的基于荧光素的荧光团和新型荧光纳米材料都可能会遭受强烈的 π – π 破坏,从而在 ACQ 过程中引起荧光强度的大幅下降。另一方面,AIE 发光材料(或发光剂)在形成聚集体时发出更强的荧光。这些荧光团的其他特性包括灵活的可控制性、出色的光稳定性、高灵敏度和高选择性。

为了更好地了解银纳米粒的毒性机制,Yan 等[34]采用了两种聚集诱导的发射氟原子(AIEgens:AIEgens 涂层的银纳米粒和荧光 Ag⁺ 传感器)用于幼虫不同器官中 AIE – AgNP 及其相应银离子分布模式的原位可视化和定量分析。结果显示 AIE – AgNP 主要积累在肠道中,并且可以转移到包括肝和大脑在内的不同器官。肠道和肝被确定为 AIE – AgNP 的主要储存位点和作用靶标。与 AIE – AgNP 不同,发现溶解的银离子主要分布在肠道中,这是 AIE – AgNP 积累和转化的主要部位。

第三节　结合药物和游离药物药代动力学研究的困境

为了理解和预测纳米药物在体内的功效和(或)毒性,有必要建立可靠的方法来确定生物样品中包封及释放的药物量。一种从生物体液中分离游离和包封药物的令人满意的方法应如下: ① 快速、简单以容纳大量样品; ② 立即分离游离的脂质体药物; ③ 有效回收每个馏分; ④ 避免样品过度稀释; ⑤ 允许收集适用于后续分析(如高效液相色谱法)的游离药物和纳米药物。先前已经开发了用于测定生物样品中释放的和包封的药物的分析方法。这些方法主要有固相萃取(solid phase extraction, SPE)、磁分离技术、超滤离心法、凝胶排阻色谱法、毛细管电泳、微透析、荧光标记法等。但是,这些分离方法中的大多数都有局限性,如难以通过超速离心分离大脂质体、药物易于吸附到超滤装置上、凝胶色谱法中需要对样品进行高度稀释及潜在的药物从色谱柱中释放。下面将对部分分析方法进行分别讨论。

一、磁分离技术

磁性材料结合了固化试剂的独特优势和高度特异性的免疫反应。基于免疫学,磁性材料已渗透到病理学、生理学、药理学、微生物、生物化学和分子遗传学中。磁分离技术已广泛用于免疫测定、细胞分离、生物大分子纯化和分子生物学。这主要是由于: ① 放松了磁性微球分离的整个过程,以确保活性成分的结构完整性; ② 分离纯化步骤简单; ③ 没有昂贵的大型设备,如离心机、色谱系统和超滤装置; ④ 简便快速地洗脱,高产物浓度的磁分离技术使其易于自动化分离分析。在应用磁分离技术分离游离药物和包封药物时需要对纳米载体进行修饰,使其可以和磁珠特异性结合,从而可以从样品中成功分离纳米载体包裹药物。但是,对纳米载体的修饰可能会改变纳米载体自身的物理特性,从而影响纳米药物在体内的行为。而且,到目前为止,小规模的磁分离技术占了上风,但是这些技术的潜力还远远没有得到充分利用。如何提高生物大分子在磁性微球上的结合效率和特异性,磁性分离方法的创新及其应用的扩展,将是该领域未来研究的重点。

二、凝胶排阻色谱法

凝胶排阻色谱法是一种古老且广泛使用的工具,可从脂质体中分离小溶质或缩小粒径分布。但是,脂质体在分离的过程中会出现滞留的情况。所以在使用凝胶排阻色谱法之前需要用脂质体对凝胶进行预饱和,以避免在分析期间造成损失。为了实现高质量的分离,优选使用超声处理的脂质体进行柱预处理,因为它们的小尺寸可确保脂质在凝胶孔中的有效渗透。

三、荧光标记法

对生物样品中游离药物和纳米载体包封的药物进行分别检测分析通常需要用荧光染料标记报告分子。在过去的十年中,近红外(NIR)区域荧光成像的进展已集中在传统的 NIR 窗口(NIR-Ⅰ:$\lambda = 700 \sim 900$ nm)上,最近已扩展到第二个 NIR 窗口(NIR-Ⅱ:$\lambda = 1\,000 \sim 1\,700$ nm)。与 NIR-Ⅰ荧光成像相比,NIR-Ⅱ荧光成像仍显示出较低的光子吸收率、最小的散射及组织自发荧光的降低。目前,只有两种临床认可的 NIR 荧光团:亚甲基蓝(MB:$\lambda_{em} = 700$ nm)和吲哚菁绿(ICG:$\lambda = 800$ nm),这两种都是快速排泄的小分子。但是,NIR-Ⅱ荧光材料的发展前景不大。NIR-Ⅱ荧光材料发展的瓶颈是水溶性差、稳定性低、荧光效率低和生物相容性差。如何解决这些问题仍然是NIR-Ⅱ荧光材料领域的研究热点,也是未来的发展方向。具有高荧光效率、良好的水溶性和生物相容性的荧光材料的开发对于荧光成像技术的发展具有重要意义。NIR-Ⅱ荧光材料越来越多样化,可以分为四类,包括有机荧光材料、量子点、稀土(RE)化合物和单壁碳纳米管。自量子点被发现以来,其在生物传感和成像中作为荧光标记变得越来越重要。量子点是由元素周期表中第Ⅱ至Ⅵ组(如 Cd、Zn、Se、Te)或Ⅲ至Ⅴ组(如 In、P、As)的元素原子组成的半导体纳米晶体。由于其非常小的尺寸(<10 nm)而产生的量子限制效应会导致宽的紫外-可见吸收光谱、窄的发射带及可以通过尺寸、组成和形状调整的光学特性。这些功能在选择激发波长时具有高度的灵活性,并且在多个量子点的发射光谱中具有最小的重叠,使其成为用于高通量筛选的出色标记。另外,选择远离发射波长的激发波长可以消除背景散射。与有机染料相比,量子点具有相似的量子产率,但消光系数大 10~50 倍,并且光漂白速率大大降低。总

体效果是,量子点的荧光强度提高了 10~20 倍,光稳定性提高了 100~200 倍。尽管量子点在标记生物分子以进行生物测定和生物成像方面非常有希望替代传统有机染料,但仍需要改善其表面性质以提高水溶性和功能性,还应提高其稳定性,并减少与生物分子的非特异性结合。此外,毒性是在将量子点广泛应用于体内纳米药物研究之前需要解决的另一个问题。

总体来说,荧光标记方法具有一些尚待克服的缺点。荧光试剂通常在体内循环过程中不稳定,因此荧光成像可能无法提供足够准确的信息来反映体内纳米药物的行为。此外,荧光试剂对活生物体的毒性也限制了荧光成像在体内追踪的纳米药物上的使用。

四、体内分子成像

分子成像利用了传统的诊断成像技术,并引入了分子成像探针来测量疾病不同阶段的指示性分子标志物的表达。广泛报道了各种成像模型在药物开发中的重要性和优势。已经使用 CT、PET、MRI 成像等进行纳米药物分布和 PK 研究。首先,基于 CT 的测定适用于长循环纳米粒系统的研究,因为 CT 造影剂具有高原子序数并提供高 X 线衰减。所以,CT 成像技术对一些其他的纳米粒的研究有一定的局限。其次,对于 PET 成像来说,尽管在灵敏度方面有优势,但是,与 PET 成像相关的挑战仍然很多。由于 PET 成像依赖于不稳定放射性同位素的等压衰减,PET 活性放射性核素必须在信号衰减到可检测限以下之前,被合成、缀合到载体上、纯化、注入和在目标组织部位积聚。最后,MRI 具有出色的空间分辨率、无限的穿透深度、相对安全,并且通常在临床中使用。它基于质子自旋,当被射频脉冲激发时,在存在外部磁场的情况下发生质子自旋。MRI 取决于人体质子的 NMR 信号,可提供高空间分辨率、时间分辨率和出色的固有软组织对比度。它还具有以三维形式显示解剖断层扫描信息的能力。此外,MRI 不使用电离辐射或放射性示踪剂。MRI 的局限性包括成本、更长的成像时间、运动伪影和潜在的异物/植入物伪影。

总体来说,在分子成像来研究纳米药物的生物分布和 PK 特性时,以下方面仍需要进一步研究。① 与其他方式(光学和 MRI)相比,基于放射性核素的分子成像技术(PET)的主要优势是高灵敏度(皮摩尔级)、定量和非组织穿透性。但是,一个缺点是 PET 的分辨率不如 MRI 高。在大多数情况下,诸如 PET 之类的方法可用于以非侵入性成像方式研究生物分布、PK 和(或)肿瘤靶向功效。② 与其他医学成像技术(如 CT)相比,MRI 在身体不同软组织之间提供了良好的对比度,这使其在成像大脑、肌肉、心脏和癌症方面特别有用。在骨骼成像的应用中优选 CT,而在组织成像中则选择 MRI。③ 对于 PET 成像和光学成像,图像仅显示来自放射性同位素探针或荧光团探针的信号,而即使在药物降解后,探针仍可能附着在药物的代谢产物上。因此,成像方法不能区分代谢物或母体药物。④ 在临床前研究中使用分子成像技术获得生物分布数据后,建立 PBPK 模型和异速生长定标以将动物数据转换为人类临床药理学数据非常重要。使用成像数据建立 PBPK 模型还需要进一步研究。

五、酶联免疫吸附法

ELISA 是用于检测生物分子(如蛋白质、抗体、激素和细胞因子)的免疫学测定法。ELISA 也已用于研究负载生物大分子纳米粒的释放特性。ELISA 具有以下优点:① 操作简单;② 由于抗原-抗体反应,具有很高的特异性和敏感性;③ 高效,因为无须复杂的样品预处理即可进行同时分析;④ 通常是安全和环保的,因为不需要放射性物质和大量有机溶剂;⑤ 成本效益低,因为使用了低成本试剂。但是,ELISA 也存在一些缺点:① 劳动强度大且制备抗体昂贵,因为它是一种复杂的技术,并且需要昂贵的培养基才能获得特异性抗体;② 由于固定有抗原的微量滴定板的表面封闭不足,很可能导致假阳性或阴性结果;③ 抗体不稳定,因为抗体是需要冷藏运输和储存的蛋白质;④ 市售的特异性抗体数量有限;⑤ 用酶标记的抗体特异性降低,并且在间接技术的情况下需要适当稀释试剂。值得注意的是,ELISA 适用于研究负载生物分子的纳米载体在体内的行为,对一些其他的纳米载体并不适用。

六、荧光光谱法

荧光光谱法可用于感测荧光团是否被用作化学传感器的换能器(报告物)组件。与其他分析技术相比,荧光方法提供了高灵敏度和快速响应时间,并且相对便宜。已知多种用于分析物荧光传感的光物理机制,包括 FRET 和最近开发的 AIE 或 ACQ。

FRET 是通过长距离偶极-偶极相互作用将能量从受激能量供体荧光团传

递到能量受体的非辐射转移。当 FRET 运行时,未观察到原始激发荧光团发出的荧光,但是,受体被激发。FRET 工艺的有效性取决于供体的发射曲线与受体的吸收曲线之间的光谱重叠,供体与受体单元之间的距离(理想情况下在10~100 Å)及供体和受体偶极矩的方向。因此,可以通过使用分析物结合来破坏 FRET 过程获得比例探针,而将 FRET 用于非发射能受体可以使探针对分析物结合具有有效的"开-关"响应。FRET 方法有其自身的一些局限性。① 重新划分为疏水结构而引起的重新照明。FRET 对通常是高度疏水的化合物,倾向于重新分配到疏水结构中,如膜、生物大分子的疏水腔或生理胶束的疏水核心。② 灵敏度低。由于受体只能被供体间接激发,因此通常 FRET 系统的荧光强度相对较弱。

尽管对 AIE 的研究已经进步,但仍然存在严峻的挑战。首先,应加大力度阐明 AIE 修饰对纳米药物递送系统的潜在影响。据报道,几种 AIE 分子能够在生物环境中诱导 ROS 的产生。因此,它们的生物活性可能会影响纳米药物递送系统的治疗作用。在以前的研究中,简单的定量参数(半数最大抑制浓度、最小抑制浓度、细胞活力等)已用于评估 AIE 分子是否会影响纳米药物的最终治疗作用。但是,几乎没有人知道将 AIE 分子掺入纳米载体中是否会影响载体的药物特性,如化学结构、肽折叠和核苷酸稳定性。为了实现关于纳米载体如何与生物系统相互作用的客观可靠的可视化,研究人员应排除 AIE 药物对纳米载体的负面影响。其次,有必要研究基于 AIE 的纳米药物递送系统在生物成像中的稳定性。AIE 分子和纳米载体之间的不稳定连接可能会导致 AIE 试剂意外分解。一旦释放的 AIE 剂形成聚集体,错误的荧光发射将导致不可靠的结果。因此,研究人员应区分已释放的 AIE 剂中完整纳米载体的荧光信号。更重要的是,AIE 荧光团的生物安全性,如长期毒性、遗传毒性和免疫原性,也有待详细评估。由于实验设计的复杂性和差异性(细胞/动物模型、生长条件、给药途径、监测持续时间等),很难在实验之间进行合理而系统的比较。因此,明确的重点在于建立 AIE 指导纳米药物递送系统生物学行为评估的基准指南。这样的指南可以大大加快纳米药物递送系统的临床转化。

众所周知,许多常规有机染料在稀溶液中具有很高的量子效率,但是随着浓度的增加或在浓缩状态下,它们的发射被部分或完全猝灭。这种效应被称为 ACQ,归因于在激发态或基态下强烈的分子间相互作用,形成了非准分子和激基复合物。尽管 ACQ 可以作为荧光探针包裹于纳米载体中用于表征完整纳米载体和解离纳米载体，但 ACQ 的应用具有一定的局限性，仅限于疏水性纳米药物递送系统。

为了发挥所需的生物学作用，必须从纳米载体中释放封装的/嵌入的 API 并到达其靶位。尽管纳米药物递送系统被用作药物载体已有 20 多年，但是 PK 研究一直集中在总药物浓度上，而对游离药物 PK 的研究常常被忽略。由于释放的 API 和纳米粒之间的 PK 存在巨大差距，因此必须全面了解纳米药物递送系统的体内命运，以确保其安全地应用于临床。目前虽然已经开发了许多用于分别研究游离药物和包裹药物在体内行为的分析方法，但这些方法都有一定的局限性，无法适用于所有纳米药物递送系统的研究。因此，进一步发展准确可靠且适用性广的分析技术以测定游离药物和包裹药物的浓度仍需要克服许多挑战。

参考文献

[1] SONNICHSEN D S, HURWITZ C A, PRATT C B, et al. Saturable pharmacokinetics and paclitaxel pharmacodynamics in children with solid tumors [J]. Journal of Clinical Oncology, 1994, 12(3): 532 – 538.

[2] GIANNI L, KEARNS C M, GIANI A, et al. Nonlinear pharmacokinetics and metabolism of paclitaxel and its pharmacokinetic/pharmacodynamic relationships in humans[J]. Journal of Clinical Oncology, 1995, 13(1): 180 – 190.

[3] HENNINGSSON A, KARLSSON M O, VIGANÒ L, et al. Mechanism-based pharmacokinetic model for paclitaxel[J]. Journal of Clinical Oncology, 2001, 19(20): 4065 – 4073.

[4] BULITTA J B, ZHAO P, ARNOLD R D, et al. Mechanistic population pharmacokinetics of total and unbound paclitaxel for a new nanodroplet formulation versus Taxol in cancer patients[J]. Cancer Chemotherapy and Pharmacology, 2009, 63(6): 1049 – 1063.

[5] WANG Y, ZHANG Y, WANG J, et al. Aggregation-induced emission (AIE) fluorophores as imaging tools to trace the biological fate of nano-based drug delivery systems [J]. Advanced Drug Delivery Reviews, 2019, 143: 161 – 176.

[6] ZEITLINGER M A, DERENDORF H, MOUTON J W, et al. Protein binding: do we ever learn? [J]. Antimicrobial Agents and Chemotherapy, 2011, 55(7): 3067 – 3074.

[7] WANG T, ZHANG D, SUN D, et al. Current status of *in vivo* bioanalysis of nano drug delivery systems[J]. J Pharm Anal, 2020, 10(3): 221 – 232.

[8] DESHPANDE N M, GANGRADE M G, KEKARE M B, et al. Determination of free and liposomal amphotericin B in human plasma by liquid chromatography-mass spectroscopy

with solid phase extraction and protein precipitation techniques[J]. J Chromatogr B Analyt Technol Biomed Life Sci, 2010, 878(3－4): 315－326.

[9] XIE Y, SHAO N, JIN Y, et al. Determination of non-liposomal and liposomal doxorubicin in plasma by LC－MS/MS coupled with an effective solid phase extraction: in comparison with ultrafiltration technique and application to a pharmacokinetic study[J]. J Chromatogr B Analyt Technol Biomed Life Sci, 2018, 1072: 149－160.

[10] THIES R L, COWENS D W, CULLIS P R, et al. Method for rapid separation of liposome-associated doxorubicin from free doxorubicin in plasma[J]. Anal Biochem, 1990, 188(1): 65－71.

[11] CHEN Y, WANG L, GUO D, et al. A rapid and efficient technique for liposomal and nonliposomal drug pharmacokinetics studies using magnetic nanoprobes and its application to leakage kinetics of liposomes[J]. Journal of Chromatography A, 2018, 1580: 2－11.

[12] KRISHNA R, WEBB M S, ST ONGE G, et al. Liposomal and nonliposomal drug pharmacokinetics after administration of liposome-encapsulated vincristine and their contribution to drug tissue distribution properties[J]. The Journal of Pharmacology and Experimental Therapeutics, 2001, 298(3): 1206－1212.

[13] DRUCKMANN S, GABIZON A, BARENHOLZ Y. Separation of liposome-associated doxorubicin from non-liposome-associated doxorubicin in human plasma: implications for pharmacokinetic studies[J]. Biochim Biophys Acta, 1989, 980(3): 381－384.

[14] NGUYEN T T, OSTERGAARD J, STURUP S, et al. Metallomics in drug development: characterization of a liposomal cisplatin drug formulation in human plasma by CE－ICP－MS[J]. Anal Bioanal Chem, 2013, 405(6): 1845－1854.

[15] KIM H S, WAINER I W. Simultaneous analysis of liposomal doxorubicin and doxorubicin using capillary electrophoresis and laser induced fluorescence[J]. Journal of Pharmaceutical and Biomedical Analysis, 2010, 52(3): 372－376.

[16] ZAMBONI W C, STRYCHOR S, JOSEPH E, et al. Plasma, tumor, and tissue disposition of STEALTH liposomal CKD－602 (S－CKD602) and nonliposomal CKD－602 in mice bearing A375 human melanoma xenografts[J]. Clin Cancer Res, 2007, 13(23): 7217－7223.

[17] HAGTVET E, EVJEN T J, NILSSEN E A, et al. Assessment of liposome biodistribution by non-invasive optical imaging: a feasibility study in tumour-bearing mice[J]. J Nanosci Nanotechnol, 2012, 12(3): 2912－2918.

[18] RIP J, CHEN L, HARTMAN R, et al. Glutathione PEGylated liposomes: pharmacokinetics and delivery of cargo across the blood-brain barrier in rats[J]. J Drug Target, 2014, 22(5): 460－467.

[19] ZHANG X, WANG Y, ZHAO Y, et al. pH-responsive drug release and real-time fluorescence detection of porous silica nanoparticles[J]. Mater Sci Eng C Mater Biol Appl, 2017, 77: 19－26.

［20］MCDONAGH P R, SUNDARESAN G, YANG L, et al. Biodistribution and PET imaging of 89-zirconium labeled cerium oxide nanoparticles synthesized with several surface coatings ［J］. Nanomedicine: Nanotechnology, Biology, and Medicine, 2018, 14(4): 1429 – 1440.

［21］LU H D, WANG L Z, WILSON B K, et al. Copper loading of preformed nanoparticles for PET-imaging applications［J］. ACS Appl Mater Interfaces, 2018, 10(4): 3191 – 3199.

［22］AL-QAHTANI M, AL MALKI Y, MUTWALI H, et al. Ga – 68 nanoparticles and ultra-small nanoparticle: next generation of PET radiopharmaceuticals［J］. Curr Radiopharm, 2018, 11(2): 123 – 129.

［23］MUKAI H, HATANAKA K, YAGI N, et al. Pharmacokinetic evaluation of liposomal nanoparticle-encapsulated nucleic acid drug: a combined study of dynamic PET imaging and LC/MS/MS analysis［J］. J Control Release, 2019, 294: 185 – 194.

［24］WANG B, GUO Y, CHEN X, et al. Nanoparticle-modified chitosan-agarose-gelatin scaffold for sustained release of SDF – 1 and BMP – 2［J］. Int J Nanomedicine, 2018, 13: 7395 – 7408.

［25］BODE G H, PICKL K E, SANCHEZ-PURRA M, et al. Detection of peptide-based nanoparticles in blood plasma by ELISA［J］. PLoS One, 2015, 10(5): e0126136.

［26］HSIEH Y C, CHENG T C, WANG H E, et al. Using anti-poly (ethylene glycol) bioparticles for the quantitation of PEGylated nanoparticles［J］. Scientific Reports, 2016, 6: 39119.

［27］ZHU X, LI J, PENG P, et al. Quantitative drug release monitoring in tumors of living subjects by magnetic particle imaging nanocomposite［J］. Nano Lett, 2019, 19(10): 6725 – 6733.

［28］KREYLING W G, MÖLLER W, HOLZWARTH U, et al. Age-dependent rat lung deposition patterns of inhaled 20 nanometer gold nanoparticles and their quantitative biokinetics in adult rats［J］. ACS Nano, 2018, 12(8): 7771 – 7790.

［29］PERETS N, BETZER O, SHAPIRA R, et al. Golden exosomes selectively target brain pathologies in neurodegenerative and neurodevelopmental disorders［J］. Nano Lett, 2019, 19(6): 3422 – 3431.

［30］ZHANG S, LI L, CHEN J, et al. Quantitative imaging of Gd nanoparticles in mice using benchtop cone-beam X-ray fluorescence computed tomography system［J］. International Journal of Molecular Sciences, 2019, 20(9).

［31］CAYRE F, MURA S, ANDREIUK B, et al. *In vivo* FRET imaging to predict the risk associated with hepatic accumulation of squalene-based prodrug nanoparticles［J］. Adv Healthc Mater, 2018, 7(3).

［32］HE H, ZHANG J, XIE Y, et al. Bioimaging of intravenous polymeric micelles based on discrimination of integral particles using an environment-responsive probe［J］. Molecular Pharmaceutics, 2016, 13(11): 4013 – 4019.

［33］LUO J, XIE Z, LAM J W, et al. Aggregation-induced emission of 1-methyl-1,2,3,4,5-pentaphenylsilole［J］. Chem Commun（Camb）, 2001,（18）: 1740 − 1741.

［34］YAN N, HE X, TANG B Z, et al. Differentiating silver nanoparticles and ions in medaka larvae by coupling two aggregation-induced emission fluorophores［J］. Environ Sci Technol, 2019, 53（10）: 5895 − 5905.

纳米药物的生理药代动力学研究

第一节　纳米药物生理药代动力学模型的构建

PBPK 模型是根据生理学、生物化学和解剖学等知识,模拟机体循环系统的血液流向,将机体各组织或器官相互连接,并遵循质量平衡原理描述药物在体内的代谢过程。该概念由 Theorell 在 1937 年提出,在 19 世纪 60 年代后逐步发展起来。将该种模型应用于药物的研究中,可以利用临床前数据预测药物在人体内的 PK 行为,也可以探索年龄、种族或疾病状态等生理参数对人体 PK 的影响,指导给药剂量和用药方案,以评估药物-药物相互作用。

PBPK 模型目前已经成为预测 PK 和小分子药物及生物制剂在体内处置过程的重要工具之一。由于纳米药物在体内的转运机制复杂,涉及 MPS 摄取、EPR 效应、淋巴转运、细胞识别和内化、酶降解和物理性质变化等多个过程,因此 PBPK 模型在纳米药物的研究中仍然非常有限并具有挑战性。

一、生理药代动力学模型概述

虽然,PBPK 模型的概念已经被广泛接受,但还没有正式的定义将其与经典的 PK 模型区分开来。经典的 PK 模型简单地使用一个、二个或三个房室,根据数据拟合结果来选择出最符合实验数据的结构。最终的模型结构和参数依赖于实验数据,其结构中的房室并不具备真正的生理学意义。而 PBPK 模型是建立在机体的生理、生化、解剖和药物热力学性质基础上的一种整体模型,它将机体的相关组织器官单独作为一个房室,房室间借助于血液循环彼此相连,每一房室在生理学、解剖学参数(组织大小、血流灌注速率和肾小球滤过率等),生化参数(酶活性参数等),药物热力学性质(脂溶性、电离性等),药物与机体间的相互作用(膜通透性、药物与血浆蛋白结合率、药物与组织亲和力等)的控制下,遵循物质平衡(mass balance)原则,进行药物转运。

与经典的 PK 模型相比,PBPK 模型具备以下优势。

(1)PBPK 模型的建立是基于可测定的解剖生理参数,与经典 PK 模型的参数相比,具有更为容易理解的含义。在疾病的状态下,机体生理功能的改变可以通过这些参数反映出来。

(2)可描述器官或组织中药物及其代谢物浓度的实时变化,有利于描述药物的体内分布过程。

(3)可模拟肝等代谢转化的功能,提供药物体内生物转化的数据,便于考察药物在机体特定器官中的消除机制。

(4)各种哺乳动物的多数生理参数都是体重或器官重量的函数,因而可以将动物实验结果进行"种属间比放"。

但是,PBPK 模型同样存在自身的局限性。

(1)为尽可能地模拟机体的真实情况,需按照机体的解剖结构和生理功能建立模型,使得模型结构复杂,对研究人员的数学和建模能力要求高。

(2)尽管在建模过程中,药物自身的理化性质和动物的解剖生理参数一般可以通过参考其他研究获得,但是器官-血液分配系数等专属性参数还需通过实验获得,大大增加了研究的工作量和难度。

(3)在进行模型的验证和优化时,需要大量的不同时间间隔的组织样本,这对人体试验难以实现。因此,往往只能通过测定血药浓度对模型进行验证,使模型难以有效地应用于人体。

(4)需采集不混有血样的组织样品,对实验操作要求高。

(5)PBPK 模型仍然无法完全地模拟机体生理条件,为简化模型或降低计算难度,建立模型时需要做一些假设。

二、纳米药物生理药代动力学模型设计

将 PBPK 模型应用于纳米药物研究中,对于探究纳米药物的载体设计、给药方案、作用机制等方面具有重要意义。迄今,纳米药物的 PBPK 模型主要是用于描述纳米药物在人体或动物整体的动力学行为,因此也被称为是整体

PBPK 模型,如图 10-1 所示。该模型符合生理学和解剖学特性,不仅包括各种生命器官、各组织器官间的血液连接、消除器官,还包括靶器官。纳米药物进入机体后,随血流进入各组织,进而进行分布与消除。与小分子药物相似,根据纳米药物在血液和组织中的转运机制不同,可将整体 PBPK 模型划分为血流灌注速率限制性模型和膜限制性模型(图 10-2)。纳米药物进入组织中的速率主要受组织血流灌注速率的控制,药物交换的主要屏障是细胞膜,这类组织模型被称为血流灌注速率限制性(blood flow limited)模型。而一些组织如脑和睾丸等存在生理屏障,如脑毛细血管内皮有限制大分子和极性化合物透过的特殊功能,则膜的通透性(membrane limited)成为限制纳米药物进入组织的主要限制因素,这类组织模型被称为膜限制性模型。

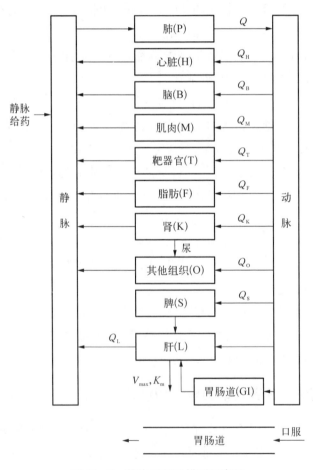

图 10-1　整体 PBPK 模型示意图

血流灌注速率限制性模型

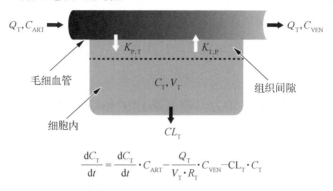

$$\frac{\mathrm{d}C_\mathrm{T}}{\mathrm{d}t} = \frac{\mathrm{d}C_\mathrm{T}}{\mathrm{d}t} \cdot C_\mathrm{ART} - \frac{Q_\mathrm{T}}{V_\mathrm{T} \cdot R_\mathrm{T}} \cdot C_\mathrm{VEN} - \mathrm{CL}_\mathrm{T} \cdot C_\mathrm{T}$$

膜限制性模型

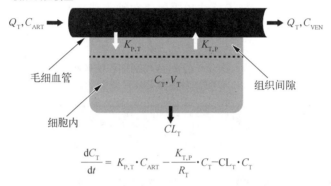

$$\frac{\mathrm{d}C_\mathrm{T}}{\mathrm{d}t} = K_\mathrm{P,T} \cdot C_\mathrm{ART} - \frac{K_\mathrm{T,P}}{R_\mathrm{T}} \cdot C_\mathrm{T} - \mathrm{CL}_\mathrm{T} \cdot C_\mathrm{T}$$

图 10 - 2　血流灌注速率限制性模型和膜限制性模型示意图

图中 C 代表浓度、CL 代表清除率、R 代表组织-血浆分配系数、Q 代表血流量、V 代表体积、K 代表转运速率,下标中的 ART、VEN、P、T 分别表示动脉、静脉、血浆和组织

　　PBPK 模型同样能够用于描述纳米药物在某一器官中的转运过程。将该器官划分为若干小室,其中的药物转运采用数学方程进行描述,类似于整体模型。但与整体模型相比,这些模型通常被称为"部分"PBPK 模型,其中并不一定需要包括血液循环。对于"部分"PBPK 模型,所有的速率常数应单独确定。"部分"PBPK 模型也可以作为整体模型的一部分来描述纳米药物在某一器官中的 PK 特征,但该部分的研究较少。

　　PBPK 模型的设计必须突出重点,去繁求精。PBPK 模型并未硬性规定房室的数量,以及应该列出哪些组织或器官,而是针对模型中所需解决的关键问题,按照生理学、解剖学的特性设计,尽量满足研究目的要求,其他方面应尽可能简化,以适用于实际应用,并不需要过分强调模型的复杂性和多房室性。在同一生理模型中,可针对具体问题,同时用血流灌注限制性模型和膜限制性模型,还可引入经典的一房室或二房室模型予以处理。某些非研究的器官,可以将一组转运或血流灌注速率相近的器官并为一个房室处理,一些对药物分布或消除影响不大的组织,只要不是靶器官,可以不用考虑。

三、纳米药物生理药代动力学模型构建的影响因素

与小分子药物和生物制剂的 PBPK 模型不同的是,纳米药物 PBPK 模型在构建时,常常需要考虑纳米药物与生理系统间的相互作用。小分子药物、生物制剂和纳米药物的 ADME 特性,如被动扩散、巨噬细胞摄取、主动转运、淋巴转运等,在表 10-1 中进行了总结和比较。在纳米药物 PBPK 模型的构建过程中,需适当地纳入这些 ADME 特性,以提高模型的性能以及可预测性。

表 10-1　小分子药物、生物制剂和纳米药物的
ADME 特性和 PBPK 模型的比较

	小分子药物	生物制剂	纳米药物
待建模成分	活性成分、活性代谢产物等	蛋白质、抗体、抗体-药物结合物等	纳米粒、纳米粒结合型药物等
PBPK 模型的主要应用	预测药物吸收和 PK 行为 药物相互作用 预测特殊人群的 PK 行为	预测肌内注射或皮下注射后药物的吸收 PK 行为预测和风险评估 预测特殊人群的 PK 行为	PK 行为预测和风险评估 处方优化 评价纳米药物理化性质-ADME 间的关系 预测体内的药物释放过程
ADME	吸收/分布:被动扩散、主动转运、膜动转运 代谢:经 CYP450 酶代谢途径或非经 CYP450 酶代谢途径 排泄:主要经肾排泄或胆汁排泄	吸收:对流转运、淋巴摄取 分布:对流转运、扩散、FcRn 介导的转运、靶向介导的转运、淋巴转运 代谢:水解、受体介导的内吞作用、ADCC[①]/CDC[②] 排泄:代谢成小分子后主要经肾脏或胆汁排泄	吸收:细胞旁转运、M 细胞摄取、淋巴摄取 分布:调理作用、MPS 摄取、靶向转运、EPR 效应、淋巴转运 代谢:细胞外降解、内吞 排泄:主要经肾和胆汁排泄

① ADCC:抗体依赖性细胞介导的细胞毒作用(antibody dependent cell mediated cytotoxicity);② CDC:补体依赖的细胞毒性(complement dependent cytotoxicity)。

(一) 吸收

纳米药物的吸收机制比小分子的吸收机制复杂。例如,经口服给药的纳米药物可通过细胞旁转运、转胞吞作用及肠道 M 细胞摄取等方式经胃肠道吸

收;而皮下注射、肌内注射或吸入式纳米药物主要是通过巨噬细胞和淋巴进行吸收。目前,用于描述小分子药物在胃肠道中的被动扩散和主动运输及用于描述抗体药物的对流运输的数学模型并不适用于纳米药物的吸收情况。由于大多数的纳米药物产品设计为静脉注射给药,因此已发表的 PBPK 模型大多数是针对静脉给药的纳米药物而开发的,其中并不涉及吸收过程。目前,考虑影响吸收的纳米药物的 PBPK 模型仅局限于吸入式纳米药物及肌内注射式纳米晶体。例如,吸入式纳米药物在吸收时会被肺泡巨噬细胞吞噬及会聚集在淋巴结处,这些特征在其 PBPK 模型建立时均会被考虑。

（二）分布

纳米药物在机体内的分布会受到多个环节的影响。进入血液循环后,纳米药物处于完全不同于其原有处方的温度、pH、离子强度和成分的环境中,血液的稀释、纳米药物成分的扩散及其物理化学性质的改变均会改变纳米药物的胶体稳定性,并经常导致一些纳米药物的聚集、膨胀或溶解。纳米药物成分也可能发生化学或酶降解。此外,调理作用和蛋白冠的形成均可以在极大程度上影响纳米药物在机体内的分布。调理作用是指外源性有机物或微粒等被调理蛋白覆盖,从而使免疫系统能够有效识别并被吞噬细胞摄取的过程。除通过增强 MPS 摄取来增加纳米药物的清除外,调理蛋白还可以掩盖纳米药物表面的靶向配体,从而降低纳米药物对靶细胞和组织的特异性。而蛋白冠形成的程度和特异性与纳米药物的组成、大小、形状、表面积、表面缺陷及其他表面性质有关。因此,纳米药物的组成和物理化学性质在进入血液时就发生了改变,这些变化(电荷、大小、形状、成分等)决定了颗粒的胶体稳定性、药物释放和纳米粒与细胞的相互作用及其组织分布。

值得注意的是,纳米药物在肝和脾中的分布量通常都很高,这主要是由于肝窦中的库普弗细胞和脾红髓、边缘区的巨噬细胞的吞噬作用。库普弗细胞占体内巨噬细胞总数的 80%～90%,据统计,血液中 30%～99% 的纳米药物将聚集于肝。粒径大的纳米药物比粒径小的更易被 MPS 识别;阳离子纳米药物最易被巨噬细胞摄取,其次是阴离子纳米药物和中性的纳米药物;带电荷的纳米药物可以吸附血清蛋白,导致自身尺寸增加,与巨噬细胞的相互作用更强;有研究报道,巨噬细胞优先摄取球形纳米药物,而不是棒状纳米药物。仅有能够逃脱 MPS 摄取和肾清除的纳米药物,才有机会分布到其他非 MPS 组织当中。为减少 MPS 对纳米药物的吸附,研究人员通常使用中性亲水性聚合物(如 PEG)或两性离子聚合物(如聚羧基甜菜碱、聚磺基甜菜碱)对纳米药物的表面进行修饰,或用红细胞膜进行伪装。这些方法延长了纳米药物的半衰期,增加了纳米药物在靶组织中积聚的机会。

因此,仅仅依赖于血流灌注限制性模型和膜限制性模型,还不足以准确地描述纳米药物的复杂分布过程。纳米药物从血液中分布到各个组织器官中,是具有特异选择性的。例如,纳米药物在肝、脾中的积聚是与 MPS 摄取有关,而在肿瘤部位的积聚与 EPR 效应、细胞内吞等机制有关。为反映出这种特异性,可采用单向摄取参数来进行描述,而被动扩散限制性模型可用于纳米药物在其他组织器官中的分布。此外,对于小分子药物而言,被动扩散占据其进入肿瘤部位方式的主导地位,而对于被动靶向的纳米药物而言,基于对流转运的 EPR 效应占据其在肿瘤部位积聚方式的主导地位。此时,为抗体药物设计的双孔(two pore)模型也可用于肿瘤部位对纳米药物的摄取。

(三)代谢

纳米药物的物理化学性质会对其在机体内的过程造成影响。例如,聚乳酸-羟基乙酸共聚物[poly(lactic-co-glycolic acid),PLGA]、蛋白质和脂质纳米粒等可降解纳米载体,会受到酶或化学降解,降解产物通常会排泄到尿液和胆汁中,而不可生物降解纳米药物的新陈代谢通常要慢得多。例如,静脉注射的金纳米粒会长时间在小鼠肝中滞留,并且消除过程持续了 6 个月以上。目前尚未阐明金属纳米粒在机体内的降解机制。例如,银纳米粒通常被认为在机体内存在两种代谢途径:① 银纳米粒溶解并释放出可溶性银物质;② 银纳米粒转化为硫化银颗粒。此外,在体内酸性和氧化条件下,纳米药物的物理化学性质可能随时发生变化,使降解过程更加不可预测。并且,在体内可能发生纳米药物聚集,这不仅会使其分布情况发生改变,还会降低降解速率。由于缺乏对代谢过程的了解,大多数已发表的 PBPK 模型通常会假设纳米药物的降解符合一级动力学。由于不同组织的 pH、不同的氧化条件和酶活性,纳米药物的降解速率常数可能是组织特异性的,但仅凭现有的技术很难直接测量其在体内的细胞外和细胞内的降解率。可以通过体外生物相关试验测定的降解速率常数作为模型参数的初始值,通过将 PBPK 模型与体内可用的 ADME 数据拟合,可以进一步优化模型参数。

（四）排泄

可以明确的是,纳米药物的肾和胆汁排泄率受其粒径、表面电荷、表面涂层和材料组成等因素的影响。Choi 等[1]的研究结果表明,直径小于 5.5 nm 的量子点可迅速排泄到尿液中,而直径超过 15 nm 的粒子则在尿液中检测出。因此,在建立 PBPK 模型时,应考虑超细金属纳米粒的肾脏清除率。胆汁排泄是纳米药物的另外主要排泄途径之一,粒径大小和表面涂层是影响胆汁排泄的重要因素。在 Semmler – Behnke 等[2]的研究结果中,粒径为 1.4 nm 的金纳米粒在大鼠胆汁排泄量大于粒径为 18 nm 的金纳米粒。Lipka 等[3]的研究结果表明,表面修饰有 10 kDa – PEG 的 5 nm 金纳米粒比用 750 kDa – PEG 修饰的显示出更高的胆汁排泄量。目前对纳米药物性质与肾/胆汁排泄之间关系的理解仍然是十分有限的,应开发合适的体外试验来评估不同纳米药物的潜在排泄量。未来的研究还需要开发体外-体内相关性方法,以预测基于体外实验的纳米药物的在体肾/胆汁清除率。

对于以纳米粒作为药物载体的药物产品,如脂质体和聚合物纳米粒等,药物的有效性和安全性取决于游离药物的生物分布,这通常由纳米载体的 ADME 和体内药物释放速率共同决定。因此,应同时对游离药物和包封药物进行建模。由于不同组织的环境不同,药物释放速率通常取决于所处于的组织。例如,与正常组织相比,肿瘤中的低 pH 可以增加多柔比星从聚合物胶束中的释放,纳米载体的药物释放速率不一定遵循零级或一级动力学。例如,Kagan 等[4]的研究表明,两性霉素 B 脂质体经历了一个快速释药期,随后是一个缓慢释药期。因此,所建立的 PBPK 模型中采用了两个释放速率常数来描述两性霉素 B 的释放动力学,药物释放动力学模型的选择和释放速率常数的估算是 PBPK 模型开发的重要环节。在血浆中进行的体外药物释放分析可能有助于预测体内药物释放动力学。这些体外释放速率常数可作为模型优化的初始参数纳入 PBPK 模型。

四、纳米药物生理药代动力学模型的构建

自 1999 年第一个多柔比星脂质体 semi – PBPK 模型发表以来,科研人员已对多种类型的纳米药物进行了 PBPK 模型的探索,包括碳纳米粒、聚乳酸-羟基乙酸纳米粒、银纳米粒、量子点、脂质体等。与小分子药物和生物制剂相似,纳米药物的 PBPK 模型的开发过程同样包括四个步骤:① 了解纳米药物的 ADME 特征;② 确定生理房室结构,建立模型方程和参数;③ 模型的验证与

优化;④ 种属间外放。只有深入了解纳米药物的 ADME 特性才能构建出恰当的 PBPK 模型,而恰当的 PBPK 模型不仅需要能够反映出纳米药物的主要 ADME 过程,还需要避免过度参数化,并确保模型的优化与验证。在前面的内容中,已经充分介绍了纳米药物 ADME 特性对 PBPK 模型建立的影响,因此在接下来的内容中,将重点介绍纳米药物 PBPK 模型构建的常用软件、参数估计、验证与优化及种属间比放。

(一) 纳米药物 PBPK 模型参数信息收集

PBPK 模型的参数分为两类,第一类是与动物解剖结构和生理过程有关的参数,包括身体、组织、器官、体液的重量与体积,血液、淋巴、胆汁、尿液的灌注速率,以及其他的一些必要信息。这些参数与所研究的纳米药物性质无关,因此,可以借鉴其他的研究工作。PBPK 建模所需的动物和人体的一般生理参数如表 10-2 所示。第二类是与研究的纳米药物有关的参数,如其自身的物理化学性质(粒径、电位、表面积等)、膜通透性、纳米药物转运机制、纳米药物-细胞间相互作用等,其中一些参数可以从其他独立的研究结果中获得,但大部分的参数,还需要通过实验才能获得,而复杂的膜限速模型或其他复杂模型中的参数很难手工计算,往往需要借助一定的计算机优化程序才能得到。

PBPK 模型研究中缺乏统一的参数定义和参数获取方法,这与模型结构的多样性有关。不同的研究人员往往运用不同的参数或参数计量单位表达相似的模型,这在器官模型结构复杂的生理模型中更为明显。但是所有的器官模型都将按血液循环系统的分布和方向,将器官模型组合成整体生理模型,所以器官容积和血流灌注速率是所有生理模型中共通的参数。

(二) 纳米药物生理药代动力学模型构建的常用软件

目前已有一些包含预编码 PBPK 框架和生理参数数据库(如 Simcyp® 和 GastroPlus® 等)的专门建模工具,但鉴于纳米药物 ADME 过程的复杂性,这些工具无法提供足够的灵活性和能力来完成复杂的纳米药物 PBPK 模型的建立。一些通用的积分算法和编程语言目前可用于编码纳米药物在体内转运的微分方程。目前已经发表的纳米药物 PBPK 模型中,通常都是利用 Matlab Simulink、Berkeley Madonna 和 ACSL/acslXtreme 进行的建模和模拟,此外,MCSim 被用于碳纳米粒的 PBPK 模型的构建(表 10-3)。

表10-2　小鼠、大鼠、兔、猴、犬、人的重要生理学参数

项目	血液流速（mL/min）											心排血量	尿流量（mL/d）	胆汁流量（mL/d）	肾小球滤过率（mL/min）
	脑	肝	肾	心	脾	肠	肌肉	脂肪	皮肤	肝动脉	门静脉				
小鼠（0.02 kg）	—	1.8	1.3	0.28	0.09	1.5	0.91	—	0.41	0.35	1.45	8	1	2	0.28
大鼠（0.25 kg）	1.3	13.8	9.2	3.9	0.63	7.5	7.5	0.4	5.8	2	9.8	74	50	22.5	1.31
兔（2.5 kg）	—	177	80	16	9	111	155	32	—	37	140	530	150	300	7.8
猴（5 kg）	72	218	138	60	21	125	90	20	54	51	167	1 086	375	125	10.4
犬（10 kg）	45	309	216	54	25	216	250	35	100	79	230	1 200	300	120	61.3
人（70 kg）	700	1 450	1 240	240	77	1 100	750	260	300	300	1 150	5 600	1 400	350	125

表 10-3　已发表的纳米药物 PBPK 模型

类　型	纳　米　粒	给药方式	模型物种	构建模型使用软件
纳米晶体	混悬液中的纳米晶体	静脉给药	SD 大鼠	Matlab®
	固体药物纳米粒	口服给药	人	Matlab® / SimBiology
金属纳米粒	银纳米粒（粒径 17.1 nm）	吸入式给药	Fisher 344 大鼠	Matlab®
	银纳米粒（粒径 20 nm, 80 nm, 110 nm）	静脉给药	Wistar 大鼠	ACSL
	金属纳米粒（粒径 15~30 nm）	静脉给药	大鼠	Matlab®
	PEG 修饰的金纳米粒（粒径 13~20 nm, 80~100 nm）	静脉给药	小鼠	AcslXtreme
	PEG 修饰的金纳米粒（粒径 13~20 nm, 80~100 nm）	静脉给药	小鼠、大鼠、猪	AcslXtreme
树状大分子	接枝 IGF-1 受体的 Gd 树状大分子	静脉给药	Xenograft 小鼠	Matlab®
	金树枝状纳米粒	静脉给药	Xenograft 小鼠	Matlab® / Potterswheel
量子点	量子点	静脉给药	小鼠、大鼠	AcslXtreme
	PEG 修饰的量子点	静脉给药	ICR 小鼠	Berkeley Madonna
碳纳米粒	99mTc 标记的碳纳米粒	吸入式给药	人	MCSim
聚合物纳米粒	聚丙烯酰胺和 PEG 化的聚丙烯酰胺	静脉给药	大鼠	Berkeley Madonna
	PEG 化的聚乳酸-羟基乙酸	静脉给药	大鼠	Matlab®
	载有地塞米松的聚合物纳米粒	静脉给药	BALB/c 小鼠	Matlab®
脂质体	64Cu 标记的脂质体	静脉给药	Xenograft 小鼠	Matlab®
	两性霉素 B 脂质体	静脉给药	小鼠、大鼠、人	Matlab®

　　这些软件可以执行常规任务,如参数估计、优化、灵敏度分析、模拟和数据绘图。与 Simcyp® 和 GastroPlus® 相比,这些软件为纳米药物 PBPK 模型开发人员提供了更大的灵活性,但需要的是操作人员更多的数学及编程的技能和经验。为提高用户友好性,Matlab Simulink、Berkeley Madonna 和 ACSL/

acslXtreme 融合了特定的 PBPK 模块、方程库和可视化图形界面。其他的建模工具,如 Stella、ADAPT 和 SAAM － II 等,常见用于小分子药物或生物制剂的 PBPK 建模,但在纳米药物 PBPK 建模中的应用还尚未见有报道。

AcslXtreme 及其前身 ACSL 是为建模和模拟连续动态系统而设计的程序语言,在毒理学界已经使用了 30 多年。令人感到遗憾的是,AcslXtreme 的供应商 Aegis Technologies Group 于 2015 年 11 月停止了 AcslXtreme 产品的升级和维护。

Berkeley Madonna 是一个通用的微分方程求解程序,由 Berkeley 大学开发。其使用优点主要在于:Berkeley Madonna 中的流程图图形编辑器可用于带有图标模型的可视化构建,对软件使用者友好;Berkeley Madonna 通过将文本方程转化成机器代码,具有非常快的执行速度;Berkeley Madonna 的使用价格合理。

Matlab 是 MathWorks 开发的专用编程语言,用于矩阵相关计算、数据绘图、算法实现和用户界面创建。将 Matlab 的另一个软件包 Simulink 在 Matlab 中运行,可得到一个图形框编辑器、可定制的块库和求解器,用于动态生物系统中药物转运的建模和模拟。近期,MathWorks 开发了一个附加工具 SimBiology,其中包含一个公共的 PK 模型库,能够在已有模型的基础上构建出新的 PBPK 模型。

MCSim 是由模型生成器和模拟引擎组成的免费软件,它可以通过 Markov chain Monte Carlo 法对 PBPK 模型进行 Monte Carlo 模拟和 Bayesian 分析。

（三）纳米药物生理药代动力学模型的验证与优化

一个成功的纳米药物 PBPK 模型是根据其能否达到预期的研究目的,并取得实际成效来评价。研究者通常通过求解模型的物质平衡方程式,得到预期的血液或各器官组织中的药物浓度-时间曲线,并同实验所得的数据进行比较分析,以验证模型的准确性和有效性。如果预测值与实验值不相符,则需要对模型进行修订。事实上,任何一个有创造性和使用价值的模型其建立都不是一次就成功的,都经历了反复验证、反复优化、不断完善的过程。在验证和优化的同时,还应该考虑研究目的是否内容过多、要求太高,尽量由少到多、由简入繁,分阶段改进模型,以达到最终目的。

（四）纳米药物生理药代动力学模型的种属间比放

PBPK 模型研究的主要目的之一是动物间的比放，即由一种动物或多种动物中获得的信息用于在另一种动物（特别是人）的预测，即种属间比放。大部分的纳米药物研究的最终目的是探究它们应用于人体上产生的疗效或毒性，但体内研究通常只能在动物模型上进行。为将数据从一个动物模型上比放至另一模型，模型参数需要根据它们之间的差异进行调整，大多数情况下是生理参数，研究发现许多生理参数如血流灌注速率、器官大小、肾小球滤过率等与机体的体重（B）间的关系满足异速增大方程（allometric expression）。即

$$F(B) = \alpha B\beta \qquad\qquad (10-1)$$

式中，$F(B)$ 为有关参数，α 和 β 为常数，利用 $\lg F(B)$ 对 $\lg B$ 作直线回归，得斜率为 β。大对数组织的重量，其 $\beta \approx 1$，而与机体功能相关的 β 在 $0.65 \sim 0.8$（如肝血流灌注速率、耗氧量、肾小球滤过率等）。仅对模型的参数进行异速增大处理，而模型结构通常需要保持不变，再对模型进行验证，以确保模型比放的适用性。例如，为了验证从小鼠到大鼠的比放，大鼠组织中的纳米药物浓度-时间曲线应与基于小鼠实验结果的模型比放的模拟结果进行比较，如果得到了很好的一致性，则可以认为该模型的种间比放是成功的。然而，在某些情况下，特别是当比放到人类时，由于缺乏人体组织研究的实验数据，验证十分困难。

第二节 生理药代动力学在纳米药物递送系统中的应用

在新药研发过程中，有超过 60% 的新药候选物由于存在溶解度差、生物利用度低等缺陷，即便是具有良好的体外药理活性，也无法得到开发。为解决这些问题，目前最常见的方法是通过纳米医学的研究策略来改善药物递送过程。脂质体、固体脂质纳米粒、聚合物胶束等载体形式常被用来装载药物，不仅能够有效解决药物溶解度差、生物利用度低等缺陷，还能够延长药物的作用时间，增加药物在靶部位的分布，以及可以根据外界刺激或机体内环境中某些生理指标的变化达到控制释药的目的。然而，纳米药物在体内真正的 PK 行为还未能真正地探究清楚。

PBPK 模型是一种有用的药理学研究工具,可以指导并优化纳米药物的设计,这种建模技术已成功应用于新药开发和临床数据模拟中。PBPK 模型可以将机体数据(如生理学、解剖学和遗传学等)与药物相关数据(脂溶性、电荷性等)相结合来模拟药物在体内的 ADME 过程,同样地,PBPK 模型能够用于描述纳米药物在体内的 PK 行为。在本节内容中,将分别介绍 PBPK 模型在不同纳米载体类型中的应用及其应用优势。

一、生理药代动力学在不同纳米载体类型中的应用

尽管目前已经研究报道的纳米药物种类繁多,但是完成 PBPK 模型建立的纳米药物还只是少数,将在动物实验基础上获得数据建立起的 PBPK 模型比放至人类的研究更是少见。根据目前已经报道的纳米药物 PBPK 模型,可根据载体类型的不同,将纳米载体划分为纳米晶、金属纳米粒、树枝状大分子、量子点、聚合物纳米粒、脂质体。

1. 纳米晶

纳米晶主要用于开发可注射和口服剂型,主要由于其可以通过将药物粒子的粒径减小到 1 000 nm 以下而大大提高亲脂性药物的溶解度。与其他纳米药物类型相比,纳米晶主要是由纯原料药组成,在含有胶体稳定剂的水溶液中制备。在 Gong 等[5] 的研究中,成功构建了抗肿瘤药物 SNX - 2112(一种新型的热休克蛋白 90 抑制剂)的 PBPK 模型,其中 SNX - 2112 是以共溶剂或纳米晶(粒径约为 210 nm)的形式静脉注射入 SD 大鼠体内,用来评估 SNX - 2112 在大鼠体内的处置过程。该模型包含心、肝、脾、肺、肾、肠等组织房室,所有组织中纳米晶的处置均采用血流限制模型,肝和脾对纳米晶的摄取也被纳入模型中。该模型与 SNX - 2112 纳米晶通过实验所得的组织分布数据吻合良好,模拟结果表明,该纳米晶在体内迅速释放药物,给药后 1 h 内肝和脾组织的药物积累明显。

Rajoli 等[6] 应用 PBPK 模型研究开发抗逆转录病毒药物长效注射纳米晶的可行性,同样是基于血流限制模型,评价了多种纳米晶药物的 ADME 特性。最终发现通过优化纳米晶的剂量和释放速率,有 6 种药物可以在给药间隔内维持有效治疗浓度,且优化得到的剂量在肌内注射的剂量限度内,将其开发为长效注射纳米粒有利于提高患者依从性。

2. 金属纳米粒

金属纳米粒由于其抗菌活性强、抗菌范围广等优势而被广泛应用于医疗

产品中。针对这些金属纳米粒开发的 PBPK 模型主要是用于风险评估,通过预测不同剂量下的金属纳米粒在生物体的分布和累积情况。MacCalman 等[7]以大鼠为研究对象,建立起 PBPK 模型用以描述吸入型纳米粒(15~20 nm)在机体全身的清除、滞留和转移,并以吸入型的铱和银纳米粒的两组数据对建立的模型进行了验证。该模型不仅能够描述纳米粒在嗅区、上消化道和肺泡区的沉积和吸收,以及黏液-纤毛清除和肺泡巨噬细胞介导的清除,还包括纳米粒在肺泡区淋巴腺的摄取和从嗅叶到大脑的转运。在这个模型中,很好地描述了金属纳米粒在肺、脑和脾中的分布,但对肝和肾的分布并未有描述。该模型由 Sweeney 等[8]进一步完善,并利用 Markov chain Monte Carlo(MCMC)模拟进行 Bayesian 分析,以改进参数的变异性和不确定性。

PBPK 模型同样可以用来评估金属纳米粒粒径对其生物分布的影响。Lankveld 等[9]以大鼠为研究对象,构建起一个简化的 PBPK 模型,用以评估不同粒径(20 nm,80 nm,110 nm)的银纳米粒静脉给药后在生物组织中的分布情况。在该模型中,加入了一个不可逆的过程来代表纳米粒的清除和吸收。令人感到遗憾的是,该模型并未能在模型参数值和纳米粒粒径间建立起清晰的关系。Bachler 等[10]构建起一个较为复杂的 PBPK 模型,并成功描述了通过不同方式接触到银纳米粒后的生物组织分布,如食物摄取、产品使用(食品包装盒、衣服、咽喉喷雾等)及部分职业可能会接触到银纳米粒。Lin 等[11]以小鼠为研究对象构建 PBPK 模型,探究经 PEG 修饰的金纳米粒沉积的粒径依赖性和时间依赖性,并重点研究了纳米粒在 MPS 中的内吞作用。在此基础上,Lin 等还开发了经 PEG 修饰的金纳米粒在大鼠和幼猪体内的 PBPK 模型,并根据幼猪和人肝库普弗细胞密度的不同,使用传统的种属间比放的方法从动物外推至人。研究结果表明,从大鼠和幼猪模型的基础上外推至人类相比于从小鼠模型上外推更加合适。

3. 树枝状大分子

树枝状聚合物通过非共价或共价相互作用将金属或抗体等诊断剂包裹或结合,用于肿瘤治疗中的成像和细胞靶向治疗。了解树枝状大分子在组织中,特别是肿瘤中的行为,对于人类的精确诊断和治疗具有十分重要的意义。PBPK 建模方法可成功应用于该领域,用于定量描述树枝状大分子在动物体内的分布和清除情况。Opitz 等[12]构建的 PBPK 模型,描述出 5 种用于成像的树枝状大分子在大鼠体内的组织分布并种间放大外推至人类。PBPK 建模方法显示了跨物种外推的优势及在选择诊断成像纳米粒合适剂量方面的潜在应用。同样地，Mager 等[13]建立起 PBPK 模型用于描述不同粒径和表面电荷的 PAMAM 树枝状大分子在异种移植小鼠体内的分布情况。在该模型中，肾和胆汁的排泄被认为是纳米粒的清除途径。该项研究探究了颗粒尺寸和电荷对于模型参数的影响，但令人感到遗憾的是，纳米药物 PBPK 模型参数与粒径、表面电荷之间没有明确的定量关系，这可能是由于没有足够的数据来准确估计相关的模型参数。

4. 量子点

量子点又称半导体纳米晶，呈近似球形，其三维尺寸在 2～10 nm 内，具有明显的量子效应，可用于多种生物医学应用，包括靶向药物输送、诊断和 MRI 等生物医学成像。在已报道的 QD705 的 PBPK 模型中，均为血流灌注速率限制性模型，并通过拟合来估算器官室的分配系数。在 Lee 等[14]建立的 QD705 PBPK 模型中，并不能准确预测静脉注射 QD705 后其在早期时间段(0～5 h)血液和组织中的浓度，鉴于纳米粒与生物相互作用的复杂性，这意味着单一的血流灌注速率限制性模型可能不足以解释 QD705 的分布、代谢和消除。Lin 等[15]为研究 QD705 的分布开发出一个具有时间依赖性的 PBPK 模型，结果表明，该模型在预测 QD705 在雄性 ICR 小鼠中的组织分布时准确度有所提高，该模型是针对两个不同的消除阶段(0～28 天及之后)构建的。通过对实验数据的拟合，得到了随时间变化的分布和消除参数。

5. 聚合物纳米粒

由于目前正在开发用于成像和治疗的各种聚合物纳米粒，因此迫切需要了解这些纳米粒的 ADME 特性，以支持其安全使用。Wenger 等[16]以从大鼠上获得的实验数据为基础，建立 PBPK 模型，以阐明聚丙烯酰胺和 PEG 化聚丙烯酰胺纳米粒的组织分布规律和影响因素。另一个 PBPK 模型是针对由含有 5 种不同单甲氧基 PEG(mPEG)的嵌段共聚物制备的 PLGA 纳米粒(PLGA，PLGA－mPEG256，PLGA－mPEG153，PLGA－mPEG51，PLGA－mPEG34)而开发的。该项研究预估了这 5 种纳米粒的扩散系数、分配系数和肾/胆汁排泄系数，以建立这些参数与纳米粒性质(粒径、Zeta 电位和单位表面积中 PEG 分子数量)之间的相关性。研究结果表明，该模型中的部分模型与纳米粒的性质呈良好的线性关系，并成功建立起纳米粒性质与其组织分布间的关联。

6. 脂质体

PBPK 模型通常被用于评价脂质体(尤其是长循环脂质体)在体内的药物释放过程和组织分布情况。例如,Harashima 等[17]报道了多柔比星脂质体静脉给药后建立的 PBPK 模型,该模型的设计包括血液、肿瘤、MPS 摄取器官和其他器官,其中肿瘤室被更加细致地划分为血管、间质和细胞亚室,采用不同的传递机制和模型参数对包载药物和游离药物分别进行描述,并将肿瘤间质和细胞间隙中游离多柔比星的浓度与预测抗肿瘤作用的 PD 模型相联系。研究结果表明,当多柔比星释放速率常数为 0.06~1 h^{-1}时,将获得最佳疗效。Qin 等[18]也采用了类似的建模方法。研究长循环脂质体和温敏脂质体的组织分布和肿瘤渗透性,探讨 PBPK 在脂质体给药系统中的应用。

Kagan 等[19]开发出一个更加复杂的 PBPK 模型,以探究两性霉素 B 脂质体在小鼠和大鼠的体内分布,并将模型比放至人。该模型的生理房室包括肺、心、肾、胃肠道、肝、脾及其他组织,采用膜限制性模型来描述游离性两性霉素 B 在组织中的分布,并设计了两性霉素 B 脂质体从血管到组织的单向主动摄取。最终模型成功地描述了小鼠和大鼠静脉注射 Ambiome® 后两性霉素 B 的血浆及组织浓度分布,并提供了人类两性霉素 B 在体内 PK 行为的合理预测。

二、生理药代动力学在纳米药物中的应用优势

纳米药物与生物系统之间的相互作用非常复杂,极难在体外的条件进行复制实现。即使是纳米药物性质或生物系统发生微小的改变,也可能会显著改变纳米药物在体内的转运过程,因此传统的 PK 模型并不能适用于预测纳米药物在体内的 PK 行为和安全性。相较于传统 PK 模型而言,PBPK 模型具有以下应用优势。

(一)预测纳米药物的量-效关系

研究者建立了用于评价阴离子 PEG 脂质体治疗过量使用阿米替林(amitriptyline, AMI)和布比卡因(bupivacaine, BUP)的疗效的 PBPK 模型。阴离子 PEG 脂质体能够从血清中分离出 AMI 和 BUP,从而减少它们在心脏和大脑中的分布,以降低毒性。该 PBPK 模型是针对 AMI 和 BUP 而建立的,并非脂质体,因为作者假设脂质体在消除前一直保持在血液中,因此使用 PBPK 模

型模拟 AMI 和 BUP 的浓度变化及脂质体的治疗效果。模型共包括 15 个房室,采用的是血流灌注速率限制性模型,涉及肝和肾的清除率。利用描述脂质体从血液中清除的经验方程及在体外建立起的脂质体/血液分配系数和脂质体浓度之间的线性关系,建立了 AMI 和 BUP 随时间变化的模型。此外,该模型可进一步模拟脂质体给药后,AMI 和 BUP 在血浆中、心脏、脑中暴露量(AUC 和 C_{max})的变化。将预测的心脏药物浓度,与药物浓度–心功能改变相关的 PD 模型相结合,预测脂质体给药后心脏功能的逆转。该项研究探讨了脂质体剂量、过量给药与脂质体给药时间间隔对疗效的影响。作者指出,忽略脂质体的组织分布(特别是在肝中)可能会导致低估结合型 AMI 和 BUP 的肝清除率。

(二)种属间比放

研究者以大鼠为研究对象,建立起 PBPK 模型以研究多西他赛小分子形式给药或叶酸修饰的脂质体形式给药后在体内的处置过程,并预测其在小鼠和人类体内的 PK 行为。该 PBPK 模型包括动脉血、静脉血、肺、脑、心、脾、肝、小肠、肾、肌肉组织,以及肝和肠道的清除。作者应用非线性混合效应模型研究了性别和处方对药物/器官分配系数(K_p)和清除率的影响。与小分子制剂相比,脂质体在肺、肾和肌肉组织中的 K_p 较高,而对脑、脾和肝组织的 K_p 较低。脂质体在肾中的 K_p 较高的原因是肾中存在 FR 的表达。此外,雌性大鼠心脏组织的 K_p 较高,但肠道清除率较低,但并未研究给药剂型与性别之间的交互作用。该模型是在大鼠数据的基础上建立起来的,然后成功地利用物种特定的生理参数和清除率的异速增大关系来预测小鼠和人类的数据。

(三)纳米药物的剂型开发

患者依从性差极大程度上限制了目前口服抗逆转录病毒药物的疗效,这类药物需要患者终生每日服药,预计仅需每月给药一次的长效纳米药物可以大大提高患者的依从性和治疗效果。然而,目前尚不清楚这些长效制剂能否在给药间隔期间保持有效的抗逆转录病毒浓度。Rajoli 等[20]应用 PBPK 模型研究用于抗逆转录病毒药物的长效肌内注射纳米药物(固体药物纳米粒)的可行性。根据口服抗逆转录病毒制剂的临床数据,采用先前已发表的室间吸收和转运模型,建立起一个 PBPK 模型,以肌肉作为药物储存室,模拟药物的释放和吸收。随后,针对现有的抗逆转录病毒纳米药物对整个 PBPK 模型进行验证。通过模拟,作者能够优化 8 种抗逆转录病毒药物的剂量和释放速率组合,以在整个给药间隔内维持有效的治疗血药浓度。当最佳剂量在肌内注射的剂量限制范围内时,每个抗逆转录病毒药物仅需每月给药一次的给药设计具有一定的可行性,并需要进一步的实验验证。

(四)体内-体外相关性

Jung 等[21]采用 PBPK 模型探究口服氟比洛芬纳米晶后体外的药物释放与体内的血浆药物浓度的关系。为简化该模型,作者采用二房室模型来描述药物吸收后的分布和消除过程。对于吸收过程的描述,采用了一种更具机械性的 PBPK 模型,将胃肠道分为胃和肠两个部分。通过体外生物相关释放试验分别估算胃和肠释放药物的比例。在胃肠道中,从制剂中释放出来的药物首先需要扩散到不流动水层(又称非搅拌水层,unstirred water layer),再透过肠屏障,到达血液循环中。通过参比片剂的 PK 数据,优化药物在不流动水层和肠屏障上的扩散速率。然后,使用药物体外释放曲线优化模型来模拟氟比洛芬纳米晶的在体 PK 行为。同样地,Shono 等[22]结合 PBPK 模型和生物相关释放试验来探究纳米晶的粒径大小对其吸收和血浆 PK 行为的影响。此外,鉴于有食物和无食物时胃肠排空率和液体体积的差异,该模型同样模拟了食物对药物吸收和血浆 PK 行为的影响。

(五)风险性评估

随着纳米粒在日常生活中的应用越来越多,人们可以通过各种途径接触到纳米粒。PBPK 模型已应用于评价接触纳米粒的风险。Péry 等[23]应用 PBPK 模型解决了关于纳米粒是否能从肺部转移到人体循环系统的争论。通过健康男性志愿者服用^{99m}Tc 标记碳纳米粒气溶胶悬浮液后得到的成像数据,尚不能确定纳米粒是否能从肺部转移到全身循环,因为游离的^{99m}Tc 通过血液循环聚集于肝内,导致能够在肺和肝中同时检测出放射性元素。而 PBPK 模型的建立能够独立追踪游离的是^{99m}Tc 和^{99m}Tc 标记碳纳米粒。研究结果表明,当假设^{99m}Tc 标记碳纳米粒不能从肺部进入到全身血液循环后,其模型模拟结果与实际的成像结果不相符,因此判断^{99m}Tc 标记碳纳米粒能够通过肺部转移至全身血液循环。此外,该模型还能够预测通过肺部转移至全身血液循环的纳米粒的百分比,这对于颗粒污染物的研究具有重要意义。

　　Lankveld 等[24]以大鼠为研究对象,每日 5 次静脉注射粒径分别为 20 nm、80 nm 和 110 nm 的银纳米粒,并对其动力学进行了表征。研究结果表明,银纳米粒在不同组织中的分布受其粒径影响,粒径为 20 nm 的银纳米粒主要积聚在肝,其次是肾和脾,而粒径为 80 nm 和 110 nm 的银纳米粒主要分布在脾,其次是肝和肺。这些颗粒的血浆和组织浓度可以用一个共同的 PBPK 模型结构来描述,但动力学参数值不同。该 PBPK 模型包括血液、肝、肾、脾和其他组织,并在血室中引入清除率,代表总体清除率(肾和胆汁)。除血液和其他组织外,每个组织室被分为两个子室,一个可与血液进行自由交换;另一个则代表纳米粒仅能从血液循环中进入组织,过程不可逆,反映出银纳米粒的低生物降解性。利用这个 PBPK 模型,作者能够估计银在组织中的滞留量,以进行风险评估。

　　Laomettachit 等[25]以小鼠为研究对象,建立了一个 PBPK - PD 模型,种属间比放后来预测 TiO₂ 纳米粒对人体肝毒性。其中,PBPK 模型采用的膜限制型,包括静脉血、动脉血、肺、脾、肝和肾,将模型外推至大鼠进行验证,再外推至人类进行预测。为预测 TiO₂ 纳米粒的肝毒性,该项研究根据细胞内纳米粒浓度与细胞毒性的关系,建立了细胞反应模型。该细胞反应模型还考虑了细胞分裂对细胞内纳米粒浓度的稀释和肝毒性恢复的影响。将细胞反应模型和 PBPK 模型中预测的肝中纳米粒浓度相结合,模拟人暴露于 TiO₂ 纳米粒后的剂量-肝毒性关系和肝毒性恢复时间。

第三节　纳米药物生理药代动力学的挑战

　　数十年来,随着纳米技术的发展,提交美国 FDA 审查的纳米药物产品的数量和复杂程度不断增加。对于评估和预测纳米药物的安全性、质量和有效性,需要大量的定量工具。PBPK 模型为描述和预测不同给药方式的纳米药物体内 ADME 过程提供了一个很好的工具。美国环境保护署(Environmental Protection Agency, EPA)在 2006 年发布了关于 PBPK 模型在风险评估中应用的最终报告。在此报告中,EPA 提供了关于 PBPK 模型开发策略、适当的模型结构选择、参数估计和模型校准/验证的建议。2010 年,世界卫生组织国际化学品安全规划发布了一份指南,题为"基于生理药代动力学模型在风险评估中的特征与应用"，对 PBPK 模型的开发与验证进行了指导。此外，美国 FDA 研究人员强调并建议需广泛进行模型验证，以验证模型的预测能力、灵敏度、可变性和不确定性。模型验证建议使用不同于参数估计的独立数据。虽然上述的这些文件中的所提到的建议主要针对常规化学品和药物，但同样也可以作为纳米药物 PBPK 建模的参考。鉴于纳米药物在体内情况的复杂性，其 PBPK 模型的建立仍存在一些挑战。

一、纳米药物体内吸收、分布、代谢和排泄过程的复杂性

与小分子药物相比，纳米药物在体内的 ADME 过程要更加复杂。即使是在同一个组织中，纳米药物的分布也是不均匀的，每个组织还需要划分成两个甚至是多个亚区。被动扩散、MPS 摄取、淋巴吸收、细胞内化、EPR 效应等多重因素同样会对纳米药物的体内过程造成影响。其中，MPS 摄取、细胞内化和药物释放动力学可能呈现浓度依赖性或时间依赖性，导致并不能采用固定的模型参数进行精准描述，通常需要具有多个模型参数的复杂 PBPK 模型对纳米药物在机体内的 ADME 过程进行描述，这就意味着对模型参数估计和模型验证非常具有挑战性，需要大量的体外和体内实验数据支持。值得注意的是，PBPK 模型的构建需要避免过度参数化，引起其结构的复杂性需要与用于模型参数估计和模型验证的实验数据维持平衡。如果 semi‐PBPK 模型能够满足描述或预测纳米药物在靶部位/组织中的分布情况，并且能够充分解决预期的科学问题，则最好使用具有最少生理房室数和模型参数的 semi‐PBPK 模型。

二、缺乏用于模型开发与验证的数据

开发纳米药物的 PBPK 模型的另一个挑战是缺乏用于模型开发和验证的动物及人类相关的 ADME 数据。纳米药物的 ADME 和 PBPK 模型参数通常受其自身的物理化学性质的影响，因此，尽管目前已有文献报道出部分纳米药物的初步 PBPK 模型，但受到纳米药物的粒径、形状、电荷、表面修饰物和组成等因素影响，这些模型并不能适用于其他类似的纳米药物。同样地，针对某一类纳米药物而开发出的 PBPK 模型，当纳米药物的物理化学性质发生改变时，并不能保证能够准确预测其在机体内的 ADME 情况。

为解决这一问题，目前最好的解决办法是建立模型参数与纳米药物自身性质之间的线性关系。例如，Li 等[26]通过该种方式建立 PBPK 模型可以预测

PEG 含量改变的 PLGA－PEG 纳米药物在机体内的 ADME 特性。该种方法需要对纳米药物进行广泛的体外实验和体内 ADME 研究,以支持 PBPK 模型的开发与验证,并建立起定量的纳米药物性质与组织分布间的关系。

三、缺少有效可靠的纳米药物分析与分离方法

快速且可靠的分析方法对于确定纳米载体或从纳米载体中释放的药物无论是对于临床前还是临床研究均具有重要意义。目前,研究纳米药物在机体内的 ADME 行为最广泛使用的方法是放射性标记,但是,这种方式不仅需要耗费大量时间,所得的结果也并不能完全满足科研需求。PET/SPECT、NMR 和近红外光荧光成像等无创性成像工具为研究纳米药物的 ADME 行为提供了更加有效的研究方法,但首先需要验证这些定量成像方法的灵敏度、精密度和准确度。

当小分子药物包封于纳米载体制备成纳米药物时,其在体内的作用时间延长,当建立 PBPK 模型时,需分别测定血液和组织中的纳米药物和游离药物,通常采用固相萃取技术将二者分离开来。但是,纳米载体、纳米药物和游离药物的浓度的准确测定还需要不断地努力开发出新的分析方法来完成。

将纳米药物从组织中分离要比从血浆样品中分离更加困难。从组织匀浆液中分离纳米粒的传统方法包括超速离心、凝胶过滤、磁分离和膜微滤等。然而,这些方法均存在自身的局限性。目前,使用强碱或酶对组织进行消化,再通过单颗粒-电感耦合等离子体质谱(single particle inductively coupled plasma mass spectrometry, SP－ICP－MS)进行测定,该方法已用于提取和分析金属纳米粒,如银、金纳米粒。与传统的强酸消化方式不同,强碱或酶的组织消化法能够在不溶解金属纳米粒的情况下将其释放。还需要更多的提取和分析技术来分离和定量生物组织中其他类型的纳米药物。例如,现在尚未有从组织中分离出完整的碳纳米管的标准化方法。

四、缺少有效的检测纳米药物聚集或降解的方法

在给药或细胞内吞后,纳米药物会受到外界环境(pH、离子强度、蛋白质等)的剧烈变化的影响,导致纳米药物的聚集或降解,这将对纳米药物-细胞相互作用产生显著性影响,从而改变纳米药物的 PK 及在生物组织中的分布。缺乏可靠的分析方法来检测和表征纳米药物在体内的聚集或降解,是纳米药物 PBPK 建模的另一挑战。例如,纳米药物在血液循环中的聚集可能会加速其在

全身的清除,增加或减少其在特定组织中的累积,这将导致 PBPK 模型预测的结果显著性不同于真实情况。

五、种属外推

为将从动物模型基础上建立的 PBPK 模型种间放大外推至人,需要人体模型参数,如肝清除率、肾清除率、MPS 摄取参数、药物释放速率常数和组织分配系数等。采用与小分子药物相同的方法,人的肝清除率、肾清除率、MPS 摄取参数通常是通过动物相关参数进行类比得到的。这种方法是基于一个假设,即纳米药物的排泄量和 MPS 摄取量与体重成正比。然而,这二者在不同物种间的差异尚未见有系统性研究结果。

纳米药物释放或纳米载体降解速率常数及纳米药物在器官中的组织分配系数通常假设动物和人类是恒定值。这一假设对脂质体是可行的,但在其他纳米载体类型中是否依然成立还需要进一步的验证。

蛋白冠的形成和纳米药物调理作用的种间差异对 PBPK 模型种属比放提出了另一挑战。由于血清蛋白组成和血液循环时间的种间差异,不同物种之间蛋白冠形成的程度不同。与纳米药物在动物体内形成的蛋白冠相比,纳米药物在人体长时间的血液循环中会形成更为成熟的蛋白覆盖物,这可能会影响纳米药物在人体内的分布。特别是对靶向性纳米药物而言,其表面形成的蛋白冠屏蔽了配体与靶向部位的受体的结合。因此,纳米药物周围形成的蛋白冠使得 PBPK 模型从动物外推至人更加具有挑战性。Sahneh 等[27]利用动力学模型研究不同物种间蛋白冠形成半衰期和纳米粒半衰期对其在机体内分布情况的影响,研究结果表明,当蛋白冠形成半衰期与纳米粒半衰期相近时,蛋白冠的形成对纳米粒的体内分布影响最大。理想情况下,可以将物种特定的蛋白冠形成动力学纳入 PBPK 模型中,以改进从动物模型到人类模型的推算。

为解决人与动物间的 MPS 摄取差异问题,可以通过体外-体内外推法来估计人体中 MPS 对纳米药物的摄取。还需要开发并验证适当的生物相关体外分析方法来估计 MPS 在人体的摄取常数。体外人单核细胞或巨噬细胞吞噬活性可以使用荧光标记药物细胞摄取法测定。细胞培养基和人血清中蛋白质组成的差异可能会显著影响蛋白冠的形成和纳米药物的摄取,尤其是非 PEG 化纳米药物和靶向纳米药物。为了减少体内外差异,可以在人全血中进行体外细胞摄取活性测定。

六、多剂量下纳米药物生理药代动力学模型

经多次给药后,纳米药物原本的 ADME 特性可能会发生改变,这是多剂量下纳米药物 PBPK 模型的难题之一。例如,载有细胞毒性药物(常见有多柔比星、紫杉醇等抗肿瘤药物)的纳米载体被吞噬细胞吞噬时,释放的药物能够抑制吞噬细胞的进一步摄取,并且这类纳米药物被 MPS 摄取后,会对 MPS 组织(肝、脾)产生毒性,再次给药时,受损的 MPS 组织对纳米药物的清除能力减弱。并且,反复注射纳米药物的机体可能会产生免疫原性反应,当再次注射相同的纳米药物时,该药物在体内的循环时间会大大缩短。因此,多剂量下纳米药物 PBPK 建模时,应特别注意由于重复给药而引起的 ADME 变化。

纳米药物的 PBPK 模型是一个新兴的领域,其在药物发现和开发中的应用还处于起步阶段。开发和验证纳米药物的 PBPK 模型还需要大量的体内外实验数据。尽管纳米药物的 PBPK 建模面临着诸多挑战,随着其在 ADME 预测、风险评估和处方优化中的应用日益广泛,来自学术界、工业界和监管机构的更多科研人员正致力于纳米药物的 PBPK 模型研究。纳米药物 PBPK 模型的开发和验证依赖于纳米药物稳定的物理化学性质、定量 ADME 特性研究方法的可靠性、对纳米药物在体内过程的深刻了解、广泛的体内外 ADME 实验数据及数学和建模方面的专业知识。为提高纳米药物 PBPK 模型的稳定性、准确性和可靠性,提高模型预测的可信度,还需要更多的科研人员进行合作研究。

参考文献

[1] CHOI H S, LIU W, MISRA P, et al. Renal clearance of quantum dots[J].Nat Biotechnol, 2007, 25(10): 1165-1170.

[2] SEMMLER-BEHNKE M, KREYLING W G, LIPKA J, et al. Biodistribution of 1.4- and 18-nm gold particles in rats[J]. Small (Weinheim an der Bergstrasse, Germany), 2008, 4 (12): 2108-2111.

[3] LIPKA J, SEMMLER-BEHNKE M, SPERLING R A, et al. Biodistribution of PEG-modified gold nanoparticles following intratracheal instillation and intravenous injection[J]. Biomaterials, 2010, 31(25): 6574-6581.

[4] KAGAN L, GERSHKOVICH P, WASAN K M, et al. Dual physiologically based

pharmacokinetic model of liposomal and nonliposomal amphotericin B disposition［J］. Pharm Res, 2014, 31(1)：35－45.

［5］ 翟倩倩,龚国琴,王庆端,等.新型 Hsp90 抑制剂——SNX－2112 对大鼠肝药酶活性的影响［J］.中国药理学通报,2010,26(5)：585－588.

［6］ RAJOLI R K R, BACK D J, RANNARD S, et al. Physiologically based pharmacokinetic modelling to inform development of intramuscular long-acting nanoformulations for HIV［J］. Clin Pharmacokinet, 2015, 54(6)：639－650.

［7］ SWEENEY L M, MACCALMAN L, HABER L T, et al. Bayesian evaluation of a physiologically-based pharmacokinetic (PBPK) model of long-term kinetics of metal nanoparticles in rats［J］. Regulatory Toxicology and Pharmacology：RTP, 2015, 73(1)：151－163.

［8］ SWEENEY L M, MACCALMAN L, HABER L T, et al. Bayesian evaluation of a physiologically-based pharmacokinetic (PBPK) model of long-term kinetics of metal nanoparticles in rats［J］. Regulatory Toxicology and Pharmacology：RTP, 2015, 73(1)：151－163.

［9］ LANKVELD D P, OOMEN A G, KRYSTEK P, et al. The kinetics of the tissue distribution of silver nanoparticles of different sizes［J］. Biomaterials, 2010, 31(32)：8350－8361.

［10］ BACHLER G, VON GOETZ N, HUNGERBUHLER K. A physiologically based pharmacokinetic model for ionic silver and silver nanoparticles［J］. Int J Nanomedicine, 2013, 8：3365－3382.

［11］ LIN Z, MONTEIRO-RIVIERE N A, RIVIERE J E. A physiologically based pharmacokinetic model for polyethylene glycol-coated gold nanoparticles of different sizes in adult mice［J］. Nanotoxicology, 2016, 10(2)：162－172.

［12］ OPITZ A W, WICKSTROM E, THAKUR M L, et al. Physiologically based pharmacokinetics of molecular imaging nanoparticles for mRNA detection determined in tumor-bearing mice［J］. Oligonucleotides, 2010, 20(3)：117－125.

［13］ MAGER D E, MODY V, XU C, et al. Physiologically based pharmacokinetic model for composite nanodevices：effect of charge and size on *in vivo* disposition［J］. Pharm Res, 2012, 29(9)：2534－2542.

［14］ LEE H A, LEAVENS T L, MASON S E, et al. Comparison of quantum dot biodistribution with a blood-flow-limited physiologically based pharmacokinetic model［J］. Nano Lett, 2009, 9(2)：794－799.

［15］ LIN P, CHEN J W, CHANG L W, et al. Computational and ultrastructural toxicology of a nanoparticle, quantum dot 705, in mice［J］. Environ Sci Technol, 2008, 42(16)：6264－6270.

［16］ WENGER Y, SCHNEIDER R J, REDDY G R, et al. Tissue distribution and pharmacokinetics of stable polyacrylamide nanoparticles following intravenous injection in the rat[J]. Toxicol Appl Pharmacol, 2011, 251(3): 181－190.

[17] HARASHIMA H, IIDA S, URAKAMI Y, et al. Optimization of antitumor effect of liposomally encapsulated doxorubicin based on simulations by pharmacokinetic/pharmacodynamic modeling [J]. J Control Release, 1999, 61(1－2): 93－106.

[18] QIN S, SEO J W, ZHANG H, et al. An imaging-driven model for liposomal stability and circulation[J]. Molecular Pharmaceutics, 2010, 7(1): 12－21.

[19] KAGAN L, GERSHKOVICH P, WASAN K M, et al. Dual physiologically based pharmacokinetic model of liposomal and nonliposomal amphotericin B disposition [J]. Pharm Res, 2014, 31(1): 35－45.

[20] RAJOLI R K R, BACK D J, RANNARD S, et al. Physiologically based pharmacokinetic modelling to inform development of intramuscular long-acting nanoformulations for HIV[J]. Clin Pharmacokinet, 2015, 54(6): 639－650.

[21] JUNG F, NOTHNAGEL L, GAO F, et al. A comparison of two biorelevant *in vitro* drug release methods for nanotherapeutics based on advanced physiologically-based pharmacokinetic modelling[J]. Eur J Pharm Biopharm, 2018, 127: 462－470.

[22] SHONO Y, JANTRATID E, JANSSEN N, et al. Prediction of food effects on the absorption of celecoxib based on biorelevant dissolution testing coupled with physiologically based pharmacokinetic modeling[J]. Eur J Pharm Biopharm, 2009, 73(1): 107－114.

[23] PÉRY A R, BROCHOT C, HOET P H, et al. Development of a physiologically based kinetic model for 99m-technetium-labelled carbon nanoparticles inhaled by humans[J]. Inhalation Toxicology, 2009, 21(13): 1099－1107.

[24] LANKVELD D P, OOMEN A G, KRYSTEK P, et al. The kinetics of the tissue distribution of silver nanoparticles of different sizes[J]. Biomaterials, 2010, 31(32): 8350－8361.

[25] LAOMETTACHIT T, PURI I K, LIANGRUKSA M. A two-step model of TiO_2 nanoparticle toxicity in human liver tissue[J]. Toxicol Appl Pharmacol, 2017, 334: 47－54.

[26] LI M, PANAGI Z, AVGOUSTAKIS K, et al. Physiologically based pharmacokinetic modeling of PLGA nanoparticles with varied mPEG content[J]. Int J Nanomedicine, 2012, 7: 1345－1356.

[27] SAHNEH F D, SCOGLIO C M, MONTEIRO-RIVIERE N A, et al. Predicting the impact of biocorona formation kinetics on interspecies extrapolations of nanoparticle biodistribution modeling[J]. Nanomedicine (London, England), 2015, 10(1): 25－33.

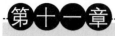

基于微粒结构的
纳米药物代谢动力学

纳米制剂具有丰富多彩的结构,为药物递送提供了更多可能和选择,但同时也有许多结构相关问题尚待回答,给研究者带来了挑战:不同结构的纳米粒与复杂精微的生物体如何相互作用? 其效应有何差别? 不仅纳米药物的结构维度带来体内的 PK 行为差异,即使是同一维度的微粒,其形状、尺寸甚至表面修饰配体的差异也会影响作用效果。深入理解纳米结构与机体的相互作用对 PK 的影响,才能将药物精准地递送到疾病部位,最大限度地减少药物副作用并发挥其疗效。本章从吸收、分布、代谢、清除和排泄等药物代谢的基本过程,讨论纳米药物结构对其 PK 的影响。纳米药物结构与 PK 的关系散见于零星的研究,还有待于深入、全面地研究和总结。本章仅就目前已有的成果进行归纳、讨论,希望抛砖引玉,激发新的研究,以进一步加深对纳米药物结构与机体相互作用的探索。

第一节 吸 收

纳米粒在生物医学领域有着广泛的应用,涉及多种给药方式,包括静脉注射、口服给药、吸入给药、经皮给药、脑部给药和眼部给药等。静脉注射纳米药物直接进入血液,不存在吸收的过程,其他血管外给药方式都要经过吸收才能发挥疗效。给药途径不同,吸收需要穿过的生理屏障也不同。纳米粒的结构对细胞摄取、组织分布等都有重要影响,而多种给药途径的药物吸收都会涉及细胞摄取,因此,研究纳米粒结构对药物吸收的影响,为开发合理的给药系统提供参考和依据。

一、纳米结构对口服吸收的影响

口服给药安全方便,患者依从性好,是多数药物研发中首选的给药方式。药物经口服给药后需要通过胃肠黏膜吸收入血,再随血液循环运输到全身各个组织器官,进而发挥疗效,胃肠道的吸收屏障包括肠壁的黏液层、小肠上皮细胞层和细胞间紧密连接。药物自身的溶解性、渗透性、剂型和配方、胃肠道的生理状态及食物等都会影响药物的吸收。药物分子的某些理化性质可能使其不适合口服递送,如低水溶性、稳定性差等,胃中的酸性环境和肠中蛋白水解酶亦可能导致药物降解[1]。此外,渗透性差的药物难以穿过胃肠道生理屏障。因此,尽管口服给药具有很大优势,口服递送药物仍面临许多挑战。纳米粒可通过多种途径改善口服药物的吸收,如增加难溶药物的水溶性、增强肠道黏附和增加接触表面积,改善药物的渗透性,避免蛋白酶的水解等。

结构对纳米粒口服吸收的影响主要体现在尺寸和形状方面。通常来说,较小尺寸的纳米粒更容易被吸收。有研究者使用直径分别为 50 nm、200 nm、500 nm、1 000 nm 的聚合物纳米球,来探究微粒尺寸对吸收的影响,发现体外肠道细胞模型对纳米粒的摄取顺序为 50 nm>200 nm>500 nm>1 000 nm[2];类似的研究都表明小微粒能更有效地进入并穿过肠道细胞,这可能是由于较大的纳米粒在内化过程中需要更强的驱动力和额外的能量,而小的纳米粒不仅驱动力小,还可被小肠上皮细胞和 M 细胞同时转运[3]。M 细胞是散布于肠道黏膜上皮细胞间的一种特化的抗原转运细胞,通透性很强,肠腔内的大分子抗原、微生物等外来物质可经由 M 细胞表面蛋白酶作用后被摄取[4]。微粒形状对纳米药物的吸收有重要影响,通常棒状等非球形的纳米粒更容易被小肠上皮细胞所摄取。有不少研究支持这个观点,如 Banerjee 等[2] 分别研究了经过配体修饰和不经配体修饰的球形、棒状和盘状的纳米粒,发现棒状和盘状纳米粒比球形粒子的细胞摄取率更高,而且靶向配体附着修饰,可更显著地改善吸收。这可能是由于棒状和盘状纳米粒具有更高的表面积-体积比,因而有更大的接触面积和更多配体连接的位置。Zheng 等[5]发现介孔二氧化硅纳米棒具有更强的细胞吸收,且吸收机制为小窝介导的内吞途径,纳米球的吸收效率相对较低,吸收机制也不同于纳米棒,为网格蛋白介导。Gupta 等[6]用脂质模型模拟小肠生理屏障,也得到类似的实验结果,即纳米粒穿过脂质层的效率依次为棒状>盘状>球形。

二、纳米结构对吸入给药的影响

纳米药物由于其控制释放、低细胞毒性、增加难溶性药物的溶解度和在肺中增加药物滞留时间等优点[7,8],已广泛用于吸入给药的研究,用于肺部靶向输送的纳米药物有脂质体、固体脂质纳米粒、NLC、胶束、聚合物-药物结合物、聚合物纳米粒、纳米晶体、树枝状聚合物和无机纳米粒等[9]。吸入的纳米粒通过分支气道沉积在肺泡区域,薄薄的肺表面活性物质(pulmonary surfactant, PS)层是阻碍其进入的第一道屏障,PS层覆盖于肺泡表面,由脂质和少量的蛋白质组成,其主要功能是降低气液界面处的表面张力以防止呼气时肺塌陷,纳米粒和PS层之间的相互作用很大程度上影响了纳米粒的吸收[10]。对于亲水性纳米粒,各维度都小于5 nm的纳米粒可以很容易地穿透PS层,几乎不受形状或PS层表面张力的影响;当微粒尺寸增加后,纳米粒的表现更多与形状相关:具有至少一个尖角或针状形状的四面体、长方体或圆柱体纳米粒能够较容易穿透PS层,其他形状的穿透效率明显降低,且在穿透过程中会给PS层带来较大的扰动。而对于疏水性纳米粒,较小的圆盘状、长方体和圆柱形粒子更倾向于浸入PS层,并在其中停留很长时间;较大的纳米粒则更容易被PS层包裹[11]。有关不同形状和尺寸的纳米粒在PS层的移动如图11-1所示。

彩图11-1

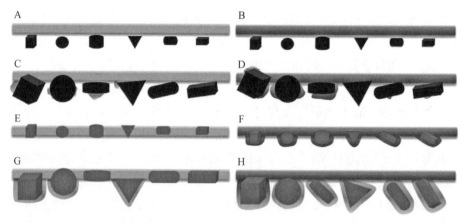

图11-1 在吸气和呼气条件下穿过PS层的纳米粒[11]

各个维度均小于5 nm的亲水性纳米粒在吸气(A)和呼气(B)的作用下都可以轻松穿透PS层,几乎没有PS的扰动。较大的亲水性纳米粒穿透PS层时,有PS扰动和吸附,且受形状和PS层张力的影响(C和D)。较小的疏水性纳米粒浸没在PS层中(E和F)。特别是在呼气(H)情况下,较大的疏水性纳米粒可以被PS层包裹(G)

三、纳米结构对经皮给药的影响

皮肤由表皮、真皮和皮下组织组成,并包含附属器(如毛囊、皮脂腺、汗腺)、血管、淋巴管、神经等。药物的经皮吸收主要通过跨细胞、细胞旁途径及附属器等3种途径[12]。角质层是表皮的最外层,通常由18~21层角质细胞组成,每个角质细胞的直径为20~40 μm[13]。角质层是皮肤抵抗外界物质最主要的生理屏障,却也限制了药物的输送。除了通过毛囊或腺体排泄管极少的渗透可能性外,所有化合物都必须先穿过角质层,才能达到全身循环。纳米制剂的粒径小、比表面积大,有利于与皮肤表面充分反应,并促进药物经皮吸收。不同结构的纳米制剂与皮肤相互作用的机制不同。例如,基于脂质的纳米制剂与表皮特别是角质层的成分具有结构相似性,它们可以附着在皮肤表面,增加皮肤的水合作用,逐渐疏松角质层,引起极性改变,甚至与其中的脂质成分交换[14]。几百纳米的微粒难以有效透过间隙小得多的角质层,但可以通过毛囊吸收。毛囊深部的角质层薄,而且其内陷结构有利于物质进入毛细血管,是药物渗透的潜在途径[15]。纳米粒的刚性和尺寸等因素都会影响其吸收。硬质胶状的纳米粒不能完全穿过皮肤,而弹性、可变形的纳米粒更易透过皮肤的生理屏障[16]。尺寸影响到纳米粒在毛囊的渗透深度,400~700 nm 的粒子能够更深地穿透毛囊[17],这可能是由于毛发和毛囊的结构所致。

四、纳米结构对脑部给药的影响

一些中枢系统疾病和脑部癌症需要进行脑内给药,而脑内给药的最大障碍是BBB。BBB 主要由微血管内皮细胞、星形胶质细胞组成,相邻细胞间由紧密连接、黏附连接和间隙连接互相结合[18],十分紧密,不允许离子自由通过,水通透性和跨细胞运输能力极低[19]。纳米粒能够为药物提供保护,并将其输送到脑内。经过静脉注射后,通过表面活性剂或配体修饰的纳米制剂可穿越BBB。纳米粒穿过 BBB 的机制主要如下。

(1)纳米粒在内皮细胞之间打开紧密连接,从而增加BBB 的局部通透性,使药物以游离形式渗透或与 BBB 结合。

(2)通过转胞吞作用跨越内皮细胞。

(3)通过内吞作用被转运进内皮细胞,所含药物被释放到细胞质中,然后被胞吐出内皮腔外一侧。

（4）前述几种机制的组合。

尺寸、形状等因素会影响到纳米药物的脑内转运。小尺寸的纳米粒更易穿过 BBB。例如，在不同尺寸的硅纳米粒（30 nm、100 nm、400 nm）BBB 透过性的研究中，30 nm 的微粒渗透性最高[20]。球形纳米粒的制造及表面修饰都相对容易，是最常用的药物递送系统微粒形态[18]，但也有研究表明，棒状纳米粒的黏附性更强，经全身注射后在脑组织中的累积量是球形微粒的 7 倍[21]。

第二节　分　　布

一、血液水平

1. 与血浆蛋白作用

纳米粒在生物系统中的实际性质是由它们的内在属性和所遇到的生物学环境共同决定的（图 11-2）[22]。一旦纳米粒进入生物体液，血浆蛋白就会与

彩图 11-2

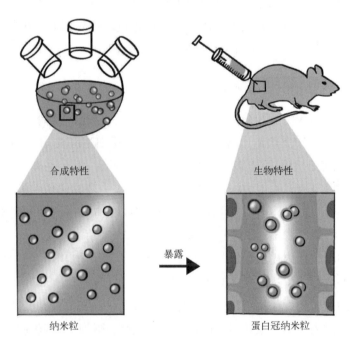

图 11-2　纳米粒在生物系统中的实际性质[22]

之结合,并形成蛋白冠。蛋白冠的形成可能会影响细胞摄取、聚集、降解和清除等一系列反应。此外,纳米粒表面能够诱导所吸附的蛋白质分子的构象发生变化,这会影响到纳米粒在体内的生物学反应性。

纳米粒的多种性质可能影响到其与蛋白质的结合过程。

第一,纳米粒的胶体溶液通常具有形成聚集体的趋势,与分散的纳米粒相比,其聚集体的生物学特性明显不同,聚集体也能够改变与蛋白质结合的可用表面积[23]。

第二,纳米粒尺寸的细微变化可以影响蛋白质与纳米粒表面及蛋白冠内部的结合。例如,有研究发现与 7 nm 相比,12 nm 带负电荷的聚丙烯酸金纳米粒具有更高的纤维蛋白原亲和力[24]。

第三,纳米粒的形状也很重要,不同形状的纳米粒吸附血浆蛋白的种类和数量是有差异的。例如,TiO_2 纳米棒的主要结合蛋白质是 IgM 和 IgG,而纳米管则主要与纤维蛋白原结合[25]。

第四,表面配体的修饰也会影响蛋白质的吸附。用硫醇化配体分子修饰的金纳米粒,表面带有交替疏水性/亲水性条纹状结构域的配体壳,两种金纳米粒的形状、大小和组成都几乎相同,仅在配体壳形态上有所不同,但它们与蛋白质结合的模式是不同的(图 11 - 3)[26]。

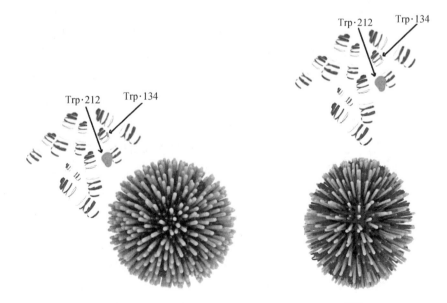

彩图 11 - 3

图 11 - 3　不同配体壳的纳米粒蛋白结合模式不同[26]

纳米粒能够诱导所吸附的蛋白质发生结构变化，从而改变蛋白质的功能。纳米粒弯曲的表面一方面为吸附蛋白质分子提供了额外的柔韧性和更大的表面积；另一方面也会影响蛋白质的二级结构，在某些情况下会引起不可逆的变化[23]。例如，金纳米棒会导致牛血清白蛋白分解而失活，球形金纳米粒则不会产生影响[27]；吸附到 C60 纳米粒上的牛血清白蛋白也没有发生明显的构象变化[28]；共聚物、二氧化铈、碳纳米管、量子点等一系列纳米粒，能够诱导 β_2-微球蛋白原纤化，从而使蛋白质在纳米粒表面的定位增加，导致低聚物形成[29]。

2. 血流动力学与血管黏附

血液是一种复杂的流体，由红细胞、白细胞、血小板和血浆组成[30]。红细胞的特殊形状及可变形性致使其在流体中受到远离血管壁的作用力。因此，血流中的红细胞移向血管中心，在近血管壁处形成一个无红细胞的血浆层，而白细胞和血小板向血管壁迁移，称为边缘化[30]。白细胞和血小板的边缘化对其功能十分重要，它们能够在血管壁附近移动，离开大血管并进入小血管[31]。如果纳米药物载体能够表现出相似的边缘动态（从血管中心到血管壁的横向漂移），则血管靶向的可能性将大大增加。在炎症或血管生成失调（如实体瘤）引起的内皮屏障完整性受损的情况下，边缘化效应可以进一步增强微粒从循环中的逸出。

形状是影响纳米粒边缘化的一个重要因素，目前可通过数学模型和实验等方法研究形状对边缘效应的影响。在血流中，球形粒子均匀旋转，在没有外力（重力等）作用的情况下不会横向漂移，因而不会产生边缘化效应。非球形粒子的运动轨迹较为复杂，如椭圆形粒子表现出滚动等[31, 32]。盘状、棒状、半球形和椭圆形微粒具有比球形粒子更高的边缘化趋势，而球形微粒的侧向漂移最小，不太可能接触到血管壁[33]。有报道称，在相同的剪切速率下，金纳米棒表现出的边缘效应比同尺寸的纳米球高出 8 倍，这可能是由于棒状微粒在流体中受到的拉力和扭矩是变化的[34]。然而，有研究表明形状对大微粒边缘化的影响更为明显，对小微粒的影响比较弱。分别用直径 2 μm、1 μm、0.5 μm 的球形材料制成纵横比不同的棒状微粒，相当于直径 2 μm 球体体积的棒状微粒边缘化最显著，且纵横比越高，边缘化程度越大；而体积相当于直径 0.5 μm 球的纳米棒，无论纵横比如何，边缘化程度都很低[35]。除微粒的形状外，还有其他几个参数对其边缘化能力有重要影响，包括流速、红细胞形变能力、血细胞比容、血管直径、粒径和微粒变形能力等。

通常，棒状、盘状、椭圆形等非球形粒子比球形粒子的血管黏附性更强。相比于同体积的球形微粒,非球形纳米粒与血管壁的接触面积更大,有利于其黏附,且黏附于血管壁时受到血流的冲刷作用力较小,不易脱落。例如,相同体积的球形和椭圆形微粒的边缘化特性非常相似,但椭圆形粒子黏附效率更高。这是因为,椭圆形粒子在接近管壁时的旋转速度较慢,且接触表面积大,更适合黏附[32]。

3. 循环周期

血液循环中的纳米粒会被一系列机制清除,包括网状内皮系统、脾、肝、肾等的滤过。逃避血液中的清除机制能够延长纳米粒在血液中的循环时间。形状对于纳米粒的循环周期有重要影响:直径为 20~60 nm,长度为 2~18 μm 的丝状聚合物胶束静脉注射后可在循环中存在长达 7 天,比同种球形纳米粒的循环时间多 10 倍以上[36]。PEG 修饰的金纳米球在血液中的相对清除率比纳米棒快许多,在注射后 30 min~6 h,金纳米棒的浓度明显高于纳米球的浓度[37]。盘状纳米囊泡比球形囊泡的循环时间更长,可能是由于盘状囊泡具有更高的灵活性,能够在血流中自由变形[38]。

纳米粒形状影响其体内循环时间的可能机制如下。

(1)类似丝状聚合物胶束的纳米粒,在血流的作用下发生重新排布,减少了与血液中巨噬细胞接触的机会,因而避免被清除[39]。

(2)纳米粒的形状影响到巨噬细胞的吞噬效果,高纵横比的纳米粒只有以一定角度与巨噬细胞接触时吞噬作用才能发生[40]。详细机制见本章“巨噬细胞”部分。

(3)如果纳米粒至少有一个维度非常小,在 100 nm 以内,则能够通过脾等器官的滤过,表现出更长的循环时间。当然,也并不是尺寸越小,纳米粒的循环时间就越长,10 nm 以下的一维粒子能够快速被肾小球滤过,循环时间很短[41]。

形状只是影响纳米粒循环周期的一个因素,除此之外,尺寸、表面电荷、疏水性、柔韧性、表面修饰等都可能对循环时间产生影响[39]。用 PEG 对纳米粒进行表面修饰,可以起到“隐身”的效果,延长纳米粒的体内循环时间,而且 PEG 链修饰密度越高,隐身效果越好。修饰相同数量的 PEG 链,支链 PEG 效果优于直链,可能就是由于支链 PEG 能产生更高的修饰密度[42]。

控制微粒的体内循环时间对药物递送系统的设计十分重要,通常来说,长的循环时间能够增加肿瘤组织的药物累积量,减少非靶部位的蓄积,而如果递送目标部位是肝、脾等器官或者巨噬细胞,则短的循环周期更有利,因为血液中的快速清除就意味着这些器官或细胞对纳米粒的快速摄取[39]。

二、细胞水平

（一）普通细胞

纳米粒越过细胞膜这一障碍进入细胞内部，这一过程主要通过细胞内吞作用来实现。纳米粒被细胞摄取，有效地进入病灶位点，才能用来诊断和治疗疾病。因此，如何使纳米粒更容易地进入细胞是纳米药物研究主要关注的问题之一。

1. 摄取效率及影响因素

研究表明纳米粒的物理化学性质等因素都会影响细胞摄取效率[43-45]。纳米粒的尺寸和形状被认为是两个最重要的因素[46]，两者之间的相互作用比较复杂[39]。有关纳米粒物理化学性质的研究主要集中在优化纳米粒的物理化学性质，以提高细胞摄取率，从而提高药理作用。而纳米粒的力学性能研究较少，在此不再阐述。

（1）纳米粒的尺寸：粒子大小是影响纳米粒细胞摄取的关键因素之一。研究表明直径在 2~100 nm 的金和银纳米粒的膜受体介导的内在化（也称为网格蛋白介导的内在化）[44]，在 25~50 nm 内的摄取效率最高[44,46]。当微粒尺寸较小时，多个微粒可以通过协同作用作为一个整体被细胞内吞。不同粒径的纳米粒进入细胞时也存在相互作用，即大粒径的纳米粒会促进小粒径的纳米粒进入细胞，而小粒径的纳米粒会轻微抑制大粒径的纳米粒的细胞摄入。

（2）纳米粒的形状：纳米粒的形状是影响细胞摄取的另一个重要因素。已有的研究发现形状影响粒子摄取的效率。特别是非球形粒子的细胞内在化相比于同样大小的球形粒子有所减少[39,47]。通过大规模耗散粒子动力学模拟，明确了在其他条件都相同的情况下，球形纳米粒的内化速率最快，立方纳米粒次之，棒状和盘状纳米粒再次之。在自由能分析的基础上，发现纳米粒形状效应主要是由内吞过程中不同的膜弯曲能引起的。与非球面纳米粒相比，球形纳米粒需要克服最小的膜弯曲能垒，而盘状纳米粒内化涉及较强的膜变形，从而产生较大的自由能垒[46]。

同时，摄取效率与纵横比成反比，因而具有足够的高纵横比的粒子可能根本不被细胞摄取。保持纵横比恒定的同时减小微粒的尺寸并没有导致细胞摄取的显著增加（图 11-4），这强调了微粒的几何形状，如纵横比，在内吞机制中发挥关键作用[39,47]。

形状效应在细胞摄取中的作用较为复杂，会被许多其他影响细胞摄取过

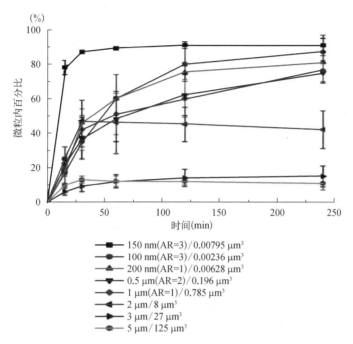

彩图 11-4

图 11-4 非湿润模板法(PRINT)制备的微粒内化模型[48]

HeLa 细胞在 37℃培养 4 h 后,观察非润湿模板方法复制所形成的微粒内化过程。图例描述了每种体积的粒子的粒径对其内化的影响

程的因素所掩盖。因此,尚未达成共识,其他研究中出现了相反的结果。一些非球形纳米粒可能被细胞以比球形更大的数量和更快的速度摄取。形状效应规律性不强可能归因于不同形状的纳米粒具有各自的表面积-体积比及表面曲率,与细胞膜的表面效应和接触面积不同[46,48]。例如,水凝胶纳米粒和具有大纵横比的介孔二氧化硅纳米粒被细胞内化的速度比它们的球形或小纵横比微粒要快[48,49]。具有超高纵横比和小横截面的粒子也可能显示出高效的细胞摄取,例如,单壁碳纳米管可以通过"刺"机制进入细胞,这是由于它们的横切面极小,可以在不损伤细胞膜的情况下切开细胞膜[48]。Agarwal 等研究表明哺乳动物的上皮细胞和免疫细胞更倾向于摄取盘状 PEG 纳米粒,而不是杆状的 PEG 纳米粒[45,50]。在同一研究中,内皮细胞内化中等大小的圆盘,其次是高纵横比的圆盘,然后是低纵横比的圆盘,最后是较大及较小的圆盘。这些复杂细胞系特有的形状/大小依赖性归因于三个因素之间的竞争:微粒-细胞膜黏附、膜变形能量和局部微粒浓度[50]。

(3)纳米粒的表面性质:纳米粒的表面性质如表面电荷、表面修饰等表面性质影响着细胞对其摄取。由于细胞膜表面呈负电性,携带正电荷的微粒通常可以获得更高的摄取效率。纳米粒具有负 Zeta 电位时,其细胞内化作用比具有正 Zeta 电位时明显减弱。因此,电荷对细胞内化效率的影响是巨大的[43,51]。对于纳米粒的大多数应用,表面化学是一项必不可少的操作,极大地影响了纳米粒的细胞摄取过程。比较原始聚苯乙烯(PS)纳米粒和氨基化聚苯乙烯(NPS)纳米粒的细胞摄取率,后者显著大于前者。NPS 纳米粒的快速细胞内化主要是通过网格蛋白介导的途径进行的,而 PS 纳米粒主要是通过网格蛋白非依赖性胞吞作用进行的[44]。

实际上,细胞摄取的效率不仅取决于细胞的尺寸、形状、表面性质(表面电荷、表面修饰)等,还取决于许多其他因素。对特定类型纳米粒的实际摄取过程可能更加复杂,并非所有这些因素都占主导地位[43,44]。

2. 摄取机制/途径

了解细胞摄取的机制是了解纳米粒生物学命运的重要一步。吞噬作用和胞饮作用是细胞内吞的两条主要途径。能量依赖性吞噬作用[51]是免疫系统的主要内化机制,发生于特定的吞噬细胞[44]。胞饮作用发生于肾细胞、小肠上皮细胞等,又可分为 4 种机制:网格蛋白介导的胞吞作用、网格蛋白/小窝蛋白非依赖性胞吞作用、小窝介导的胞吞作用和大胞饮作用[43,44,51]。

当纳米粒表面性质和组成保持不变时,每个细胞类型都能“感知”纳米尺度包括形状和大小的几何形状,并触发独特的摄取途径[45]。

纳米粒的大小是直接影响其摄取途径的重要因素。例如,在非湿润模板粒子复制(PRINT)微粒中,150~200 nm 的圆柱形微粒的主要内化途径是小窝介导的内吞作用,小窝蛋白的大小限制了较大纳米粒的内化[44]。在层状双氢氧化物中,50~200 nm 内的粒子通过网格蛋白介导的途径内化。而对于较大的微粒或聚集的微粒,内吞途径则是大胞饮作用[44]。纳米尺寸和内吞途径之间关系的数据有时是不一致的。例如,当纳米粒的大小达到 500 nm 时,主要的细胞摄取途径仍然是小窝介导的内化[44]。

纳米粒的形状是另一个影响其摄取途径的重要因素。研究小肠上皮细胞对介孔二氧化硅纳米棒和纳米球的摄取效率,发现纳米棒的摄取机制为小窝介导的内吞途径,纳米球则由网格蛋白介导[5]。在人胚肾细胞中,纳米圆盘(而不是纳米棒)也被小窝介导的内吞内化,这可以部分解释为什么圆盘在这些细胞中比杆状细胞性能更好[45]。细胞摄取六角形层状双氢氧化物纳米粒主要是网格蛋白介导的内吞作用,而棒状层状双氢氧化物细胞摄取主要是网格蛋白介导的内吞过程,可能有一小部分小窝介导的内吞过程[52]。

3. 细胞内转运

(1) 内涵体/溶酶体逃逸:纳米粒一旦内化到细胞中,通常被内涵体(核内体)包裹。当一个内涵体融合并转化为溶酶体时,这些纳米粒很可能在严酷的溶酶体环境中被降解,或过早地从细胞中清除而不能发挥最佳效用[44,48]。为了避免清除和选择性地将有效载荷递送到作用位点,在许多应用中开发有效的方法使内涵体/溶酶体中的纳米粒逃脱是至关重要的[48]。

1) 触发离子转运到内涵体/溶酶体的策略(也称为质子海绵效应)和多肽的使用。层状双氢氧化物(layered double hydroxide,LDH)纳米粒的脱酸过程可能产生内涵体逃逸[52]。

2) 有时特定微粒形状也可以简单方便地实现内涵体/溶酶体逃逸,如具有尖角的纳米粒可以穿透内涵体膜进入细胞质(图11-5)。这种穿透是自发的,与纳米粒的表面化学、大小和组成无关。这种形状特异性效应的机制包括锋利的微纳米粒导致的内体膜机械稳定性降低和应变增加,使其易于穿透。

3) RNA传递是纳米粒的另一个功能,小干扰RNA载体可以成功地逃脱内涵体[44]。

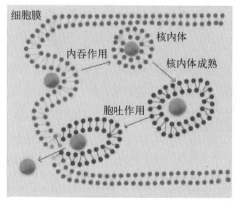
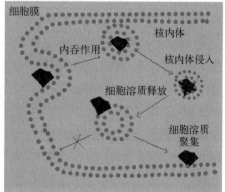

彩图11-5

图11-5　不同形态特征纳米粒的细胞内运输简图[47]

左图:低锐度的纳米粒以核内体为载体通过内吞作用进入细胞,稳定驻留在核内体中,核内体成熟后演变为溶酶体,最终以溶酶体为载体通过胞吐作用退出细胞。右图:一个锋利的纳米粒通过内吞作用以核内体为载体进入细胞,在溶酶体形成前通过破坏核内体膜逃逸

（2）细胞核定位：在某些情况下，只有当纳米粒在特定的亚细胞腔内积聚时，治疗才能发挥作用。如基因治疗要求携带核酸序列的微纳米粒主要在细胞核中积累。异硫氰酸荧光素碳纳米管能够穿过核膜进入细胞核[44,48]。不同形态表现出不同的细胞摄取率的 LDH 纳米粒是第一种为了药物或基因传递的目的选择性地靶向特定细胞内部的纳米粒。在该纳米粒逃离核内体之后，棒状 LDH 纳米粒被引向细胞核，且是需要一个活跃过程的快速核定位。而六边形 LDH 纳米片则保留在细胞质中[48,52]（图 11－6）。通过简单地控制微粒的形态和大小来定位两个主要的亚细胞区域，可在细胞生物医学中得到应用[52]。

彩图 11－6

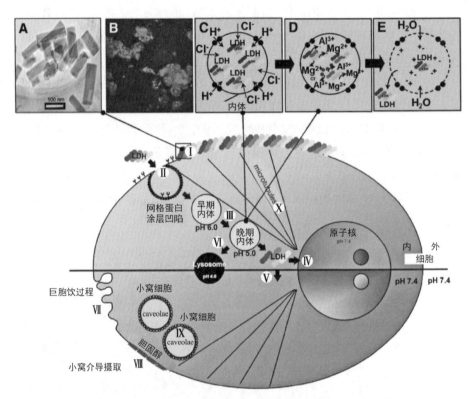

图 11－6　LDH$_{FITC}$纳米棒内吞和细胞转运示意图[47]

A. LDH$_{FITC}$纳米棒的 TEM 图像；B. 在细胞培养液中加入 LDH$_{FITC}$纳米棒后的 CHO 细胞；C. 向核内体泵入质子以促进营养物质随后的蛋白质水解酸化，然后流入氯离子的示意图；D. LDH$_{FITC}$纳米棒在核内体晚期的酸驱动下溶解，可以缓冲酸化并释放许多离子；E. 由于离子强度的增加，水分子进入核内体，导致渗透膨胀和核内体破裂，释放 LDH$_{FITC}$纳米棒进入细胞质。Ⅰ. LDH$_{FITC}$纳米棒与细胞膜的黏附；Ⅱ. 网格蛋白介导的内吞作用；Ⅲ. 内涵体改变；Ⅳ. LDH$_{FITC}$的核定位；Ⅴ. LDH$_{FITC}$的细胞质分布；Ⅵ. 溶酶体途径；Ⅶ. 通过大胞饮作用非特异性摄取；Ⅷ～Ⅸ. 小窝介导的内吞作用；Ⅹ. 微管引导游离的 LDH$_{FITC}$纳米棒进入细胞核

（二）巨噬细胞

巨噬细胞是吞噬细胞的一种,属于免疫细胞。在正常的组织内,常伸展为不活泼的固定巨噬细胞,当细菌或纳米粒进入后,就转变为活泼好动的游离巨噬细胞。研究证明,由中性粒细胞、单核细胞和巨噬细胞形成的细胞外陷阱是纳米粒的物理屏障[53]。

巨噬细胞的吞噬作用是机体先天免疫的主要组成部分,吞噬作用是两个独立步骤的结合：① 微粒黏附在巨噬细胞表面（图 11-7）；② 这些结合微粒被巨噬细胞内化。微粒形状独立地影响其附着和内化[54]。

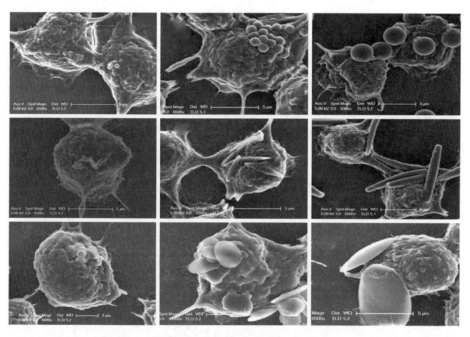

图 11-7　不同几何形状的微粒附着在巨噬细胞上的扫描电子显微图[56]

当纳米粒与巨噬细胞接触后,吞噬作用发生与否取决于纳米粒与细胞接触点处的局部几何形状,而不是纳米粒的整个形状[54]。例如,附着在椭圆形尖端的巨噬细胞会在几分钟内将其内化,而附着在同一椭圆形平坦区域上的巨噬细胞 12 h 都无法完成吞噬[55]。为了更好地描述接触点的几何形状对吞噬作用的影响,我们将切向角（T）的平均值与附着点处的膜法线之间的夹角定义为 Ω（图 11-8）,微粒的内化速度随 Ω 的变化而变化。当 $\Omega \leqslant 45°$ 时,微粒可以通过肌动蛋白杯和环的形成而成功地内化,吞噬速度与 Ω 成反比（最大

45°）；而当 $\Omega>45°$ 时，巨噬细胞可以散布在微粒上，但是内化受到抑制。因此，具有以 $\Omega>45°$ 为特征的设计形状的纳米粒可用作逃避免疫系统的隐形纳米粒。基于对巨噬细胞内化倾向的局部微粒形状的理解，具有更高纵横比且更可能与巨噬细胞接触形成 $\Omega>45°$ 的微粒不太可能发生吞噬作用[54,55]。

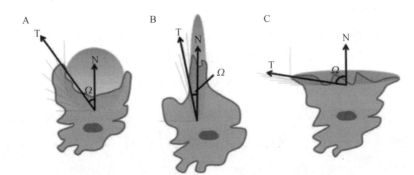

图 11-8　形状决定巨噬细胞吞噬作用是否发生[54]

Ω 定义为从 0° 到 90° 的平均切向角（T）与附着部位（N）的膜法线之间的夹角。当 $\Omega\leqslant45°$ 时，粒子成功内化（A，B）；当 $\Omega>45°$ 时，巨噬细胞散布在粒子上，但是内化受到抑制（C）

内化过程中，肌动蛋白聚合是巨噬细胞推动膜前缘并吞噬微粒的主要机制。最初，由稠密的肌动蛋白网络组成的肌动蛋白杯在微粒下面形成。随着额外的肌动蛋白聚合和重构的发生及膜的进展，肌动蛋白杯被转化为一个围绕在微粒周围的肌动蛋白环，推动膜沿着微粒前进，直到它被内化。图 11-9 为内化过程。

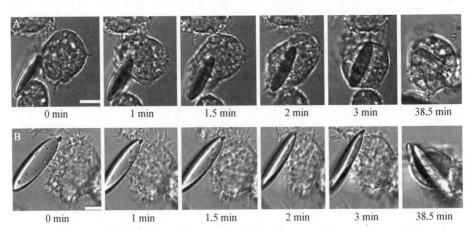

图 11-9　巨噬细胞与同种椭圆粒子（ED）从两个不同的方向内化过程[56]

A. 细胞沿着 ED 的主轴附着，并在 3 min 内将其完全内化；B. 细胞附着在同一 ED 的平面上并扩散，但不能内化该微粒黏附在巨噬细胞主轴上的球体和 ED 在短时间内呈现出肌动蛋白杯状(图 11‐10A~C),然后随着吞噬作用的进行,肌动蛋白杯状转变为围绕在巨噬细胞周围的环状(图 11‐10D~F),巨噬细胞附着在 ED 的平面一侧,尽管在接触点发生肌动蛋白聚合并扩散,但未出现肌动蛋白杯或环(图 11‐10E)。肌动蛋白环的形成作为使膜重构和解聚作用,使膜在新的肌动蛋白聚合作用下在膜的前缘向前发展。它的形成也是内化开始的明确标志,并且只在某些局部能够观察到(图 11‐10D)。

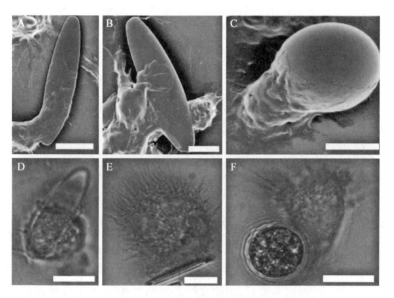

彩图 11‐10

图 11‐10　内化过程的扫描电子显微图和肌动蛋白染色[56]

A~C. 细胞和微粒的显微照片分别呈棕色和紫色;D~F. 细胞固定和用罗丹明毒伞素染色聚合肌动蛋白后的亮视野和荧光图像的叠加

由于协同肌动蛋白杯的形成对吞噬作用的启动至关重要,肌动蛋白重塑的动态可能在吞噬作用的形状依赖性中发挥核心作用。非球形纳米粒在摆脱吞噬作用、长半衰期和与目标组织的紧密结合等方面优于球形纳米粒[57],随着纵横比的增加,纳米粒的摄取明显减少。但抑制吞噬和长时间循环的特性反过来可能会阻碍靶细胞对纳米粒的内吞作用。

总之,细胞对纳米粒的作用是由纳米粒的形状、大小和表面功能化等物理化学性质之间复杂的相互作用决定的,同时也受膜的性质和粒子取向的影响[58]。一方面,对于棒状微粒,内吞态稳定,包裹率小且纵横比的增加不利于完全包裹。对于高纵横比和圆尖端,纳米粒通过潜艇模式进入,其长边缘平行于膜。对于低纵横比和平坦的尖端,纳米粒通过火箭模式尖端优先进入[55]。另一方面,纳米粒的硬度也会影响巨噬细胞的吞噬作用,相对于较软的微粒,刚性微粒更易被巨噬细胞吸收。

三、组织器官水平

1. 器官

在体循环中,纳米粒沿着血管运输,并通过大小、形状、表面性质等依赖的机制在各种器官中积累。

纳米粒的粒径较小,倾向于被肝和脾巨噬细胞中的库普弗细胞内化[37,59]并在肝和脾中积累。未进行表面修饰的纳米粒在肝和脾中有积累的趋势,这种倾向会随着尺寸增大到微米级而降低。此外,肺部的滞留率增高[60]。金纳米粒在卵巢肿瘤小鼠体内的生物分布表明,在包括大脑的所有器官中都能检测到金纳米棒和球形微粒,且大部分在肝和脾[37]。荧光介孔二氧化硅纳米粒的器官分布结果表明,静脉给药的纳米粒主要存在于肝、脾和肺(>80%)[4]。

纳米粒的形状同样影响其在器官中的分布。上述的荧光介孔二氧化硅杆状纳米粒容易被肝和脾摄取,短杆状纳米粒容易分布于肝,而长杆状纳米粒则分布于脾[61]。细胞黏附素抗体或转铁蛋白受体抗体包覆的纳米棒比纳米球分别表现出对肺部和脑部更高的组织聚集。纳米棒的脾积聚量高于纳米球,可能是因为在脾中细胞黏附素的高表达,也可能是因为纳米棒的长度超过了避免脾过滤所必需的最大尺寸,具有不同纵横比的金纳米棒在脾中有轻微的累积差异[62]。丝状胶束在肝和脾中积累最高,因其不会通过 BBB,脑部摄取量最低[63]。静脉注射后,片状的氧化石墨烯在肺中的分布量最高,并且很长时间不被降解[64]。这提示了氧化石墨烯有可能作为肺部给药的载体,但同时也应关注其长时间停留所带来的毒性问题。

表面经修饰的纳米粒因修饰不同而表现出器官分布的差异,如细胞黏附素抗体纳米粒在肺部表现较好的蓄积,而转铁蛋白受体抗体纳米粒可以增加对大脑的靶向性[65]。

2. 肿瘤组织

一般认为纳米制剂通过 EPR 效应优先在肿瘤组织中积累。在 20~200 nm

内的纳米粒通过肿瘤血管内皮孔渗出,由于淋巴回流缺失而滞留在肿瘤[66]。EPR 效应的发现源于实体瘤血管壁间隙较宽,结构完整性差[43],即相对于正常组织,某些尺寸的微粒更倾向于聚集在肿瘤组织。EPR 效应为第一代优先在肿瘤组织中积累的被动靶向纳米粒奠定了基础。

纳米粒的形状不同,在肿瘤组织中的积累也不同。非球形微粒,特别是盘状微粒(如盘状多孔硅纳米粒),已被证明在微米和纳米尺度上比同样大小的球形微粒表现出高达 5 倍的肿瘤聚集[59,67]。与球形金纳米粒相比,棒状金纳米粒在血液中的循环时间更长并且在肿瘤中的积累程度更高[37,62]。丝状胶束或其片段通过 EPR 效应穿透肿瘤间质[63],可以最大限度地减少非靶向运输,同时最大限度地向肿瘤运输。纳米粒表面修饰也会对在肿瘤中的蓄积产生影响,研究表明 PEG 修饰的金纳米棒分散稳定性好,静脉注射后血液循环稳定性高,通过 EPR 效应在肿瘤中蓄积[62]。

第三节　代　　谢

一、概述

由于纳米粒独特的物理化学特性,纳米粒已经成为非常有效的生物医学传感器和执行器。尽管在纳米药物方面取得了许多成果,但目前对纳米粒与周围组织之间的分子相互作用、纳米粒在体内的生物转化的研究还不够深入。纳米粒经过各种途径吸收进入体内后,其代谢转化会极大地改变纳米粒的物理化学性质,进而影响细胞信号通路、免疫系统识别及体内清除。生物转化是指药物在体内发生的化学结构改变,又称为代谢。代谢过程一般分为两个时相进行:Ⅰ相反应包括氧化、还原、水解;Ⅱ相反应为结合。纳米粒是具有高比表面积/体积的超细微粒,由于合成反应的吉布斯能量通常为正值,因此在热力学上是不稳定的。例如,纳米粒表面释放水产生熵变[43],驱动纳米粒与蛋白质的结合,结合后的纳米粒后续进一步参与清除、排泄等一系列的体内过程。因此,纳米粒在生物环境中会经历不同的转化反应,通过聚集和团聚、电晕形成、分解、重结晶和氧化还原反应达到稳定的相(图 11 - 11)[68]。

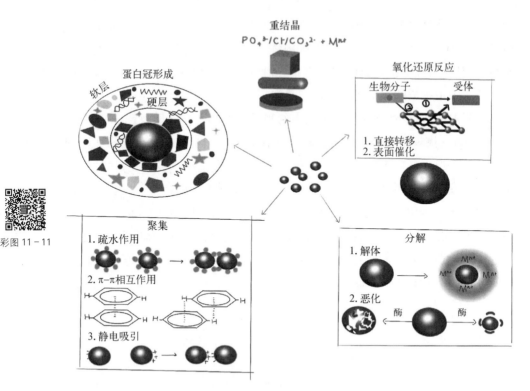

图 11-11 纳米粒的五种生物转化[65]

表面的蛋白冠形成涉及不同生物分子通过静电、氢键和疏水相互作用吸附形成硬层(蓝色虚线)和软层(灰色虚线)蛋白冠。释放出的金属离子可能会与生物流体中的阴离子反应,形成沉淀进行重结晶。在氧化还原反应中,电子可以直接从生物分子转移到纳米粒,也可以通过纳米粒介导的表面催化间接转移到其他受体。纳米粒之间的疏水相互作用、π-π相互作用和静电吸引可能导致水溶液中的聚集。分解机制包括从刻蚀的粒子表面释放离子和酶介导的降解

二、五种生物转化途径

1. 聚集和团聚

纳米粒均匀分布到液体中会形成胶体,在没有特定表面涂层的情况下,胶体通常倾向于形成由数个微粒组成的聚集体。在大多数生物环境中,聚集是纳米粒最重要的物理转化过程[69]。对于分散在体液或培养基中的纳米粒来说,这一过程往往是不可避免的,因为具有较大活性表面的纳米粒在水溶液中表现出高能态,并可能自动聚集以降低表面积与体积比,维持一种稳定的状态。聚集过程可以增加纳米粒的整体尺寸,并产生与原始粒子性质明显不同的新粒子。例如,零维磁性纳米粒的团聚会强烈影响微粒之间的磁性相互作

用,从而影响磁性纳米粒的磁性和加热行为[70]。球形纳米粒的聚集通常仅形成点接触,大部分表面积可被保留下来,但板状或片状的二维纳米材料如石墨烯等,一旦发生聚集,通常是"面对面"的接触,会损失掉大量的表面积[71]。纳米粒的团聚是微粒间疏水作用[72]、π-π 堆叠[73]和静电作用[74]共同作用的结果。微粒的物理化学性质(大小、形状、表面电荷等)、液体生物介质(pH、离子强度或介质组成)都可能会影响聚集体的稳定性。例如,磁性氧化铁微粒尺寸较小,使其具有较高的比表面积-体积比,并且系统自发地使界面张力最小,从而导致其团聚,最终形成沉淀[75]。

2. 分解

分解是纳米粒另一种重要的生物转化行为,涉及纳米粒在生物介质、亚细胞区室或器官中的代谢或消除。金属纳米粒分解的主要方式是以离子释放为特征的溶解。许多零维的金属和金属氧化物纳米粒,如 Ag、Zn、ZnO、Fe_3O_4、Fe_2O_3、Al_2O_3 纳米粒可以在水中溶解。典型的例子是 ZnO,它可以溶解在培养基、体液和亚细胞器中,形成水合的 Zn^{2+}。与在水中和中性 pH 条件相比,粒子在酸性和细胞培养介质中的溶解速度可能会加快,存在于生物介质中的盐、维生素、氨基酸、肽和蛋白质可以与金属离子配位,从而促进溶解过程,由于纳米粒的比表面积大,也能促进溶解过程,释放出的离子最终可能与微粒聚集体达到动态平衡[76,77]。此外,CuO、NiO、Ag 纳米粒和量子点在生物介质与动物组织中表现出显著的溶解。胞吞作用是大多数纳米粒的主要细胞内化途径,由此纳米粒可以转运到酸性和酶促的溶酶体中。大多数金属纳米粒在细胞内化后可能表现出快速溶解。溶酶体中的酸性微环境会导致 pH 依赖性微粒溶解增强。例如,具有一维结构的氧化锌纳米丝在吞噬模拟液体(phagolysosomal simulated fluid, PSF, pH=4.5)中仅 10 s 就开始破裂,在 2 min 内完全溶解,但在细胞外中性条件下 30 min 后没有观察到明显的形态变化[78]。在对 Ag 纳米粒溶酶体稳定性的研究中,Setyawati 等[79]发现,在酸性溶酶体中,具有较弱 AgO-R 键的 AgO-R 纳米簇比 Ag^+-R 纳米簇溶解得更快,从而释放更多的 Ag,并诱导更高的细胞毒性。所有这些研究都表明,纳米粒在溶酶体中溶解对其生物学效应有显著影响。除了金属纳米粒外,溶酶体和其他亚细胞空间中的酶也可能对有机纳米粒的降解起作用,如辣根过氧化物酶(HRP)、髓过氧化物酶(MPO)和嗜酸性粒细胞过氧化物酶(EPO)已被证明对碳纳米管和氧化石墨烯等碳纳米材料的降解有贡献。Kurapati 和 Bianco 最近发现

DNA 酶作为天然 HRP 的替代品也能够催化氧化石墨烯的降解。总体来说,在这些酶的帮助下,碳质物质可能被分解成氧化的小碎片或次卤酸[80]。

3. 蛋白冠形成

由于纳米粒具有很高的表面能,当它们进入复杂的生理流体时,可以逐步地、选择性地吸附周围环境中的生物分子。这些被吸附在微粒表面的生物分子层被称为生物分子蛋白冠,它通常是蛋白质、脂质、糖、核酸、天然有机物和蛋白质的复合物[81,82]。蛋白冠一般分为软、硬两层,硬层是生物分子的单层,直接与微粒表面紧密结合,这一层是在与生物系统相互作用的最初瞬变时期形成的(图 11 - 11)。硬、软蛋白冠的形成都受到纳米粒的物理化学性质、生理流体和暴露时间、温度和剪切力等环境因素的影响。有人提出这种硬层寿命长且相对稳定,当粒子暴露在新的环境中时,这一层中部分分子会被新分子取代。例如,在吸入的纳米粒表面检测到典型的肺表面活性蛋白,而蛋白冠结构在它们通过吸附血清蛋白进入血流后可能会改变[83]。因此,硬层可以被认为是纳米粒的钝化,并记录了纳米粒历经的所有生理环境。在这种硬层的顶部是软层,生物分子在其中松散地组装在一起,并与周围环境快速交换。软层经常在粒子从一种生理流体移动到另一种生理流体时发生动态变化,并能同时反映生理状况的变化。蛋白冠结构可能极大改变纳米粒的特性以及它们与生物系统的相互作用,已发现蛋白冠的组成影响溶血、血小板激活、生物分布、细胞摄取和细胞毒性[84,85]。蛋白冠中的某些蛋白质或肽配体可以与细胞表面的特定受体结合,并可能激活相关的受体。

4. 重结晶

纳米粒的重结晶包括晶须、晶须生长和海胆状结构成熟三个阶段,重结晶通常被认为是金属纳米粒分解的结果,这一过程可能会发生在生物体液或溶酶体中,释放的金属离子可能与配体特别是碳酸盐和磷酸盐形成沉淀,这些沉淀物可能沉积在微粒表面,成长为"海胆"或网状结[86]。研究显示,在游离磷酸盐耗尽后,镧系离子可能会从磷脂或蛋白质中夺取磷酸盐,导致溶酶体通透性或质膜损伤[87]。生理条件下的重结晶过程是由稀土纳米粒在酸性溶酶体中的溶解度和镧系磷酸盐的沉淀决定[68]。CeO_2 纳米粒在中性和酸性条件下高度不溶,没有表现出重结晶过程,进一步支持了生物转化机制。有研究者[88]对比了纳米粒在 PSF 和水中的行为,发现除了 CeO_2,所有的稀土氧化物纳米粒,在 PSF 中都经历了显著的形态转变,其中轻稀土纳米粒(La_2O_3、

Nd_2O_3、Sm_2O_3、Eu_2O_3 和 Gd_2O_3)的转变最终导致了"海胆"状结构的形成,呈现针状突起,而重稀土纳米粒(Dy_2O_3、Er_2O_3 和 Yb_2O_3)及 Y_2O_3 的 PSF 暴露导致了由无序的网状纳米线组成的结构(图 11-12)。

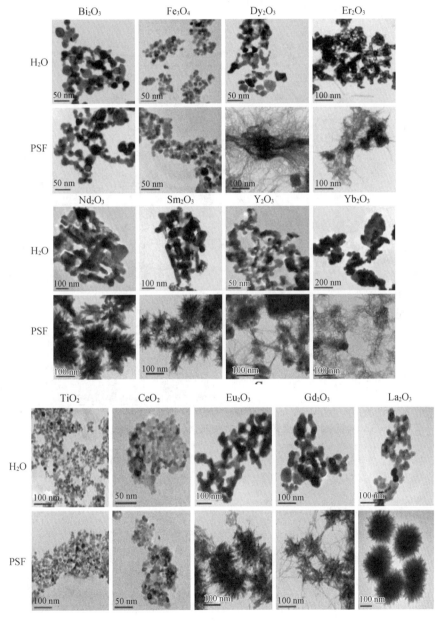

图 11-12 稀土金属纳米粒在 PSF 和水中的形态改变[88]

稀土金属纳米粒生理条件下的重结晶过程,首先由稀土纳米粒在酸性溶酶体中的溶解释放出金属纳米粒,随后与游离的磷酸盐结合,从而沉积结晶,一旦游离溶酶体磷酸盐被耗尽,释放的稀土金属离子就能够剥离溶酶体膜上的磷酸基,导致一系列的细胞器损伤(图 11 - 13)[87,88]。

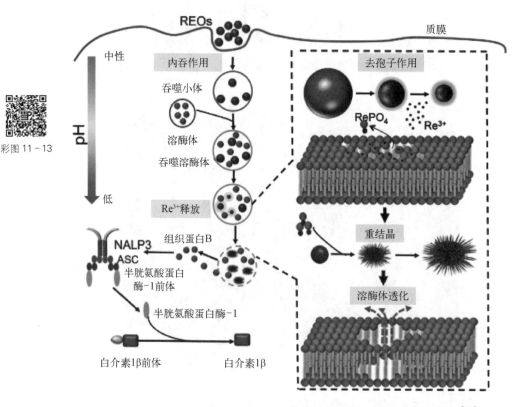

图 11 - 13　溶酶体中稀土氧化物的生物转化导致 NLRP3 炎性小体激活[84]

稀土氧化物纳米粒被巨噬细胞内化进入溶酶体。由于溶酶体的酸性环境,纳米粒可能会释放金属离子与游离的磷酸盐或磷脂中的磷酸基结合。RePO₄ 在纳米粒表面的成核导致海胆状结构的形成。这一生物转化过程可能触发 NLRP3 炎症体的激活

5. 氧化还原反应

细胞的增殖和代谢过程涉及许多生化反应,其氧化还原电位在$-4.84 \sim -4.12$ eV。一旦纳米粒的电位落在这个范围内,它们就可能成为生物分子和纳米粒之间电子转移的管道,导致细胞内氧化还原稳态的破坏。氧化物质的积累可能刺激活性氧的产生,进而引发炎症反应或细胞死亡。人工合成的纳米粒表面往往存在原子空位或缺陷,这可能会赋予粒子表面很强的氧化势。因

为二维材料与其他材料相比显示出最大的表面积,在形貌上,可以发现具有二维结构的氧化石墨烯和 SnSe 纳米片具有很强的氧化电位。碱性水合能够增加氧化石墨烯的表面缺陷,提供大量的碳自由基,这些碳自由基可以稳定地限制在离域的 π 键上[89]。在氧化石墨烯膜的界面上,通过从碳自由基到脂质的电子转移、氧的添加和脂质过氧化物的形成,自由基能够与不饱和脂质分子反应。可能会导致吸入给药后小鼠肺内质膜损伤、细胞死亡和严重炎症[90]。与自由基形成相反,具有二维结构的 SnSe 纳米片可以模拟脱氢酶的活性,脱氢酶对线粒体的代谢途径至关重要,与炎症和致癌效应密切相关[89],Sn 空位和氢结合的亲和力是导致脱氢反应的原因。

第四节 清 除、排 泄

一、血液中的清除

免疫系统在识别和清除异物方面效率很高,因此,微粒型药物载体必须经过精心设计,以避开各种生理清除机制。无论大小,所有微粒都要经过免疫清除,肾、肺、肝和脾的物理屏障对微粒具有几何限制,而巨噬细胞等吞噬细胞则不断吞噬微粒[91]。

1. 巨噬细胞清除

巨噬细胞通过吞噬作用从血流中清除死亡或受损的细胞、细菌或病原体。最近的研究发现,微粒的清除率高度依赖于粒子的几何形状[39],详细的吞噬机制参见巨噬细胞分布相关内容。血液中存在的最多的巨噬细胞是中性粒细胞,在形状对吞噬作用的影响上,中性粒细胞与一般的巨噬细胞有所不同。之前已经提到过高纵横比的纳米粒更可能抑制巨噬细胞的吞噬,但最近有研究者发现,无论在体内还是体外实验中,相对于球形微粒,中性粒细胞更易摄取棒状纳米粒[92]。这可能是由于中性粒细胞的表面延伸性和运动性比其他种类的巨噬细胞更强,而且中性粒细胞的吞噬可不依赖于磷酸化,肌动蛋白重塑和吞噬细长粒子的能垒较低。

2. 脾肝肾等器官清除

(1)脾清除:脾是重要的免疫器官,循环微粒将在复杂的脾血管系统中遇到清除机制。人脾动脉通过脾索(splenic cord, Billroth's cord)分支并变窄,脾索分支作为免疫活性过滤器,其孔径约为500 nm[93]。任何在此处或脾弯曲处捕获的东西都很容易被常驻的巨噬细胞吞[94]。

研究者普遍认为脾清除是受损红细胞和其他大微粒的一种清除机制。脾的孔径决定了大于200 nm的微粒只有变形才能通过滤孔,否则会被免疫清除[95]。脾的过滤和清除是一个复杂的机制,它依赖于微粒形状、大小、亲水性和分子量的组合来诱捕外来的或损坏的实体。如果药物传递系统的目标是脾,可以利用先天的过滤机制来增加积累。脾的孔径限制了直径大于500 nm的球形微粒用于高效靶向递送,但非球形几何结构为使用体积较大但短轴小的微粒打开了大门。因为在血流中非球形粒子在流体作用下能够重新排布,长轴沿着血流方向而以尖端对着滤孔,如果短轴直径小于滤孔直径,粒子就有可能逃避脾的滤除。因此,高纵横比的非球形纳米粒在控制和躲避清除时更具优势[96]。

(2)肾清除:肾小球滤过依赖于小分子化合物通过有孔毛细血管内皮和随后的足突细胞滤过狭缝的扩散。肾可以自由过滤半径小于6 nm的微粒和化合物[96]。大多数给药微粒系统对于肾过滤来说都太大,微粒必须与内皮孔对齐进行过滤,考虑到非球形微粒的模拟流体动力学,这种情况不太可能发生;非球形粒子与流动方向平行的长维度对齐。总体来说,无论微粒的具体形状如何,如果微粒的一个轴大于6 nm,肾的清除率就会降低甚至不能滤过。这与小分子药物形成了鲜明的对比,小分子药物通常受到肾清除率和毒性的限制。更小的微粒可穿过紧密的内皮连接,并可迅速通过肾小球排出[91]。

(3)肝清除:肝细胞通过内吞作用清除异物和微粒,然后通过胆道系统将其酶解后从胆汁中排出(图11-14)。纳米粒通过门脉三联体进入肝,为了成功通过胆道系统,纳米粒必须首先避免被库普弗细胞摄取。库普弗细胞是由肝特异性巨噬细胞组成,占全身固定巨噬细胞的80%~90%[95],利用外来表面蛋白模式识别外来实体,可摄取几百纳米的微粒,因此肝是一个高度免疫活性的器官[97]。一般来说,比有孔毛细血管更小的粒子能够成功地通过库普弗细胞,直径小于肝窦周隙(又称迪塞间隙,Disse space, 150~200 nm)的纳米粒可被滤过[98]。

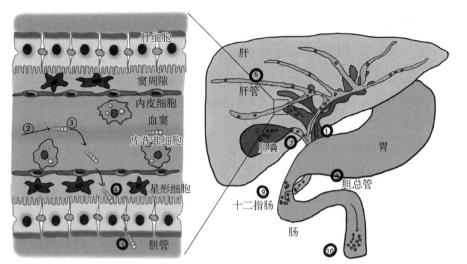

彩图 11 - 14

图 11 - 14　肝清除过程

二、排泄

1. 肾排泄

肾排泄药物的主要机制是肾小球滤过、近端肾小管主动分泌与主动重吸收，以及远端肾小管被动重吸收。许多肾内、肾外的因素都会影响上述过程，从而影响药物的排泄速率。

肾小球呈筛状，筛孔为 7.5～10 nm，滤过的通透性较大，一般可允许分子质量 5 000 Da 以下的药物通过。直径小于肾小球筛孔的纳米粒能够快速通过尿液排泄。Choi 等[99]使用量子点作为模型系统，探究了无机、金属纳米粒对肾过滤和尿液排泄的需求，发现两性离子或中性有机涂层可防止血清蛋白的吸附，使水动力直径增加 15 nm 以上，从而防止肾排泄。

2. 肝排泄

一般认为纳米粒是通过溶酶体内容物排空从肝细胞大量排泄到胆小管。根据纳米粒的组成，其排泄方式也会有所不同[100]。

肝专门捕获和清除水动力直径超过 1 020 nm 的微粒。因此，仅为了防止从 RES 的第一次抽离，就需要给纳米粒设计特殊的涂层，如 PEG，但这些涂层必然会增加水动力直径。密集的 PEG 修饰可能增加纳米粒在血液中的半衰期，但也阻止纳米粒从体内排出。纳米粒排泄到胆汁是一个极其缓慢和低效的过程。

结·语

了解纳米结构与生命系统的相互作用是一项复杂的、多因素的工作。纳米粒的生物分布和 PK 由多种因素介导,如复杂生物介质中微粒的胶体稳定性、配体种类和密度、材料、大小、几何形状、表面电荷和给药途径等。本章主要讨论了粒子结构特征与 PK 的一般趋势。与球形微粒相比,伸长的微粒(如丝状细胞,棒状)的循环时间延长。盘状微粒更易在血流中边缘化,易于在心、肺等器官中定位。大多数纳米粒都会被网状内皮系统捕获和清除,较大的微粒和各向异性的微粒更可能位于脾中,而较小的微粒将被肝捕获和清除;超小微粒(<10 nm)可以通过肾小球滤过,通过尿液清除;过大的微粒会形成栓塞,困在狭窄的肺毛细血管中。总之,纳米粒的结构影响到与生物系统作用的方方面面,深入理解纳米结构与机体的相互作用有助于开发合理的给药系统,实现更加精准的药物递送。同时,纳米结构对 PK 的影响还有待更加全面和深入研究。

参考文献

[1] ARTURSSON P, PALM K, LUTHMAN K. Caco - 2 monolayers in experimental and theoretical predictions of drug transport[J]. Adv Drug Deliv Rev, 2001, 46(1 - 3): 27 - 43.

[2] BANERJEE A, QI J P, GOGOI R, et al. Role of nanoparticle size, shape and surface chemistry in oral drug delivery[J]. J Control Release, 2016, 238: 176 - 185.

[3] HE C B, YIN L C, TANG C, et al. Size-dependent absorption mechanism of polymeric nanoparticles for oral delivery of protein drugs[J]. Biomaterials, 2012, 33(33): 8569 - 8578.

[4] 陈元方,李景南.第一讲小肠上皮、肠细胞和淋巴管系统的功能解剖[J].中华消化杂志,1997,(1): 47 - 49.

[5] ZHENG N, LI J, XU C, et al. Mesoporous silica nanorods for improved oral drug absorption[J]. Artif Cells Nanomed Biotechnol, 2018, 46(6): 1132 - 1140.

[6] GUPTA R, BADHE Y, MITRAGOTRI S, et al. Permeation of nanoparticles across the intestinal lipid membrane: dependence on shape and surface chemistry studied through molecular simulations[J]. Nanoscale, 2020, 12(11): 6318 - 6333.

[7] CHENNAKESAVULU S, MISHRA A, SUDHEER A, et al. Pulmonary delivery of liposomal dry powder inhaler formulation for effective treatment of idiopathic pulmonary fibrosis[J]. Asian J Pharm Sci, 2018, 13(1): 91 – 100.

[8] HU X, YANG F F, QUAN L H, et al. Pulmonary delivered polymeric micelles-pharmacokinetic evaluation and biodistribution studies[J]. Eur J Pharm Biopharm, 2014, 88(3): 1064 – 1075.

[9] LIU Q Y, GUAN J, QIN L, et al. Physicochemical properties affecting the fate of nanoparticles in pulmonary drug delivery[J]. Drug Discov Today, 2020, 25(1): 150 – 159.

[10] HIDALGO A, CRUZ A, PÉREZ-GIL J. Barrier or carrier? Pulmonary surfactant and drug delivery[J]. Eur J Pharm Biopharm, 2015, 95(Pt A): 117 – 127.

[11] LUO Z, LI S, XU Y, et al. The role of nanoparticle shape in translocation across the pulmonary surfactant layer revealed by molecular dynamics simulations[J]. Environ Res, 2018, 5(8): 1921 – 1932.

[12] SALA M, DIAB R, ELAISSARI A, et al. Lipid nanocarriers as skin drug delivery systems: Properties, mechanisms of skin interactions and medical applications[J]. Int J Pharm, 2018, 535(1 – 2): 1 – 17.

[13] VENTRELLI L, MARSILIO STRAMBINI L, BARILLARO G. Microneedles for transdermal biosensing: current picture and future direction[J]. Adv Healthc Mater, 2015, 4(17): 2606 – 2640.

[14] ZHOU X L, HAO Y, YUAN L P, et al. Nano-formulations for transdermal drug delivery: a review[J]. Chinese Chemical Letters, 2018, 29(12): 1713 – 1724.

[15] LADEMANN J, RICHTER H, TEICHMANN A, et al. Nanoparticles — an efficient carrier for drug delivery into the hair follicles[J]. Eur J Pharm Biopharm, 2007, 66(2): 159 – 164.

[16] BOLZINGER M A, BRIANCON S, PELLETIER J, et al. Penetration of drugs through skin, a complex rate-controlling membrane[J]. Current Opinion in Colloid & Interface Science, 2012, 17(3): 156 – 165.

[17] PATZELT A, RICHTER H, KNORR F, et al. Selective follicular targeting by modification of the particle sizes[J]. J Control Release, 2011, 150(1): 45 – 48.

[18] DING S C, KHAN A I, CAI X L, et al. Overcoming blood-brain barrier transport: advances in nanoparticle-based drug delivery strategies[J]. Materials Today, 2020, 37: 112 – 125.

[19] SARAIVA C, PRACA C, FERREIRA R, et al. Nanoparticle-mediated brain drug delivery: overcoming blood-brain barrier to treat neurodegenerative diseases[J]. Journal of Controlled Release, 2016, 235: 34 – 47.

[20] HANADA S, FUJIOKA K, INOUE Y, et al. Cell-based in vitro blood-brain barrier model can rapidly evaluate nanoparticles' brain permeability in association with particle size and

surface modification[J]. Int J Mol Sci, 2014, 15(2): 1812 - 1825.

[21] KOLHAR P, ANSELMO A C, GUPTA V, et al. Using shape effects to target antibody-coated nanoparticles to lung and brain endothelium[J]. Proc Natl Acad Sci U S A, 2013, 110(26): 10753 - 10758.

[22] GE C C, TIAN J, ZHAO Y L, et al. Towards understanding of nanoparticle-protein corona [J]. Arch Toxicol, 2015, 89(4): 519 - 539.

[23] SAPTARSHI S R, DUSCHL A, LOPATA A L. Interaction of nanoparticles with proteins: relation to bio-reactivity of the nanoparticle[J]. J Nanobiotechnology, 2013, 11: 26.

[24] DENG Z J, LIANG M, TOTH I, et al. Molecular interaction of poly(acrylic acid) gold nanoparticles with human fibrinogen[J]. ACS Nano, 2012, 6(10): 8962 - 8969.

[25] DENG Z J, MORTIMER G, SCHILLER T, et al. Differential plasma protein binding to metal oxide nanoparticles[J]. Nanotechnology, 2009, 20(45): 455101.

[26] HUANG R, CARNEY R P, IKUMA K, et al. Effects of surface compositional and structural heterogeneity on nanoparticle-protein interactions: different protein configurations [J]. ACS Nano, 2014, 8(6): 5402 - 5412.

[27] CHAKRABORTY S, JOSHI P, SHANKER V, et al. Contrasting effect of gold nanoparticles and nanorods with different surface modifications on the structure and activity of bovine serum albumin[J]. Langmuir, 2011, 27(12): 7722 - 7731.

[28] LIU S F, SUI Y, GUO K, et al. Spectroscopic study on the interaction of pristine C - 60 and serum albumins in solution[J]. Nanoscale Res Lett, 2012, 7(1): 433.

[29] LINSE S, CABALEIRO-LAGO C, XUE W F, et al. Nucleation of protein fibrillation by nanoparticles[J]. Proc Natl Acad Sci U S A, 2007, 104(21): 8691 - 8696.

[30] MULLER K, FEDOSOV D A, GOMPPER G. Understanding particle margination in blood flow - A step toward optimized drug delivery systems[J]. Med Eng Phys, 2016, 38(1): 2 - 10.

[31] MOGHIMI S M, HUNTER A C, ANDRESEN T L. Factors controlling nanoparticle pharmacokinetics: an integrated analysis and perspective [J]. Annu Rev Pharmacol Toxicol, 2012, 52: 481 - 503.

[32] MULLER K, FEDOSOV D A, GOMPPER G. Margination of micro- and nano-particles in blood flow and its effect on drug delivery[J]. Sci Rep, 2014, 4: 4871.

[33] LEE S Y, FERRARI M, DECUZZI P. Shaping nano-/micro-particles for enhanced vascular interaction in laminar flows[J]. Nanotechnology, 2009, 20(49): 495101.

[34] TOY R, HAYDEN E, SHOUP C, et al. The effects of particle size, density and shape on margination of nanoparticles in microcirculation[J]. Nanotechnology, 2011, 22(11): 115101.

[35] THOMPSON A J, MASTRIA E M, ENIOLA-ADEFESO O. The margination propensity of ellipsoidal micro/nanoparticles to the endothelium in human blood flow[J]. Biomaterials, 2013, 34(23): 5863 - 5871.

[36] GENG Y, DALHAIMER P, CAI S, et al. Shape effects of filaments versus spherical particles in flow and drug delivery[J]. Nat Nanotechnol, 2007, 2(4): 249-255.

[37] ARNIDA, JANAT-AMSBURY M M, RAY A, et al. Geometry and surface characteristics of gold nanoparticles influence their biodistribution and uptake by macrophages[J]. Eur J Pharm Biopharm, 2011, 77(3): 417-423.

[38] AN L, WANG Y, LIN J, et al. Macrophages-mediated delivery of small gold nanorods for tumor hypoxia photoacoustic imaging and enhanced photothermal therapy[J]. ACS Appl Mater Interfaces, 2019, 11(17): 15251-15261.

[39] ZHU X J, VO C, TAYLOR M, et al. Non-spherical micro- and nanoparticles in nanomedicine[J]. Mater Horiz, 2019, 6(6): 1094-1121.

[40] DUAN X P, LI Y P. Physicochemical characteristics of nanoparticles affect circulation, biodistribution, cellular internalization, and trafficking[J]. Small, 2013, 9(9-10): 1521-1532.

[41] CHOI C H J, ZUCKERMAN J E, WEBSTER P, et al. Targeting kidney mesangium by nanoparticles of defined size[J]. Proc Natl Acad Sci U S A, 2011, 108(16): 6656-6661.

[42] PERRY J L, REUTER K G, KAI M P, et al. PEGylated PRINT nanoparticles: the impact of peg density on protein binding, macrophage association, biodistribution, and pharmacokinetics[J]. Nano Lett, 2012, 12(10): 5304-5310.

[43] YAMEEN B, CHOI W I, VILOS C, et al. Insight into nanoparticle cellular uptake and intracellular targeting[J]. J Control Release, 2014, 190: 485-499.

[44] ZHAO F, ZHAO Y, LIU Y, et al. Cellular uptake, intracellular trafficking, and cytotoxicity of nanomaterials[J]. Small, 2011, 7(10): 1322-1337.

[45] AGARWAL R, SINGH V, JURNEY P, et al. Mammalian cells preferentially internalize hydrogel nanodiscs over nanorods and use shape-specific uptake mechanisms[J]. Proc Natl Acad Sci U S A, 2013, 110(43): 17247-17252.

[46] LI Y, KROGER M, LIU W K. Shape effect in cellular uptake of PEGylated nanoparticles: comparison between sphere, rod, cube and disk[J]. Nanoscale, 2015, 7(40): 16631-16646.

[47] YOO J W, DOSHI N, MITRAGOTRI S. Endocytosis and intracellular distribution of PLGA particles in endothelial cells: effect of particle geometry[J]. Macromol Rapid Commun, 2010, 31(2): 142-148.

[48] PATZELT A, LADEMANN J. Drug delivery to hair follicles[J]. Expert Opinion on Drug Delivery, 2013, 10(6): 787-797.

[49] GIGLIO V, VARELA-ARAMBURU S, TRAVAGLINI L, et al. Reshaping silica particles: mesoporous nanodiscs for bimodal delivery and improved cellular uptake[J]. Chem Eng J, 2018, 340: 148-154.

[50] JURNEY P, AGARWAL R, SINGH V, et al. Unique size and shape-dependent uptake

behaviors of non-spherical nanoparticles by endothelial cells due to a shearing flow[J]. J Control Release, 2017, 245: 170 – 176.

[51] GRATTON S E, ROPP P A, POHLHAUS P D, et al. The effect of particle design on cellular internalization pathways[J]. Proc Natl Acad Sci U S A, 2008, 105(33): 11613 – 11618.

[52] XU Z P, NIEBERT M, PORAZIK K, et al. Subcellular compartment targeting of layered double hydroxide nanoparticles[J]. J Control Release, 2008, 130(1): 86 – 94.

[53] BARTNECK M, KEUL H A, ZWADLO-KLARWASSER G, et al. Phagocytosis independent extracellular nanoparticle clearance by human immune cells[J]. Nano Lett, 2010, 10(1): 59 – 63.

[54] DUAN X, LI Y. Physicochemical characteristics of nanoparticles affect circulation, biodistribution, cellular internalization, and trafficking[J]. Small, 2013, 9(9 – 10): 1521 – 1532.

[55] CHAMPION J A, MITRAGOTRI S. Role of target geometry in phagocytosis[J]. Proc Natl Acad Sci U S A, 2006, 103(13): 4930 – 4934.

[56] ZHU X J, VO C, TAYLOR M, et al. Non-spherical micro- and nanoparticles in nanomedicine[J]. Materials Horizons, 2019, 6: 1094.

[57] KAWAGUCHI H, KOIWAI N, OHTSUKA Y, et al. Phagocytosis of latex particles by leucocytes. I. Dependence of phagocytosis on the size and surface potential of particles[J]. Biomaterials, 1986, 7(1): 61 – 66.

[58] DOSHI N, MITRAGOTRI S. Macrophages recognize size and shape of their targets[J]. Plos One, 2010, 5(3): e10051.

[59] MERKEL T J, CHEN K, JONES S W, et al. The effect of particle size on the biodistribution of low-modulus hydrogel PRINT particles[J]. J Control Release, 2012, 162(1): 37 – 44.

[60] DECUZZI P, GODIN B, TANAKA T, et al. Size and shape effects in the biodistribution of intravascularly injected particles[J]. J Control Release, 2010, 141(3): 320 – 327.

[61] HUANG X L, LI L L, LIU T L, et al. The shape effect of mesoporous silica nanoparticles on biodistribution, clearance, and biocompatibility *in vivo*[J]. ACS Nano, 2011, 5(7): 5390 – 5399.

[62] AKIYAMA Y, MORI T, KATAYAMA Y, et al. Conversion of rod-shaped gold nanoparticles to spherical forms and their effect on biodistribution in tumor-bearing mice [J]. Nanoscale Research Letters, 2012, 7(1): 565.

[63] CHRISTIAN D A, CAI S, GARBUZENKO O B, et al. Flexible filaments for *in vivo* imaging and delivery: persistent circulation of filomicelles opens the dosage window for sustained tumor shrinkage[J]. Mol Pharm, 2009, 6(5): 1343 – 1352.

[64] ZHANG X Y, YIN J L, PENG C, et al. Distribution and biocompatibility studies of graphene oxide in mice after intravenous administration[J]. Carbon, 2011, 49(3): 986 – 995.

[65] KOLHAR P, ANSELMO A C, GUPTA V, et al. Using shape effects to target antibody-coated nanoparticles to lung and brain endothelium[J]. Proc Natl Acad Sci U S A, 2013, 110(26): 10753 – 10758.

[66] PARK J H, VON MALTZAHN G, ZHANG L, et al. Systematic surface engineering of magnetic nanoworms for *in vivo* tumor targeting[J]. Small, 2009, 5(6): 694 – 700.

[67] GODIN B, CHIAPPINI C, SRINIVASAN S, et al. Discoidal porous silicon particles: fabrication and biodistribution in breast cancer bearing mice[J]. Adv Funct Mater, 2012, 22(20): 4225 – 4235.

[68] CAI X M, LIU X, JIANG J, et al. Molecular mechanisms, characterization methods, and utilities of nanoparticle biotransformation in nanosafety assessments[J]. Small, 2020, 16 (36): e1907663.

[69] PETOSA A R, JAISI D P, QUEVEDO I R, et al. Aggregation and deposition of engineered nanomaterials in aquatic environments: role of physicochemical interactions[J]. Environ Sci Technol, 2010, 44(17): 6532 – 6549.

[70] GUTIÉRREZ L, DE LA CUEVA L, MOROS M, et al. Aggregation effects on the magnetic properties of iron oxide colloids[J]. Nanotechnology, 2019, 30(11): 112001.

[71] SANCHEZ V C, JACHAK A, HURT R H, et al. Biological interactions of graphene-family nanomaterials: an interdisciplinary review[J]. Chem Res Toxicol, 2012, 25(1): 15 – 34.

[72] SANCHEZ-IGLESIAS A, GRZELCZAK M, ALTANTZIS T, et al. Hydrophobic interactions modulate self-assembly of nanoparticles[J]. Acs Nano, 2012, 6(12): 11059 – 11065.

[73] TOURNUS F, LATIL S, HEGGIE M I, et al. π-Stacking interaction between carbon nanotubes and organic molecules[J]. Phys Rev B, 2005, 72(7): 5431.

[74] LI R, WANG X, JI Z, et al. Surface charge and cellular processing of covalently functionalized multiwall carbon nanotubes determine pulmonary toxicity[J]. Acs Nano, 2013, 7(3): 2352 – 2368.

[75] JIANG K, ZHANG L, BAO G, et al. Magnetic iron oxide nanoparticles for biomedical applications[J]. Current Opinion in Biomedical Engineering, 2021(6): 100330.

[76] XIA T, KOVOCHICH M, LIONG M, et al. Comparison of the mechanism of toxicity of zinc oxide and cerium oxide nanoparticles based on dissolution and oxidative stress properties [J]. Acs Nano, 2008, 2(10): 2121 – 2134.

[77] BIAN S W, MUDUNKOTUWA I A, RUPASINGHE T, et al. Aggregation and dissolution of 4 nm ZnO nanoparticles in aqueous environments: influence of pH, ionic strength, size, and adsorption of humic acid[J]. Langmuir, 2011, 27(10): 6059 – 6068.

[78] MULLER K H, KULKARNI J, MOTSKIN M, et al. pH-Dependent toxicity of high aspect ratio ZnO nanowires in macrophages due to intracellular dissolution[J]. Acs Nano, 2010, 4(11): 6767 – 6779.

[79] SETYAWATI M I, YUAN X, XIE J P, et al. The influence of lysosomal stability of silver nanomaterials on their toxicity to human cells[J]. Biomaterials, 2014, 35(25): 6707 – 6715.

[80] KURAPATI R, BIANCO A. Peroxidase mimicking DNAzymes degrade graphene oxide[J]. Nanoscale, 2018, 10(41): 19316 - 19321.

[81] WESTMEIER D, HAHLBROCK A, REINHARDT C, et al. Nanomaterial-microbe cross-talk: physicochemical principles and (patho)biological consequences[J]. Chem Soc Rev, 2018, 47(14): 5312 - 5337.

[82] REN J Y, CAI R, WANG J, et al. Precision nanomedicine development based on specific opsonization of human cancer patient-personalized protein coronas[J]. Nano Lett, 2019, 19(7): 4692 - 4701.

[83] CHOI H S, ASHITATE Y, LEE J H, et al. Rapid translocation of nanoparticles from the lung airspaces to the body[J]. Nat Biotechnol, 2010, 28(12): 1300 - 1113.

[84] TENZER S, DOCTER D, KUHAREV J, et al. Rapid formation of plasma protein corona critically affects nanoparticle pathophysiology[J]. Nat Nanotechnol, 2013, 8(10): 772 - 781.

[85] BARBALINARDO M, CAICCI F, CAVALLINI M, et al. Protein corona mediated uptake and cytotoxicity of silver nanoparticles in mouse embryonic fibroblast[J]. Small, 2018, 14(34): e1801219.

[86] LI R B, JI Z X, DUNPHY D, et al. Surface interactions with compartmentalized cellular phosphates explain rare earth oxide nanoparticle hazard and provide opportunities for safer design[J]. ACS Nano, 2014, 8(2): 1771 - 1783.

[87] LI R B, JI Z X, DONG J Y, et al. Enhancing the imaging and biosafety of upconversion nanoparticles through phosphonate coating[J]. Acs Nano, 2015, 9(3): 3293 - 3306.

[88] LI R B, JI Z X, CHANG C H, et al. Surface interactions with compartmentalized cellular phosphates explain rare earth oxide nanoparticle hazard and provide opportunities for safer design[J]. Acs Nano, 2014, 8(2): 1771 - 1783.

[89] GAO M, WANG Z, ZHENG H, et al. Two-dimensional tin selenide (SnSe) nanosheets capable of mimicking key dehydrogenases in cellular metabolism[J]. Angew Chem Int Ed Engl, 2020, 59(9): 3618 - 3623.

[90] DUCH M C, BUDINGER G R, LIANG Y T, et al. Minimizing oxidation and stable nanoscale dispersion improves the biocompatibility of graphene in the lung[J]. Nano Lett, 2011, 11(12): 5201 - 5207.

[91] FISH M B, THOMPSON A J, FROMEN C A, et al. Emergence and utility of nonspherical particles in biomedicine[J]. Ind Eng Chem Res, 2015, 54(16): 4043 - 4059.

[92] SAFARI H, KELLEY W J, SAITO E, et al. Neutrophils preferentially phagocytose elongated particles-an opportunity for selective targeting in acute inflammatory diseases[J]. Sci Adv, 2020, 6(24): eaba1474.

[93] LEWIS S M, WILLIAMS A, EISENBARTH S C. Structure and function of the immune system in the spleen[J]. Sci Immunol, 2019, 4(33): eaau6085.

[94] CESTA M F. Normal structure, function, and histology of the spleen[J]. Toxicol Pathol, 2006, 34(5): 455 - 465.

[95] WANG H, THORLING C A, LIANG X, et al. Diagnostic imaging and therapeutic application of nanoparticles targeting the liver[J]. J Mater Chem B, 2015, 3(6): 939 – 958.

[96] DAUM N, TSCHEKA C, NEUMEYER A, et al. Novel approaches for drug delivery systems in nanomedicine: effects of particle design and shape[J]. Wiley Interdiscip Rev Nanomed Nanobiotechnol, 2012, 4(1): 52 – 65.

[97] LONGMIRE M, CHOYKE P L, KOBAYASHI H. Clearance properties of nano-sized particles and molecules as imaging agents: considerations and caveats[J]. Nanomedicine (Lond), 2008, 3(5): 703 – 717.

[98] TAKAKURA Y, MAHATO R I, HASHIDA M. Extravasation of macromolecules[J]. Adv Drug Deliv Rev, 1998, 34(1): 93 – 108.

[99] CHOI H S, LIU W, MISRA P, et al. Renal clearance of quantum dots [J]. Nat Biotechnol, 2007, 25(10): 1165 – 1170.

[100] RENAUD G, HAMILTON R L, HAVEL R J. Hepatic metabolism of colloidal gold-low-density lipoprotein complexes in the rat: evidence for bulk excretion of lysosomal contents into bile[J]. Hepatology, 1989, 9(3): 380 – 392.

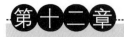

纳米药物的结构

世界的结构丰富多彩,结构的形式纷繁复杂。材料学研究认为,材料的结构决定材料的性能,同时材料的性能也反映材料的结构。纳米药物也同样如此。随着纳米药物的发展,不同类型的纳米结构被应用到药物递送系统中,如量子点、碳纳米管、石墨烯、聚合物胶束和脂质体等,它们发挥着各自的功能。结构的特性影响药物递送的效率,因此,对纳米药物的结构研究十分必要,但关于纳米药物递送系统的结构研究仍处于初级阶段。

第一节　纳米结构与纳米材料

纳米结构与纳米材料所代表的含义不同,纳米结构的特征包括形式和维数,纳米材料的特征还包括组成。维数是集合了大小、形状或形式的一般自然属性,所以可根据维数来对纳米结构进行分类。

一、纳米结构的定义

纳米结构是 d 值小于或等于临界值 d_c 的一种结构, $d \leqslant d_c \approx 100 \text{ nm}$。 d_c 的值没有一定的意义,它是由引起尺寸效应的某些物理现象(电子、声子的自由程长度、德布罗意波的长度、外部电磁波和声波的长度、相关长度、穿透长度、扩散长度……)的临界特性决定的。

二、纳米结构和纳米材料的分类

纳米材料的分类是由在纳米尺度范围内($<100 \text{ nm}$)维度的数量决定

的[1]，可分为零维、一维、二维和三维（图 12-1）。所有的纳米结构都可以由低维的零维、一维和二维的基本单元构建。零维纳米结构的所有维度都在纳米尺度范围内，主要包括原子团簇和纳米粒。一维纳米结构中只有两维在纳米尺度范围内，主要包括纳米管、纳米棒和纳米纤维。二维纳米结构只有一维在纳米尺度范围内，主要包括纳米层、纳米薄膜和纳米带。三维纳米结构则是由零维、一维、二维中的一种或多种基本结构单元组成。

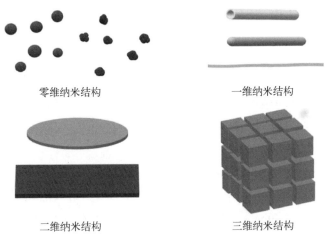

零维纳米结构   一维纳米结构

二维纳米结构   三维纳米结构

图 12-1　纳米结构分类的示意图

彩图 12-1

　　不同类型的纳米结构具有独特的物理、化学和生物特性。这些特性使纳米结构物质成为生物医学应用的良好材料，从而在药学领域具有重要意义。现有许多关于纳米材料结构的分类方法，但很少有涉及纳米药物结构的分类方法，并且随着越来越多的新型纳米材料和纳米结构在药物递送系统领域中应用，需要对纳米药物结构进行更加清晰的分类。本章借鉴纳米材料结构的分类方法，对纳米药物结构进行分类。

第二节　用于药物递送系统的纳米结构

　　具有不同理化性质的多种类型纳米结构已用于提高递送药物到特定靶位的效率。应用于药物递送系统中具有纳米结构的材料如下。

　　零维纳米结构，如量子点、富勒烯和树枝状大分子。

一维纳米结构,如碳纳米管、硅纳米线和聚合物纤维。

二维纳米结构,如石墨烯、硅酸盐黏土和层状双金属氢氧化物。

三维纳米结构,如脂质体、固体脂质体纳米粒、聚合物纳米粒。

此外,还有一些特殊结构的纳米材料,如具有介孔结构、核壳结构、仿生结构等类型的药物载体的应用也很广泛。一些纳米结构很难进行明确的区分,因此暂且将其归于特定分类进行讲述。

一、零维纳米结构

零维纳米结构是三维均处于纳米尺度范围内(1~100 nm)的结构。零维纳米结构材料的粒径小,具有更加明显的量子尺寸效应、表面效应和量子限域效应。与其他维数的纳米材料相比,零维纳米材料的小尺寸和丰富的形状特点使其拥有不同寻常的性质和应用。

1. 量子点

量子点(quantum dot, QD)是荧光半导体材料的纳米晶体,尺寸通常在2~10 nm。常用元素周期表中第 $\mathrm{II} \sim \mathrm{VI}$、$\mathrm{III} \sim \mathrm{V}$ 或 $\mathrm{IV} \sim \mathrm{VI}$ 族的元素来制备量子点,如 CdSe、InP 和 PbS[2]。可以由一种半导体材料组成单独的量子点颗粒,也可由多种材料组成核壳结构、异质结构和掺杂结构的合金形式。通常对量子点的结构进行设计和修饰,使其具备特定的性质和功能。目前常用量子点的结构是由一个无机核(如 CdTe、CdSe 等)、无机壳(如 ZnS、ZnSe 等)和一个水性有机涂层组成(图 12 - 2)。无机壳能有效防止单独的量子点颗粒由于 Cd、Te 和 Se 等的扩散造成的毒性问题。水性有机涂层改善了 QD 的水溶性问

彩图 12 - 2

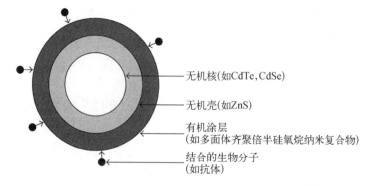

无机核(如CdTe,CdSe)

无机壳(如ZnS)

有机涂层
(如多面体齐聚倍半硅氧烷纳米复合物)

结合的生物分子
(如抗体)

图 12 - 2 经修饰改造后常用的量子点结构示意图[3]

题且生物分子可通过静电作用或共价作用结合在其表面以实现在生物领域的应用[3]。量子点有球形、椭圆形、四面体形、棒形和透镜形等,可以通过改变量子点的尺寸或形状来控制半导体量子点的光电特性[4]。

目前,量子点由于其独特的光学性质,主要作为荧光标志物被广泛地应用在生物和医学领域中。此外,量子点还可作为药物递送系统。Bagalkot 等[5]开发了一种量子点-适配体-多柔比星共轭物,并将其成功应用于癌症的靶向治疗和成像。

2. 富勒烯

富勒烯(fullerence)是继金刚石和石墨之后的第 3 种碳的同素异形体,是具有独特的光、电化学和物理性质的纳米碳材料。C_{60}是富勒烯家族的突出代表,在结构上具有高度对称性,很像足球,又称为"足球烯"或"巴基球"。C_{60}的直径约为 7 Å,是由 60 个碳原子组成的全碳中空笼状分子[6](图 12 - 3)。

因球面弯曲效应和五元环的存在,C_{60}分子中的碳碳键是介于单键和双键之间的一种特殊键[8],C—C—C 的键角为 116°,杂化轨

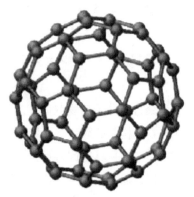

图 12 - 3　C_{60}巴克敏斯特富勒烯的分子模型[7]

道类型为 $sp^{2.28}$。它的 32 面体结构是由 20 个六边形和 12 个五边形组成,其中 C_{60}分子中五边形的边长为 146 pm,六边形的短边边长为 139 pm,介于 C—C 单键键长 154 pm 和 C ═C 双键键长 134 pm 之间[9]。

富勒烯的疏水性增加了它们在脂质膜中积累的可能性,进而导致其细胞毒性增加,这也是富勒烯应用于医药领域的最大障碍之一[10]。通过改变富勒烯的结构,如大小、形状或进行表面修饰都可以改善其细胞毒性,因此目前在药物传递方面应用最广泛的便是水溶性富勒烯。Shi[11] 等将多西他塞与功能化后的水溶性 C_{60}偶联,得到高功效、低副作用的肿瘤靶向给药系统。

3. 树枝状大分子

树枝状大分子是一类独特的聚合物,具有超支的树枝状结构,其大小和形状可以精确控制。虽然树枝状大分子的尺寸大,分支多,但结构清晰。受树枝状分支影响,树枝状大分子呈现半球形或球形,它包含 3 个不同的基本区域:核心、分支和表面(图 12 - 4)。树枝状大分子的表面具有大量潜在的反应位

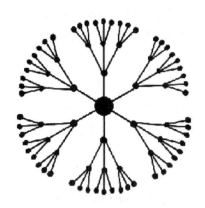

图 12 - 4　树枝状大分子的基本结构

点,分支区域可以看作外壳,其核心形成一个受树枝状分支包围的微环境,受到分支形成的外壳的保护。

树枝状大分子的"分子结构"特征包括流体动力学体积(或分子量)、分子构象、链弹性、分支和所附药物的位置。可以通过控制这些树枝状大分子的"分子结构"特征,如升高分子量、降低柔韧性和增加聚合物链末端数量等,来阻止大分子通过孔隙被肾消除,并可以增加血液循环时间和肿瘤积累,从而提高治疗效果[12]。

聚合物分子药物载体在溶液中的代表性分子"形状"有 4 种:具有松散的、无规卷曲构象的线形聚合物(图 12 - 5A);具有刚性、球状构象的树枝状大分子(图 12 - 5B);具有许多长臂的"星形"结构的树枝状分子(图 12 - 5C);具有由核发出树枝而拉长了主干、形成管状"刚性棒"结构的树枝状大分子(图 12 - 5D)。

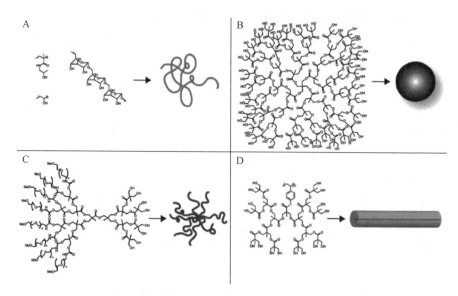

图 12 - 5　聚合物药物载体的结构及其在溶液中的分子构象[12]

与由折叠的线性多肽链组成的蛋白质相比,树枝状大分子内部的支链结构在很大程度上是由共价键形成的,因此结构的柔韧性较差。与传统聚合物相比,树枝状大分子的多分散性较低。球形的树枝状大分子比线性聚合物的流体力学体积小,但比球形蛋白的流体力学体积大[13]。

树枝状大分子的结构特性使药物能够被包裹到内部空腔中,表面丰富的官能团也为主客体的相互作用提供更多可能性。由于尺寸大,树枝状大分子作为药物载体不易被肾过滤,能够增加药物的流通时间。肿瘤组织也更易摄取大分子,从而实现肿瘤组织的被动靶向。因此,树枝状大分子因其结构的优势十分适合应用于药物传递领域。

4. 聚合物胶束

聚合物胶束(polymeric micelle,PM)是由两亲嵌段共聚物在选择性溶剂中发生微相分离而形成的一种自组装结构,因其有亲水性外壳和疏水性内核,在水中溶解后自发形成高分子胶束(图 12 - 6)[14]。聚合物胶束的优点有载药范围大、物理结构稳定、体内滞留时间长、组织渗透性良好、靶向性强等,是很有发展前景的药物载体。

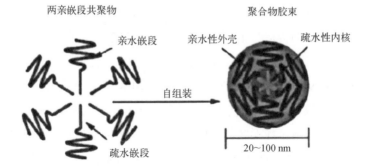

彩图 12 - 6

图 12 - 6　聚合物胶束的自组装过程
左为两亲嵌段聚合物,右为具有亲水性外壳和疏水性内核的聚合物胶束[14]

聚合物胶束通常通过化学结合、物理包载和聚离子复合等方法形成[15],利用药物的 pH 或酶敏感性、药物与载体的物理结合及静电的相互作用等来实现载体对药物的结合包载。对于特定分子结构的药物,可以调整载体内部的内核结构,采用不同的方式进行结合包载,来控制药物的释放;应对不同的功能要求,可以调整载体表面的外壳结构,如选择键合不同的功能基团,从而提高聚合物胶束的靶向性与生物相容性(图 12 - 7)[16]。

5. 贵金属纳米粒

贵金属纳米粒是一种具有与宏观金属完全不同性质的纳米级超细粒子,

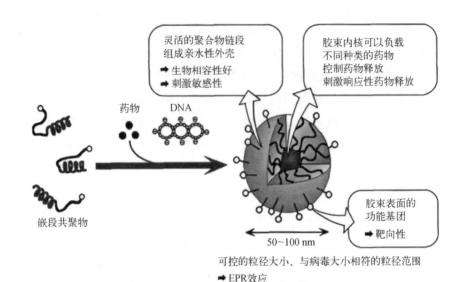

彩图 12-7

图 12-7 聚合物胶束的形成机制与结构示意图[16]

因其尺寸小、生物相容性好和优异的光物理性能而受到越来越多的关注。虽然零维金属纳米粒的构造简单,但形状的类型十分丰富。除最常见的球形外,过去的几年中还发展了非球形的圆柱颗粒(纳米棒)、纳米壳、纳米笼和纳米星等其他类型的颗粒[17](图 12-8)。像纳米棒、纳米管、纳米线等具有各向异性的零维金属纳米粒的长径比较小(长度小于 100 nm),区别于长径比大的一维纳米结构。贵金属纳米粒形状的多样性显著影响其物理化学特性和与生物系统相互作用的方式,使它在生物医学方面有着巨大的开发和使用潜力[18]。

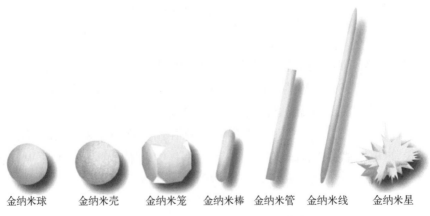

金纳米球　　金纳米壳　　金纳米笼　　金纳米棒　金纳米管　金纳米线　　金纳米星

图 12-8 不同形状的金纳米粒[17]

贵金属纳米粒作为生物传感器在生物分子检测和疾病诊断中有重要应用,其中最常见的当属金纳米粒和银纳米粒。银纳米粒因其优越的抗菌性能而备受关注,金纳米粒在近红外区具有很强的吸收和散射能力,因此常用于增强光学成像和光热癌症治疗领域。

贵金属纳米粒具有较大的比表面积,可以结合高剂量的药物[19,20]。药物通过共价键或非共价作用(静电或疏水作用)方式结合于贵金属纳米粒表面,形成以纳米粒为内核、药物或生物大分子为外壳的系统结构。Chen 等[21]提出了金纳米粒上作为药物载体的甲氨蝶呤新剂型,并成功地把甲氨蝶呤连接于直径为 13 nm 的球形金纳米粒上,制得甲氨蝶呤-金纳米粒结合物。结果表明,甲氨蝶呤-金纳米粒结合物比游离的甲氨蝶呤具有更强的肿瘤细胞毒性和体内抗肿瘤活性。Brown 等[22]合成了奥沙利铂-金纳米粒结合物,每个金纳米粒表面能结合约 280 个药物分子。结果表明,该结合物的细胞毒性大于游离的奥沙利铂。

二、一维纳米结构

一维纳米结构是指在两维方向上为纳米尺度、长度为宏观尺度的结构,包括纳米管、纳米棒、纳米纤维等[23]。纳米管为细长形状并具有空心结构,碳纳米管是于 1991 年由日本学者发现的第一个真正意义上的一维纳米结构的材料[24]。通常把长径比(长度与直径之比)大的称为纳米线或纳米纤维,长径比小的称为纳米棒。碳纳米管、硅纳米线和聚合物纳米纤维等一维纳米材料都是目前药物递送系统领域使用的热门材料,在药物输送过程中已显示出巨大的优势和潜力。

1. 碳纳米管

碳纳米管(carbon nanotube, CNT)是由六角石墨烯卷曲而成的、以 sp^2 杂化为主的碳纳米材料[25]。碳纳米管有两种类型(图 12-9):由单圆柱石墨烯组成的单壁碳纳米管(single-walled carbon nanotube, SWCNT)及由多层石墨烯片组成的多壁碳纳米管(multi-walled carbon nanotube, MWCNT)。碳纳米管的直径是纳米级的,典型的单壁碳纳米管直径在 0.4~2.0 nm,多壁碳纳米管直径在 10~100 nm,而制备的碳纳米管的长度可达微米量级[26]。单壁碳纳米管的两端是封闭的,具有帽状的结构特征(图 12-10),端部的环通过 C—C 键合而成[27]。多壁碳纳米管层与层之间的间距为固定的 0.34 nm。

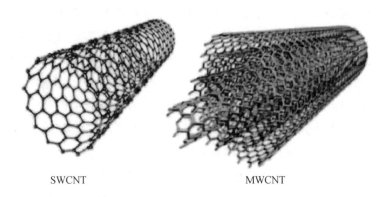

SWCNT   MWCNT

图 12 - 9　单壁碳纳米管和多壁碳纳米管的结构示意图

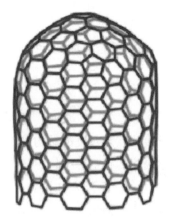

图 12 - 10　单壁碳纳米管的帽状结构特征图[28]

碳纳米管是用途广泛的纳米载体,可用来输送各种药物、蛋白质、肽、酶和激素等[29]。图 12 - 11 显示了药物进入碳纳米管的过程,表明药物最终负载于纳米管的空腔结构中。Tripisciano 等[30]报道了顺铂被包埋在直径 1.3~1.6 nm 的单壁碳纳米管中,以进行抗肿瘤药物的释放。结果表明,包埋顺铂的纳米管对前列腺癌细胞活力具有抑制作用,证明了合成的药物递送系统的有效性。Zhang 等[31]合成了一种被介孔二氧化硅纳米粒包覆的多壁碳纳米管,并在其表面接枝聚合物组成复合材料,该载体可以共价结合和物理作用

彩图 12 - 11

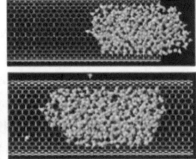

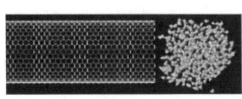

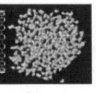

碳纳米管　　　　药物　　　　　　药物进入碳纳米管

图 12 - 11　碳纳米管负载药物分子的过程示意图[32]

负载抗肿瘤药物多柔比星,并表现出 pH、温度和还原剂诱导的多刺激响应,不但显著提高了载药量,还改善了药物的释放动力学。

2. 埃洛石纳米管

埃洛石纳米管(halloysite nanotube, HNT)作为一种新型的一维天然纳米材料,是由中空管状纳米结构、大长径比等组合而成的独特材料,具有天然可利用性、丰富的功能性、良好的生物相容性和高机械强度。理想的 HNT 晶体由层状结构组成,它包含八面体配位的 Al^{3+} 和四面体配位的 Si^{4+},化学计量比为 1:1。纳米管壁包含 10~15 个紧密堆积的硅酸铝薄片,每层之间的间距为 0.72 nm,形成多层壁的中空圆柱体(图 12 - 12)[33]。HNT 的长度为 0.2~2 μm,管的内径为 10~40 nm,外径为 40~70 nm[34]。

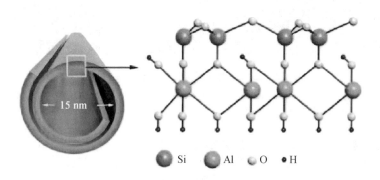

彩图 12 - 12

● Si ● Al ○ O ● H

图 12 - 12　埃洛石纳米管的结构示意图[35]

选择性地蚀刻氧化铝,可有效扩大 HNT 管腔的直径,对于纳米管的最佳负载和释放性能的改善尤为重要。Abdullayev 等[36]脱除 50%~60%氧化铝后,发现 HNT 的管腔体积可增加 3.6 倍,但高水平(>40%)的蚀刻容易形成二氧化硅纳米粒。因此,氧化铝刻蚀的最佳水平为 40%~60%。

3. 硅纳米线

硅纳米线(silicon nanowire)是一种典型的一维纳米材料,直径在 100 nm 以内,长度可达微米级。硅纳米线相对于其他纳米结构材料的一个优点在于,特定的硅纳米线拥有穿透细胞膜的能力,能够将表面结合的分子直接释放到细胞的胞质中,无须化学修饰或病毒包装就能高效地输送生物分子[37]。Liu 等[38]观察到了硅纳米线与细胞相互作用的图像(图 12 - 13)。SEM 图像很好地显示了基底表面的细胞形态,即细胞散布在硅纳米线阵列上,周围的膜被硅纳米线顶起(图 12-13C,D)。剖面图清楚地显示硅纳米线的穿透,细胞膜边缘的细小部分被完全穿透(图 12-13E,F),并且部分硅纳米线穿透到细胞核中。

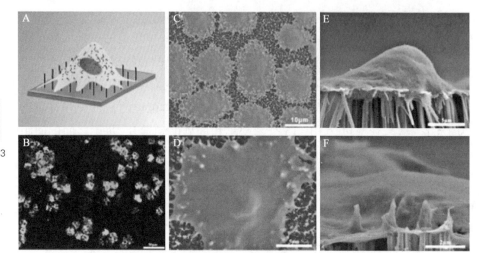

图 12-13 硅纳米线穿透细胞过程图像[38]

A. 细胞黏附在硅纳米线上的典型图像;B. 细胞在硅纳米线上的荧光图像;C,D. 细胞在硅纳米线上的垂直视图;E,F. 细胞在硅纳米线上的侧面视图[38]

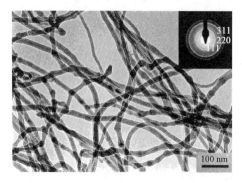

图 12-14 硅纳米线的 TEM 图像[40]

硅纳米线是具有生物相容性和半导体特性的独特组合,可应用在组织工程、生物传感器、药物输送及光电子器件等方面[39]。Li 等[40]制备了包覆金膜的硅纳米线,以改善硅纳米线的导电性。生长的硅纳米线是随机取向的纳米晶体硅线(图 12-14),平均直径为 20 nm,长度超过 10 μm。纳米线表面是氧化层,可能是 SiO_2,厚度为 20 nm。从该区域获得的选区电子衍射(selected area electron diffraction, SAED)揭示了 Si 的晶体结构(图 12-14)。

4. 纳米纤维

纳米纤维(nanofibers)是指纤维直径在纳米尺度范围且具有一定长径比的线状材料[41]。纳米纤维有几种不同的制备方法,包括相分离法、模板合成法、自组装法、电纺法等[42]。通过静电纺丝技术可以制备中空形、多孔形、核/壳形结构的聚合物纳米纤维。其中,单通道中空纳米纤维一般为中空管状结构,多通道中空纳米纤维一般呈"瓣形"和"莲藕形"(图 12-15)[43]。

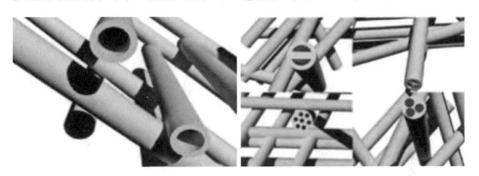

图 12-15 单通道中空纳米纤维图(左)和多通道中空纳米纤维图(右)[43]

Wang 等[44]合成了一种介孔二氧化硅纳米纤维,纤维的直径从 50~250 nm,长度可达毫米级。该纳米纤维有纵向孔结构(图 12-16)和圆形孔结构(图 12-17)两种。在纵向孔结构中,孔通道平行于纤维轴排列,在圆形孔结构中,孔通道围绕纤维轴循环缠绕。具有纵向孔结构的纳米纤维的横截面为六边形,具有圆形孔结构的纳米纤维的横截面为圆形。

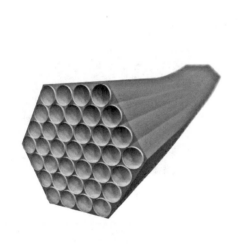

图 12-16 具有纵向孔结构的纳米纤维的三维模型示意图[44]

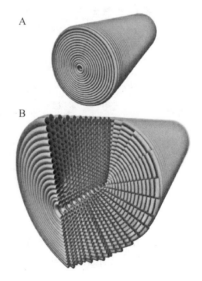

图 12-17 具有圆形孔结构的纳米纤维的三维模型示意图

A. 一根完整的纳米纤维;B. 切割纳米纤维的一部分,以观察内部结构[44]

三、二维纳米结构

二维纳米材料作为最薄的材料,原子排列决定了它们的特性,因此针对二维纳米材料微观结构的研究较多。二维材料在宏观上呈现出页岩般的"叠层状",平面的结构为反应提供了更多的空间,而且其具有特殊的生物行为,如内吞作用、生物分布、生物降解和排泄作用,这使得它们在各种生物医学领域中得到了广泛应用(图 12 - 18)。

1. 石墨烯

石墨烯是由碳原子紧密连接成的六边形蜂窝状结构(图 12 - 19)组成的二维原子晶体,碳原子通过共价 sp^2 键相互连接。其可以包裹形成零维的富勒烯,卷曲形成一维的碳纳米管,也可以堆垛形成三维的石墨,因此是构建其他碳的同素异形体的母体,是碳材料家族的一颗新星。零维富勒烯、一维碳纳米管、二维石墨烯共同组成了骨干的碳纳米材料家族,且能够在形式上相互转换[47](图 12 - 20)。

彩图 12 - 19

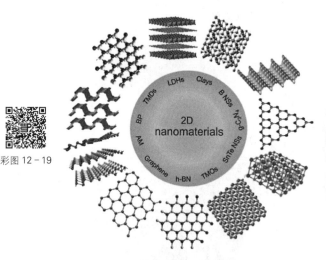

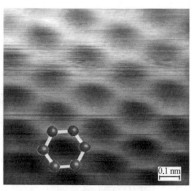

图 12 - 18 应用在生物医学领域中的二维纳米材料示意图[45]

图 12 - 19 高分辨率扫描隧道显微镜下石墨烯的图像,可观察到蜂窝状结构[46]

在石墨烯的类型中比较常见的是单层石墨烯(single-layer graphene, SG)、双层石墨烯(bilayer graphene, BG)和层数少于十层的石墨烯(few-layer

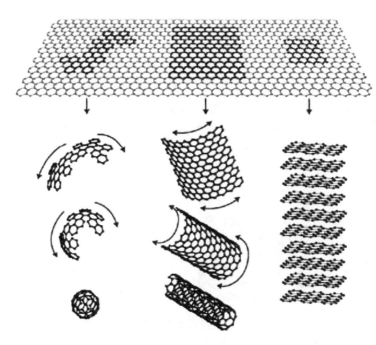

彩图 12-20

图 12-20　富勒烯、石墨烯和碳纳米管 3 种形式的转换[47]

graphene，FG）。在光学显微镜（OM）、原子力显微镜（AFM）和扫描电镜（SEM）表征下观察不同厚度的石墨烯片，较厚的石墨烯片所在区域容易区分，虚线框内显示的是厚度小于 2 nm 的超薄石墨区域，几乎不能被明显观察到（图 12-21）。

作为一种单原子厚的结晶碳膜，石墨烯具有极好的透明性、导电性和导热性、大的比表面积和优良的机械性能，是最具代表性的二维纳米材料之一，在基因治疗和组织工程方面应用较多。

石墨烯家族还有氧化石墨烯和还原氧化石墨烯，氧化石墨烯是经过石墨烯的氧化得到的层状材料，还原氧化石墨烯是通过去除氧化石墨烯中大部分的含氧集团产生的。相比于石墨烯，氧化石墨烯和还原氧化石墨烯由于结构的优势在药物输送方面的应用更多。在原有石墨烯结构的基础上，氧化石墨烯因氧官能团的加入，表现出良好的水分散性和生物相容性，并对生物分子的亲和力较高。Yin 等[49]开发了一种透明质酸修饰的氧化石墨烯纳米片，该系统不仅对多柔比星的负载率很高，而且能产生特异性和增强型癌症治疗的结

彩图 12-21

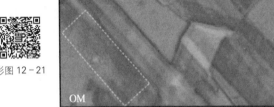

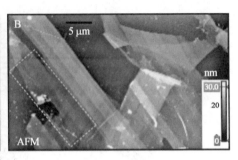

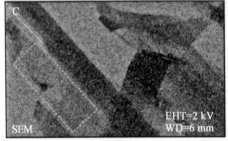

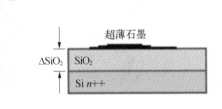

图 12-21　不同厚度区域的石墨烯片的图像

使用光学显微镜（A）、原子力显微镜（B）和扫描电镜（C）下的图像。D 为石墨烯沉积在 SiO$_2$/Si 层上，该氧化物层厚度为 500 nm[48]

果。而去除大部分氧官能团形成的还原氧化石墨烯存在大量缺陷，可以通过范德瓦耳斯力和 π-π 堆积的非共价相互作用组装起来，从而更有效地吸附药物或生物分子。He 等[50]报道了一种基于还原氧化石墨烯薄膜负载多柔比星的药物递送系统，该系统能够通过电化学触发来控制多柔比星的释放。

2. 层状硅酸盐黏土

黏土矿物具有层状晶体结构。不同的黏土矿物，具有不同的结构，按结构分为 2∶1 型和 1∶1 型两类，最具代表性的分别是蒙脱石和高岭石。

高岭石是自然界长期风化形成的一种硅酸盐黏土矿物，是长石或其他硅酸盐矿物天然蚀变的产物[51,52]。高岭石属于 1∶1 型层状硅酸盐矿物，是由一层硅氧四面体和一层铝氧八面体构成的双层结构重复排列构成的。层与层间通过铝氧面的羟基和硅氧面的氧形成的氢键相连，层间距约为 7.2 Å[53]。

高岭石的结构具有其他类型的黏土矿物所没有的特点，如在高岭石的结构中有两种类型的羟基、高岭石整体带负电、可交换离子容量小和其表面有大量的 Lewis 酸活性点为改性和表面反应提供基础等[51]。所有药用级高岭石均为假六边形层状，直径 300 nm，厚度 50 nm。

　　蒙脱石也是最常见的黏土类型之一，属于 2∶1 型层状硅酸盐矿物。由两层硅氧四面体和一层铝氧八面体重复排列构成蒙脱石的立体层状结构，其中硅氧四面体和铝氧八面体之间共用一个氧原子（图 12 - 22）[54]。由于铝氧八面体上的铝离子被镁离子、铁离子和锂离子同晶置换产生负电性，所以通过层间吸附水合阳离子来中和，以达到电荷平衡。黏土独特的层状结构使其表面携带永久的负电荷，而边缘则携带正电荷。蒙脱石具

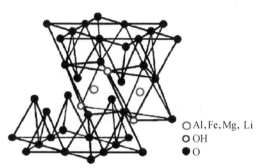

○ Al, Fe, Mg, Li
◎ OH
● O

图 12 - 22　蒙脱石的结构图[54]

彩图 12 - 22

有特殊的板状结构，厚度小于 1 nm[55]。蒙脱石结构灵活，具有吸水膨胀能力和胶体分散性，通过控制分散和膨胀使其具有更优异的流变性，以适应特定的应用[56]。

　　层状硅酸盐黏土不仅具有水稳性和载药量高的特点，其结构还能使不同的生物分子在黏土层之间发生相互作用并且以可控的方式释放。黏土除具有良好的生物相容性外，还具有其他有利于作为给药系统的优异性能。例如，硅酸盐黏土对核酸和药物分子的吸附表现出结构稳定性，可以防止生物分子在严格条件下的降解或破坏[57,58]。

　　3. 层状双金属氢氧化物

　　层状双金属氢氧化物（layered double hydroxide，LDH）是一类由两种或两种以上金属元素组成的具有水滑石层状晶体结构的金属氢氧化物，结构由片层主体和层间客体阴离子及水分子重复排列而成。片层主体的金属离子包括二价金属阳离子如 Mg^{2+}、Mn^{2+}、Fe^{2+}、Co^{2+}、Ni^{2+} 等和三价金属阳离子如 Cr^{3+}、Fe^{3+}、Mn^{3+}、Co^{3+}、Ga^{3+} 等。层间阴离子有 RCO_2^-、CO_3^{2-}、SO_4^{2-}、Cl^- 或 NO_3^- 等[59]。天然的 LDH 有六方结构和斜方结构两种晶体形式存在（图 12 - 23），斜方结构中晶格参数 c 等于层间间距的三倍，而在六方结构中 c 等于层间间距的两倍[60]。

　　LDH 的结构最显著的特点就是其可调变性，如层板金属离子组成、插层阴

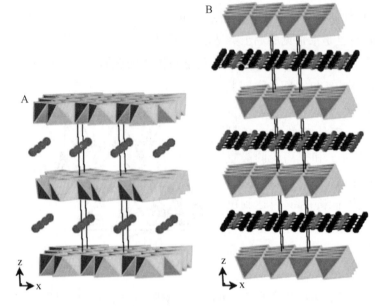

彩图 12-23

图 12-23　LDH 的层状结构图

A. 六方结构；B. 斜方结构[60]

离子种类及数量和层间距都是可调控的[61]。因此可以通过调变金属氧化物层中的金属阳离子及在 LDH 的氧化物层中插入新型阴离子的方法来改变 LDH 的结构。

　　此外，由于 LDH 的层间空间可调，可将药物分子负载于层间并通过药物与 LDH 间的静电或氢键作用及空间位阻效应等，实现药物的有效控释。基于 LDH 的新型药物递送控释体系，可解决难溶性药物溶解度、蛋白质多肽类药物的非注射途径给药和基因治疗等难题[62,63]。研究表明，LDH 还具有与药物良好的生物相容性和调控 pH 敏感的药物释放特性。Peng 等[64]成功地合成了单层 LDH 纳米片（monolayer double hydroxides，MLDH）作为药物载体以实现药物多柔比星与光热和光动力剂吲哚菁绿的共载。该系统显示出高的载药量特征，多柔比星和吲哚菁绿的负载率分别为 97.36% 和 99.67%。

　　4. 过渡金属二硫族化物

　　过渡金属二硫族化物（transition mental dichalcogenide，TMD）具有和石墨类似的层状结构。结构类似于"三明治"型，由一层过渡金属原子层夹在两层硫族原子层中间构成。层内是作用力强的化学键,层与层之间是弱的范德瓦耳斯力。因此,可以剥离成单原子层或是较少层数的纳米片。

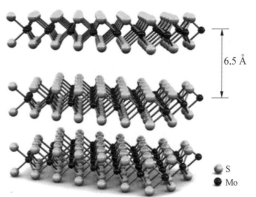

彩图 12-24

TMD 的化学式可以写成 MX_2,M 表示过渡金属元素,X 表示硫族元素。二硫化钼(MoS_2)是 TMD 中的代表材料(图 12-24)。

S
Mo

图 12-24　二硫化钼的晶体结构,每一层由三层原子层 S-Mo-S 组成,层与层之间间距 0.65 Å[65]

按照晶系,TMD 通常可以分为 2H(六方对称晶系,两层交替反转的 AB 型堆垛,三棱柱形配位结构)、3R(斜方对称晶系,三层交替的 ABC 型堆垛,三棱柱形配位结构)和 1T(三方晶系,一层完整堆垛重复单元,八面体配位结构)三种相,其中 2H 是最稳定存在的相(图 12-25)。不同晶体结构的 TMD 具有不同的性质,2H-TMD 是半导体型材料,1T-TMD 是金属型材料[66]。

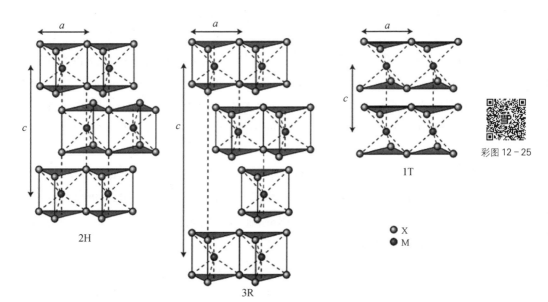

彩图 12-25

X
M

2H

3R

1T

图 12-25　TMD 的 2H(左)、3R(中)和 1T(右)三种相的结构示意图

X 为硫族元素原子,M 为金属原子。a 为晶格常数,c 为堆叠指数[66]

TMD 具有良好的生物相容性和功能化后的低细胞毒性,可用作药物或基因递送系统。Liu 等[67] 开发了平均直径约为 120 nm,平均厚度约为 1 nm 的 MoS_2 纳米薄片作为多功能药物载体。由于 MoS_2 纳米片具有原子性厚度的二维结构,其大的比表面积能够高效地负载化疗药物多柔比星。这是 TMD 首次作为新型二维纳米载体用于药物输送和肿瘤协同治疗。

四、三维纳米结构

三维纳米结构在任何维度上都不在纳米尺度范围内,即三个维度的尺寸超过 100 nm。三维纳米结构是由多种基本结构单元组成的,因此三维纳米材料具有更复杂的结构和组成材料。如脂质体、固体脂质体纳米粒和聚合物纳米粒等,可根据其作为载体的应用来选择合成不同维度的纳米结构,而在药物递送系统中常见其三维纳米结构。

1. 脂质体

脂质体(liposomes)最初是在 20 世纪 60 年代由英国学者 Bangham 等[68] 将磷脂分散在水中进行电镜观察时发现,捕获的电镜照片发现其具有和细胞膜相似的双层脂质结构[69]。Gregory Gregoriadis 等[70,71] 早期先驱者确立了脂质体可以装载药物并被用作药物输送系统的概念。

脂质体是由一层或多层脂质双分子层形成的一种具有空腔的超微球型载体制剂,是内部为水相的封闭囊泡。其由具有亲水性的极性头部和疏水性的非极性尾部的两性分子所构成,通常该两亲性分子为磷脂[72]。将两性分子如磷脂分散于水相时,亲水头部暴露于水相,构成膜的内外表面,疏水尾部倾向于聚集在一起,避开水相,位于膜的中间,形成具有双分子层结构的封闭囊泡(图 12−26)[73]。

脂质体粒径大小可从 20 nm 到几十微米不等,每层膜厚度为 4~5 nm[74]。囊泡大小是确定脂质体循环半衰期的关键参数,双层的大小和数量都会影响药物在脂质体内的包封程度。因此,通常根据脂质体粒径的大小和双分子层层数将脂质体分类如下(图 12−27)。

(1)单层膜小囊泡(small unilamellar vesicles, SUV):20~100 nm。

(2)单层膜大囊泡(large unilamellar vesicles, LUV):>100 nm。

(3)巨大的单层膜囊泡(giant unilamellar vesicles, GUV):>1 000 nm。

(4)低聚膜囊泡(oligolamellar vesicle, OLV):100~500 nm。

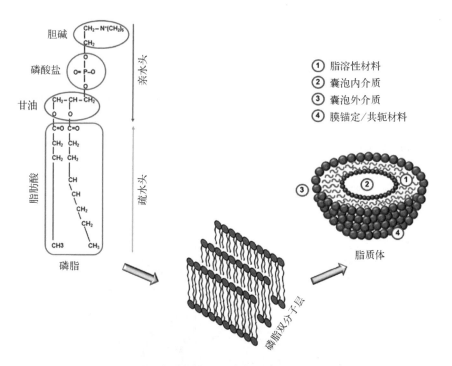

① 脂溶性材料
② 囊泡内介质
③ 囊泡外介质
④ 膜锚定/共轭材料

彩图 12-26

图 12-26 从单个磷脂分子到磷脂双分子层,然后转化为
脂质体的自组装过程示意图[74]

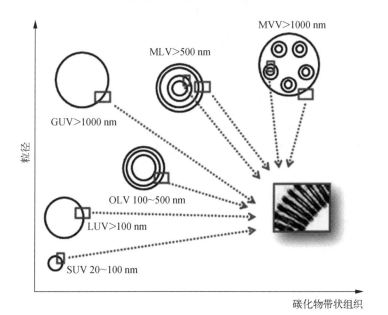

彩图 12-27

图 12-27 根据脂质体粒径的大小和双分子层层数分类的不同类型脂质体示意图[75]

(5) 多层膜囊泡(multilamellar vesicles, MLV):>500 nm[76]。

(6) 多囊状囊泡(Multivesicular vesicles, MVV):>1 000 nm。

其中 SUV、LUV、GUV 为单层膜囊泡,OLV、MLV 为多层膜囊泡,多囊状囊泡(MVV)是一种新类型的脂质体。研究表明,这几种脂质体可以对药物起到保护作用[77]。

脂质体具有双分子层结构,各双分子层之间的核心是水相。水性腔隙内部包裹药物、营养物质和维生素等亲水性物质,疏水性物质则嵌在双层脂质膜中间(图 12-28)[78]。

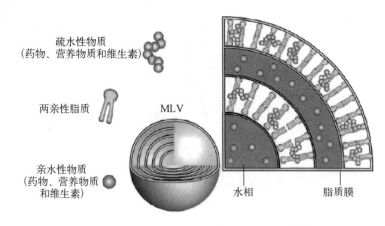

图 12-28　物质在脂质体的分布示意图[79]

2. 固体脂质体纳米粒

固体脂质体纳米粒(solid lipid nanoparticle, SLN)是一种新型亚微粒给药系统,其粒径在 10~1 000 nm,一般以固态天然或合成的如卵磷脂、三酰甘油等类脂作为载体,将药物包裹或夹嵌于类脂核中,制成固体胶粒给药系统。

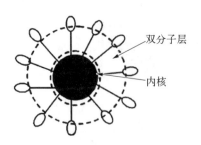

**图 12-29　固体脂质体纳米粒
结构图**[80]

SLN 的内核由固态脂质体组成,外层包裹着一层表面活性剂分子组成的双分子层膜(图 12-29)[80]。

根据固体脂质与药物的不同性质、相互作用方式,会出现以下 3 种药物包封模式(图 12-30)。

(1) 固溶体模型,药物分散于固溶体中。

(2) 壳-核型,药物富集于外壳。

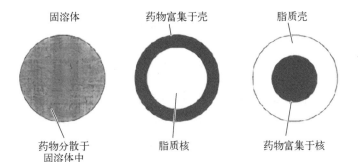

彩图 12－30

图 12－30　固体脂质体纳米粒的三种包封方式

左为固溶体模型,中为药物富集于壳型,右为药物富集于核型[81]

（3）核-壳型,药物富集于内核[81]。

在固溶体模型中,又根据药物的存在方式将其分为 3 种结构类型（图 12－31）。

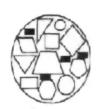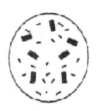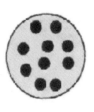

彩图 12－31

图 12－31　固溶体模型中的三种结构类型[81,82]

左为缺陷型,中为无定型,右为复合型

（1）缺陷型：缺陷型结构脂质载体是通过加入不同类型的脂质分子,打破分子间紧密的排列,使之不易形成高度有序的结晶结构,形成晶格缺陷,从而给予药物更多的空间,达到提高溶解度、增加载药量的目的。通常,少量液态油与固体脂质相混合制备的 NLC 为此种类型。

（2）无定型：无定型结构脂质载体是使用冷却过程中不产生结晶结构的特殊脂质如肉豆蔻酸酯等制备的。所加入的脂质能够长时间维持固体的无定型状态,避免了脂质重结晶,并保持 α 构型,从而使更少的药物被排出。

（3）复合型：复合型结构脂质载体是由固体脂质混合大量的液体油,形成十分微小的液态纳米隔室而造成的。当固体脂质和液态油的比例达到一定比值时,固体脂质对液态油的溶解达到饱和。冷却时,液态油的浓度超过其在固体脂质中的溶解度,便会发生固、液相分离而开始形成液体油纳米隔室。这种结构通常用于提高药物在纳米粒中的溶解度[81,82]。

3. 聚合物纳米粒

聚合物纳米粒(polymer nanoparticle)是从递送肿瘤药物的材料中开发出来的,主要由聚乳酸、聚丙交酯-乙交酯、壳聚糖、明胶等生物降解高分子材料制备的一种载体,通常胶体粒径在 10~1 000 nm 内[83]。由于对不同聚合物的可用性很高,且载体材料有许多天然来源,具有可调节的分子量和物理化学性质,因此聚合物纳米粒是目前特别受欢迎的载体类型。

大多数情况来说,聚合物纳米粒是球形的,我们称之为纳米球;但部分文献中也有对非球形形状的纳米囊的描述[84]。因此,我们按照不同的制备方法和包覆药物方式,将聚合物纳米粒分为纳米球(nanospheres)和纳米囊(nanocapsules)两种(图 12 - 32)。其中纳米球的结构形态是不分层的球状,而纳米囊的结构形态则分为内含物为油性或水性的两种。

彩图 12 - 32

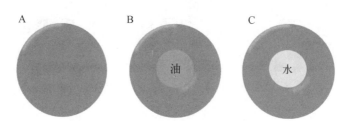

图 12 - 32　聚合物纳米粒的分类示意图[84]

A. 纳米球;B. 含油纳米囊;C. 含水纳米囊

聚合物纳米粒的结构不同,其载药方式和位置也随之改变:纳米球属于基质骨架型,药物吸附在球的表面,或溶解、分散于实心纳米球中;纳米囊属于药库膜壳型,由高分子外壳和液体状内核构成,内核中的药物主要溶解在油相或水相中(图 12 - 33)[85,86]。

五、特殊纳米结构

一些特殊结构,如介孔结构、核壳结构和仿生结构可应用于各个维度的纳米材料中,更易通过调整结构,如孔径、形状等,以适应使用需求。特殊结构的应用为药物载体提供了更加优异的性能,在药物递送系统领域的应用也十分重要。

1. 介孔结构

根据国际纯粹与应用化学联合会（IUPAC）的定义，孔径小于 2 nm 的称为微孔；孔径大于 50 nm 的称为大孔；而孔径在 2～50 nm 的则称为介孔。介孔二氧化硅有独特的结构与性质，如高比表面积和高孔体积能够提供大量的活性位点，可以保证有效负载和封装多种药物分子[87,88]，在药物递送系统领域得到了广泛的应用。介孔二氧化硅根据孔道结构的差异主要有三种类型：MCM 结构、SBA 结构和中空介孔球体（hollow mesoporous sphere, HMS）结构[89]。

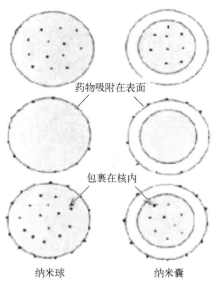

图 12－33　载药纳米球和纳米囊的结构[85,86]

左为纳米球,右为纳米囊

（1）MCM 结构的介孔二氧化硅：在 MCM（mobil composition of matter）结构的介孔二氧化硅中，研究较为广泛的是 MCM－41，其类似蜂窝状，具有由规整的圆柱形介孔排列而成的一维孔道结构（图 12－34），孔径为 2～6.5 nm[90]。由于 MCM－41 具有有序可控的孔道结构，药物可均匀地装载于 MCM－41 的孔道结构中，实现药物的有效递送。

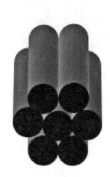

图 12－34
MCM－41
结构示意图

Vallet－Regi 等[91]开辟了介孔二氧化硅纳米粒应用在药物递送系统的新思路，以 2.5 nm 和 1.8 nm 孔径不同的两种 MCM－41 样品负载布洛芬，使布洛芬分散在 MCM－41 样品的孔中。当载药系统被浸入到模拟体液中时，布洛芬可以从中孔中扩散出去。介孔载体体系的表面特性对药物释放行为起着重要的作用，载药量与表面积和介孔二氧化硅材料的表面亲水性/疏水性有关。因此，通过调节表面特性，可以实现明确、可控的药物释放[92]。

MCM 体系中另一类重要的是 MCM－48 结构。MCM－48 具有三维立方螺旋孔道网络结构，与 MCM－41 的单向孔道不同，MCM－48 是相互独立的两套孔道体系（图 12－35）[93]。

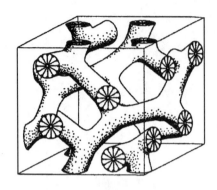

图 12－35　MCM－48 的结构
示意图[94]

介孔二氧化硅的孔径是影响药物释放速率的关键因素之一,介孔材料的孔径大小决定了能被吸附到介孔中的药物分子的大小。孔径略大于药物分子尺寸就足以使药物吸附在孔内。孔径的减小会限制药物的释放速率,但药物分子和孔径比极高或极低时,都不能吸附大量的药物。因此,可通过调节孔径来控制介孔二氧化硅容纳分子的大小及控制药物释放的速率[95]。介孔二氧化硅的比表面积和孔容积影响药物的吸附量。比表面积和孔容积越大,药物的吸附量越高。因为大的比表面积能为药物分子提供更多的活性位点,而大孔容积会减少药物与药物分子的相互作用导致的孔堵塞。

（2）SBA 结构的介孔二氧化硅:SBA(santa barbara amorphous)系列的介孔二氧化硅具有高度有序的六边形结构[96]。SBA－15 的孔壁较厚,孔径较大(5~30 nm),通常大于 MCM－41 的孔径,因此对药物分子体积的限制作用会更小,适合负载蛋白质和多肽类药物(图 12－36)。

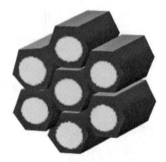

图 12－36　SBA－15 的结构
示意图[96]

Yu 等[97]利用 SBA－15 作为尼莫地平的载体,并对其作为载体的应用进行了评价,为尼莫地平的递送和改善尼莫地平的药效提供了方法。Cussa 等[98]合成 SBA－15 型的有序介孔二氧化硅,使酮咯酸氨丁三胺吸附在二氧化硅纳米通道上,并进行药物的吸附和释放研究,结果表明 SBA－15 结构显著改善了酮咯酸氨丁三胺的控释过程。

SBA－3 和 MCM－41 型材料具有直的一维圆柱形孔道,而 SBA－1 型材料具有三维相互连接的孔道,其中类球形的孔道通过较小的窗口相互连通。

介孔二氧化硅的孔结构类型会影响药物的吸附和释放[99]。研究表明,具有三维立方连通孔道的 SBA－1 的药物释放速率比具有相似孔径和比表面积而无连通孔道的 SBA－3 略快,并且比一维无连通孔道的 MCM－41 明显更快。这是因为药物在三维相互连接的孔道结构中能更快扩散。另外,相对于其他类型的孔道结构,笼状一维结构的孔道能够提供更高的药物吸附量及更缓慢的药物释放速率,具有此种结构的载体是长期给药的理想系统。

（3）HMS 结构的介孔二氧化硅:HMS 是一种中空介孔材料,其内部具有很大的空心空间和介孔孔道结构。与传统的介孔材料相比,其空腔的尺寸、介孔孔道的结构及孔径的大小可调,因此 HMS 在药物递送方面比其他结构有更多的优势。HMS 通常具有 2 种结构形式:一种的外壳是介孔结构,内部完全空腔;另一种的中空空腔内部含有 1 个实心核(图 12-37)。

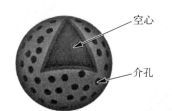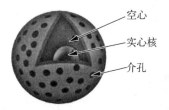

彩图 12-37

图 12-37　介孔二氧化硅纳米球示意图

左为介孔空心二氧化硅示意图,右为介孔"核壳"二氧化硅示意图

Li 等[100]合成了负载羟基氯喹的中空介孔二氧化硅纳米粒,其在硅胶壳内部有一个巨大的空腔,药物分子负载在空腔结构中,且具有均匀的粒径分布。结果表明,合成的中空介孔二氧化硅能有效地抑制辐射诱导的细胞保护性自噬,并提高放疗的治疗效果。Pan 等[101]合成了中空尺寸和壳层厚度可调的介孔中空二氧化硅。结果表明,中空芯径和壳层厚度对中空介孔二氧化硅的载药和释药行为有显著影响。具有均匀空心核的中空介孔二氧化硅颗粒的载药能力随着壳层厚度的减小而增加,而相同壳层厚度的中空介孔二氧化硅颗粒的载药能力随着空腔尺寸的增加而增加。随着壳层厚度的减小,药物的释放百分量明显增加,而空心尺寸的变化则对药物释放量的影响较小。

2. 核壳结构

核壳结构是由一种纳米材料通过化学键或其他作用力将另一种纳米材料包覆起来形成的纳米尺度的有序组装结构(图 12-38)。核壳结构依赖于核和壳的设计合成,可以在纳米尺度上将不同的组分有效地结合在一起,从而实现多组分间的协同效应[102]。零维量子点和一维纳

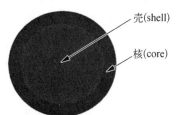

彩图 12-38

图 12-38　核壳结构示意图

米管等也存在核壳结构,本文以最常见的三维都大于纳米尺度(>100 nm)的核壳结构纳米球为代表说明核壳结构在药物递送系统中的应用。

核壳型微球有丰富的形貌(图 12-39),如正常球形、反向结构、草莓型、三明治型、雪人型等[103]。

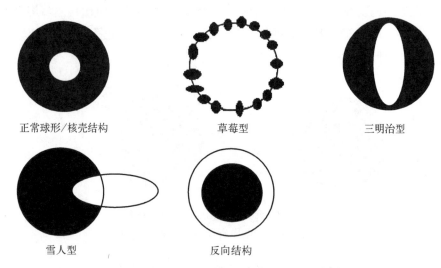

正常球形/核壳结构　　　　　　草莓型　　　　　　三明治型

雪人型　　　　　　反向结构

图 12-39　核壳型微球的多种形貌示意图[103]

不同结构的核壳纳米粒具有不同的新奇性质,引起了人们极大的研究兴趣。最常见的是同心球形核壳纳米粒(图 12-40A),简单的球形核粒子被不同材料的壳层完全覆盖。核与壳也可为非球形(图 12-40B)。除了单核结构外,也用壳层材料涂覆在许多小的核颗粒上形成多核结构(图 12-40C)。存在一种多层同心纳米壳结构,其中介质芯和金属壳体材料相互交替涂覆(图 12-40D)。介质间隔层将同心金属层分开,这种类型的粒子也称为多层金属介质纳米结构,它们的等离子体性质很重要。为改变固定的核结构,在中空壳内也可以合成可移动的芯颗粒(图 12-40E)[104]。

核壳纳米粒在生物医学领域有着广阔的应用前景,可用于药物的控制释放和靶向治疗。董楠等[105]采用水热法制备了碳包覆纳米银的球形核壳复合结构材料。其中,银纳米粒均为面心立方结构,整体的核壳结构呈均匀球形,银纳米粒被包覆在碳基体中,每个球中只有一颗银纳米粒。核壳粒子直径随着反应时间的延长而增大。Cassano 等[106]报道了一种 100 nm 的可生物降解的类似百香果的纳米结构,有望应用于药物递送系统中。在百香果状的纳米

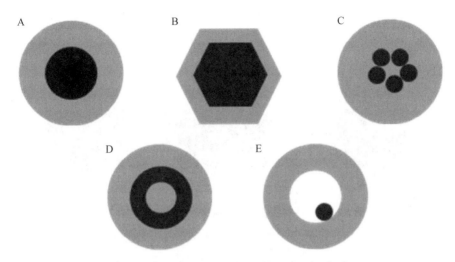

图 12-40　不同结构的核壳纳米粒示意图[104]

结构中存在多个金纳米粒,形成多核结构。金纳米粒的粒径很小,约为 3 nm,其被封装在聚合物阵列中,周围环绕的是一层二氧化硅壳。卵黄壳纳米结构(yolk-shell nanoparticles,YSN)具有由空心壳包围的核组成的拨浪鼓状结构,与传统的核壳纳米结构相比,YSN 的中空空腔可以作为装载更多物质的储存库,并且壳可以起保护作用。Deng 等[107]合成了卵黄壳结构的 Au@MOF 药物载体,每个平均直径约为 100 nm 的金纳米星被 MOF 壳包围。Zhou 等[108]合成了一种石榴形核壳结构,其以 Fe_3O_4@SiO_2 纳米粒为核,多功能高交联聚合物 PZS 为壳。Fe_3O_4@SiO_2@PZS 粒子呈球形,大量单分散的 Fe_3O_4@SiO_2 纳米粒被包裹在表面粗糙的 PZS 壳中,形成石榴状结构。Fe_3O_4@SiO_2@PZS 的平均直径约为 917 nm,PZS 壳的平均厚度为 95 nm。这种石榴形纳米球可以作为理想的候选药物递送系统。关于内部带有可移动核的中空纳米粒在药物递送领域中的研究与应用较少。Ji 等[109]制备了一种可移动芯的单分散空心聚合物微球。聚合物外壳包裹的空腔中存在可移动的聚合电解质(PE)芯。可移动核的中空纳米粒的合成为药物和酶的控释包封方面提供了新的可能。

3. 仿生结构

纳米载体具有高载药率、可控的粒径和可实现长循环效应等优点,但目前纳米材料面临诱导机体产生免疫抗原性抗体而导致被快速清除等问题。为解决此问题,可制备仿生纳米粒。利用一些糖类、脂质膜、蛋白质和多肽等生物相容性材料,对纳米粒进行包覆(图 12-41),使纳米材料在机体内隐藏而不被清除。

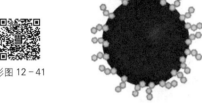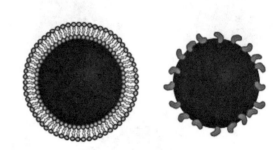

图 12-41　具有仿生结构的纳米粒的结构示意图[110]

从左至右依次为糖类仿生纳米粒、脂膜仿生纳米粒、蛋白质仿生纳米粒

近几十年来,关于仿生纳米粒的研究活动呈指数级增长。其中,研究最为广泛的是脂膜仿生纳米粒中的细胞膜仿生纳米粒。用于包裹纳米粒的质膜来自红细胞、白细胞、血小板、中性粒细胞、巨噬细胞、T 细胞、干细胞和肿瘤细胞等(图 12-42)。

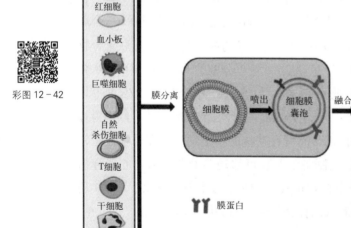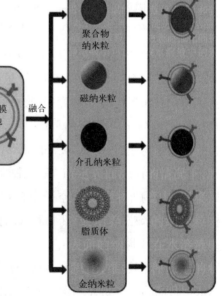

图 12-42　细胞膜包裹的仿生纳米粒的核壳结构[112]

制备细胞膜仿生纳米粒主要分为三个步骤：分离提取上述细胞的细胞膜；制备纳米粒核心；将细胞膜包覆在纳米粒上。细胞膜仿生纳米粒主要由一层细胞膜包裹功能性纳米粒，从而形成一种纳米粒核-细胞膜壳的核-壳结构。所制备的细胞膜外壳厚度一般为 5~10 nm，仿生纳米粒整体粒径大小取决于包覆的纳米粒的大小[111]。提取的细胞膜可以包覆在聚合物纳米粒、磁纳米粒、脂质体、金纳米粒等纳米粒表面，其整体形貌由内部形貌所决定。

　　本章通过纳米载体的维度来划分纳米药物，不同维度的纳米载体分别适用于不同的药物结构及不同的给药释药方式。然而，大多数药物所具备的结构特征并不符合其最佳的给药途径，因此可以采用维度转换的方法，将需要的药物进行不同维度之间的转换。维度转换后的药物在形态、大小和理化性质等方面都会发生较大差异，进而影响药物的功能作用，达到理想的作用效果。相比较于单一的纳米载体结构，经过维度转换的纳米载体具有更全面的功能性和更灵活的调节性。且目前大多数维度转换都是可逆的，如纳米片和纳米管的相互转化，因此可以根据患者的不同病灶和不同病程阶段的实际情况，实现人工干预或者根据患者体内环境自组装来调节纳米载体的维度，应对体内更加复杂的微环境，实现更加精准给药。

参考文献

[1] MADKOUR L H. Nanoelectronic materials：fundamentals and applications[M]. Berlin：Springer, 2019.

[2] WEGNER K D, HILDEBRANDT N. Quantum dots：bright and versatile *in vitro* and *in vivo* fluorescence imaging biosensors[J]. Chem Soc Rev, 2015, 44(14)：4792－4834.

[3] IGA A M, ROBERTSON J H, WINSLET M C, et al. Clinical potential of quantum dots [J]. J Biomed Biotechnol, 2007, 2007(10)：76087.

[4] ZHANG H, GUYOT-SIONNEST P. Shape-controlled HgTe colloidal quantum dots and reduced spin-orbit splitting in the tetrahedral shape[J]. J Phys Chem Lett, 2020, 11

（16）：6860－6866.

［5］ BAGALKOT V, ZHANG L, LEVY-NISSENBAUM E, et al. Quantum dot-aptamer conjugates for synchronous cancer imaging, therapy, and sensing of drug delivery based on bi-fluorescence resonance energy transfer［J］. Nano Lett, 2007, 7(10): 3065 - 3070.

［6］ 邓顺柳,谭元植,谢素原,等.富勒烯新结构的研究进展［J］.厦门大学学报（自然科学版）,2011,50(2): 293 - 304.

［7］ RIETMEIJER F J M. Natural fullerenes and related structures of elemental carbon［M］. Berlin: Springer, 2006.

［8］ 王福民,过玮.富勒烯 $C_{(60)}$ 的研究及应用［J］.渭南师范学院学报,2002,(2): 38 - 40.

［9］ TAYLOR R, HARE J P, ABDUL-SADA A K, et al. Isolation, separation and characterisation of the fullerenes C_{60} and C_{70}: the third form of carbon［J］. 1990, (20): 1423 - 1425.

［10］ CASTRO E, HERNANDEZ GARCIA A, ZAVALA G, et al. Fullerenes in biology and medicine［J］. J Mater Chem B, 2017, 5(32): 6523 - 6535.

［11］ SHI J, ZHANG H, WANG L, et al. PEI-derivatized fullerene drug delivery using folate as a homing device targeting to tumor［J］. Biomaterials, 2013, 34(1): 251 - 261.

［12］ FOX M E, SZOKA F C, FRÉCHET J M. Soluble polymer carriers for the treatment of cancer: the importance of molecular architecture［J］. Acc Chem Res, 2009, 42(8): 1141 - 1151.

［13］ BOAS U, HEEGAARD P M H. Dendrimers in drug research［J］. Chemical Society Reviews, 2004, 33(1): 43 - 63.

［14］ 许莉莉,张俊伟,王杏林.几种纳米载体的应用研究进展［J］.中国新药杂志,2013,22(5): 561 - 568.

［15］ HARADA M, OHUCHI M, HAYASHI T, et al. Prolonged circulation and *in vivo* efficacy of recombinant human granulocyte colony-stimulating factor encapsulated in polymeric micelles［J］. J Control Release, 2011, 156(1): 101 - 108.

［16］ 丁媛媛,田宝成,韩景田.聚合物胶束作为抗肿瘤药靶向给药体系的研究进展［J］.中国医药工业杂志,2015,46(8): 904 - 908.

［17］ ONACIU A, BRAICU C, ZIMTA A A, et al. Gold nanorods: from anisotropy to opportunity. An evolution update［J］. Nanomedicine (Lond), 2019, 14(9): 1203 - 1226.

［18］ KINNEAR C, MOORE T L, RODRIGUEZ-LORENZO L, et al. Form follows function: nanoparticle shape and its implications for nanomedicine［J］. Chem Rev, 2017, 117(17): 11476 - 11521.

［19］ XU Z P, ZENG Q H, LU G Q, et al. Inorganic nanoparticles as carriers for efficient cellular delivery［J］. Chemical Engineering Science, 2006, 61(3): 1027 - 1040.

［20］ PARVEEN S, MISRA R, SAHOO S K. Nanoparticles: a boon to drug delivery, therapeutics, diagnostics and imaging［J］. Nanomedicine, 2012, 8(2): 147 - 166.

［21］ CHEN Y H, TSAI C Y, HUANG P Y, et al. Methotrexate conjugated to gold nanoparticles inhibits tumor growth in a syngeneic lung tumor model［J］. Mol Pharm, 2007, 4(5): 713-722.

［22］ BROWN S D, NATIVO P, SMITH J A, et al. Gold nanoparticles for the improved anticancer drug delivery of the active component of oxaliplatin［J］. J Am Chem Soc, 2010, 132(13): 4678-4684.

［23］ 刘海峰,彭同江,孙红娟,等.一维纳米功能材料研究新进展［J］.化工新型材料,2007, (4): 1-3.

［24］ IIJIMA S J N. Helical microtubules of graphitic carbon［J］. Nature, 1991, 354(6348): 56-58.

［25］ BEG S, RIZWAN M, SHEIKH A M, et al. Advancement in carbon nanotubes: basics, biomedical applications and toxicity［J］. The J Pharm Pharmacol, 2011, 63(2): 141-163.

［26］ MARTINCIC M, TOBIAS G. Filled carbon nanotubes in biomedical imaging and drug delivery［J］. Expert Opin Drug Deliv, 2015, 12(4): 563-581.

［27］ PANIGRAHI B K, NAYAK A K. Carbon nanotubes: an emerging drug delivery carrier in cancer therapeutics［J］. Curr Drug Deliv, 2020, 17(7): 558-576.

［28］ MELANKO J B, PEARCE M E, SALEM A K. Nanotubes, nanorods, nanofibers, and fullerenes for nanoscale drug delivery［M］. Nanotechnology in Drug Delivery. New York: Springer. 2009: 105-127.

［29］ DAI H. Nanotube growth and characterization［M］. Carbon Nanotubes. New York: Springer. 2001: 29-53.

［30］ TRIPISCIANO C, KRAEMER K, TAYLOR A, et al. Single-wall carbon nanotubes based anticancer drug delivery system［J］. Chem Phys Lett, 2009, 478(4-6): 200-205.

［31］ 于金刚,黄笃树,黄可龙,等.碳纳米管在药物载体领域的进展［J］.化学通报,2011,74 (8): 715-719.

［32］ ZHANG R Q, LIU Z Q, LUO Y L, et al. Tri-stimuli responsive carbon nanotubes covered by mesoporous silica graft copolymer multifunctional materials for intracellular drug delivery ［J］. J Ind Eng Chem, 2019, 80: 431-443.

［33］ YENDLURI R, OTTO D P, DE VILLIERS M M, et al. Application of halloysite clay nanotubes as a pharmaceutical excipient［J］. Int J Pharm, 2017, 521(1-2): 267-273.

［34］ LIU M, JIA Z, JIA D, et al. Recent advance in research on halloysite nanotubes-polymer nanocomposite［J］. Prog Polym Sci, 2014, 39(8): 1498-1525.

［35］ YAH W O, XU H, SOEJIMA H, et al. Biomimetic dopamine derivative for selective polymer modification of halloysite nanotube lumen［J］. J Am Chem Soc, 2012, 134(29): 12134-12137.

［36］ ABDULLAYEV E, JOSHI A, WEI W, et al. Enlargement of halloysite clay nanotube lumen by selective etching of aluminum oxide［J］. ACS Nano, 2012, 6(8): 7216-7226.

[37] SHALEK A K, ROBINSON J T, KARP E S, et al. Vertical silicon nanowires as a universal platform for delivering biomolecules into living cells[J]. Proc Natl Acad Sci U S A, 2010, 107(5): 1870 – 1875.

[38] LIU Y, WANG J, HUANG X, et al. Glutathione-sensitive silicon nanowire arrays for gene transfection[J]. ACS Appl Mater Interfaces, 2019, 11(50): 46515 – 46524.

[39] JIANG K, COFFER J L, GILLEN J G, et al. Incorporation of cesium borocaptate onto silicon nanowires as a delivery vehicle for boron neutron capture therapy[J]. Chemistry of Materials, 2010, 22(2): 279 – 281.

[40] LI C, SUN X, WONG N, et al. Silicon nanowires wrapped with Au film[J]. Sci Rep, 2002, 106(28): 6980 – 6984.

[41] 刘宇健,谭晶,陈明军,等.静电纺纳米纤维纱线研究进展[J].纺织学报,2020,41(2): 165 – 171.

[42] SCHIFFMAN J D, SCHAUER C L. A review: electrospinning of biopolymer nanofibers and their applications[J]. Polymer Reviews, 2008, 48(2): 317 – 352.

[43] 康一帆,张益飞,焦晓宁.静电纺中空纳米纤维内部结构的研究进展[J].毛纺科技, 2018,46(12): 13 – 17.

[44] WANG J, TSUNG C K, HONG W, et al. Synthesis of mesoporous silica nanofibers with controlled pore architectures[J]. Chemistry of Materials, 2004, 16(24): 5169 – 5181.

[45] HU T, MEI X, WANG Y, et al. Two-dimensional nanomaterials: fascinating materials in biomedical field[J]. Sci Bull (Beijing), 2019, 64(22): 1707 – 1727.

[46] STOLYAROVA E, RIM K T, RYU S, et al. High-resolution scanning tunneling microscopy imaging of mesoscopic graphene sheets on an insulating surface[J]. Proc Natl Acad Sci U S A, 2007, 104(22): 9209 – 9212.

[47] RAO C N, SOOD A K, SUBRAHMANYAM K S, et al. Graphene: the new two-dimensional nanomaterial[J]. Angew Chem Int Ed Engl, 2009, 48(42): 7752 – 7777.

[48] RODDARO S, PINGUE P, PIAZZA V, et al. The optical visibility of graphene: interference colors of ultrathin graphite on SiO(2)[J]. Nano Lett, 2007, 7(9): 2707 – 2710.

[49] YIN T, LIU J, ZHAO Z, et al. Redox sensitive hyaluronic acid-decorated graphene oxide for photothermally controlled tumor-cytoplasm-selective rapid drug delivery[J]. Adv Funct Mater, 2017, 27(14): 1604620.

[50] HE L, SARKAR S, BARRAS A, et al. Electrochemically stimulated drug release from flexible electrodes coated electrophoretically with doxorubicin loaded reduced graphene oxide[J]. Chem Commun (Camb), 2017, 53(28): 4022 – 4025.

[51] 曹华秀.高岭石的改性与应用研究[D].广州: 华南理工大学,2003.

[52] 马发韬.高岭石插层作用的研究[D].邯郸: 河北工程大学,2012.

[53] 王娟.水合 Pb(Ⅱ)、Cu(Ⅱ)和 Zn(Ⅱ)离子在高岭石(001)晶面的化学吸附[D].青岛: 中国海洋大学,2014.

［54］BEYER G. Nanocomposites: a new class of flame retardants for polymers［J］. Plastic Additives and Compounding, 2002, 4(10): 22-28.

［55］PAUL D R, ROBESON L M J P. Polymer nanotechnology: nanocomposites［J］. Polymer: The International Journal for the Science and Technology of Polymers, 2008, 49(15): 3187-3204.

［56］CHRZANOWSKI W, KIM S Y, ABOU NEEL E A. Biomedical applications of clay［J］. Aust J Chem, 2013, 66(11): 1315-1322.

［57］JAFARBEGLOU M, ABDOUSS M, SHOUSHTARI A M, et al. Clay nanocomposites as engineered drug delivery systems［J］. RSC Advances, 2016, 6(55): 50002-50016.

［58］KHLIBSUWAN R, SIEPMANN F, SIEPMANN J, et al. Chitosan-clay nanocomposite microparticles for controlled drug delivery: effects of the MAS content and TPP crosslinking［J］. J Drug Deliv Sci Technol, 2017, 40: 1-10.

［59］孙金陆,甄卫军,李进.LDHs 材料的结构,性质及其应用研究进展［J］.化工进展.2013, 32(3): 610-616.

［60］KHAN A I, O'HARE D J J O M C. Intercalation chemistry of layered double hydroxides: recent developments and applications［J］. J Mater Chem B, 2002, 12(11): 3191-3198.

［61］赵宁,廖立兵.水滑石类化合物及其制备、应用的研究进展［J］.材料导报,2011,25 (S1): 528,543-548.

［62］高伟,何杰,张晓梅.层状双金属氢氧化物及其应用［J］.大学化学,2012,27(4): 38-45.

［63］SHUMAKER J L, CROFCHECK C, TACKETT S A, et al. Biodiesel synthesis using calcined layered double hydroxide catalysts［J］. Appl Catal B, 2008, 82(1-2): 120-130.

［64］PENG L, MEI X, HE J, et al. Monolayer nanosheets with an extremely high drug loading toward controlled delivery and cancer theranostics［J］. Adv Mater, 2018, 30(16): e1707389.

［65］RADISAVLJEVIC B, RADENOVIC A, BRIVIO J, et al. Single-layer MoS2 transistors［J］. Nat Nanotechnol, 2011, 6(3): 147-150.

［66］CHIA X, ENG A Y S, AMBROSI A, et al. Electrochemistry of nanostructured layered transition-metal dichalcogenides［J］. Chem Rev, 2015, 115(21): 11941-11966.

［67］LIU T, WANG C, GU X, et al. Drug delivery with PEGylated MoS_2 nano-sheets for combined photothermal and chemotherapy of cancer［J］. Adv Mater, 2014, 26(21): 3433-3440.

［68］MOZAFARI M R. Commentary: Amphiphiles and their aggregates in basic and applied science. A post-conference thought on nomenclature［J］. Cell Mol Biol Lett, 2005, 10(4): 733-734.

［69］KRAFT J C, FREELING J P, WANG Z, et al. Emerging research and clinical development trends of liposome and lipid nanoparticle drug delivery systems［J］. J Pharm Sci, 2014, 103(1): 29-52.

［70］GREGORIADIS G. The carrier potential of liposomes in biology and medicine：(first of two parts)［J］. N Engl J Med, 1976, 295(13)：704 - 710.

［71］ALLEN T M, CULLIS P R. Liposomal drug delivery systems：from concept to clinical applications［J］. Adv Drug Deliv Rev, 2013, 65(1)：36 - 48.

［72］MULVEY M A, HULTGREN S J. Cell biology. Bacterial spelunkers［J］. Science, 2000, 289(5480)：732 - 733.

［73］李秀英,曾凡,赵曜,等.脂质体药物递送系统的研究进展［J］.中国新药杂志,2014,23(16)：1904 - 1911,1917.

［74］NOGUEIRA E, GOMES A C, PRETO A, et al. Design of liposomal formulations for cell targeting［J］. Colloids Surf B Biointerfaces, 2015, 136：514 - 526.

［75］LAOUINI A, JAAFAR-MAALEJ C, LIMAYEM-BLOUZA I, et al. Preparation, characterization and applications of liposomes：state of the art［J］. Journal of Colloid Science & Biotechnology, 2012, 1(2)：147 - 168.

［76］LIU A L. Advances in Planar Lipid Bilayers and Liposomes［M］. Amsterda：Elsevier, 2011.

［77］KATAYAMA K, KATO Y, ONISHI H, et al. Double liposomes：hypoglycemic effects of liposomal insulin on normal rats［J］. Drug Dev Ind Pharm, 2003, 29(7)：725 - 731.

［78］张冲.典型脂溶性营养素纳米脂质体的制备和稳定性研究［D］.无锡：江南大学,2009.

［79］THEIL E C. Ferritin：structure, gene regulation, and cellular function in animals, plants, and microorganisms［J］. Annu Rev Biochem, 1987, 56：289 - 315.

［80］李欣玮,孙立新,林晓宏,等.固体脂质纳米粒作为药物载体［J］.化学进展,2007,(1)：87 - 92.

［81］MÜLLER R H, MÄDER K, GOHLA S. Solid lipid nanoparticles (SLN) for controlled drug delivery - a review of the state of the art［J］. Eur J Pharm Biopharm, 2000, 50(1)：161 - 177.

［82］韩飞,刘洪卓,李三鸣.固体脂质纳米粒和纳米结构脂质载体在经皮给药系统中的研究进展［J］.沈阳药科大学学报,2008,(10)：839 - 844.

［83］RAO J P, GECKELER K E. Polymer nanoparticles：preparation techniques and size-control parameters［J］. Prog Polym Sci, 2011, 36(7)：887 - 913.

［84］KUMARI A, YADAV S K, YADAV S C, et al. Biodegradable polymeric nanoparticles based drug delivery systems［J］. Colloids Surf B Biointerfaces, 2010, 75(1)：1 - 18.

［85］QIU L Y, BAE Y H. Polymer architecture and drug delivery［J］. Pharm Res, 2006, 23(1)：1 - 30.

［86］ABD ELLAH N H, ABOUELMAGD S A. Surface functionalization of polymeric nanoparticles for tumor drug delivery：approaches and challenges［J］. Expert Opin Drug Deliv, 2017, 14(2)：201 - 214.

［87］PARIS J L, CABAÑAS M V, MANZANO M, et al. Polymer-grafted mesoporous silica nanoparticles as ultrasound-responsive drug carriers［J］. ACS Nano, 2015, 9(11)：11023 - 11033.

［88］ COLILLA M, GONZÁLEZ B, VALLET-REGÍ M. Mesoporous silica nanoparticles for the design of smart delivery nanodevices［J］. Biomater Sci, 2013, 1(2): 114 - 134.

［89］ 崔妍,汪顺浩,潘雪婷,等.介孔二氧化硅在药物递送系统中的研究进展［J］.生物加工过程,2018,16(1): 49 - 58.

［90］ BECK J S, VARTULI J C, ROTH W J, et al. A new family of mesoporous molecular sieves prepared with liquid crystal templates［J］. J Am Chem Soc, 1992, 114(27): 10834 - 10843.

［91］ VALLET-REGI M, RÁMILA A, DEL REAL R, et al. A new property of MCM - 41: drug delivery system［J］. Chem Mater, 2001, 13(2): 308 - 311.

［92］ QU F, ZHU G, HUANG S, et al. Effective controlled release of captopril by silylation of mesoporous MCM-41［J］. Chemphyschem, 2006, 7(2): 400 - 406.

［93］ LEE J W, SHIM W G, MOON H, et al. Adsorption equilibrium and kinetics for capillary condensation of trichloroethylene on MCM - 41 and MCM - 48［J］. Microporous Mesoporous Mater, 2004, 73(3): 109 - 119.

［94］ SCHUMACHER K, RAVIKOVITCH P I, DU CHESNE A, et al. Characterization of MCM - 48 materials［J］. Langmuir, 2000, 16(10): 4648 - 4654.

［95］ VALLET-REGÍ M, BALAS F, ARCOS D. Mesoporous materials for drug delivery［J］. Angew Chem Int Ed Engl, 2007, 46(40): 7548 - 7558.

［96］ ZHAO D, FENG J, HUO Q, ET AL. Triblock copolymer syntheses of mesoporous silica with periodic 50 to 300 angstrom pores［J］. Science, 1998, 279(5350): 548 - 552.

［97］ YU H, ZHAI Q Z. Mesoporous SBA - 15 molecular sieve as a carrier for controlled release of nimodipine［J］. Microporous Mesoporous Mater, 2009, 123(1 - 3): 298 - 305.

［98］ CUSSA J, JUÁREZ J M, GÓMEZ COSTA M B, et al. Nanostructured SBA - 15 host applied in ketorolac tromethamine release system［J］. J Mater Sci Mater Med, 2017, 28 (8): 113.

［99］ ANDERSSON J, ROSENHOLM J, AREVA S, et al. Influences of material characteristics on ibuprofen drug loading and release profiles from ordered micro-and mesoporous silica matrices［J］. Chem Mater, 2004, 16(21): 4160 - 4167.

［100］ LI Y, CHO M H, LEE S S, et al. Hydroxychloroquine-loaded hollow mesoporous silica nanoparticles for enhanced autophagy inhibition and radiation therapy［J］. J Control Release, 2020, 325: 100 - 110.

［101］ LI Y, LI N, PAN W, et al. Hollow mesoporous silica nanoparticles with tunable structures for controlled drug delivery［J］. ACS Appl Mater Interfaces, 2017, 9(3): 2123 - 2129.

［102］ YUAN C, WU T, MAO J, et al. Predictable particle engineering: programming the energy level, carrier generation, and conductivity of core-shell particles［J］. J Am Chem Soc, 2018, 140(24): 7629 - 7636.

［103］ 史冬敏.核壳型聚丙烯酰胺类聚合物的合成与性能研究［D］.长春: 吉林大学,2012.

[104] GHOSH CHAUDHURI R, PARIA S. Core/shell nanoparticles: classes, properties, synthesis mechanisms, characterization, and applications[J]. Chem Rev, 2012, 112 (4): 2373 – 2433.

[105] 董楠,曹可,郑丹.Ag@C核壳纳米结构的制备及其对双酚A的敏感特性[J].微纳电子技术,2020,57(9): 702 – 707,753.

[106] CASSANO D, DAVID J, LUIN S, et al. Passion fruit-like nano-architectures: a general synthesis route[J]. Sci Rep, 2017, 7: 43795.

[107] DENG X, LIANG S, CAI X, et al. Yolk-shell structured Au nanostar@metal-organic framework for synergistic chemo-photothermal therapy in the second near-infrared window [J]. Nano Lett, 2019, 19(10): 6772 – 6780.

[108] ZHOU J, MENG L, LU Q, et al. Superparamagnetic submicro-megranates: Fe(3)O(4) nanoparticles coated with highly cross-linked organic/inorganic hybrids [J]. Chem Commun (Camb), 2009, (42): 6370 – 6372.

[109] JI M, LIU B, YANG X, et al. Synthesis of hollow polymer microspheres with movable polyelectrolyte core and functional groups on the shell-layer[J]. Polymer, 2009, 50 (25): 5970 – 5979.

[110] GULATI N M, STEWART P L, STEINMETZ N F. Bioinspired shielding strategies for nanoparticle drug delivery applications[J]. Mol Pharm, 2018, 15(8): 2900 – 2909.

[111] 裴晓晨,祁小乐,吴正红.细胞膜涂层的仿生纳米颗粒在癌症治疗中的研究进展[J]. 沈阳药科大学学报,2020,37(1): 43 – 50.

[112] VIJAYAN V, UTHAMAN S, PARK I K. Cell membrane-camouflaged nanoparticles: a promising biomimetic strategy for cancer theranostics[J]. Polymers, 2018, 10(9): 983.

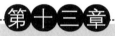

已上市纳米药物的临床药代动力学研究

一、纳米药物的发展

纳米药物的发展始于20世纪60年代,科学家提出应用纳米脂质囊泡(即脂质体)进行药物递送[1,2]。经过了30年研究,第一个纳米药物多柔比星脂质体(Doxil®)才于1995年由美国FDA批准上市[3]。此后,大量的纳米药物递送系统在后续研究中研发出来。1964年,脂质体结构首次报道:含硅化合物持续递送小分子化合物。1976年,Langer[4]首次提出持续性释放离子型分子和大分子药物的递送体系。1980年,Yatvin[5]设计了具有pH敏感型药物释放和主动靶向功能的脂质体用于药物递送。1986年,Matsumura和Maeda提出EPR效应,即基于肿瘤血管不连续和肿瘤淋巴系统不健全的病理特征,纳米药物可在肿瘤部位逐渐积累并滞留在肿瘤组织内[6]。1987年,Allen[1]提出用PEG表面修饰脂质体有助于减少体内吞噬细胞的清除,延长脂质体的血液循环时间,为脂质体在肿瘤组织中的蓄积提供更多机会。1994年,Langer制备了首个长循环纳米粒PEG-聚(乳酸-乙醇酸)纳米粒。1995年,PEG修饰的装载抗肿瘤药物多柔比星脂质体(Doxil®)经美国FDA批准成为第一个应用于临床的纳米药物,其适应证包括卵巢癌、转移性乳腺癌和艾滋病相关型卡波西肉瘤[3]。2005年,紫杉醇蛋白质结合颗粒(abraxanet)通过美国FDA批准,用于治疗转移性乳腺癌。2007年,注射用紫杉醇胶束(genexol-PM)在韩国上市,用于乳腺癌、肺癌、胰腺癌。2010年,氧化铁纳米粒用于癌症治疗。2011年,采用细胞膜改性纳米粒以逃避免疫响应,同年,BIND-014进入临床试验。2014年,研究者提出蛋白质生物标志物预测EPR效应。2015年,研究者采用纳米氧化铁预测EPR效应。近30年来,纳米药物学迅速发展,每年有大量的纳米药物相关文章发表和专利获批,纳米制剂新药申请也逐年增多。2014年,美国 FDA 的指导文件对纳米药物的定义给出了新的解读：纳米产品或纳米材料的粒径为 $1 \sim 100$ nm，它们特性（理化或生物学特性）改变是由其粒径改变所致，即使粒径达 1 μm，也可视为纳米产品[7]。

美国 FDA 药品评价和研究中心（Center for Drug Evaluation and Research，CDER）分析了 $1973 \sim 2015$ 年收到的 359 个纳米药物申请，其中 65% 是新药申请，17% 是药物的新应用申请，18% 是仿制药申请。最多的是抗肿瘤脂质体制剂（33%），其次是纳米晶药物（23%）、乳剂（14%）、铁-聚合物复合物（9%）、胶束（6%），其余 15% 是其他种类的纳米药物，如药物-蛋白复合物、药物-聚合物复合物、复合物纳米粒等。大多数纳米药物是用于治疗肿瘤、炎症、贫血、内分泌/外分泌紊乱和心血管疾病，少数纳米药物用于体内成像。纳米药物具有优越的市场前景、巨大的发展潜力，激起了科研机构和制药企业的研发热情。

二、纳米药物的分类及研发进展

从 PK/PD 观点来看，纳米药物可分成两类：一类是通过高强度机械力将活性药物成分本身粉碎至纳米级别，制备方法相对简单，药物负载量达到近 100%；另一类是用来溶解、连接、缔合或包封递送活性成分的纳米载体，属于基质骨架型或囊泡型结构，制备过程复杂，药物负载量相对较低[8]。

（一）纳米晶体药物

纳米晶体通常是指具有亚微米或纳米级的结晶（包括无定型）特征的活性药物成分[9]。纳米晶体药物是在离子型或非离子型稳定剂和水等附加剂的存在下，用高强度机械力将药物本身粉碎至纳米级别，无须载体材料。通过将粒径减小到纳米级范围，纳米晶体药物表现出优异的性能属性，包括增强难溶性药物的溶解度，改善黏附性，提高细胞膜渗透性和生物利用度。

与纳米载体药物相比，纳米晶体药物的特点如下。① 不受包封率的制约，药物剂量调整范围宽。由于将药物直接纳米化，无须借助载体材料，因此不存在包封率及载药量的障碍，容易满足临床需求，大剂量药物（治疗剂量＞500 mg）亦可制备成纳米制剂。② 剂型多样化。纳米晶体混悬液通过喷雾干燥、冷冻干燥和流化床干燥可进一步固化，制备成胶囊、片剂等固体剂型或冻干粉剂等注射剂型。③ 纳米粒径精确可控，粒径大小是纳米制剂的重要参数，与增溶效果，口服吸收生物利用度密切相关。由于药物自身纳米化，实测值为药物粒子的粒径,可真实反映纳米化药物的粒子大小。④ 制备方法具有通用性,操作简单,易于工业化生产。常规设备如高压均质机、高压微射流或湿磨机等均可以制备纳米晶体药物,其制备工艺简单,易于工业化生产。

2000~2015 年,纳米晶体药物的开发研究发展迅速,已有 6 个品种上市。大部分纳米晶体药物是口服剂型,且主要使用介质研磨法或高压均质技术制备的。

非诺贝特片属于 BCS II 类药物,溶解性差是限制其临床应用的主要因素。2005 年,Sciele Pharm Inc 公司将其纳米产品 Triglide 上市,用于治疗成人饮食控制疗法效果不理想的高脂血症,特别是饮食控制后血中胆固醇仍持续升高。非活性成分包括羧甲纤维素、交联甲基纤维素钠、卵磷脂及十二烷基硫酸钠。该产品利用高压匀浆纳米技术,在药物溶解性大大提高的同时消除了食物效应的影响,降低了个体间差异。

另一种非诺贝特片的商品名为 Tricor,由雅培公司于 2004 年上市。非活性成分包括羟丙甲纤维素、十二烷基硫酸钠及交联聚维酮。与 Triglide 相同,该产品也是降低胆固醇药物。两者为使用不同纳米技术纳米化后的口服片剂,Tricor 同样提高了药物的溶解度,降低了食物效应对吸收的影响。

西罗莫司属于 BCS II 类药物,是首个于 2000 年被美国 FDA 批准应用的纳米晶体技术制备的药物,由惠氏公司上市,属于免疫抑制剂。非活性成分包括聚维酮及泊洛沙姆 188。西罗莫司原剂型为口服液,须低温储藏。采用介质研磨法制备纳米晶体混悬液然后固化制备成片剂,方便患者的携带和储藏。每片包含了 1~2 mg 西罗莫司纳米晶体,西罗莫司纳米晶体的生物利用度比溶液制剂至少提高了 21%,显著提高了药效[10]。

阿瑞吡坦胶囊属于 BCS IV 类药物,口服生物利用度仅为 9%。2003 年 4 月美国 FDA 批准 Merck 公司生产的纳米化阿瑞吡坦胶囊上市,商品名 Emend,Emend 采用 Elan 公司的 Nano - Crystal 专利技术制备(介质研磨法),规格分为 80 mg 和 125 mg,主要用于预防化疗引起的急性和延迟性恶心、呕吐。2010 年 3 月又批准规格为 40 mg 的阿瑞吡坦胶囊上市,适应证为预防术后恶心、呕吐。处方中非活性成分包括羟丙纤维素、十二烷基硫酸钠,其中羟丙纤维素为立体保护剂,十二烷基硫酸钠为电荷保护剂。运用纳米技术研发的阿瑞吡坦胶囊显著提高了口服生物利用度,体内研究表明,同普通混悬液相比,纳米化后阿瑞吡坦的生物利用度由 9% 提高到 65%。并且显著降低了食物效应。此外,纳米化阿瑞吡坦胶囊也显著降低了性别、种族和年龄间的个体差异,利于临床治疗方案的制订和疗效的发挥。

甲地孕酮口服混悬液,其商品名为 Megace ES,属于 BCS Ⅱ 类药物。Par Pharmaceutical 公司生产的 Megace ES 为纳米结晶口服混悬剂,2005 年由美国 FDA 批准上市,用于治疗癌性厌食症及不明原因的体质量减轻。非活性成分有羟丙甲纤维素和多库酯钠,前者为立体保护剂,后者为电荷保护剂。原有剂型为醋酸甲地孕酮普通口服混悬剂(Megace),规格为 800 mg/20 mL,Megace ES 纳米制剂规格为 625 mg/5 mL。纳米结晶技术释药系统不但改善了原醋酸甲地孕酮口服混悬剂的溶出度和生物利用度,而且使口服溶液的体积减小了 75%,液体黏度降为原制剂的 1/16,对吞咽大量液体有困难和食欲欠佳而不得不服药的厌食症患者而言是一重大进步。

帕潘立酮棕榈酸酯注射液的商品名为 Invega Sustenna,属于 BCS Ⅱ 类药物。2009 年 7 月 31 日,杨森制药公司宣布美国 FDA 已批准 Invega Sustenna 缓释混悬剂用于成人精神分裂症的紧急救治和维持治疗。其非活性成分包括吐温 20 和 PEG4000。Invega Sustenna 是一种可注射的长效非典型抗精神病药,每月 1 次用药。纳米化后的该产品可显著推迟复发时间,并提高药物的治疗依从性,降低不良反应的发生率。每月 1 次用药不仅为医护人员提供一种治疗选择,而且还可以同时作为监测患者药物治疗依从性的可靠手段。

纳米晶体药物的研究是药物新剂型研究中的一个很有发展潜力的新方向。由于药物本身为纳米粒,故具有一些特别的纳米效应及性质,能够显著地提高药物的溶解度,改善药物的溶解行为,提高药物的生物利用度,增强药物的靶向性、可控性及智能性,降低毒性,解决开发难溶性药物所存在的关键问题。结合目前新药研发的现状,开发全新结构的新化学实体难度大、代价高、耗时长,通过新剂型挖掘已上市药物的潜力,从而满足临床需求具有更加重要的意义,所以纳米晶体药物的研究具有广阔的发展前景。

(二)纳米载体药物

纳米载体药物是借助于载体材料将药物吸附、结合、分散或包裹其中,能够运输小分子药物、大分子蛋白质、基因药物。纳米载体可通过保护药物免受降解而延长其半衰期,并提高难溶性药物的溶解度和递送效率,在药物递送系统中显示出巨大的应用潜力[11]。纳米载体药物主要类型:纳米脂质体,聚合物纳米胶束,纳米粒,聚合物-药物偶联物等。其中脂质体是最为常见的纳米载药体系之一,具有以下几个优点:① 可减少药物对机体免疫系统的异常刺激,免疫原性较低;② 可载药物范围广,既可载水溶性药物又可载脂溶性药物;③ 充分利用细胞的内吞作用,减少游离药物残留产生的不良反应。然而,脂质体的半衰期比高分子载药相对较短,在血液循环中仅 30 min。这一缺点,大大降低了其作为药物运输载体的靶向性与稳定性。研究发现,可通过对脂质体表面的修饰来增强其性能,如在脂质体的表面加上 PEG 和聚山梨酯(Tween,又称吐温)等材料,即可增强纳米药物的被动靶向性[12]。

1. 脂质体药物

脂质体是由脂质分子(如磷脂和胆固醇等)形成的含有水溶性内室和囊泡壳层的双层球型囊泡,具有粒径可塑、生物相容性良好、低毒性和低免疫原性等特点,可同时负载亲、疏水性不同的药物。脂质体是抗肿瘤纳米药物的主要类别之一,也是临床转化最成功的一类纳米药物,被广泛应用于癌症、炎症和皮肤病等疾病的治疗[13]。多柔比星是一种化疗药物,但是存在心脏毒性,影响其用于肿瘤的治疗,而脂质体包裹的多柔比星,可以有效降低多柔比星的毒性,取得临床用药的安全性。目前,脂质体包裹的多柔比星已经在包括中国在内的多个国临床用于治疗卵巢癌、转移性乳腺癌、卡波西肉瘤等肿瘤,其商品名为 Doxil®。除 Doxil® 外,还有多种脂质体纳米药物也获得批准用于临床治疗,这些脂质体纳米药物主要包括如下:① DaunoXome®,是粒径为 50 nm 的正定霉素脂质体,主要用于艾滋病相关型卡波西肉瘤的治疗;② Myocet®,是粒径为 150 nm 的非 PEG 化的多柔比星脂质体,主要用于转移性乳腺癌的治疗;③ MM – 398®,是粒径为 100 nm 的伊立替康脂质体,与氟尿嘧啶和甲酰四氢叶酸协同给药,主要用于胰腺癌的治疗。此外,还有多种脂质体纳米药物正处于临床试验阶段,如处于临床 I 期的 IHL – 305 和 LiPlaCis、处于临床 II 期的 Lipoxal 和 EndoTAG – 1,以及处于临床 III 期试验的 Themodox® 和 Lipolatin 等。其中,Themodox® 是一种多柔比星热敏感脂质体,用于肝细胞癌和乳腺癌的治疗。研究表明,结合射频消融技术,Themodox® 可在环境温度升至 40~45℃ 时迅速改变脂质体结构,形成"小开口"释放多柔比星。脂铂(lipolatin)是抗肿瘤药物顺铂的脂质体制剂,适用于非小细胞肺癌的治疗,研究表明,顺铂脂质体的组成成分中的阴离子脂质分子二棕榈酰磷脂酰甘油可协助顺铂脂质体实现跨膜运输。此外,脂铂在肿瘤组织中滞留时间长,治疗过程中无机体不良反应。Lipoxal 是奥沙利铂的脂质体制剂,适用于晚期恶性肿瘤的治疗。Ⅰ期临床试验结果显示,奥沙利铂脂质体对多种肿瘤如胃癌和胰腺癌等均有较高的治疗活性,且仅当给药剂量达到 300~350 mg/m² 时才表现出一定的机体毒性,如外周神经毒性等。EndoTAG - 1 是一种阳离子紫杉醇脂质体,其癌症治疗策略包括抗肿瘤新生血管生成和抗肿瘤细胞增长两方面,主要用于治疗乳腺癌、肝癌和胰腺癌。IHL - 305 是 PEG 化的伊立替康脂质体,用于晚期实体瘤的治疗。临床前研究表明,IHL - 305 治疗对结肠癌、非小细胞肺癌、小细胞肺癌和前列腺癌等多种肿瘤模型显示出抗肿瘤活性,还可显著提高荷瘤小鼠的存活率。LiPlaCis 是顺铂的脂质体制剂,具有磷酸酶 A2(PLA2)响应性释放药物,适用于晚期实体瘤。然而,Ⅰ期临床试验结果表明,LiPlaCis 具有明显的肾毒性等副作用,因此其临床试验已终止[14]。

2. 纳米胶束

纳米胶束是指由两亲性嵌段聚合物在水溶液中自组装形成的粒径大小介于 10~200 nm、具核-壳结构的聚合物分子聚集体。在胶束形成过程中,疏水性药物分子与聚合物链段发生协同作用,被包裹进疏水内核形成载药纳米胶束。PEG 是纳米胶束亲水壳层最常用的亲水性聚合物,胶束表面致密的 PEG 壳层能有效阻止纳米胶束被血浆蛋白或巨噬细胞非特异性吸附或识别,从而延长纳米胶束的血液循环时间。目前,已获得临床批准的纳米胶束有 Genexol - PM® 和 Paclical®,两者均为紫杉醇的纳米胶束制剂。Genexol - PM® 的平均粒径为 20~50 nm,由 PEG -聚乳酸嵌段聚合物自组装形成,用于转移性乳腺癌的治疗[3]。Paclical® 的平均粒径为 20~60 nm,其胶束结构中引入了可被机体代谢的双亲性表面活性剂 XR - 17(一种维生素 A 类似物),用于卵巢癌的治疗。研究结果显示,Paclical® 的载药量较当前市售紫杉醇制剂 Taxol® 和 Abraxane® 均有大幅度提高,因此,Paclical® 支持对肿瘤患者使用高剂量治疗,其与 Abraxane® 几乎一致的 PK 行为保证了治疗过程中患者的机体安全。此外,多种新型纳米胶束药物正处于临床试验阶段,这些纳米胶束多由生物相容性良好的 PEG -聚氨基酸嵌段聚合物制备而成,进入临床试验的高分子纳米胶束主要包括如下。① NK105(Ⅲ期临床),负载紫杉醇的 PEG -聚天冬氨酸纳米胶束(85 nm),用于治疗乳腺癌和胃癌。临床试验结果显示,NK105 对乳腺癌表现出良好的抗肿瘤活性,且可明显降低由紫杉醇造成的不良反应(如中性粒细胞减少症等),其患者总缓解率(overall response rate, ORR)为 25%(Ⅱ期临床试验数据）。② NC - 6004（Ⅲ期临床），负载顺铂的 PEG - 聚氨基酸纳米胶束（20 nm），用于胰腺癌的治疗。Ⅱ期临床试验数据表明，NC - 6004 对胰腺癌的疾病控制率达 64.7%，且具有较高耐受剂量，仅当 NC - 6004 的给药剂量达到 120 mg/m^2 时才会出现顺铂相关的机体毒性。③ NK012（Ⅱ期临床），负载 7 - 乙基 - 10 - 羟基喜树碱（SN38）的 PEG - 聚氨基酸纳米胶束（20 nm），适用于三阴性乳腺癌等。Ⅱ期临床研究表明，NK102 对复发性小细胞肺癌患者具有阳性疗效，ORR 为 22%。④ NK911（Ⅱ期临床），负载多柔比星的 PEG - 聚天冬氨酸纳米胶束（40 nm），适用于多种实体瘤。研究表明，NK911 的血浆 AUC 为游离多柔比星的 2 倍，且 NK911 仅会引起轻微恶心呕吐，并不会造成骨髓抑制等严重不良反应。⑤ NC - 4016（Ⅰ期临床），负载顺铂的 PEG - 聚氨基酸纳米胶束（30 nm），适用于多种实体瘤。临床前研究表明，NC - 4016 的血浆 AUC 比奥沙利铂高出约 1 000 倍，在动物模型上对小鼠结肠癌、人源胰腺癌、胃癌和黑色素瘤等肿瘤均有高抗癌活性，且治疗过程小鼠都未表现出明显的系统神经毒性。

3. 纳米粒

纳米粒是指尺寸在纳米尺度范围内的纳米粒，其结构主要由外壳、内核和活性物质（药物等）等组成。纳米粒的性能（如稳定性、血液半衰期等）主要由外壳材料和纳米粒的理化性质决定，而内核往往决定着纳米粒负载的药物活性物质的类型。纳米粒可负载的活性物质种类繁多，如抗肿瘤药物、siRNA、蛋白质和造影剂等。目前，已获得临床批准的纳米粒纳米药物有 Abraxane® 和 Transdrug® 。Abraxane® 的年收入约为 9.67 亿美元，是纳米药物开发的经典成功案例之一。Abraxane® 是紫杉醇结合白蛋白的纳米粒，平均粒径约 130 nm，适应证为胰腺癌和转移性乳腺癌。在临床治疗中，Abraxane® 不仅维持了紫杉醇的抗肿瘤疗效，还消除了商业化紫杉醇制剂 Taxol® 中与乳化剂 Cremophor® EL 相关的毒性[15]。PK 研究表明，基于 Abraxane® 活性白蛋白转运通路介导的"配体-受体"靶向作用，Abraxane® 的紫杉醇清除速率和肿瘤分布容量均高于 Taxol® ，并且 Abraxane® 的最大耐受剂量比 Taxol® 高约 50%。Transdrug® 是 BioAlliance 公司基于 Transdrug 技术开发的多柔比星纳米粒制剂，其载体聚合物材料为聚异氰基丙烯酸酯，临床用于治疗肝细胞。此外，多种纳米粒也正处于临床试验阶段，其中，处于Ⅰ期临床的纳米粒有 Nanoxel® 和 Docetaxel - PNP。处于Ⅱ期临床试验的纳米粒主要有 DHAD - PBCA - NP 和 CRLX101，

DHAD–PBCA–NP 是一种米托蒽醌纳米粒,用于治疗肝细胞癌。Nanoxel® 非白蛋白结合型紫杉醇纳米粒,尺寸为 10~50 nm,用于晚期乳腺癌的治疗,显著改善了紫杉醇的 PK 行为,在保持抗肿瘤功效的同时可降低过敏反应和液体滞留等副作用。Docetaxel–PNP 是一种多烯紫杉醇纳米粒,用于各种实体瘤。研究结果显示,Docetaxel–PNP 的血液清除半衰期是抗肿瘤药物紫杉特尔的1.5~2 倍,更有利于多烯紫杉醇在肿瘤组织蓄积,因此 Docetaxel–PNP 具有更优的治疗效果和更低的临床毒性。CRLX101 是由 PEG–聚乳酸包裹喜树碱形成的纳米粒,可与贝伐单抗联合治疗,研究表明,该联合用药策略对转移性肾细胞癌表现出高抗肿瘤活性且耐受性良好。此外,CRLX101 还可用于非小细胞肺癌等的治疗。

4. 聚合物-药物偶联物

PDC 是指将活性药物分子与聚合物通过化学共价键偶联形成的药物载体。聚合物-药物偶联物所用聚合物材料在水溶液中需具备高度可溶、无毒和无免疫原性等特点,主要包括聚[N -(2 -羟丙基)甲基丙烯酰胺](PHPMA)、PEG、多糖类聚合物(如透明质酸、葡聚糖等)和聚谷氨酸等。目前,尚没有PDC 纳米药物获得临床批准,但多种 PDC 纳米药物正处于临床试验中。PK1(PHPMA–DOX 偶联物)是首个进入 I 期临床评估的 N -(2 -羟丙基)甲基丙烯酰胺基聚合物-药物偶联物。I 期临床研究表明 PK1 对非小细胞肺癌、结肠直肠癌和耐药性乳腺癌均表现出抗肿瘤活性,但 II 期临床研究表明 PK1 仅对乳腺癌患者及非小细胞肺癌患者表现出抗肿瘤活性[16]。进入临床评估的基于 N -(2 -羟丙基)甲基丙烯酰胺的聚合物-药物偶联物还有 PK2(PHPMA–DOX -半乳糖胺,I / II 期临床)、PNU–166945(PHPMA–PTX,I 期临床)和PNU–166148(PHP–MA–CPT,I 期临床)等。其中,PK2 结构中引入了对肝细胞脱唾液酸糖蛋白受体(asialoglycoprotein receptor,ASGR)具靶向作用的半乳糖胺结构,用于原发性肝癌的治疗,但由于半乳糖胺会导致 PK2 在正常肝细胞中蓄积,导致其机体毒性较大。此外,PNU–166945 和 PNU–166148 的临床试验结果同样不尽如人意,二者在癌症治疗过程中均表现出较明显的机体毒性。处于临床试验中的基于 PEG 的聚合物-药物偶联物有 Prothecan(PEG–CPT,I 期临床)等,Prothecan 的喜树碱含量约为 1.7%,血浆半衰期长达 72 h,期间保持了对多种实体瘤的抗癌活性,其剂量限制毒性主要表现为中性粒细胞和血小板减少。处于临床试验中的多糖类聚合物-药物偶联物有 AD–70

（Ⅰ期临床）等。其中，AD-70 是首例进入临床试验的葡聚糖-药物偶联物，葡聚糖载体分子质量约为 70 000 g/mol，负载的药物为多柔比星。然而，由于葡聚糖易被内皮网状系统摄取，AD-70 表现出较大的不良反应，如会引起肝毒性和血小板减少等症状。处于临床试验的聚谷氨酸类聚合物-药物偶联物有 Xyotax®（Ⅲ期临床）等。Xyotax® 是聚谷氨酸（分子质量为 17 000 g/mol）与紫杉醇的偶联物，其载药量高达 37%。研究表明，Xyotax® 的 PK 表现良好，且针对多种肿瘤模型显示出较高的抗肿瘤活性。

三、纳米药物代谢动力学

PK 是定量研究药物在机体内的 ADEM 过程规律的学科。PK 以速度论为研究基础，运用数学公式或数学模型来阐述药物在体内动力学过程，同时也会研究药物在机体内的代谢或生物转化，PK 结果有助于进一步评价药物及其代谢物的药效或毒性。PK 对于药物研发、药物的药效与毒性评价及临床用药方案设计均具有重要的指导意义。药物的药效和毒性主要取决于体内的药物浓度，而体内的药物浓度则主要取决于给药剂量和药物在体内的 ADME 过程，因此，药物的药效和毒性与其在体内的 PK 行为是息息相关的[17]。对于抗肿瘤纳米制剂而言，在血液或正常组织内释放的游离药物浓度是与其不良反应呈正相关的，在肿瘤组织等靶器官内释放的游离药物浓度是与其药效呈正相关的，只有释放的游离药物才是评价抗肿瘤纳米制剂药效和毒性的关键。但是现有对抗肿瘤纳米制剂的研究多数都是侧重于血浆内总药物浓度的"总表观暴露"与组织内总药物浓度的"总表观生物分布"，而忽略了抗肿瘤纳米制剂在体内释放游离药物的动态过程[10]。抗肿瘤纳米制剂在循环系统、细胞外液和细胞内液中，都存在着游离药物的动态释放过程；抗肿瘤纳米制剂和释放的游离药物在循环系统、细胞外液和细胞内液之间存在着动态平衡过程；抗肿瘤纳米制剂进入细胞后，存在着能否有效释放游离药物及释放的游离药物能否与靶点有效结合的问题。因此，仅仅证明纳米制剂能够提高肿瘤内的总药物浓度，并不能代表肿瘤内发挥药效的游离药物浓度得到提高，也不能代表肿瘤内与靶点结合的药物含量增高，更不能据此简单地判断其抗肿瘤效果得到提高。

（一）系统水平纳米药物代谢动力学研究

抗肿瘤纳米制剂在体内存在释放的游离药物和负载药物两种状态。将机体作为一个整体,主要关注抗肿瘤纳米制剂在循环系统的 PK 行为及释药行为,关注机体对药物的代谢、排泄及抗肿瘤纳米制剂对代谢酶的影响,关注抗肿瘤纳米制剂在不同组织内的生物分布。从系统水平来看,释放的游离药物和负载药物的 PK 行为存在着差异,如负载药物(即纳米制剂)能够利用 EPR 效应被动靶向到肿瘤组织;一般情况下,负载药物不能被肝代谢或被肾排泄,机体难以直接清除体内的负载药物;抗肿瘤纳米制剂对药物代谢酶或药物转运体的影响通常是由药物载体造成的,而游离药物对代谢酶的影响则是由药物本身造成的。所以,抗肿瘤纳米制剂在系统水平的 PK 行为是由负载药物和释放的游离药物各自的 PK 行为,以及抗肿瘤纳米制剂的释药行为等多种动力学行为相互交织、相互影响而产生的。

(二)组织水平纳米药物代谢动力学研究

抗肿瘤纳米制剂在正常组织或者肿瘤内同样存在释放的游离药物和负载药物两种状态。对于化疗药物来说,在正常组织内,化疗药物主要发挥的是不良反应,化疗药物的毒性常常与游离药物的浓度紧密相关,在正常组织内抗肿瘤纳米制剂应尽量少或尽量缓慢地释放游离药物,以减轻药物的不良反应;而在肿瘤等靶器官内,游离药物主要发挥的是药效作用,需要抗肿瘤纳米制剂在靶器官内快速释放游离药物并与药效位点结合,以达到杀伤肿瘤细胞的作用。因此,从组织水平来看,抗肿瘤纳米制剂在不同组织微环境中释药行为的差异将会对其药效和毒性产生重大影响。

(三)细胞水平纳米药物代谢动力学研究

抗肿瘤纳米制剂在进入肿瘤组织外液后,能否高效地进入肿瘤细胞,能否在肿瘤细胞内快速释放药物,释放出的游离药物能否与靶点有效结合,以纳米粒的形式进入细胞后能否减少肿瘤细胞的外排,这些都是影响抗肿瘤纳米药物发挥药效的关键因素。

迄今为止,各国在抗肿瘤纳米制剂的研发上投入了巨大的人力和物力,每年有大量抗肿瘤纳米制剂的研究论文发表或专利申请,但是其中多数抗肿瘤纳米制剂在进入临床试验后因安全性、有效性问题而被淘汰。尽管在实验室每年都有不同类型的抗肿瘤纳米制剂被研制出来,但其中真正走入临床的却寥寥无几,除去人和动物种属差异导致的肿瘤特性不同之外,现有的 PK 研究无法全面准确地评价抗肿瘤纳米制剂在系统、组织和细胞水平的 PK 行为,这是抗肿瘤纳米制剂向临床转化时遇到的重大难题之一。现有的 PK 研究主要考察的是抗肿瘤纳米制剂给药后,血液或者组织中总药物浓度的变化规律与 PK 行为,而未充分考虑抗肿瘤纳米制剂在体内动态释放游离药物的复杂过程[17-19],导致以总药物浓度为基础的 PK 研究结果无法为纳米制剂的药理和毒理研究提供可靠而准确的 PK 数据支持,无法为抗肿瘤纳米制剂在研发过程中的安全性和有效性评价提供有效支撑。

四、纳米药物的评价指标与技术要求

纳米药物通常可改变原料药的转运模式(吸收、分布、代谢、排泄)、生物利用度和靶向性,但由于其特殊的理化性质,能和体内许多的靶点相互作用,甚至穿越 BBB,且其不易被免疫系统识别,可能对人类及环境造成损害。缺少开发经验和成熟的指导原则、技术要求大大限制了纳米类药物的开发,增加了这类药物开发的不确定性及风险性,也增大了监管的难度,已上市的纳米药物也可能由于指导原则的出台而被召回退市[20]。为避免纳米药物研发的风险,开发安全有效的纳米药物,多数发达国家均制定了纳米药物的发展规划与指导原则,其中又以 EMA 和美国 FDA 的技术指导原则最为权威。欧盟的药品开发注重药品效益与风险的综合评价,需要评价药物的毒理学及生态毒理学,形成相应评估方法及广泛的上市后检测制度及产品的风险预防。美国 FDA 也很注重纳米药物的安全性、有效性、可控性,并强调研究机构与其的沟通,以共同防范产品可能的危害。我国的纳米医学研究起步较晚,但发展很快。目前,纳米技术的研究已经被列入"重大科学研究计划",成为未来 15 年我国引领未来发展、实现重点跨越的 4 个重中之重的领域之一,而其中纳米生物学和纳米医药研究占有很大比例,但相对于欧盟和美国的纳米药物研究还有较大的差距。

目前美国 FDA 只在食品、化妆品、脂质体中有纳米技术的工业指导原则,没有强制监管性。EMA 也只在化妆品、纳米材料、食品中有纳米技术的法规,由于纳米药物的复杂性,其完善的法规及指导原则还没有建立,目前仅是要求企业在开发纳米药物时与纳米技术组联系,共同研究,减少纳米药物风险。

（一）美国食品药品监督管理局关于纳米技术产品的技术要求

美国 FDA 认为,普通药物制成纳米药物通常可改变药物的理化性质、PK

性质及组织分布,改变药物的理化性质就会影响其吸收、分布、代谢、排泄,从而改变生物利用度,这种改变可能同时带来不良反应。因此新的纳米药物必须提供全面完整的 PK 性质及其组织分布资料,从而确定产品的安全有效剂量,如临床疗效和安全性研究、临床药理学和(或)毒理学研究、生物等效性研究或相似文件。如现有方法不能满足实验要求,则要开发新方法来评估关键理化性质对纳米药物处方和不良反应的影响,并验证方法的准确性。体内和体外安全性实验能发现纳米药物的慢性及急性毒性反应,很多案例中不良反应均是剂量依赖型的,纳米药物安全性评估的关键因素是人体摄入量所引发的不良反应。目前,纳米药物安全评估应包括危害识别、剂量反应评估、暴露评估和风险表征。安全性评估应该研究纳米载体及可能杂质的理化性质,同时应该考虑其组成成分及杂质的毒性、剂量对体内外毒性实验的影响,并解决毒理学和毒动学问题,全部的数据及资料应能证明纳米药物使用时的安全性。

纳米材料的组成、形态及其他特征有很大的差异,理化性质及生物学特征就可能和相似的大分子不同,这种差异可能改变包括磁特性、电或光学活性、生化活性。研究表明[21],特定纳米材料的属性,包括表面积与体积比、形态、表面结构及电荷等,这些均可影响其在体内的分布及与生物系统的相互作用。根据纳米药物不同的使用方式及可能接触情况,需要评估其相关理化参数。

1. 理化性质

纳米药物的理化性质是保证其产品质量的关键,因此需要设计并验证相应实验来保证每批次纳米药物产品质量。常用表征参数包括[22]粒子尺寸及分布,聚集特点,表面特性(Zeta 电位、表面基团、催化活性)、形态学(形状、表面积、晶型、外观拓扑学)、溶解度、密度、稳定性、多孔性等。

2. 生产工艺及生产控制

纳米药物的生产条件对纳米产品影响较大,如温度、湿度变化,这些都必须在开发过程中考虑到,并且要确定关键工艺参数如温度、质量比、功率等。如果改动关键工艺参数,则要有完整的纳米药物表征及体内实验数据。常规生产过程控制包括每批产品的理化性质参数、检测纳米药物的包封率、可能的降解产物、纳米药物体外释药实验、可能引入的相关杂质、残留溶剂等[23]。改变原料的来源等可能会给最终产品引入不同杂质,研究者应该评估杂质种类及数量,并考察它们如何影响终产品的安全性。了解纳米药物的制造过程很重要,杂质可能就来源于其制造过程,如使用不同的溶剂、改变时间和温度条件等,均可能影响产品中杂质的类型及数量。纳米药物理化性质特殊,需要独特的消毒过滤过程,但纳米结构可能阻止过滤器中介质吸附微生物,因此需要验证灭菌过滤器的灭菌能力。

3. 稳定性

稳定性试验包括载药纳米药物和空白纳米载体的物理化学稳定性(高温、光照、pH、氧化等),从而确定可能的降解产物及储存条件。纳米材料可能发生聚集或与配方中其他物质相互作用,因此应考察纳米材料在配方中的长期与加速稳定性。

4. 体外释放度

研发者应建立有效的体外试验方法,采用适当的模拟生理性介质及检验方法来进行纳米药物中体外释放的实验。测定药物释放度的体外试验对于评价纳米药物的质量、过程控制的合理性、产品对应时间的释放特征、临界胶束浓度改变等有参考价值。生产纳米药物的过程中得到的经验表明[23],在生产工艺改变时,体外实验对评价纳米药物的性质的改变有参考价值。

(二)欧盟药品管理局关于含纳米材料产品的技术要求

EMA 对纳米材料产品的具体技术要求与美国 FDA 基本一致,内容上没有本质性区别,相似之处无须赘述。其特色在于欧盟开发任何药物均是基于效益/风险上,更加注重风险预防,而不是单纯基于技术基础。EMA 对纳米产品的风险性评估包括 4 个部分:危险源辨识、危害特征描述、暴露评估和风险表征。纳米产品的风险取决于其化学成分、理化性质、与组织的相互作用、潜在的暴露风险。EMA 认为,纳米产品理化特性的鉴定是必要的,且决定纳米产品的安全性。如果纳米产品指导原则恰当,检测结果将为危害评估提供信息,这是形成风险评估的基础。从欧盟委员会发布的法规及 EMA 颁布的关于纳米食品、化妆品的指导原则来看,欧盟将保证纳米产品有效性及可控性贯穿于安全性中,对于药物首先要符合欧盟化学物质注册评估授权限制法规(REACH)[24],对于纳米材料要符合欧盟委员会的纳米材料种类、使用及安全性法规,其次还有评估纳米产品风险性的一套通用程序。EMA 认为纳米医药产品复杂性较高[25],目前正在完善法规原则,纳米药物开发可参照食品、化妆品及纳米材料的指导原则及法规。

1. 纳米产品理化性质表征

与美国 FDA 一样,EMA 也要求对纳米产品进行全面理化性质的研究,并设定适当的标准,在合理情况下,每种理化参数至少使用 2 种方法进行表征,提高准确性。EMA 认为[25],在各种不同的环境中,纳米材料的理化参数可能会改变,因此要表征以下几种情况纳米材料的特性,即制造阶段(原始状态)、运输阶段、使用前的配制调剂阶段。如果各表征参数在不同情况下出现较大变化,则需要证明参数的变化对纳米产品的体内分布、生物利用度、毒性等没有影响。综合欧盟现有法规及指导原则[26],规定纳米材料理化性质需要进行以下表征:化学组成、粒子大小、形态学、质量浓度、比表面积、表面化学、表面电荷、黏度等。这些表征有利于研究不同理化性质下纳米产品的稳定性及其对毒性和体内分布的影响。

研发及申请人在进行参数表征时,采用的方法应符合标准,保证方法的可靠性,如特异性、选择性、重复性、检测限/定量限等,欧盟委员会在纳米化妆品指导原则中推荐了各个参数的测定方法。

2. 纳米产品的风险性评估

纳米产品除了理化参数的研究外,还应进行适当的体外和体内研究,以识别危害并获得剂量-反应数据来表征危害。鉴别及划分纳米产品的风险性实验包括体外基因毒性、体内毒性(吸收、分布、代谢、排泄)及在啮齿动物身上进行 90 天多剂量口服毒性研究[27]。EMA 也提出,一些用于非纳米物质的测试模型和标准测试方案对于纳米产品的测试未必是适当的或最佳的,目前,研究人员正在不断努力解决这些问题。综合欧盟相关文件,总结风险性评估程序如下:纳米产品在开始详细的风险评估前,应根据纳米产品的用途,进行暴露情况评估实验(生产环境暴露、使用方式暴露),暴露的情况将影响危害表征的程度,并为风险评估中所需的暴露评估提供参数;进行毒动学研究、毒性研究(剂量-反应评估、急性毒性、免疫毒性、神经毒性、诱变及基因毒性、致癌性)及生态毒理学;风险表征研究(纳米产品与同物质非纳米产品、生物利用度、对人体潜在风险、对环境的风险)[28]。对于 EMA 来说,纳米药物显示复杂的作用机制,在化学、药理、免疫学特性及治疗诊断作用上有很多不确定性,因此,需要更多数据和理论来评估纳米药物安全性、有效性、可控性及风险管理,需要建立特定的毒理学及相关检测方法。纳米产品上市前,其毒理、生态毒理学及用于毒性评价的方法,须记录在申请资料中,从而评价对患者及环境的效益/

风险；一旦特定的产品上市，基于积极的效益/风险平衡，将按照药物法规将继续监督。同时 EMA 也表示，纳米技术小组将不断按照纳米技术的发展及时更新指导原则，以降低纳米产品的不确定性及风险性。

五、纳米药物安全性评价的特殊性

纳米药物是将药物直接纳米化，或借助纳米载药系统使药物以溶解、分散、包覆吸附、偶联等方式成为纳米分散体。直接纳米化即通过纳米沉淀法或机械粉碎法得到 1 000 nm 以下的药物纳米粒混悬液。纳米载药系统包括纳米球/纳米囊、固体脂质纳米粒、微乳/亚微乳、纳米脂质体、纳米磁球、聚合物胶束、树枝状大分子及无机纳米载体（如纳米硅球、碳纳米管）等。

纳米药物作为运用纳米技术（特别是纳米化制备技术）研究开发的一类新的药物制剂，在呈现诱人的纳米生物效应的同时，其安全性问题也不容忽视。当物质加工到纳米尺寸时，它的粒子尺寸已接近光的波长，同时粒子还具有很大的表面积，使得它具有一些特殊效应，如量子尺寸效应、小尺寸效应、表面效应和宏观量子隧道效应，而且在光学、磁学、电学、化学及生物学方面表现出许多特殊性质。这种特性既不同于微观原子、分子，也不同于该物质在整体状态时所表现的宏观性质。生物细胞的大小通常在几个到几十个微米数量级。相对而言，纳米物质的体积要比细胞小得多，容易进入生物体并发生相互作用。

目前国内外的一些研究表明，没有毒害作用的微米物质当被加工成纳米级的超细微粒时，就会表现出一定的毒性，而且颗粒尺寸越小，单位表面的活性越大，产生的生物效应也越大。在进入生命体后，它们与生命体相互作用所产生的化学特性和生物活性与化学成分相同的常规物质有很大不同。与微米颗粒相比，纳米特性是决定纳米粒特殊理化性质与特殊生物学效应的关键因素。纳米粒微小，即使在宏观状态时脂/水分配系数小，也有可能通过简单扩散或渗透形式经过肺血屏障和皮肤进入体内。纳米材料比表面积大，粒子表面的原子数多，周围缺少相邻原子，存在许多空键，故具有很强的吸附能力和很高的化学活性。由于粒径极小，表面结合力和化学活性显著增高。其组成虽未发生变化，但对机体产生的生物效应的性质和强度可能已发生改变，对机体可能产生一些不良影响：① 纳米粒透过生物膜上的孔隙进入细胞及细胞器内，与细胞内生物大分子结合，使生物大分子和生物膜的正常空间结构改变；② 使体内一些激素和重要酶系活性丧失或使遗传物质突变，导致肿瘤发病率升高,或促进老化过程;③ 透过 BBB 和血睾屏障,对中枢神经系统、精子生成过程和精子形态及精子活力产生不良影响;④ 通过胎盘屏障对胚胎早期的组织分化和发育产生不良影响,导致胎儿畸形[28]。

因此在纳米药物应用于临床之前,针对纳米药物的特殊性,深入系统开展纳米药物的安全性问题研究十分必要。同时,通过这些研究,增强对纳米药物纳米效应机制的认识,规范纳米药物的研究和开发,为药品监督管理部门制定纳米药物研究的指导原则、建立规范的纳米药物有效性和安全性评价体系技术指导原则提供科学依据,对更好地开发安全有效的具有自主知识产权的纳米药物具有重大意义。

六、纳米药物安全性评估

(一) 纳米药物毒性试验

尺寸的减小,使纳米药物可以透过 BBB,可能会造成潜在毒性。美国 FDA 推荐纳米药物的安全评估应包括危害识别、剂量反应评估、暴露评估和风险表征,研究原料药和载体材料可能的杂质及杂质的毒性,至少需要进行急性毒性试验、多剂量毒性试验、基因毒性试验及亚慢性毒性试验、体外哺乳动物细胞基因突变试验、染色体畸变试验及体外微核试验。此外,纳米药物许多不良反应是与剂量相关的,因此纳米药物的体内毒性测试需要注意对剂量的考察。

纳米药物需要进行毒性实验的种类由给药途径、接触方式、对原料或剂型的潜在毒性的关注程度等决定。对于纳米产品,可能需要考虑修改传统的毒性实验方法,需要考虑到溶剂、剂型、微粒凝聚、纯度及稳定状态和其他变量的影响。设计安全测试实验,需充分考虑被测物质的理化性质、稳定性、摄取与吸收、生物利用度、毒性及可能影响产品预期安全性的任何因素。毒性实验需要考察纳米产品的短期和长期毒性,同时需要评估原料间的相互作用可能造成的毒性。

1. 给药途径[29]

原料的安全性一定程度上与其和人体的接触方式有关,纳米药物可以通过透皮吸收、吸入、注射、口服等途径进入人体接触组织和器官,不同给药方式可能产生不同毒性。因此,对于纳米药物来说,在设计或修改毒性测试方法时,需要考虑靶器官及非靶器官。

2. 摄取和吸收[30]

一些纳米药物具有独特的物化特性,这有可能造成产品的潜在毒性(如尺寸的减小可增加细胞对其吸收率)。因此,安全评估需要检测纳米药物在摄取、吸收、进入细胞、透过生物屏障(如 BBB)等方面的影响,以及对生物利用度及生物半衰期的影响。

3. 毒性试验

制造商需要考虑结构或活性的改变是否会产生特殊的毒性。例如,由于纳米材料可透过 BBB,这可造成传输至敏感器官的剂量增加。对纳米产品安全性评价的第一步是进行基于原料的毒性成分和接触途径的毒性测验。根据经济合作与发展组织(OECD)的指导方针,美国 FDA 推荐安全性评价至少需要进行急性毒性试验、皮肤刺激性及过敏性试验(透皮给药)、基因毒性试验、多剂量毒性试验(21~28 日)及亚慢性毒性试验(90 日)。基因毒性的检测包括细菌反向遗传突变试验[31]、哺乳动物细胞基因突变试验、体外哺乳动物细胞染色体畸变试验及体外微核试验,根据这些基本试验的结果,决定是否需要进行进一步的深度实验[26]。体内毒性实验对获取产品在体内的吸收、分布、蓄积、清除信息来说是必不可少的。当对纳米药物进行体内毒性测试时,需要特别注意对剂量的考察。在设计体内毒性测试时,研究机构需要考虑微粒的表面特性、微粒数量、在体内的蓄积等问题,纳米材料的团聚、聚集特性在安全性测试中也很重要。例如,两性霉素 B 的传统制剂为去氧胆酸钠盐(商品名 Fungizne),采用纳米技术将两性霉素 B 制成脂质体纳米球(LNS - AmB),LNS - AmB 与 Fungizone 具有相同的体内外抗真菌活性,但溶红细胞作用明显降低。尽管 LNS - AmB 所达到的血药浓度明显高于 Fungizone 所达的血药浓度,但 LNS - AmB 能明显避免两性霉素 B 的致呕吐作用和肾毒性。大鼠给予 LNS - AmB 与 Fungizone 后,LNS - AmB 保持 LNS 粒子于循环系统,而 Fungizone 则将 AmB 转移至高密度脂蛋白,两种制剂的体内状态不同可能是毒性大小不同的主要原因。因此,两性霉素 B 制成脂质体纳米制剂具有降低毒性和治疗剂量的作用。富含胆固醇的微乳或纳米粒被称为 LED,能富集在癌组织中。将紫杉醇 LED 油酸盐与紫杉醇的商品制剂(Cremophor EL)比较。在体外肿瘤细胞中,紫杉醇油酸盐和 LED 集中于低密度脂蛋白受体通道。体内试验表明,紫杉醇 LED 油酸盐对小鼠的耐受性明显提高,LD_{50} 为传统的商品制剂的 9 倍,LED 使紫杉醇毒性增强,提高疗效,从而提高治疗指数[32]。将多柔比星和维拉帕米同时包载到隐形脂质体内制备成新型多柔比星抗耐药性隐形脂质(doxorubicinanti-resistantstealth liposome, DARSL)并进行大鼠的系统毒性及心脏毒性评价,与游离多柔比星和维拉帕米相比,脂质体能降低动物死亡率,使动物体重的减轻和腹泻症状得以改善,防止动物心电图参数变化,减轻心肌损害。多柔比星长循环脂质体和长循环热敏脂质体均能提高多柔比星的抗肿瘤效果,降低多柔比星的心脏毒性,延长 H22 荷瘤小鼠的存活时间。

普通药物制成纳米制剂产生的纳米效应不仅带来了许多治疗优势,其理化性质的改变使药物的体内分布行为也发生了变化,可能会带来新的不良反应。故应明确纳米药物的评价指标、技术要求,对有效性、安全性、可控性进行评估。

(二)纳米药物的质量控制

纳米药物的理化性质会影响其质量、稳定性及体内分布,EMA 现有法规及指导原则规定,需要对纳米材料的化学组成、粒子尺寸、形态学、质量浓度、比表面积、表面化学、表面电荷、黏度等理化性质进行表征。为保证产品质量和批间一致性,美国 FDA 提出,需要对纳米药物的生产过程进行质量控制,确定关键工艺参数,并对每批产品的包封率、降解产物、可能引入的杂质和溶剂残留进行控制。关于纳米药物的稳定性,除了同传统药物一样需要进行常规的长期及加速稳定性考察外,还需对空白纳米载体进行相关的影响因素稳定性试验。体外释放度与体内溶出相关,是评价纳米制剂质量的重要指标,也是确保有效性的重要指标。纳米制剂体外释放度评价方法有取样分离法、透析法、流池法、弗朗茨扩散池法、结合法,还有电化学法、非电化学法、微渗析法等新方法。体外释放方法应该能够区分产品生物等效性的差异。

(三)纳米药物的临床研究

同种药物的传统制剂与纳米制剂的 PK 性质也会有所不同,美国 FDA 提出纳米药物需进行以下 PK 试验:单剂量 PK 试验、多剂量 PK 试验及预期治疗剂量范围内的剂量比值试验、纳米药物和非纳米药物之间的对比试验。还应收集和分析血液、尿液和粪便样品中的原型药及代谢物,并确定与该药物的治疗和毒性相关的主要代谢物[33]。EMA 提出:纳米制剂的仿制药需要进行生物等效性试验,以证明其与原研产品的临床治疗效果一致。

七、纳米药物在临床转化中的挑战

纳米药物在临床转化进程中面临着诸多挑战,主要包括 PK 模型构建、纳米药物的设计和生物学性能评估等。合理化设计纳米药物的理化性质有助于纳米药物免疫逃脱、肿瘤外渗和扩散、细胞靶向和内化及可控释放药物等[34-37]。纳米药物的理化性质参数往往是基于简化的纳米药物 PK 模型进行设计和确定的。该模型认为，基于 EPR 效应，循环半衰期足够长的纳米药物可以在肿瘤组织中更有效蓄积。基于该模型，纳米药物的设计重点倾向于抑制或减少纳米药物的调理素吸附、网状内皮系统摄取和肾清除等，从而最大限度地延长循环半衰期。然而，越来越多的研究表明，该模型过度简化了体内生理屏障、肿瘤微环境及两者对纳米药物的组织分布、在肿瘤部位蓄积和穿透等行为的影响[38,39]。合理的 PK 模型对纳米药物的设计起着至关重要的指导作用。将肿瘤组织视为独特且复杂的器官，构建准确的 PK 理论模型，深入探究"纳米药物被 MPS 摄取的原因及相互作用机制"、"纳米药物靶向肿瘤组织的动力学机制"及"如何量化和调整肿瘤微环境各因素以提高纳米药物的靶向运输"等关键科学问题。这样才能多角度地理解肿瘤机制及不同肿瘤之间的差异，设计最适的纳米药物和治疗方案。纳米药物的生物学评估可分为体外细胞学评估和动物学评估。体外评估实验有助于加深对纳米粒-细胞相互作用的理解，在开展动物试验之前对纳米药物进行体外评估以确定其生物相容性是非常必要的。但是，常规细胞培养过程中使用的多孔板环境缺乏生物体组织和血液流体学的复杂性，无法完全模拟生物体与纳米药物之间的复杂生理屏障。仿生"器官/肿瘤芯片"可以避免当前体外细胞实验模型的弊端[40,41]。将肿瘤型球体纳入微流体通道中，可研究间隙渗流、细胞作用及纳米粒尺寸对纳米药物的肿瘤蓄积和扩散行为的影响[42]。纳米药物的体内性能包括 PK、生物分布、生物相容性和生物安全性等，上述性能必须通过动物模型进行准确评估。目前，纳米药物研究过程中临床前研究结果与临床试验结果之间存在差异是公认的障碍，这很大程度上归因于纳米药物研发过程中能准确反映人类癌症病症的动物实验模型的缺乏[43,44]。纳米药物研究中目前有多种肿瘤模型可用，包括基于肿瘤细胞系的皮下和原位肿瘤模型、人源肿瘤异种移植模型和基因工程小鼠。但是，上述肿瘤模型均不能完全准确地反映人类癌症病症。并且，相较于人类癌症患者，EPR 效应所致被动靶向效应往往在动物模型中更加明显[45]。此外，考虑到转移性肿瘤的高致死率，在人类转移瘤模型中评估纳米药物的 EPR 效应、渗透和靶向性也十分重要。随着准确模仿人类肿瘤异质性等动物模型的不断开发，如高保真人源肿瘤异种移植模型[46]、人源化小鼠模型和侵袭性转移的基因工程小鼠模型[47]，以及纳米药物在大型哺乳动物模型(如猴、犬和猪等)中的进一步评价，相信纳米药物临床转化的现状也将能得到极大的改善。纳米药物临床转化的另一个挑战源于纳米药物从临床前研究到随后的临床开发和商业化过程中的所涉及的化学、生产及药品生产质量管理规范要求的日益复杂性。对于复杂的纳米药物而言，其批量生产对当前制药企业的生产单元和制造工艺提出了更高的要求和挑战。当纳米药物制剂涉及多个步骤或复杂工艺时，其大规模和重复性地制备将更加困难。实际上，从实验室开发到临床的转化几乎总是伴随着纳米药物配方参数的优化，甚至工艺的改变，因此，早期纳米药物设计时为其后续的大规模制备进行前瞻性考虑就显得尤为重要。

纳米制剂能否成功开发，取决于其从实验室规模到工业规模的可转移性，因此，应该加强纳米药物的基础研究，包括纳米药物制备的相关设备研发，关注过程表征、设备选择、处方研究和稳定性研究4个方面，以解决产品重现性问题。监管机构仍需针对纳米药物的工业化研发进行广泛研讨，加强对其质量控制和管理，深入开展体内外相关性及毒理安全性评价研究，广泛收集市场上的监测信息，促进纳米药物的快速发展。

参考文献

[1] DIJKSTRA J, VAN GALEN W J, HULSTAERT C E, et al. Interaction of liposomes with Kupffer cells *in vitro*[J]. Exp Cell Res, 1984, 150(1): 161 – 176.

[2] BANGHAM A D, STANDISH M M, WATKINS J C. Diffusion of univalent ions across the lamellae of swollen phospholipids[J]. J Mol Biol, 1965, 13(1): 238 – 252.

[3] BARENHOLZ Y. Doxil® — the first FDA-approved nano-drug: lessons learned[J]. J Control Release, 2012, 160(2): 117 – 134.

[4] LANGER R, FOLKMAN J. Polymers for the sustained release of proteins and other macromolecules[J]. Nature, 1976, 263(5580): 797 – 800.

[5] YATVIN M, KREUTZ W, HORWITZ B, et al. pH-sensitive liposomes: possible clinical implications[J]. Science, 1980, 210(4475): 1253 – 1255.

[6] MATSUMURA Y, MAEDA H. A new concept for macromolecular therapeutics in cancer chemotherapy: mechanism of tumoritropic accumulation of proteins and the antitumor agent smancs[J]. Cancer Res, 1986, 46(12 Pt 1): 6387 – 6392.

[7] D'MELLO S R, CRUZ C N, CHEN M L, et al. The evolving landscape of drug products containing nanomaterials in the United States[J]. Nat Nanotechnol, 2017, 12(6): 523 – 529.

[8] WANG L, DU J, ZHOU Y, et al. Safety of nanosuspensions in drug delivery [J]. Nanomedicine, 2017, 13(2): 455 - 469.

[9] DA SILVA F L O, MARQUES M B F, KATO K C, et al. Nanonization techniques to overcome poor water-solubility with drugs[J]. Expert Opin Drug Discov, 2020, 15(7): 853 - 864.

[10] MÜLLER R, SCHMIDT S, BUTTLE I, et al. SolEmuls-novel technology for the formulation of *i.v.* emulsions with poorly soluble drugs[J]. Int J Pharm, 2004, 269(2): 293 - 302.

[11] PÉREZ-HERRERO E, FERNÁNDEZ-MEDARDE A. Advanced targeted therapies in cancer: drug nanocarriers, the future of chemotherapy[J]. Eur J Pharm Biopharm, 2015, 93: 52 - 79.

[12] REINHOLZ J, LANDFESTER K, MAILÄNDER V. The challenges of oral drug delivery via nanocarriers[J]. Drug deliv, 2018, 25(1): 1694 - 1705.

[13] AL-JAMAL W, KOSTARELOS K. Liposomes: from a clinically established drug delivery system to a nanoparticle platform for theranostic nanomedicine[J]. Acc Chem Res, 2011, 44(10): 1094 - 1104.

[14] DANHIER F. To exploit the tumor microenvironment: since the EPR effect fails in the clinic, what is the future of nanomedicine? [J]. J Control Release, 2016, 244(Pt A): 108 - 121.

[15] SPARREBOOM A, SCRIPTURE C D, TRIEU V, et al. Comparative preclinical and clinical pharmacokinetics of a cremophor-free, nanoparticle albumin-bound paclitaxel (ABI -007) and paclitaxel formulated in Cremophor (Taxol)[J]. Clin Cancer Res, 2005, 11(11): 4136 - 4143.

[16] DUNCAN R. Polymer conjugates as anticancer nanomedicines[J]. Nat Rev Cancer, 2006, 6(9): 688 - 701.

[17] VUKELIĆ J. Second trimester pregnancy termination in primigravidas by double application of dinoprostone gel and intramuscular administration of carboprost tromethamine[J]. Med Pregl, 2001, 54(1 - 2): 11 - 16.

[18] LANGER C J, O'BYRNE K J, SOCINSKI M A, et al. Phase Ⅲ trial comparing paclitaxel poliglumex (CT - 2103, PPX) in combination with carboplatin versus standard paclitaxel and carboplatin in the treatment of PS 2 patients with chemotherapy-naïve advanced non-small cell lung cancer[J]. J Thorac Oncol, 2008, 3(6): 623 - 630.

[19] LI S, HUANG L. Pharmacokinetics and biodistribution of nanoparticles[J]. Mol Pharm, 2008, 5(4): 496 - 504.

[20] CORSTEN M F, SHAH K. Therapeutic stem-cells for cancer treatment: hopes and hurdles in tactical warfare[J]. Lancet Oncol, 2008, 9(4): 376 - 384.

[21] PUGLIA C, RIZZA L, DRECHSLER M, et al. Nanoemulsions as vehicles for topical administration of glycyrrhetic acid: characterization and *in vitro* and *in vivo* evaluation[J]. Drug Deliv, 2010, 17(3): 123 - 129.

[22] WU L, ZHANG J, WATANABE W. Physical and chemical stability of drug nanoparticles [J]. Adv Drug Deliv Rev, 2011, 63(6): 456 – 469.

[23] KAPOOR M, LEE S, TYNER K. Liposomal drug product development and quality: current US experience and perspective[J]. AAPS J, 2017, 19(3): 632 – 641.

[24] ZIJNO A, CAVALLO D, DI FELICE G, et al. Use of a common European approach for nanomaterials' testing to support regulation: a case study on titanium and silicon dioxide representative nanomaterials[J]. J Appl Toxicol, 2020, 40(11): 1511 – 1525.

[25] HARDY A, BENFORD D, HALLDORSSON T, et al. Guidance on risk assessment of the application of nanoscience and nanotechnologies in the food and feed chain: part 1, human and animal health[J]. EFSA J, 2018, 16(7): e05327.

[26] FYTIANOS G, RAHDAR A, KYZAS G. Nanomaterials in cosmetics: recent updates[J]. Nanomaterials, 2020, 10(5): 979.

[27] SU S, KANG P M. Systemic review of biodegradable nanomaterials in nanomedicine[J]. Nanomaterials, 2020, 10(4): 656.

[28] NEL A, XIA T, MÄDLER L, et al. Toxic potential of materials at the nanolevel[J]. Science, 2006, 311(5761): 622 – 627.

[29] OBERDÖRSTER G, MAYNARD A, DONALDSON K, et al. Principles for characterizing the potential human health effects from exposure to nanomaterials: elements of a screening strategy[J]. Part Fibre Toxicol, 2005, 2: 8.

[30] POWERS K, BROWN S, KRISHNA V, et al. Research strategies for safety evaluation of nanomaterials. Part VI. Characterization of nanoscale particles for toxicological evaluation [J]. Toxicol Sci, 2006, 90(2): 296 – 303.

[31] LANDSIEDEL R, KAPP M, SCHULZ M, et al. Genotoxicity investigations on nanomaterials: methods, preparation and characterization of test material, potential artifacts and limitations — many questions, some answers[J]. Mutat Res, 2009, 681(2 – 3): 241 – 258.

[32] RODRIGUES D G, MARIA D A M, FERNANDES D C, et al. Improvement of paclitaxel therapeutic index by derivatization and association to a cholesterol-rich microemulsion: *in vitro* and *in vivo* studies[J]. Cancer Chemother Pharmacol, 2005, 55(6): 565 – 576.

[33] GUO J, LEE Y, HUANG H, et al. Development of Taiwan's strategies for regulating nanotechnology-based pharmaceuticals harmonized with international considerations[J]. Int J Nanomedicine, 2014, 9: 4773 – 4783.

[34] ALEXIS F, PRIDGEN E, MOLNAR L K, et al. Factors affecting the clearance and biodistribution of polymeric nanoparticles[J]. Mol Pharm, 2008, 5(4): 505 – 515.

[35] PERRAULT S D, WALKEY C, JENNINGS T, et al. Mediating tumor targeting efficiency of nanoparticles through design[J]. Nano lett, 2009, 9(5): 1909 – 1915.

[36] GU F, ZHANG L, TEPLY B, et al. Precise engineering of targeted nanoparticles by using self-assembled biointegrated block copolymers[J]. Proc Natl Acad Sci U S A, 2008, 105

（7）：2586 - 2591.

[37] NEL A E, MÄDLER L, VELEGOL D, et al. Understanding biophysicochemical interactions at the nano-bio interface[J]. Nat Mater, 2009, 8(7)：543 - 557.

[38] ALIZADEH A, ARANDA V, BARDELLI A, et al. Toward understanding and exploiting tumor heterogeneity[J]. Nat Med, 2015, 21(8)：846 - 853.

[39] JUNTTILA M R, DE SAUVAGE F J. Influence of tumour micro-environment heterogeneity on therapeutic response[J]. Nature, 2013, 501(7467)：346 - 354.

[40] TOH Y C, LIM T C, TAI D, et al. A microfluidic 3D hepatocyte chip for drug toxicity testing[J]. Lab Chip, 2009, 9(14)：2026 - 2035.

[41] HUH D, MATTHEWS B D, MAMMOTO A, et al. Reconstituting organ-level lung functions on a chip[J]. Science, 2010, 328(5986)：1662 - 1668.

[42] ALBANESE A, LAM A, SYKES E, et al. Tumour-on-a-chip provides an optical window into nanoparticle tissue transport[J]. Nat Commun, 2013, 4：2718.

[43] CHOI S Y C, LIN D, GOUT P, et al. Lessons from patient-derived xenografts for better *in vitro* modeling of human cancer[J]. Adv Drug Deliv Rev, 2014, 79 - 80：222 - 237.

[44] SHARPLESS N E, DEPINHO R A. The mighty mouse：genetically engineered mouse models in cancer drug development[J]. Nat Rev Drug Discov, 2006, 5(9)：741 - 754.

[45] BERTRAND N, WU J, XU X, et al. Cancer nanotechnology：the impact of passive and active targeting in the era of modern cancer biology[J]. Adv Drug Deliv Rev, 2014, 66：2 - 25.

[46] LIN D, WYATT A W, XUE H, et al. High fidelity patient-derived xenografts for accelerating prostate cancer discovery and drug development[J]. Cancer Res, 2014, 74(4)：1272 - 1283.

[47] HUBBARD G K, MUTTON L N, KHALILI M, et al. Combined MYC activation and Pten loss are sufficient to create genomic instability and lethal metastatic prostate cancer[J]. Cancer Res, 2016, 76(2)：283 - 292.